어깨 복합체의
통합 도수치료

평가, 치료, 재활 도해 안내서

The Vital Shoulder Complex

An Illustrated Guide to Assessment, Treatment, and Rehabilitation

■ 대표역자

　김명준 | 박현식

■ 공동역자 (가나다 순)

　박재명 | 신영일 | 신의주 | 양성화 | 이재남
　이준용 | 전재국 | 정민근 | 정상모

어깨 복합체의 통합 도수치료
The Vital Shoulder Complex

첫째판 1쇄 인쇄 ｜ 2021년 06월 10일
첫째판 1쇄 발행 ｜ 2021년 06월 21일
첫째판 2쇄 발행 ｜ 2023년 03월 22일

옮 긴 이　대한정형도수물리치료학회
발 행 인　장주연
출 판 기 획　한인수
책 임 편 집　임유리
표지디자인　양란희
편집디자인　유현숙
발 행 처　군자출판사(주)
　　　　　등록 제4-139호(1991.6.24)
　　　　　(10881) 파주출판단지 경기도 파주시 회동길 338(서패동 474-1)
　　　　　전화 (031)943-1888　　팩스 (031)955-9545
　　　　　www.koonja.co.kr

ISBN 979-11-5955-706-4

정가 40,000원

목차 Contents

서문 Preface

나는 이 책이 나의 다섯 번째가 아니라 첫 번째 출판물이 될 것이라고 생각했다. 나는 옥스퍼드 대학교(University of Oxford)에서 여러 해 동안 어깨관절 석사학위 수업을 강의하고 있으며, 물리치료사들에게 가장 인기 있는 과정 중 하나였다. 나는 그 인기가, 부분적으로, 많은 치료사들과 환자들/의원들이 진료소에 와서 신체 중 이 특정 영역과 싸우고 있다는 사실에 기인한다고 생각한다. 이 책을 읽으면서, 어깨 복합체에 영향을 주고 관련될 수 있는 많은 요소들이 포함되어 있음을 알 수 있다. 예를 들어, 담낭이나 간이 어깨 부위에 통증을 줄 수 있다는 것을 알고 있는가? 그렇지 않다면 7장의 '감별진단'이 도움이 되기를 바란다. 많은 치료사들은 모든 어깨와 팔의 통증이 경추에서 비롯된 것으로 믿고 있으며, 이 부위에 모든 노력을 집중하면서, 어깨 복합체를 완전히 무시하고 있다. 이 책 전체가 견갑골 복합체인 사실은 그 중요성이 나의 견해라 할 수 있다.

나는 친구 Howard Weller와 일종의 '사례 연구'를 했으며 수업이나 클리닉 진료 전에는 자주 운동을 했다. 어깨관절을 교체하고 50세가 된 하워드에 대해 언급하기로 한다. '아무 것도 들지 마라!'는 의학적 조언을 무시하고 그는 운동을 계속했고, 난 솔직히 말해서, 힘과 근육 크기가 많이 향상되었다고 말해야만 했다. 난 정기적인 트레이닝 활동을 즐기고 있다. Howard에게 감사합니다! 물론 주제명과 종류는 복잡하다 −더 능동적이고 활동적인 신체에서− 그리고 골반근육과 엉덩근육을 다룬 장에서, 내 진료소에서 진료한 환자의 사례 연구에 대해 논의한다. 어깨 통증. 또한 본인의 클리닉에서 사용한 어깨 복합체 평가 절차와 근에너지기법, 능동적 및 수동적 운동을 사용한 연부조직 이완법, 테이핑 기술을 통한 다양한 치료 전략을 많은 장에 포함시켰다. 마지막 장은 치료 후 환자(또는 운동선수)에게 집에서 권유할 수 있는 재활 운동에 관한 것이다.

역자 서문 Reverse Letter Preface

출판사로부터 번역을 요청받고 원서를 보자마자 바로 번역팀을 구성하겠다고 말했던 기억이 난다. 번역을 하면서 느낀 것이지만 저자가 왜 제목을 'The Vital Shoulder Complex'라고 했는지 알 것 같았다. 왜냐하면, John Gibbons는 이미 통합도수 치료 접근을 실행하고 있는 Osteopathy 임상가이며, 교육자로, John's Bodymaster Method approaches로 알려진 유명한 사람이기 때문이다.

즉, 그는 치료사로서 바디마스터가 되어야 한다고 주장하였으며, 이에 필요한 모든 지식과 테크닉을 강조하고 있는 학자로 직접 코스를 운영하기도 한다. 특히 어깨 복합체 치료에도 보충적인 근에너지기법, 도수교정, 운동학, 테이핑, 마사지, 영양, 신체운동 모두를 필요로 하기 때문에 기능적으로 회복시킨다는 의미에서 어깨를 'The Vital Shoulder Complex'라고 한 것이다. 인체의 기능은 복잡한 만큼 더욱 유기적이며 통합적 관계로서 일단 장애가 생기면 회복되는 과정도 절대 간단하지 않다는 것을 의미하고 있다. 어깨 부위는 다른 많은 관절, 그리고 어깨 통증 증상의 원인이 될 수 있는 다른 관련 구조들과 연관이 있다.

또한 전문서적들은 해부학적 설명과 부위별 테크닉에 치우쳐 복잡하고 이해가 어려운 편집이 많다. 그래서 어깨의 기능학적 해부 이해를 돕기 위한 내용, 어깨 근육과 운동, 자세와 근막, 어깨 병리학, 경추와의 관계, 통증과 감별진단, 어깨 복합체와 골반과 천장관절 관계, 근에너지기법, 평가, 특수검사, 치료 프로토콜, 테이핑, 운동 프로토콜 등 광범위한 관련 방법을 한 책에 모아 어깨 복합체의 기능, 병리 및 운동 등 전방위적 중요 내용으로 편집되어 있어 독자들이 환자 치료 시 이해가 쉽도록 했다.

John Gibbons는 신체의 전반적인 중요 파트에 대하여 치료접근을 통합적이고 유기적인 관계를 강조하고, 물리치료사들의 도수치료를 위해 The Vital Nerve, The Vital Glutes, The Vital Shoulder Complex 및 기능적 골반 및 천장관절, 키네시오 테이핑을 별도로 한 책을 쓰기도 하였다.

분명한 것은 이 책을 통하여 물리치료 및 정형도수물리치료를 하는 사람에게는 큰 길잡이가 될 것이라고 생각한다. 코로나 19 시기 순탄치 않은 번역 과정에서도 끝까지 열심히 참여해주신 역자분들과 군자출판사 관계자분들께 감사드리는 바이다.

역자대표 **김명준**교수
경동대학교 물리치료학과

감사의 말 Acknowledgments

나에게 글을 쓰는 꿈을 이어갈 수 있도록 믿음과 자신감을 갖게 해주신 Lotus Publishing의 Jon Hutchings에게 감사의 말씀을 전합니다.

이 책에 포함된 많은 사진을 촬영하고 편집하는 데 많은 시간과 노력을 들였으며, 큰일을 해 온 Ian Taylor에게 감사드립니다.

그녀의 인내심과 투입한 노력 없이, 분명히 Stephanie Pickering (편집자)에게 이 책은 읽혀지지 않았을 것입니다! 아마도 내가 원하는 것이 무엇인지도 모르면서 놀라운 삽화를 그려주었고, 그리고 이것이 내 모든 책에 적용되었습니다!

어머니 Margaret Gibbons와 여동생 Amanda Williams와 그녀의 남편 Philip, 그리고 자녀 Victoria (올해 19세)와 James (22세가 다가오는)에게 나는 '그저 같이 있어 준 것'에 대해 모두 감사합니다. 내가 알고 있지만, 작년에 내 자신뿐만 아니라 내 인생에 관련된 모든 사람들에게 끔찍한 일이었습니다.

내 약혼녀이자 책의 모델인 Denise Thomas는 시간이 촉박하고, 부족했지만 잘 참아 주었으며, 특히 2017년, 비극적인 오토바이 사고로 아들을 잃었을 때였습니다. 진심으로, 진심으로 여러분의 지속적인 지원, 사랑, 특히 영감에 대해 진심으로 감사하고 싶었습니다.

아들이 세상을 떠난 이래로 나는 인생의 목표를 깨닫기 시작했습니다. 그것은 전 세계의 많은 치료사들에게 가능한 한 많은 사람들을 교육시켜 그들의 삶에서 위대한 일을 할 수 있도록 돕는 것이라 생각합니다. 나는 강의와 책을 통해 그렇게 하기를 희망합니다. 그러므로 여러분의 지속적인 지원 없이는 내가 한 일을 할 수 없었을 것이기 때문에 독자 여러분, 독자들에게도 감사의 말을 하고 싶습니다.

헌정 Dedication

슬프게도 세상을 떠난 나의 아들 Thomas Rhys Gibbons에게. 2017년 2월 28일, 오후 10시 51분, 17세 17일 나의 Tom-Tom 편하게 쉬어라—너를 정말로 그리워 할거야. 우리는 다시 만날 것이고 그것은 확실해! 그러나 아직 내 인생을 이루기에는 너무 많은 것이 없기 때문에 슬프게도 너는 나를 깨닫게 했단다!

약어 리스트 List of abbreviations

AC joint/ACJ	acromioclavicular joint	견쇄관절(봉우리빗장관절)
ACL	anterior cruciate ligament	전방십자인대(앞십자인대)
AHC	anterior horn cell	전각세포(앞뿔세포)
AROM	active range of motion	능동운동범위
ASIS	anterior superior iliac spine	전상장골극(앞위엉덩뼈가시)
CSP	cervical spine	경추(목뼈)
DDD	degenerative disc disease	퇴행성 디스크 질환
EMG	electromyogram	근전도
GH	glenohumeral joint	상완관절(오목위팔관절)
GIRD	glenohumeral internal rotation dysfunction	상완관절 내회전 기능장애(오목위팔관절 안쪽회전 기능장애)
Gmax	gluteus maximus	대둔근(큰엉덩근육)
GTO	Golgi tendon organ	골지건
HVT	high velocity thrust	고속 추력
IGHL	inferior glenohumeral ligament	하상완관절인대(아래오목위팔인대)
ITB	iliotibial band	장경대(엉덩정강근막띠)
LOAF	muscles lateral lumbricals (first and second), opponens pollicis, abductor pollicis brevis, flexor pollicis brevis	외측충양근(가쪽벌레근, 제 1 및 제 2), 무지대립근(엄지맞섬근), 단무지외전근(짧은엄지벌림근), 단무지굴근(짧은엄지굽힘근)
MET	muscle energy technique	근에너지기법
MGHL	middle glenohumeral ligament	중간 상완관절인대(가운데 오목위팔인대)
MRI	magnetic resonance imaging	자기공명영상
OA	osteoarthritis	골관절염
PHC	posterior horn cell	후각세포
PIR	postisometric relaxation	등척성 수축 후 이완
PROM	passive range of motion	수동운동범위
PSIS	posterior superior iliac spine	후상장골극(뒤위엉덩뼈가시)

QL	quadratus lumborum	요방형근(허리네모근)
RI	reciprocal inhibition	상반 억제
ROM	range of motion	동작 범위
SAB	subacromial bursa	견봉하 점액낭(봉우리밑주머니)
SALT and Pepper muscles		
	- subscapularis, anterior deltoid, latissimus dorsi and teres major plus pectoralis major	−견갑하근(어깨밑근), 전삼각근(앞어깨세모근), 광배근(넓은등근)과 대원근(큰원근) + 대흉근(큰가슴근)
SAS	subacromial space	견봉하공간(봉우리밑 공간)
SC joint/SCJ	sternoclavicular joint	흉쇄관절(복장빗장 관절)
SGHL	superior glenohumeral ligament	상부 상완인대(위오목위팔 인대)
SCM	sternocleidomastoid	흉쇄유돌근(목빗근)
SIJ	sacroiliac joint	천장관절(엉치엉덩관절)
SITS	muscles supraspinatus, infraspinatus, teres minor and subscapularis	근육: 극상근(가시위근), 극하근(가시아래근), 소원근(작은원근) 그리고 견갑하근(어깨뼈밑근)
SLAP	lesion superior labral (tear from) anterior (to) posterior	병변 – 상부관절순 앞뒤, 관절위테두리 앞뒤(찢어짐)
SRP	symptom-reducing protocol	증상 감소 프로토콜
SSMP	shoulder symptom modification procedure	어깨 증상 수정 절차
ST	scapulothoracic joint	견갑골 흉관 관절
STJ	subtalar joint	거골하 관절(목말밑 관절)
TFL	tensor fasciae latae	대퇴근막장근(넙다리근막긴장근)
THL	transverse humeral ligament	횡 상완인대(가로위팔인대)
TOS	thoracic outlet syndrome	흉곽출구증후군(가슴문증후군)
TP	transverse process	횡돌기(가로돌기)
TRX	total body resistance exercise	전신 저항운동
TVA	transversus abdominis	복횡근(가로배근)
UCS	upper crossed syndrome	상부 교차 증후군
US	ultrasound	초음파

소개 Introduction

이 텍스트를 작성하는데 많은 목표가 있지만, 주된 목표는 단순하게 물리치료사, 의사 또는 만성 어깨 통증으로 고통받는 환자 또는 운동선수에 관계없이, 환자가 왜 이런 통증을 겪을 수 있는지, 실제로 독자가 무엇을 더 잘 이해할 수 있는지 그리고 무엇보다 환자가 할 수 있는 일을 더 많이 이해하는 것이다.

이것은 내가 쓰고 출판한 다섯 번째 책이고 2010년에 다시 시작했을 때 큰 기쁨으로 생각했으며, 이 책으로 중국, 싱가포르, 두바이, 인도, 세르비아, 포르투갈, 아일랜드 및 영국과 같은 나라에서 수천 명의 물리치료사를 가르쳤고 내가 가르친 사람 또는 누구에게나 유용한 것으로 밝혀졌다. 글쓰기와 강의는 인생에서 가장 영감을 주었다. 그것은 즐거움을 줄 뿐만 아니라 사람들의 삶을 바꾸고, 더 나은 물리치료사로 만들어 가고 있다고 믿는다. 그리고 추가적으로 이것은 그들이 치료하고 있는 환자의 전반적인 건강을 향상시키는 이득이 있다.

이 텍스트에는 여러 사례연구가 포함되어 있으며, 이 사례는 옥스퍼드 대학교의 내 진료소를 방문한 실제 환자 및 운동선수들이다. 당신이 그들에게 관심을 가지고 여기에 당신의 연구를 자신의 환자에 대한 당신의 생각과 연관시킬 수 있기를 바란다. 그래서 어쩌면 당신을 도와서 나의 큰 뜻을 이루게 될 것이다!

어깨 부상과 관련하여 독자 중 일부는 물리치료의 어떤 형태로든 훈련을 받지 않았을 뿐 아니라 어깨 기능과 부상 등에 대해 이 책에서 조금만 알고 싶어 할 수 있다. 나는 여기에 내가 고수한 하나의 특정한 부상 부위에 대해 언급하고 싶다. 이것은 ACJ (Acromio-clavicular Joint)에 의한 것으로 흥미로운 구조이다. 2015년 12월에 산악자전거를 타면서 부상을 입었다. 사우스웨일스의 계곡의 Merthyr Tydfil에 있는 나의 아들. 오프로드 내리막 자전거를 타는 환상적인 장소이다! 전에 우리는 몇 번이나 그곳에 있었지만 이번에는 달랐다. 자전거를 빌리는 것이 아니라, 돈을 절약하려고 우리의 자전거를 사용하기로 결정했기 때문이다. 내리막길의 세 번째 주행에서 내 뒷 브레이크가 제대로 작동하지 않아 갑자기 내 하강 속도를 늦추기 위해 앞 브레이크만 작동되었다. 그것을 알기 전에, 어쨌든, 나는 모퉁이를 돌면서 너무 빨리 멈췄다. 나는 오른쪽 견갑골과 머리로 떨어졌고(전면 헬멧을 착용한 것이 다행!), 즉시 우측 AC 관절의 분리를 느꼈다. 아들이 나를 보러 돌아 왔을 때 아들이 다시 일어나자고 말했다. 나에게 정말 미안한 생각으로, "X-ray을 찍어야 할 것 같아!"라고 했다. 결과적으로, 2시간 후, X-선 이미지는 탈골(II 등급)을 나타냈다. 나는 한 달 안에 삼두근 운동(triceps dips), 풀업(pull ups), 벤치 및 숄더 프레스(bench, shoulder press)를 다시 할 것이라고 생각했다.

2년이 지난 지금도 단순한 형태의 AC 관절로 할 수 있는 운동은 메카니컬 스트럿(mechanical strut), 힌지 또는 링키지(hinge or a linkage)의 일종이며, 이제 이 구조를 지지하는 인대가 손상되었다. 따라서 AC 관절분리를 가진 환자를 가르치거나 볼 때 항상 환자에게 말한다. 정상적인 기능으로 돌아오는데 시간이 걸리더라도,

최소한 3배 이상의 시간이 필요하다. 그것이 좀 더 현실적이라 할 수 있다.

개인적으로 당신을 위해 글을 썼다.

John Gibbons

1

어깨 복합체의 기능해부학
Functional anatomy of the shoulder complex

현재 전 세계의 서점 선반에 이 주제에 대한 많은 의학 서적들이 있다. 그래도 솔직히 말하면, 이 책들 중 많은 부분이 읽기가 어려우며 종종 따라하기 어려운 복잡한 방식으로 쓰여진 경우가 매우 많다는 것을 말하고 싶다. 저자는 때때로(종종 너무 작은) 인쇄물로 보기에 어려움을 겪고, 컬러 사진이 충분치 않아 어려움을 겪는다. 아마도 그런 어려움을 겪는 사람은 저자뿐일지도 모른다. 그러나, 저자는 수천 명의 학생들을 가르쳤으며 저자가 묻는 사람들의 대다수는 저자가 말하는 것에 동의하고 있다. 그러므로 저자는 모든 물리치료사 혹은 심지어는 어깨나 목 부위에 통증이 있는 환자들도 이 책을 실제로 읽고 저자가 무엇에 대해 쓰려고 했는지 이해할 수 있는 방식으로 이 특별한 책을 쓰고자 한다.

저자가 어깨 부위의 모든 영역과 관련 구조를 계속 논의하기 전에 몇몇의 기본사항을 명확히 할 필요가 있다. 첫째, 어깨관절은 실제로는 상완관절(glenohumeral joint, 오목위팔 관절)이라고 불린다(gleno-glenoid-는 소켓이고 humeral은 상완골이다-위팔의 긴뼈). 이 특정 영역은 의사 혹은 물리치료사를 방문하는 환자의 어깨 통증의 주원인일 수 있다. 그러나, 그리고 독자가 이후의 장을 읽을 수 있듯이 어깨 부위의 다른 많은 관절과 어깨 통증 증상의 원인이 될 수 있는 다른 관련 구조들이 있다. 따라서 이 본문에서는 *어깨 복합체(shoulder complex)*라는 용어가 더 적합할 것이다.

어깨는 대부분의 인대(오훼쇄골인대 제외)와 관절주머니가 신체의 다른 관절과 비교할 때 특별히 강하지 않기 때문에 구성이 독특하다. 이는 어깨가 더 큰 가동성을 허용하기 위해 안정성 역할을 감소해야 하기 때문이다. 이것은 회전근개(rotator cuff, 돌림근띠)의 관련 근육에 추가적인 압력을 가하고, 이 근육들은 관절의 전반적인 안정성을 유지할 뿐만 아니라 가동성을 제공하는 일종의 이중 기능을 가지고 있다.

이 장의 목표는 어깨 복합체의 기능 해부학의 개념을 단순한 일상적 기능과 연관시키는 것이다.

위에 기술한 것이 무엇을 의미하는지 설명하고자 한다. 이 '뼈의 랜드마크'는 '견갑골(scapula, 어깨뼈)'의 '상각(superior angle, 윗각)'과 '상완골(humerus, 위팔뼈)'의 대결절(greater tubercle, 큰결절)이다라고 일반적인 방식으로 설명하기보다는, 저자의 전반적인 계획은 해부학, 평가, 치료 및 재활운동을 가능하다면 조금 더 흥미롭게 이해하도록 노력하는 것이다. 그래서 저자는 사람들이 예상하는 것과는 조금 다른 방식으로 해부학을 보고 싶다. 예를 들어, 일반적으로 견갑골 상각으로 알려진 뼈 부위는 견갑골의 상내측면과 마찬가지로 견갑거근(levator scapulae muscle, 어깨올림근)의 부착과 견갑거근 수축 시 견갑골의 거상(견갑대 거상)을 보조한다. 견갑거근은 또한 C1~4 분절의 경추 횡돌기(cervical transverse processes, 목뼈 가로돌기)에 부착하기 때문에 경추의 측면굴곡(외측굴곡)을 보조한다. 경추가 전인(protraction) 또는 전방두부자세(forward head posture, 앞쪽머리자세)에 있을 때, 견갑거근은 이 위치를 유지하기 위해 원심성 수축을 할 것이며, 이로 인해 환자는 부자연스러운 전방두부 위치에서 직접 발생하는 스트레스 증가로 인해 견갑골 상각 양측에 불편함을 느낄 수 있다. 우리가 견갑거근을 치료하려고 할 때, 사람들은 그것을 스트레칭하고 싶어 할 수 있다. 그러나 어떤 이유로 경추가 전인된 상태라면, 이 근육은 이미 늘어난(원심성으로 수축된) 위치에 있게 되며, 이 경우 목표는 근육의 부하를 감소시키기 위해 특정 움직임을 촉진하여 경추의 위치와 견갑대의 위치를 변화시켜야 한다.

위의 논의에 대한 생각은 여러분이 기능 해부학을 이해하는 대안적인 방법을 생각하도록 하여 더 이해하기를 바라며, 시간이 지나면 본문의 일부 단편을 기억하기 쉬워질 것이다. 특히 저자의 책이 여러분 환자의 근골격계 평가와 치료 계획을 세울 때 도움이 되기를 바란다. 저자가(도수치료 물리치료사로서) 환자분들에게 절대로 하고 싶지 않은 일은 환자가 아프다고 말하는 부위를 그냥 문지르는 것이다. Ida Rolf 박사의 다음과 같은 말을 항상 유념하십시오: '통증이 있는 곳에는 문제가 없다'!

저자는 특히 어깨 복합체의 해부학적 구성 요소와 상지의 특정 부위, 그리고 근골격계(전부가 아닐지라도)의 다른 많은 부위와 상호작용하는 방법을 설명하려고 시도한 방법 때문에 물리치료사 동료들과 학생들이 이 책을 정말 즐겁게 읽을 수 있다면 기쁠 것이다. 그러나, 우리는 여전히 그 지점에 도달하기 전에 '기능 해부학'을 잘 이해하기 위해 어깨 복합체의 특정한 해부학적 요소들

을 다루어야 한다. 뼈에 대한 공부부터 시작해 보자.

■ 골학 – 뼈의 연구
(Osteology – the study of bones)

견갑골(scapular, 어깨뼈)

견갑골(shoulder blade, 어깨날)은 평평한, 삼각형 모양의 뼈로, *삽 혹은 모종삽* 외형의 라틴어 이름을 가지고 있다. 견갑골은 또한 *omo*라고도 한다(어깨를 의미하는 그리스어 *omos*로부터). 이 독특한 뼈에 위치한 연부조직들(근육, 건, 인대 등등)에 필요한 부착물을 제공하는 많은 뼈대 랜드마크들이 있다(그림 1.1A~C).

각도(Angles)

견갑골과 연관된 3개의 각이 있다. 상각(superior angle, 위각), 하각(inferior angle, 아래각), 외측각(lateral angle, 가쪽각).

*상각*은 부드럽고 상대적으로 둥글다. 그것은 상부 승모근(trapezius, 등세모근)으로 덮여 있고 견갑거근(levator scapulae muscle, 어깨 올림근)의 섬유 부착 부위를 제공한다. 상각의 라인은 대략 흉추 2번(T2)과 일치한다.

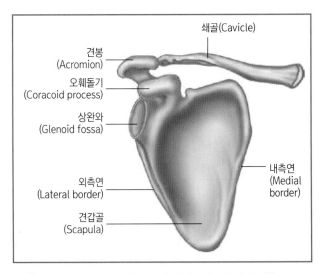

그림 1.1A: *견갑골에 위치한 해부학적 랜드마크의 전방 관찰*

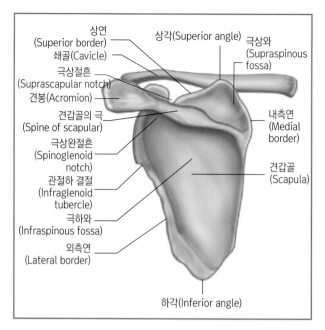

그림 1.1B: *견갑골에 위치한 해부학적 랜드마크의 후방 관찰*

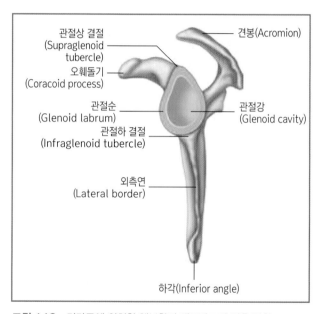

그림 1.1C: *견갑골에 위치한 해부학적 랜드마크의 외측 관찰*

내측과 외측연(border, 모서리)의 만남은 *하각*을 형성한다. 그것은 견갑골에서 해부학적으로 가장 낮은 위치이고 상각에 비해 두껍고 거칠다. 광배근(latissimus dorsi, 넓은등근)의 섬유 중 일부는 교차하여 하각에 부착하고, 이곳은 또한 대원근(teres major, 큰원근)에 필요한 부착 부위를 제공하기도 한다. 하각은 대략 흉추 7번(T7)과 일치한다.

*외측각*은 견갑골의 머리로도 알려져 있다. 그것은 먼 쪽의 견갑골의 가장 큰 부분이고 관절와(glenoid fossa)라고 불리는 자연스러운 강(cavity, 공간)을 형성한다. 표면은 유리질(hyaline) 혹은 관절 연골로 덮여 있고 바깥쪽 융기된 가장자리에서 섬유연골의 테두리(rim)가 있으며, 이를 관절순(glenoid labrum, 관절테두리)이라고 한다. 관절와의 위쪽에는 관절상 결절(supraglenoid tubercle, 관절오목위 결절)이라 불리는 작은 부착 부위가 있고, 이 뼈의 랜드마크로 상완이두근(biceps brachii, 위팔두갈래근)의 장두가 부착된다. 관절와의 아래로는 관절하 결절(infraglenoid tubercle, 관절오목아래 결절)이라 불리는 작은 랜드마크가 있고 상완삼두근(triceps brachii, 위팔세갈래근)의 장두가 부착한다.

연(Borders, 모서리)

견갑골의 3개의 연을 가지고 있다. 상연, 내측(혹은 척측)연, 외측(혹은 액와측)연.

상연은 상각에서 오훼돌기까지 이어지며 세 개의 연중에 가장 짧고 얇다. 상연의 영역에는 극상절흔이라 불리는 영역이 있고, 이 절흔과 오훼돌기의 기저부 사이에는 상부 횡견갑인대(superior transverse scapula ligament)라고 불리는 인대가 있다. 인대의 아래쪽에는 공동(foramen)이라는 자연스럽게 형성된 공간이 있으며, 이 공간은 견갑상신경(suprascapular nerve, 어깨위신경)이 통과하는 부위이다. 이 특별한 신경은 극상근과 극하근을 지배하고 상완신경총[brachial (arm) plexus, 팔신경얼기]으로 척수 C5와 6번 수준에서 기시한다.

내측 혹은 척추연은 3가지 중에 가장 길고, 견갑골의 상각과 하각 사이에 형성되어 있다. 이 연은 4개의 근육이 부착한다. 가장 위에 견갑거근으로 시작하여 다음에 연의 중간부에서 소능형근(rhomboid minor, 작은마름근), 그리고 아랫부분의 대능형근(rhomboid major, 큰마름근), 내측연의 전방 가장자리에 길게 부착하는 전거근(serratus anterior, 앞톱니근)이 있다.

관절와의 기저부는 처음에 외측 혹은 액와연의 시작점을 형성하고 견갑골의 하각으로 이동하며 세 개의 연 중에 가장 두껍다. 근육 부착에서: 가장 높은 지점에서 삼두근의 장두로 시작하여 이 근육은 관절하 결절에 부착하고, 관절와보다 아래에 위치하지만, 여전히 외측연에 위치해 있다. 다음으로는 소원근, 그리고 마지막으로 대원근이 있다. 그리고 견갑하근(subscapularis, 어깨밑근)이 전방면과 외측연을 따라 부착한다.

견갑골의 극(Spine of scapular)

견갑골의 극은 대략 흉추 3번(T3) 수준에 위치한다. 그것은 내측연으로부터 기시하고 견봉의 외측과 끝으로 주행하는 뼈의 능선이다. 극의 위쪽에는 극상근이 부착되는 극상와가 있다. 극의 아래쪽에는 극하와라 불리는 큰 뼈가 있고, 이곳은 극하근의 부착부위가 된다. 승모근은 극의 위쪽 순(lip, 입술)에 부착하고 삼각근은 직접적으로 견갑골 극의 아래쪽 순에 부착한다. 극상와와 극하와 사이에는 극상완절흔(spinoglenoid notch)이라 불리는 공동이 있어 극하근을 지배하는 견갑상신경(suprascapular nerve)의 통로가 있다.

견봉(Acromion)

견봉은 견갑골의 극으로부터 연속된다. 그것은 원위 쇄골과 관절하고, 이 관절은 견봉쇄골 관절[acromioclavicular (AC) joint, 봉우리빗장 관절]이라고 알려져 있다. 견봉 혹은 실제 견봉돌기(acromion process)는 관절와 관절 위에 지붕을 형성하고 Bigliani 등(1986)에 의해서 3가지 별개의 모양으로 알려져 있다. 유형 I(평평형), 유형 II(커브형), 유형 III(갈고리형)으로 묘사되었다.

이러한 견봉의 특정 모양으로 회전근개 근육의 특별한 열상(tears)이 가능하고, 특히 극상근 근육이 그러하다. 돌기가 평평한 상태에서 커브가 되거나 갈고리 모양이 될수록 회전근개 병리의 유병률이 더 높다. 견봉은 승모근과 삼각근이 부착되어 있다.

오훼돌기(Coracoid process)

이 유일하게 돌출되어 있는 구조는 까마귀의 부리와 비슷해서 이름 지어졌다. 그것은 견봉과 함께 어깨에 안정성을 제공한다. 부리돌기에는 3개의 근육이 부착되어 있다. 소흉근(pectoralis minor, 작은가슴근), 상완이두근의 단두(biceps brachii short head, 위팔두갈래근의 작은머리), 오훼완근(coracobrachialis, 부리위팔근). 또한 많은 인대들도 부착하는데 능형인대(trapezoid ligament, 마름인대)와 원추인대(conoid ligamaent, 원뿔인대)가 오훼쇄골인대를 함께 만들고; 또한 오훼견봉인대와 오훼상완인대가 각각 견봉과 상완골에 직접적으로 부착한다.

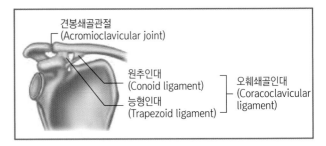

그림 1.2: *오훼돌기와 연관된 인대들*

상완골(Humerus)

이 긴 뼈는 팔꿈치에 견갑골을 연결하고 자연스럽게 전완(lower arm, 아래팔)의 두 뼈인 요골(radius, 노뼈)과 척골(ulna, 자뼈)에 연결한다. 상완골의 근위(위)부 부분은 둥근 머리가 있고, 두 개의 분리된 경(neck, 목)이 있다. 하나는 해부학적(실제) 경이고, 다른 하나는 수술적 경으로 알려져 있다. 후자는 골절의 일반적 부위이고, 필요한 경우 외과적 개입에 친숙한 장소이기 때문이다.

결절(tubercles) 혹은 결절조면(tuberosities)이라 불리는 2개의 뼈대 랜드마크가 있다. 대결절(greater tubercle, 큰결절)은 극상근의 부착부위이고 대결절의 후하방에는 극하근과 소원근이 부착한다. 소결절(lesser tubercle, 작은결절)은 견갑하근의 부착부위이다. 이 두 뼈대 랜드마크 사이는 때때로 결절간구[intertubercular sulcus, 결절사이 고랑, inter-between, tubercular-tubercle, sulcus

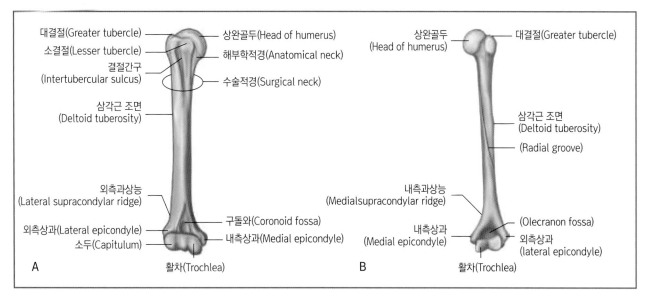

그림 1.3A, B: *상완골에 위치한 해부학적 랜드마크*

(depression or fossa)]라고 불리고 간단하게 이두근구 (bicipital groove)이라고 알려져 있다. 이두근구라고 불리는 이유는 이두근의 장두가 이 두 결절 사이를 지나가기 때문이다. 이두근의 장두는 또한 횡상완인대라 불리는 인대에 의해 재위치가 유지되며, 이 인대가 열상을 입으면 이두근건장두는 잠재적으로 자연적으로 구에서 튀어나와 딱딱 소리를 내는(snapping) 유형의 어깨 문제를 유발할 수 있다.

상완골의 내측 근위부는 대흉근, 대원근, 광배근의 근육들이 부착되어 있는 부위로, 저자가 개인적으로 해부학을 배웠을 때, 강사는 다음과 같은 말로 상완골의 특정 부위에 부착하는 근육을 보다 쉽게 기억하는 방법이 있다고 강의에서 언급했다. 상완이두근 장두의 건을 여자로 생각하고, 여자는 두 흉근(대흉근과 소흉근) 사이에 누워 있고 그녀의 발이 광배근이다. 저자는 해부학 강사가 학습을 더 흥미롭게 만드는 여러 종류의 짧은 이야기들(snippets) 때문에 결코 잊지 않게 되었다. 저자는 특히 이 시각화를 영국 군대에 있을 때 좋아했고 중요한 개념 때문에 미소지을 수 있었다.

뼈 몸통 아래로 상완골의 외측 근처에는 삼각근 조면이라 불리는 거친 삼각형의 영역이 있으며, 아마도 추측할 수 있듯이 삼각근의 부착부위이다.

참고: 주의사항. 저자의 클리닉에 방문한 어깨 통증을 가진 많은 환자들은 실제로 삼각근 조면 영역을 가리키며 통증을 호소하고, 그들은 삼각근이 원인이라고 말하지만, 저자는 실제로는 그렇지 않다는 것을 확신한다. 독자는 이 책 전체에서 읽을 수 있을 것이다. 삼각근 조면은 연관통의 일반적인 부위이다.

사례 연구

저자의 클리닉에 미국 교수가 삼각근 조면의 통증을 호소하며 내원했다. 며칠 전 그가 주머니에 손을 넣고, 아침에 개와 함께 산책하는 도중 통증이 왔다. 개는 토끼를 보고 빠르게 추격을 했고, 이 행동은 교수의 오른팔을 주머니에서 빼내게 했는데, 그는 즉시 통증을 느끼고 상완골의 삼각근 기시부(삼각근 결절)를 문지르기 시작했다. 저자가 평가를 수행할 때, 비교적 간단명료하게, 외회전 수동 운동(저자는 환자를 위해 움직임을 수행해 주었다)이 삼각근 결절 부위의 불편함을 유발하였으며, 그래서 상완골의 내회전 저항검사를 수행하였다(환자가 압력에 대해 저항하였다). 저자는 견갑하근의 부분 열상과 염좌(strain)로 진단하였다. 며칠 후 교수가 미국에 있는 컨설턴트를 방문해 MRI로 이를 확인하였다. 저자는 견갑하근은 회전근개 그룹의 일부이고 관절낭과 인대를 통합해서 사용하기 때문에, 회전근개와 관절낭의 근육들은 삼각근 조면 부위와 연관되는 경향을 가진다고 환자에게 설명하였다(환자를 평가하는데 사용한 기법은 이 본문에서 다룰 것이다).

쇄골(Clavicle)

쇄골(clavicle or collarbone)은 긴 뼈로 분류되며 몸에 수평으로 있는 유일한 긴 뼈이다. 라틴에서는 "작은 열쇠(little key)"라고 하는데, 어깨가 외전할 때 축을 따라 쇄골의 회전운동과 자물쇠에 있는 열쇠가 유사하기 때문이다. 견갑골과 연결하여 견갑대(shoulder girdle, 어깨이음)와 흉대(pectoral girdle, 가슴이음)를 구성하고, 그 기능은 견갑골과 흉골 사이에 버팀목(strut)같은 지지 역할을 한다. 쇄골은 신체에서 가장 흔하게 골절되는 뼈로, 직접 접촉하거나 팔을 뻗어서 넘어질 때 보통 발생한다. 내측에서는 흉골의 흉골병(manubrium, 복장뼈자루)과 관절하고 쇄골의 근위 끝은 일반석으로 둥글고,

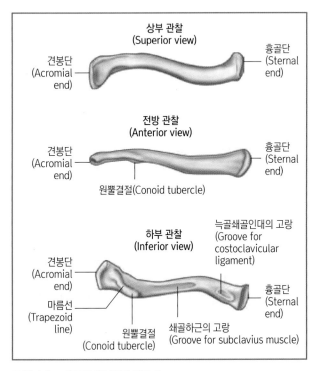

상부 관찰
(Superior view)
견봉단 (Acromial end)
흉골단 (Sternal end)

전방 관찰
(Anterior view)
견봉단 (Acromial end)
흉골단 (Sternal end)
원뿔결절(Conoid tubercle)

하부 관찰
(Inferior view)
견봉단 (Acromial end)
마름선 (Trapezoid line)
원뿔결절 (Conoid tubercle)
쇄골하근의 고랑 (Groove for subclavius muscle)
늑골쇄골인대의 고랑 (Groove for costoclavicular ligament)
흉골단 (Sternal end)

그림 1.4: *쇄골의 해부학적 랜드마크*

이를 흉쇄관절(sternoclavicular joint, 복장빗장 관절, SC joint or SCJ)이라 부른다. 외측 혹은 말단에서, 외형이 더욱 평평해지고, 견갑골의 견봉과 관절을 견쇄관절[acromioclavicular joint, 봉우리빗장 관절, (AC joint or ACJ)]이라 한다.

많은 근육과 인대가 직접적으로 쇄골에 부착되는데 대흉근, 상부 승모근, 삼각근 전섬유, 흉쇄유돌근, 쇄골하근, 흉설골근이 있다. 또한 마름인대(trapezoid)와 원뿔인대(conoid)로 알려진 오훼쇄골 인대(coracoclavicular ligaments, 부리빗장인대)가 있으며 쇄골의 원위 끝이 부착된다.

■ 관절학 – 관절의 연구
(Arthrology – the study of joints)

어깨 복합체는 4개의 관절로 이루어져 있고 이들은 상완와(glenohumeral, GH), 흉쇄(SC), 견쇄(AC), 견흉(scapulothoracic) 관절들이다.

상완관절(Glenohumeral joint)

상완관절은 전형적인 구상 활액관절로 볼록한 상완골 근위부 머리와 견갑골의 오목한 상완관절 강(glenoid cavity) 혹은 와(fossa) 사이에 위치한다. 이를 가장 잘 묘사한다면 골프 티(tee, 관절강) 위에 올라와 있는 골프공(상완골두)을 연상하면 된다―만약 당신이 골프를 치거나 본다면 이러한 개념을 잘 이해할 수 있을 것이다. 이 관절은 매우 뛰어난 가동성을 가지고 있다. 그러나 이 가동 범위를 갖는 것은 GH 관절의 고유한 안정성 메커니즘을 희생하고 감소시킴으로써 그 대가를 치른다. GH 관절의 자연적 불안정성은 다음과 같은 다른 수동적이고 동적인 구조의 도움을 받아야 한다. 수동 안정자는 관절순(glenoid labrum, 관절테두리), 관절낭과 연관된 인대들이다. 동적 안정자(dynamic stabilizers)는 상완 이두근 장두와 회전근개 근육으로 이루어진다.

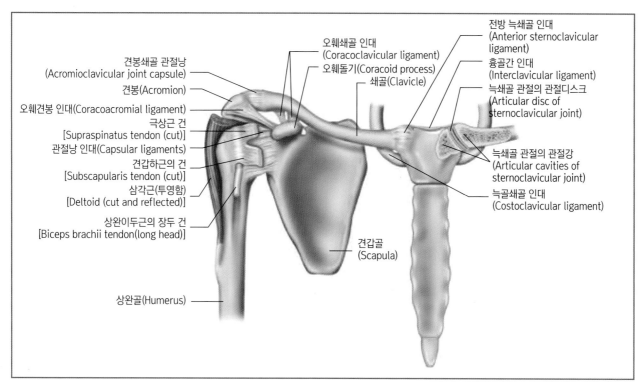

그림 1.5: *상완와, 늑쇄골, 견쇄, 견흉 관절의 해부학적 랜드마크*

관절순과 관절낭(Glenoid labrum and the joint capsule, 관절주머니)/인대(ligaments)

관절순은 소량의 섬유연골과 함께 치밀한 섬유 결합조 직 여분의 주름(redundant fold)으로 구성되었다. 관절순 (labrum, 테두리)은 상완와의 모양을 약 50% 향상시키는 고유한 방식으로 설계되어 있다. 관절순은 상완관절인 대의 특별한 띠(band)와 이두근 장두의 힘줄에 부착한 다. 관절낭은 매우 흥미로운 구조이다. 그 이유는 신체 의 다른 관절낭과 비교하여 매우 느슨하기(lax) 때문(상

대적으로)인데 상완관절이 가져야 하는 특별히 크게 벗 어나는 움직임 때문이다—어깨관절은 가동성을 위해 안 정성을 희생하였음을 기억하라.

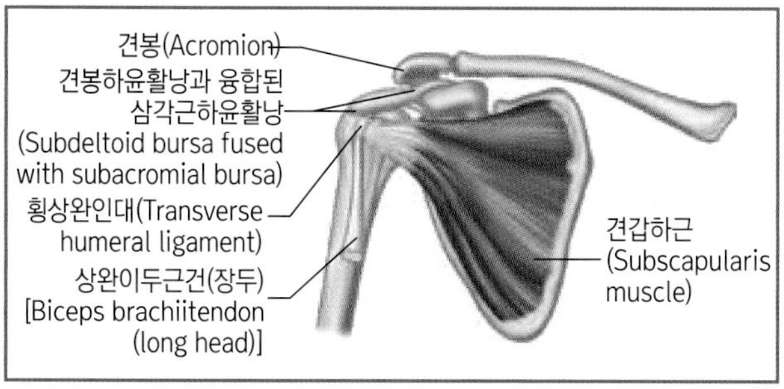

그러나 관절낭은 안정성의 기능을 도와주는 강화 역할 을 하고 회전근개 근육군과 상완관절 인대의 통합과 섞 임을 제공한다. 상완관절 인대는 관절낭을 두껍게 한 다. 이는 상부 상완절 인대(SGHL), 중부 상완절 인대 (MGHL), 하부 상완절 인대(IGHL)로 이루어져 있다. 그들은 관절순뿐만 아니라 상완와의 전방과 하방에 부 착하여 상완골두의 해부학적 경(neck, 목)에 붙는다. 세 번째로 오훼상완 인대 또한 관절낭의 전체적인 안정적 메커니즘을 강화화고 촉진한다.

IGHL은 특히 전하방 어깨 탈구를 예방하기 위한 가장 중요한 안정자이고, 이 연부조직은 탈구 동안 가장 빈 번히 손상되는 구조이다. 인대는 실제로는 *전방 밴드, 후방 밴드와 액와 주머니(axillay pouch)*의 세 부분으로 구성된다. 전방 밴드(하부인대의 상부대라고 불린다) 그리

그림 1.6: *상안와 관절의 해부학적 랜드마크*

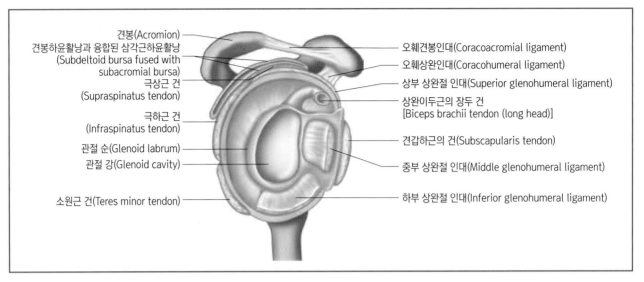

견봉(Acromion)
견봉하윤활낭과 융합된 삼각근하윤활낭
(Subdeltoid bursa fused with subacromial bursa)
극상근 건
(Supraspinatus tendon)
극하근 건
(Infraspinatus tendon)
관절 순(Glenoid labrum)
관절 강(Glenoid cavity)
소원근 건(Teres minor tendon)

오훼견봉인대(Coracoacromial ligament)
오훼상완인대(Coracohumeral ligament)
상부 상완절 인대(Superior glenohumeral ligament)
상완이두근의 장두 건
[Biceps brachii tendon (long head)]
견갑하근의 건(Subscapularis tendon)
중부 상완절 인대(Middle glenohumeral ligament)
하부 상완절 인대(Inferior glenohumeral ligament)

그림 1.7: *관절 순, 인대를 위한 해부학적 랜드마크*

고 후방 밴드는 전체적으로 해먹 구조로 외형과 기능이 유사하다. 우리 모두는 언젠가 해먹에 누워보기도 하고, 때로는 우스운 결과를 초래할 수도 있을 것이다(즉, 당신이 해먹에서 떨어질 수 있다!).

관절낭 내부 구조는 활막으로 연결되어 있고 활액으로 윤활된다. 이두근의 건이 낭을 통과하는 것처럼 이두근 활액 집(sheath)의 장두 건에 도달하게 된다. 상완관절의 특별한 움직임과 관절낭과 관련하여, 외회전은 전방 관절낭을 팽팽하게 할 것이다. 수평굴곡은 뒤쪽 관절낭을 팽팽하게 한다. 상부 관절낭은 서 있을 때 옆에 팔이 편하게 있는 동안 지속적으로 팽팽하다. 그리고 하부 관절낭(최소 지지)은 최대 어깨 굴곡과 외전에서 최대로 신장된다.

상완관절의 전체적인 수동 안정성은 본질적으로 관절 순, 관절낭, 상완관절 인대, 두 개의 상반된 뼈 표면의 모양과 위치와 같은 정적인 수동 구조뿐만 아니라, 회전근개의 동적 안정 근육, 견갑골의 회전근과 이두근 건의 장두로 이루어진다. 불행히도, 앞에서 언급한 것처럼 관절낭이 너무 느슨하여 만약 견인의 힘이 특정 방향으로 가해지면 상완관절에서 잠재적으로 1~3 cm 정도 분리될 수 있다.

어깨의 전방 안정자는 후방 안정자보다 더 중요하다. 왜일까? 탈구와 아탈구의 대부분은 전하방으로 발생하기 때문이다. 어깨 인대에 대한 기능적 면에서, 상부 상완관절 인대와 오훼상완 인대는 상완골두를 하방으로 안정화시키고 45~60도 외전 동안에는 중부 상완절 인대와 견갑하근의 건이 전방 안정성을 제공하고, 동시에 가장 작은 인대인 상부 상완절 인대는 느슨해진다. 하부 상완절 인대는 전하방 방향으로 가장 큰 안정성을 제공한다.

흉쇄관절(Sternoclavicular joint)

흉쇄(SC)관절은 실제로 두 개의 안장 모양의 표면을 포함한 전형적인 활액 평면관절로 분류된다. 하나는 쇄골의 내측/근위 끝단에 위치하고, 다른 하나는 흉골의 상부에, 흉골병의 절흔에 위치한다. SC 관절은 축 골격에서 사지골격의 유일한 뼈 부착부위이다. 쇄골은 직접적으로 흉골병과 접촉하지 않고 섬유연골 디스크가 관절 공간을 분리하고 있다. 이 디스크는 쇄골과 흉골의 두 연관된 뼈 사이의 일치성을 증가시키고 SC 관절을 두 개의 분리된 관절 강으로 나눈다. 디스크는 또한 쇄골의 측면 끝에서 향하는 모든 힘을 흡수하는 기능을 한다. 섬유 관절낭과 아래의 세 가지 인대는 SC 관절의 안정성을 제공한다. 흉쇄골, 늑쇄골, 쇄골간 인대(그림 1.8).

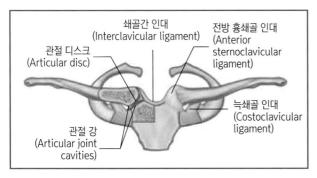

그림 1.8: *흉쇄관절과 연관된 인대들*

견쇄관절(Acromioclavicular joint)

견쇄(AC)관절은 기본적으로 진성관절이 아닌 가성관절[pseudo (false)]이지만 활액면 관절로 분류한다. 이 관절은 견갑골의 견봉부의 오목한 면과 쇄골 끝단의 볼록한 면으로 구성되어 있다. AC 관절은 팔을 머리 위로 올리는 기능을 수행할 때 흉곽에서 견갑골의 추가적인 움직임을 수행하기 때문에, 이 관절의 일차적 기능은 팔을 머리 위로 들어 올리는 것이다. AC 관절은 2세까지는

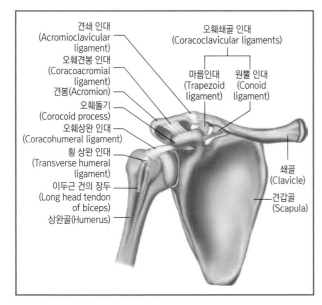

그림 1.9: *견쇄관절과 연관된 인대들*

관절 공간이 없는 섬유연골 융합이다. 대략 3살 때 관절 공간이 두 개의 분리된 관절 강으로 발달되고, 20세 정도 되어서 반월의 작은 디스크가 형성된다. 관절의 안정성을 증가시키기 위해 AC 관절은 오훼쇄골 인대라고 불리는 상부와 하부 인대뿐만 아니라, 마름(외측) 인대와 원뿔(내측) 인대라고 불리는 각각의 인대를 가지고 있다. 이들 인대는 견갑골을 쇄골에 단단히 부착시키고(그림 1.9) 과도한 회전을 방지한다.

견흉관절 혹은 견갑늑골 관절
(Scapulothoracic joint or scapulocostal joint)

견갑골과 흉곽 사이에 있는 이 관절은 관절낭, 활액막과 활액, 인대와 같은 구조물들의 지지가 없기 때문에 가성 관절로 구분된다. 그러나 견흉(ST)관절은 진성이든 가성이든 어깨 복합체의 필수적인 부분이다. ST 관절은 후방 흉곽 외곽(thoracic cage, 가슴우리)의 볼록한 면과 견갑골 전방 측면의 오목한 면으로 이루어지고, 주 기능은 기본적으로 최적의 정렬이 되도록 전체적으로 자세에서 도움을 주며, 그런 공간에 상완골이 잘 매달려 있게 하여 GH 관절의 기능적 지지를 향상시킨다.

■ 견갑골의 중립 자세와 견갑면
(Neutral position of the scapula and the scapular plane or scaption)

견갑골은 이상적으로 흉추 2번부터 7번(T2~7) 사이에 위치하고 흉추의 극돌기에서 견갑골 척추연 혹은 내측연까지 2인치(5 cm) 정도 떨어져 있다. 견갑골은 일반적으로 전두축에서 30도 정도 떨어져 있고, 전면의 상완와를 향하게 되어 있다. 이 자세는 견갑면이라고 부르며, 이 특별한 면에서의 움직임을 스캡션(scaption)이라고 한다(그림 1.10). 견갑면 혹은 스캡션은 어깨 복합체에서 가장 기능적인 자세로 여겨지고, 이는 특히 상완 관절에서 어깨 복합체 내의 충돌 증후군을 감소시키는 데 도움을 줄 수 있을 것이다.

■ 견흉관절(ST) 동작(Scapulothoracic motion)

2012년에 Osar는 ST 관절의 12가지 주요 움직임에 대해 논의하였다. 전인, 후인, 상승, 하강, 상방회전, 하방회전, 내회전, 외회전, 후방경사, 전방경사, 내전, 외전.

- *전인.* 횡단면을 따라 전방 방향으로의 어깨 복합체 전체 움직임. 어깨 전인 근육은 전거근, 대흉근, 소흉근이 있다.
- *후인.* 횡단면을 따라 후방 방향으로의 어깨 복합체 전체 움직임. 어깨 후인 근육은 능형근, 중부 상부 하부 승모근, 광배근이 있다.

- *상승.* 흉곽(ribcage)을 따라 상부 방향으로 견갑골을 올린다. 견갑골의 상승 근육은 상부 승모근, 견갑거근, 능형근이 있다.
- *하강.* 흉곽을 따라 하부 방향으로 견갑골을 내린다. 견갑골의 하강 근육은 하부 승모근, 광배근, 소흉근, 대흉근의 하부 섬유, 전거근의 하부 섬유가 있다.
- *상방회전.* 상완와가 천장을 향하도록 견갑골이 흉곽을 따라 상방으로 회전한다. 견갑골의 상방 회전 근육은 상부와 하부 승모근과 전거근이 있다.
- *하방회전.* 상완와가 바닥을 향하도록 견갑골이 전두면(fontal plane, 이마면)을 따라 하방으로 회전한다. 견갑골의 하방회전 근육은 소흉근, 견갑거근, 능형근이 있다.

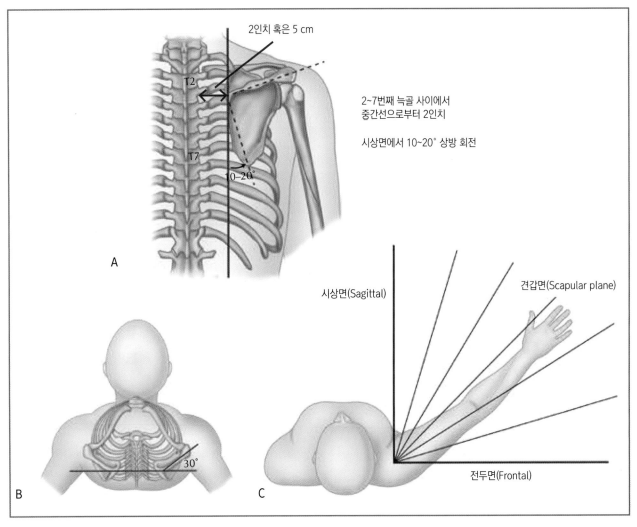

그림 1.10A~C: *A, B: 견갑골의 중립 자세 C: 스캡션*

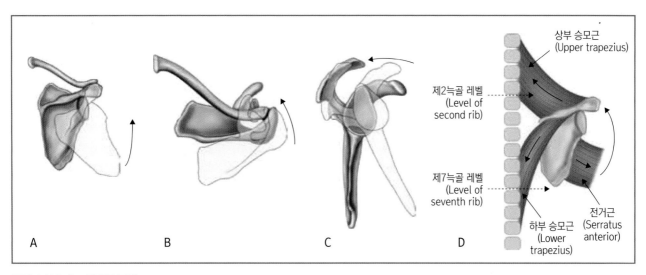

그림 1.11A~D: *견갑골 동작*
A: 상방(밝은 색) 회전과 하방회전 B: 내회전(밝은 색)과 외회전 C: 전방과 후방경사(밝은 색) D: 견갑골의 짝힘(force couples) 전거근과 상·하부 승모근이 상방 회전을 촉진하고 하방 회전을 조절하기 위해 함께 작용한다.

- *내회전.* 견갑골이 수직 축을 따라 전방으로 경사질 때 발생한다. 이 동작은 주로 가슴 복합체의 기능이다.
- *외회전.* 견갑골의 외회전은 견갑골의 전방내측면이 수직 축을 따라 흉곽에 근접할 때 발생한다. 승모근의 세 부분과 전거근이 주로 이 동작을 만들어낸다.
- *후방 경사.* 후방경사는 견갑골의 하각이 흉부에 가까워지고, 상각은 멀어지는 시상축을 따른 움직임이다. 하부 승모근과 전거근의 하부 섬유가 견갑골의 후방경사의 움직임을 만들어낸다.

- *전방경사.* 전방경사는 견갑골의 하각이 흉부에서 멀어지고, 상각이 가까워지는 시상축을 따른 움직임이다. 소흉근과 상완이두근의 단두가 견갑골의 전방경사의 움직임을 만들어낸다.
- *내전.* 이는 견갑골이 서로 가까워지거나 혹은 신체의 중간선을 향해 가까워지는 움직임을 말한다. 내전근들은 중부 승모근과 능형근이 있다.
- *외전.* 이는 견갑골이 서로 멀어지거나 혹은 신체의 중간선에서 멀어지는 움직임을 말한다. 외전근들은 전거근과 소흉근이 있다.

2

어깨 복합체의 근육과 운동

Muscles and motion of the shoulder complex

앞서 서술한 것처럼 '우리는 걷기의 단순한 동작을 모두 당연하다고 받아들이고 있다'고 보행과 걷기 주기를 언급하였다. 우리의 발과 발목이 지면과 처음 접촉(initial contact)하는 것에서부터 어깨 복합체의 상지에 미치는 관계, 그리고 심지어 경추의 동작에 미치는 영향까지, 이 모든 것이 해부학적으로나 기능적으로 연결되어 있다. 일상적으로 걷는 움직임을 하기 위해서는 해부학적으로 모든 것이 올바르게 조화를 이루어야 한다.

어깨 복합체도 동일한 것이라고 말할 수 있다. 우리는 종종 어깨의 움직임을 당연하다고 생각하지 않은가? 그러나 과거나 현재에 어깨 문제가 없었던 사람들은 저자가 말하는 것과 관련이 없을 수도 있다.

저자의 개인적인 사례 연구

저자는 오른쪽 상완관절(glenohumeral joint, 오목위팔관절)의 완전한 탈구가 2번 있었다. 한 번은 노스 웨일즈(North Wales)의 폭포에서 왕립 해양 특공대(Royal Marine Commandos)와 함께 카약을 탈 때(당시 좋은 생각처럼 보였다!)였고 두 번째는 캐나다에서 카누를 탈 때였다. 첫 번째는 의사가 상완골(humerus, 위팔뼈; 전신 마취하에)을 교정하였지만 완전한 전방 탈구로 신경학

적 합병증뿐만 아니라 모든 연부 조직 손상이 분명하였다. 지속적인 외상의 결과, 액와신경(axillary nerve, 겨드랑신경)에 손상이 있었다. 너무 많은 수의 신경이 손상되어 몇 개월 후에 신경이 다시 재생될 때까지 삼각근(deltoid, 어깨세모근)과 소원근(teres minor muscle, 작은원근)(겨드랑신경에 지배를 받음)이 정상적으로 활성화되지 않았다. 자연스럽게 팔을 머리 위로 들어 올리는 데 어려움을 겪었다. 놀랍게도, 운동은 실제 통증을 유발하지 않았지만 지속적인 신경 손상으로 인해 약화를 가지게 되었다. 그 후 몇 개월 동안 오버헤드 모션(overhead motions)이 서서히 개선되고 있음을 알게 되어 기뻤다. 두 번째 탈구에서 어깨관절은 특정 운동 중에 실제로 자연스럽게 교정되었다.

또한 저자는 오른쪽 견쇄관절(acromioclavicular joint, ACJ, 봉우리빗장관절)에 몇 번 염좌가 있었고, 몇 년 동안 여러 차례 일어났다(산악자전거, 카약, 스키 등). 그래서 지금은 오른쪽 AC 관절의 계단 기형이 남았다. 이것이 실제로 저자를 많이 괴롭게 하지는 않았다(저자가 자주 오버헤드 모션을 하지 않는 한); 그러나 스포츠 의학 강사로서의 직업, 특히 저자가 살아왔던 삶을 알고 있기 때문에 과격한 활동의 결과를 완전히 이해한다.

저자가 간단히 언급하고 싶은 또 다른 불편함은, 오른쪽에 과도하고 영구적인 익상(winging) 견갑골이 있다는 것이다(그림 2.1). 저자는 이것이 장흉신경(long thoracic nerve, 긴가슴신경)(C5/6/7)에 대한 외상의 결과이며, 수년 전의 첫 번째 어깨 탈구로부터 지속되었다고 생각한다. 일부 치료사들은 이것이 전거근(serratus anterior muscle, 앞톱니근)의 약화와 관련이 있다고 말한다. 왜냐하면 견갑골 위치를 조절하는 근육이기 때문에 약하거나 억제되면 견갑골을 날개 모양으로 나타나게 하기 때문이다. 그러나 저자의 특별한 경우에, 저자는 전거근을 활성화시키기 위해 힘들게 20년 이상을 보냈기 때문에 동의하지 않으며, 익상 자세(winging position)는 단순 근육 약화보다는 장흉신경(C5/6/7 수준에서 나와 전거근을 지배)에서 오는 신경학적 문제라고 제안할 것이다.

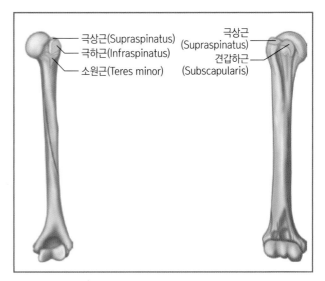

그림 2.2: *상완골두에 회전근개 부착부*

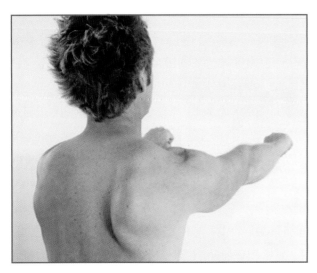

그림 2.1: *저자의 견갑골 익상*

■ 근육학–근육에 대한 연구
(Myology–the study of muscles)

회전근개(Rotator cuff, 돌림근띠)

회전근개는 일반적으로 SITS 근육으로 알려진 4개의 근육으로 구성된다. 극상근(supraspinatus, 가시위근), 극하근(infraspinatus, 가시아래근), 소원근(teres minor), 견갑하근(subscapularis, 어깨밑근). 각 근육은 상완관절의 기능에 특정한 목적을 제공한다. 그러나 그들의 역할은 총체적으로 관절와(glenoid fossa) 내에서 상완골두(humeral head, 위팔뼈머리)를 압박하고 안정화시키는 것이다. 회전근개는 셔츠 커프(shirt cuff)의 소매에 비유된다. 다음과 같은 비유가 더 의미가 있는 것 같다. 수동(기어) 자동차를 운전하기 위해 기어 스틱 위에 손가락을 편 상태로 기어를 변환할 때이다. 기어 스틱을 상완골두로, 그리고 그 위를 덮고 있는 손가락을 회전근개의 근육들로 생각하라. 이 개념을 잠시 상상해 보자; 각 손가락의 모든 공간 사이에 실제 물갈퀴(webs)를 시각화하여 서로 연결되도록 한다. 저자는 개인적으로 이것이 회전근개 근육 그룹을 가장 잘 묘사한다고 생각한다. 하루 종일 4개의 개별 근육은 서로 연결(가상 물갈퀴)되어 4개의 근육(손가락)뿐만 아니라 상완골두와 커프(cuff)에 그들의 특정 개별 부착 부위로 인해 서로 영향을 줄 수 있기 때문이다.

이제 회전근개 근육 그룹에 대해 좀 더 자세히 살펴 보겠다.

극상근(Supraspinatus, 가시위근)

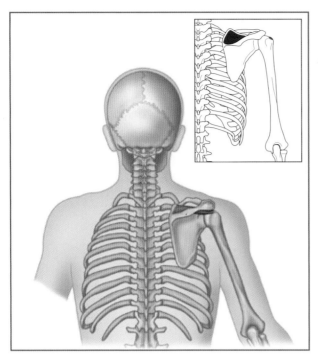

그림 2.3: 극상근

기시: 극상와(supraspinous fossa, 가시위오목), 견갑극 (spine of the scapula, 견갑가시)의 위

정지: 상완골의 대결절(greater tubercle, 큰결절)과 어깨관절의 관절낭(capsule, 관절주머니)

신경: 견갑상신경(suprascapular nerve, 어깨위신경)(C5, C6), 상완신경총(brachial plexus, 팔신경얼기)의 상부 줄기(upper trunk)로부터

'Supraspinatus'라는 단어를 잠시만 생각해보자. Supra는 위쪽을 의미하고, spinatus는 견갑극과 관련되어 이 근육은 극상와라 불리는 견갑극의 위쪽 부위에 부착되어 있으며, 어깨의 지붕(acromion, 견봉, 어깨뼈봉우리) 아래로 바깥으로 주행하여 상완골의 대결절 또는 조면(tuberosity)에 부착한다. 이 근육의 작용은 독특하여 어깨관절의 미세한 조정(fine tuner)이라고 부른다. 통증은 단지 전형적인 증상일 뿐이며 일반적으로 근본 원인이

아니더라도 근육은 아마도 어깨 통증이 있는 대부분의 환자에게 있거나 적어도 부분적으로 관여한다. 이런 생각은 '아픔이 있는 곳에서는 문제가 아니다.'라고 말하는 Ida Rolf 박사에 의해 엄청나게 표현되었다. 이것은 어깨 복합체의 경우에도 해당한다. 비슷하게 관련되어 있지만 이 책의 뒷부분에서 읽을 수 있는 실제 원인이 되는 통증 요인은 먼 곳에서 나올 수 있다.

극상근의 기능(Function of the supraspinatus)

극상근의 수축에 대한 최근의 근거와 관련된 일반적인 합의(수 년에 걸쳐 논의되었지만)는 첫 10~15도 동안 관상면(frontal plane, 이마면)에서 어깨 외전 운동을 시작하는 역할을 한다는 것이다. 동시에 상완골의 외회전을 담당한다. 더 큰 삼각근은 어깨 외전이 계속되도록 상완골의 특정 각도를 만들기 위해 극상근의 미세 조정 기능이 필요하다(그림 2.4). 극상근은 상완골의 대결절에 붙어 있으며, 이 근육의 수축은 상완골두를 관절와에 근접하게 하고, 기본적으로 관절 내에 상완골을 앉히고(seats) 외전의 초기 운동을 시작한다. 극상근이 수축 상태에 있는 동안, 이 움직임 패턴은 볼록한 상완골두가 오목한 관절와 아래로 미끄러지는 것을 자연스럽게 허용한다. 외전 운동이 더 큰 삼각근에 의해서만 수행되고, 극상근의 약화, 억제 또는 찢어짐(torn)에 따라 동시 활성화(co-activation)가 없는 삼각근 단독의 활성화는 상완골의 상방 활주를 일으킨다. 이것은 견봉하 공간 내 상완골두의 움직임을 방해(jamming)할 수 있으며, 충돌의 견봉하 형태(subacromial type), 예를 들어 건병증 또는 점액낭염 및/또는 제한된 운동 범위를 나타내는 유착성 관절낭염이나 동결견의 형태를 나타내는 두 가지 중 하나가 발생할 수 있다. 어느 쪽이든, 삼각근은 극상근의 동시 수축이 필요하고 그 반대도 마찬가지로 극상근은 삼각근의 도움이 필요하다. 저자는 삼각근을 큰 근육 활성화로 극상근을 어깨관절 외전 운동에 대한 미세 조율기(fine-tuner)/컨트롤러(controller)라고 부르기를 강의할 때 알렸으며 그것이 사실적 의견이라고 생각하기 때문에 이렇게 표현하는 것을 좋아한다.

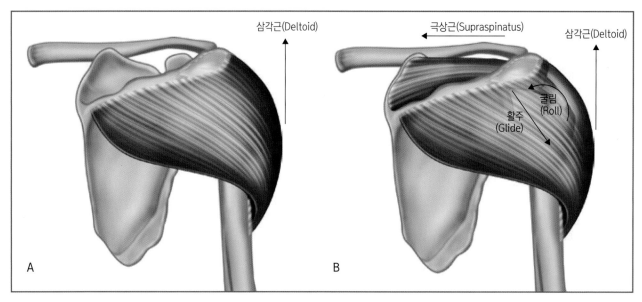

그림 2.4A, B: *삼각근의 외전각*
A: 삼각근의 수축에 의한 힘의 수직 방향. B: 극상근에 의한 약간의 각을 일으킨다.

저자는 극상근이 외전 운동을 시작하면서 상완골에 외회전력을 가하며, 삼각근의 지속적인 수축을 돕기 위해 이 운동(외회전)을 수행한다고 생각한다. 극상근은 상완골의 외회전의 일부를 조절하지만 자체적으로 모든 동작을 다 할 수는 없으므로 약간의 도움이 필요하다. 이때가 극하근이 동원되는 시기이다. 극하근은 어깨 운동을 하는 동안 극상근을 많이 지원하며, 특히 어깨가 약 60~90도의 외전 정도일 때이다. 특정 가동 범위에 대한 중요성은 상완골두의 대결절이 항상 견봉 돌기(acromion process)에 접근하는 것에서 멀어지게 회전할 수 있도록 상완골이 이러한 특정 운동 각도에서 외회전 방향으로 회전해야 하기 때문이다. 결과적으로 이 외회전은 충돌-유형 증후군(impingement-type syndromes)의 가능성을 줄인다.

극상근은 또한 상완골두가 아탈구(subluxating)되는 것을 방지하는 작용을 한다. 이러한 가능성은 상완골의 볼록한 머리 모양이 둥글기 때문에 상완골이 아래쪽(downward)과 바깥쪽(outward)으로 구르는 경향을 가지게 한다. 상완골의 대결절에 대한 극상근 부착은 이러한 두 개의 아탈구 동작을 방지하는 데 크게 도움이 된다.

극상근과 상완관절의 내전
(Supraspinatus and adduction of the glenohumeral joint)

우리는 이제 다음과 같은 흥미로운 개념을 보게 된다. GH 관절의 어깨 외전 90도 이상에서 극상근은 실제로 외전근으로서의 초기 역할을 유지하기 보다는 내전근이 된다. 간단히 말해서, 극상근은 외전에서 내전으로 역할을 바꾼다. 왜 이런 것일까? 이는 상완골두가 약 90도 이상에서 관절와 내에서 압박되고 안정되는 것이 요구되기 때문이다. 이것은 또한 견갑하근의 동시 활성화에 의해 달성된다(곧 읽을 것이다). 초기 연구는 극상근이 100도에서 최대 활성화와 함께 외전의 시작에만 관여한다는 것을 보여주었다. 그러나 이것은 입증되지 않았으며, 극상근은 전 범위의 외전에 걸쳐 활동적인 것으로 나타났다.

극하근과 소원근
(Infraspinatus and teres minor)

극하근(Infraspinatus, 가시아래근)

기시: 극하와(infraspinous fossa), 견갑극(spine of the scapula)의 아래

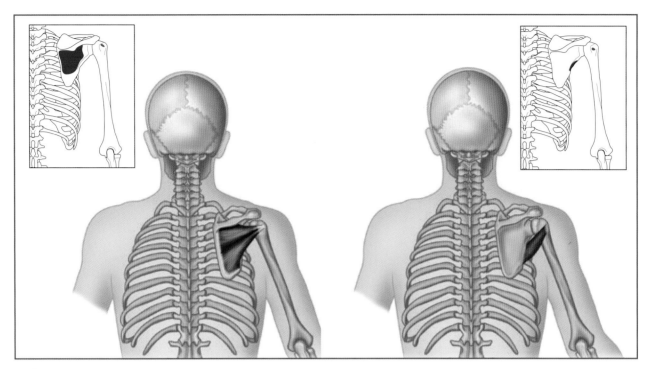

그림 2.5: *극하근과 소원근*

정지: 상완골의 대결절과 어깨관절의 관절낭

신경: 견갑상신경(suprascapular nerve) (C5, C6), 상완신
경총의 상부 줄기로부터

소원근(Teres minor)

기시: 견갑골의 외측연/액와연(lateral/axillary border)

정지: 상완골의 대결절 후하면과 견관절의 관절낭

신경: 액와신경(C5, C6), 상완신경총의 상부 줄기와 후
신경속(posterior cord)

이름에서 알 수 있듯이, 극하근은 견갑극 아래(infra)를
극하와로 알려진 영역에 부착하고 극상근의 정지 지점
바로 아래에서 대결절 또는 조면의 외측 후면으로 주행
한다. 소원근은 견갑골의 액와 또는 외측면에 부착되어
있으며, 극하근의 정지 지점 바로 아래에서 외측 상방
의 대결절로 주행한다. 극하근과 소원근은 60~90도 사
이의 외전 동안 상완골을 외회전시키기 위해(별도의 신
경 지배가 있음에도 불구하고) 조화롭게 작용한다. 이 근

육들은 함께 작용하여 상완골의 대결절을 외측, 후하방
으로 회전시키는 데 도움을 준다. 그래서 여분의 공간
이 쇄골하 부위에 극상근이 주행하고 견봉하 점액낭이
활주하는 공간이 만들어진다. 이 두 근육이 약하거나
억제되면 상완골두가 내회전 위치를 유지하고 상완골
의 대결절이 잠재적으로 견봉 돌기 아래에서 압박될 수
있기 때문에 충돌 증후군의 가능성이 증가한다. 이 두
근육은 또한 머리 위 움직임(overhead movements)을 하
는 동안 삼각근의 상방 당김에 대항하여 상완골두가 관
절와 내에 압박하는 것을 돕는다.

견갑하근(Subscapularis, 어깨뼈밑근)

기시: 견갑하와(subscapular fossa, 견갑골의 전면)

정지: 상완골의 소결절(lesser tubercle, 작은결절)과 견관
절의 관절낭

신경: 상-하 견갑하신경(subscapular nerves, 어깨밑신경)
(C5, C6, C7), 상완신경총의 후신경속(posterior cord)

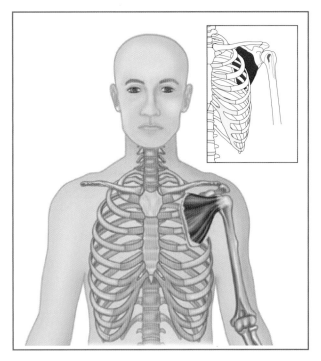

그림 2.6: *견갑하근*

어깨 복합체의 다른 근육들
(Other muscles of the shoulder complex)

회전근개를 제외한 어깨 복합체의 기능에 직·간접적으로 영향을 미치는 다수의 다른 근육들이 있다. 이 근육들은 아래에 나열된 것처럼 특정 부착 지점이 있는 위치와 관련이 있다.

흉부견갑 근육들(Thoracoscapular muscles)

소흉근(pectoralis minor, 작은가슴근)(그림 2.7)과 전거근(serratus anterior, 앞톱니근, 그림 2.8)은 흉곽(thorax, 가슴)과 견갑골을 직접 부착하는 두 개의 근육이다.

소흉근(Pectoralis minor)

기시: 3~5 늑골(rib, 갈비뼈)

정지: 견갑골의 오훼돌기(coracoid process, 부리돌기)

신경: 내측흉근신경(medial pectoral nerve, 안쪽가슴근신경)(C8, T1), 상완신경총의 내측속(medial cord)에서 나온다.

소흉근(pectoralis minor, 작은가슴근)은 늑골(3~5)에서 부착되고 견갑골의 오훼돌기라고 불리는 부리에 정지한다. 견갑골의 전방 경사를 유발하는 주요 근육이다. 이 근육이 과긴장하거나 촉진 상태인 경우, 일반적으로 전방 어깨 위치(forward shoulder position)로 이어질 수 있다. 이 근육의 정상적인 기능은 견갑골을 내밈(protract), 하강(depress), 하방 회전(downwardly rotate)이다. 이 근육은 호흡을 돕는 데 보조 역할(갈비뼈 3~5에 부착)을 하며 기능장애 호흡 패턴은 소흉근의 과긴장이나 과수축이 주요 원인 중 하나로 간주되었다. 또한 상완신경총(C5~T1)의 신경 혈관 다발과 쇄골하 동맥은 소흉근의 바로 아래를 통과하므로, 이 근육의 지속적인 수축은 흉곽출구증후군(thoracic outlet syndrome, TOS, 가슴문증후군)이라는 상태를 유발할 수 있다. 이 상태는 이 책의 뒷부분에서 설명할 것이다.

견갑하근은 견갑골의 전면에, 구체적으로 견갑하근와(subscapular fossa)에 부착되어 상완골의 소결절 또는 조면에 정지한다. 이 근육은 상완관절의 내회전을 담당할뿐만 아니라 머리 위 움직임을 하는 동안 상완와 내에 상완골을 압박, 안정화, 내전할 수 있다. 견갑하근은 한 가지 방식으로 길항근(대립)뿐만 아니라, 다른 근육들이 전방으로 당기는 동안 견갑하근은 상완골을 후방으로 당기기 때문에 극하근, 소원근, 후삼각근의 협력근(돕거나 보조근)이기도 하지만, 이들은 총체적 또는 협력적으로 상완골두를 상완와 중앙에 두도록 한다. 견갑하근의 약화 또는 억제는 견갑하근이 상완골두의 후방 활주를 조절하는 능력을 상실하여 다른 큰 내회전근인 광배근(latissimus dorsi, 넓은등근)과 대원근(teres major, 큰원근)이 내회전의 역할을 담당하고 있기 때문에 그 결과로 상완골두가 전방으로 변위될 수 있다. 이 상황이 발생하면 충돌 유형의 증후군이나 심지어 이두근 장두의 건병증(tendonopathy)이 따를 수 있다.

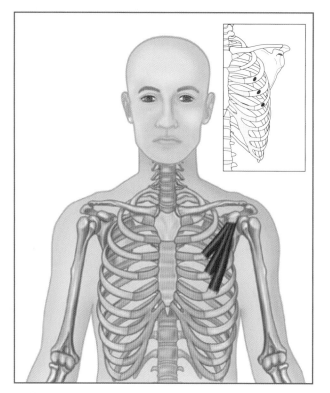

그림 2.7: 소흉근

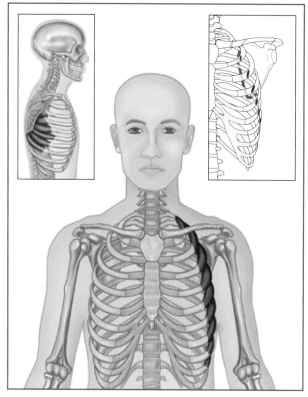

그림 2.8: *전거근*

전거근(Serratus anterior, 앞톱니근)

기시: 1~8/9 늑골

정지: 견갑골 내측면의 전면

신경: 장흉신경(long thoracic nerve, 긴가슴신경)(C5, C6, C7)

어깨 복합체에 붙어 있는 모든 근육 중에서 전거근은 견갑골의 주요 안정화 근육으로 간주한다. 이 근육은 처음 8/9 늑골에서 견갑골의 안쪽 부분에 붙어 있으며, 그 기능은 견갑골을 내밈, 외전, 상방 회전하는 것이다. 그러나 주요 기능은 흉곽에 대해 견갑골을 안정화시키는 것이며, 이 근육의 약화(특히 하부 섬유)는 외전 및 굴곡과 같은 머리 위 움직임과 특히, 팔이 머리 위 위치에서 다시 돌아올 때 익상 견갑골(winging of the scapula)이라고 하는 기능장애 움직임 패턴에서 견갑골의 증가된 올림(elevation)을 볼 수 있다. 장흉신경(C5~7)이 손상되면 영구적인 익상이 발생할 수 있다.

흉곽상완 근육들(Thoracohumeral muscles)

대흉근(Pectoralis major)

기시: *쇄골두(clavicular head, 빗장뼈머리)—쇄골의 앞쪽 내측 반이나 2/3지점. 흉늑부(sternocostal, 복장갈비부위)—흉골과 인접한 상부 6개 늑연골*

정지: *상완골의 결절간구(intertubercular sulcus, 이두근구)의 외측 순(lateral lip)*

신경: *외측흉근신경(lateral pectoral nerve) (C5, C6, C7)—상부 섬유 신경. 외측과 내측흉근신경(C6, C7, C8, T1)—하부 섬유 신경*

대흉근은 흉부의 전방으로부터 상완골까지 연결되는 유일한 근육이다. 대흉근의 주요 기능은 상완골을 내측으로 회전시키고 수평으로 내전(굽힘)시키는 것이다. 쇄골 부분은 굴곡(신전 상태에서)되고 어깨관절을 내측으로 회전시키며, 상완골을 반대 어깨 쪽으로 수평 내

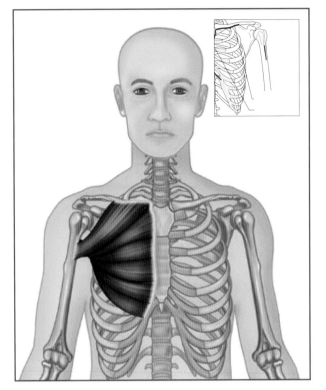

그림 2.9: *대흉근*

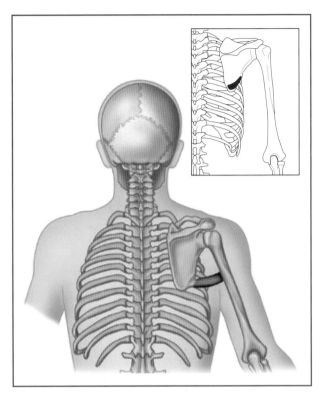

그림 2.10: *대원근*

전시킨다. 흉늑부는 외전된 위치에서 반대 엉덩이 쪽으로 상완골을 비스듬히 내전시킬 뿐만 아니라 신전(굴곡 상태에서)되고 상완골을 내측으로 회전시킨다. 팔이 고정된 경우, 대흉근과 소흉근은 체간을 고정된 상완골로 당기는 데 도움이 되고(풀업 모션) 몸을 지금 고정되어 있는 팔까지 당겨주므로 주요 등반(climbing) 근육 중 하나이다.

견갑상완 근육들(Scapulohumeral muscles)

견갑골에서 상완골에 부착되어 있는 이 근육들은 회전근개(이미 설명함), 대원근, 오훼완근(coracobrachialis, 부리위팔근), 삼각근의 모든 특정 섬유들이다.

대원근(Teres major, 큰원근)

기시: 견갑골의 외측면과 하각

정지: 상완골 결절간구의 내측 순

신경: 하부 견갑하신경(subscapular nerve, 어깨밑신경) (C5, C6), 상완신경총의 후측속(posterior cord)에서 나온다.

'teres'라는 단어는 실제로 둥글다는 것을 의미하므로, 이것은 회전근개의 필수 부분인 소원근의 작고 둥근 근육에 비해 크고 둥근 근육이다. 이 근육은 상완골(상완 관절)의 내전, 신전, 내회전과 관련하여 광배근과 시너지 효과를 발휘한다.

오훼완근(Coracobrachialis, 부리밑)

기시: 견갑골의 오훼돌기

정지: 상완골의 내측 중간면

신경: 근피신경(musculocutaneous nerve, 근육피부신경) (C5, C6), 상완신경총 상부와 중부 줄기의 전분지(anterior divisions, 앞신경갈래)에서 나온다.

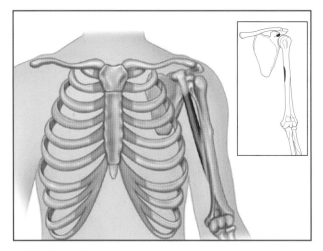

그림 2.11: *오훼완근*

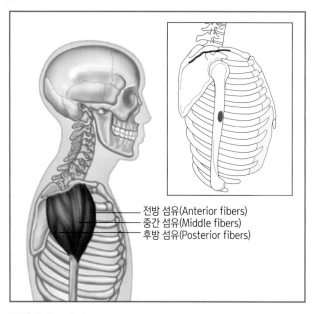

전방 섬유(Anterior fibers)
중간 섬유(Middle fibers)
후방 섬유(Posterior fibers)

그림 2.12: *삼각근*

이름에서 알 수 있듯이 오훼완근(coracobrachialis)은 오훼돌기(coracoid)에서 상완(brachii) (팔)에 부착된다. 이 근육은 상완골의 약한 굴곡 및 내전이며, 이 근육이 과긴장되면 견갑골은 전방 둥근 어깨의 모양이 되는 전방 경사를 일으킬 수 있다.

삼각근(Deltoid, 어깨세모근)

기시: 쇄골, 견봉 돌기, 견갑극

정지: 상완골 골간의 중간에 있는 삼각근 조면

신경: 액와신경(겨드랑신경)(C5, C6)

삼각근에는 세 가지 섬유로 되어 있으며 전방 섬유는 굴곡, 수평 굴곡 또는 수평 내전, 상완관절(GH)의 내회전을 담당한다. 중간 섬유는 극상근이 외전 움직임을 돕고 후방 섬유는 GH를 신전, 수평 신전 또는 수평 외전하고 외회전시킨다. 극하근과 소원근이 약화되거나 억제되면 삼각근의 후방 섬유가 주로 움직인다. 이 경우 상완골두가 앞쪽으로 향하게 될 가능성이 있으며, 관절와에서 상완골두를 앞쪽으로 당겨 전방 상완골 활주 증후군(anterior humeral glide syndrome)을 유발한다.

척추상완 근육(Spinohumeral muscles)

광배근(Latissimus dorsi, 넓은등근)

기시: 하부 6개 흉추(thoracic vertebrae, 등뼈)와 모든 요추(lumbar, 허리뼈) 및 천골(sacral vertebrae, 엉치뼈)의 극돌기(spinous processes, 가시 돌기)에 붙어 있는 넓은 힘줄(broad sheet) (T7~S5), 장골능선(iliac crest, 엉덩뼈능선)의 후방 부분과 하부 3개나 4개의 늑골과 견갑골의 하각

정지: 어깨관절 바로 아래, 상완골의 결절간구(이두근구)에 정지하기 위해 비틀어져 있다.

신경: 흉배신경(thoracodorsal nerve, 등가슴신경) (C6, C7, C8), 상완신경총의 후속에서 나온다.

광배근은 GH 관절 관점에서 많은 기능을 가지고 있다. 이 근육은 신전, 내회전, 내전시킨다. 그것은 어깨 복합체의 모든 근육 중 척추에서 상완골에 붙어 있는 유일한 근육이다. 광배근은 또한 하부 3개 또는 4개의 늑골의 낮은 부위에 부착하여 하부 늑골을 들어 올려 강제 호흡을 지원할 수 있다.

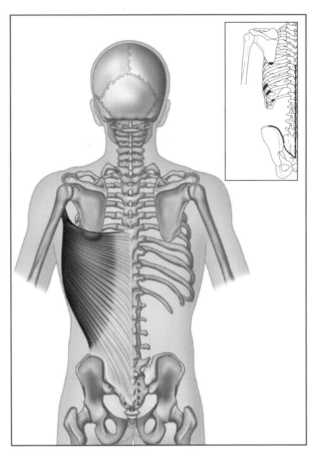

그림 2.13: *광배근*

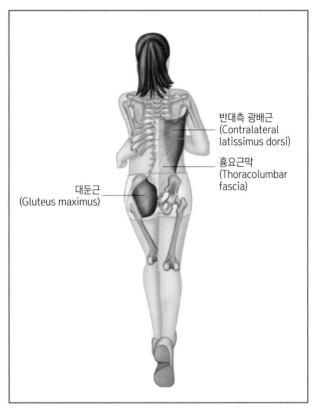

그림 2.14: *후방 사선 슬링*

광배근의 비스듬한 섬유가 있는데, 섬유가 교차되어 있고 견갑골의 하각에 부착되어 있기 때문에 흉곽에 대하여 견갑골을 하방과 외측 동작을 조절하여 하부 승모근과 전거근을 돕는다. 이 근육은 또한 흉요추근막(thoracolumbar fascia, 등허리근막)과 반대측 대둔근(gluteus maximus, Gmax, 큰볼기근)과 연결되는 후방 사선 슬링(posterior oblique sling) (외부 코어 시스템)의 일부이다(그림 2.14). 이 근육과 근막 그룹은 외부 코어 근막 슬링 시스템의 일부이며, 힘잠김 기전(force closure mechanisms)을 통해 천장관절(sacroiliac joint, SIJ, 엉치엉덩관절) 안정성의 필수 부분을 담당한다.

이 근육은 SIJ, 요추, 흉곽의 주요 안정화 근육 중 하나이며 체간과 척추의 회전 운동을 가속 및 감속할 수 있는 것으로 생각된다. 광배근이 잠재적으로 약화되거나 억제된 반대쪽 Gmax로 인해 과활동 또는 과긴장되었다

면, 광배근은 이제 Gmax가 더 이상 그 역할을 수행할 수 없기 때문에 SI 관절의 안정화 구조가 된다. 그렇게 함으로써 어깨 생체역학은 상완골과 견갑골에 대한 광배근의 특정 부착 부위로 인해 변경된다. 이 과정은 견갑골의 전방 경사와 하강을 유발하여 견갑거근(levator scapulae, 어깨올림근)과 상부 승모근(trapezius muscle, 등세모근)의 과활동을 유발한다. 시간이 지남에 따라 이러한 반복적인 기능부전 패턴은 자연스럽게 환자의 목과 어깨 부위에 통증을 유발하게 한다.

광배근은 견갑골의 하각에 부착되어 있기 때문에 이 근육은 견갑골을 하강하고 하방 회전시키는 능형근(rhomboids, 마름근)과 견갑거근을 도와준다.

척추견갑 근육(Spinoscapular muscles)

승모근(Trapezius, 등세모근)

기시: 두개골(후두골)의 기저. 7번 경추(cervical vertebra,

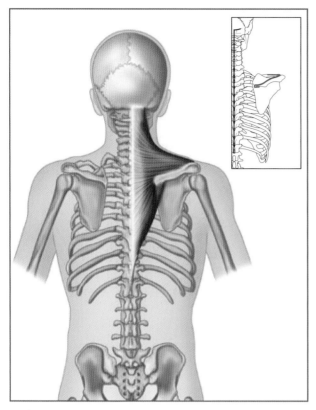

그림 2.15: *승모근*

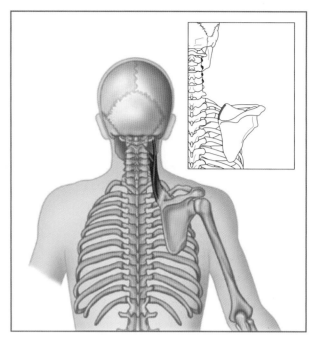

그림 2.16: *견갑거근*

목뼈)(C7)와 모든 흉추(thoracic vertebra, 등뼈) (T1~12)의 극돌기

정지: 쇄골의 외측 1/3. 견봉 돌기. 견갑극

신경: 부신경(accessory nerve, 더부신경) XI 신경. 경추 신경(C2, C3, C4)의 전분지

견갑거근*(Levator scapulae, 어깨올림근)*

기시: 경추 첫 번째에서 세 번째 또는 네 번째 횡돌기 (transverse processes, 가로돌기)(C1~4)

정지: 견갑골의 상부 내측이나 척추면과 상각(superior angle)

신경: 견갑배신경(dorsal scapular nerve, 등쪽어깨신경) (C4~5)과 경추 신경총(cervical plexus, 목신경얼기) (C3, C4)

승모근과 특히 상부 섬유는 견갑골을 올리고 경추의 외측 굴곡을 도와준다. 승모근의 상부 섬유는 비슷한 역할을 수행할 때 견갑거근의 협력근으로 생각된다. 그러나 어떤 상황에서는 길항근(반대)이다. 예를 들어, 견갑거근은 경추를 동측(같은 쪽)으로 회전시키고, 승모근의 상부 섬유는 경추를 반대측(반대쪽)으로 회전시키는 것을 보조한다. 상부 승모근은 견갑골을 상방 회전을 위해 전거근뿐만 아니라 승모근의 하부 섬유와 조화를 이루어 작동하고, 견갑거근은 견갑골을 하방 회전을 위해 소흉근 및 능형근과 조화를 이룬다. 승모근의 중부 섬유는 견갑골을 들임(retract, 뒤당김)하기 위해 소능형근 및 대능형근과 함께 작동한다.

소능형근과 대능형근
(Rhomboids minor and major, 작은마름근과 큰마름근)

기시: 소능형근-C7과 T1 극돌기. 대능형근-T2~5 극돌기

정지: 견갑골의 내측이나 척추면

신경: 견갑배신경(C4, C5)

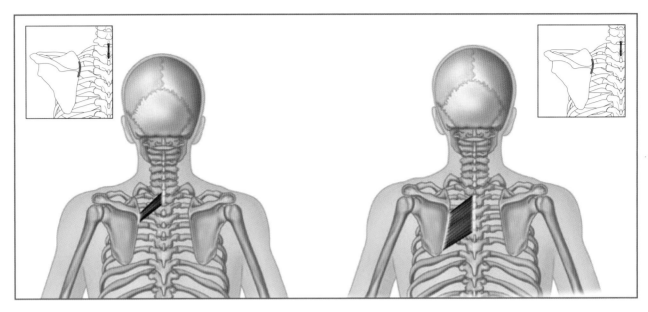

그림 2.17: *소능형근과 대능형근*

견갑요골 근육(Scapuloradial muscles)

상완이두근(Biceps brachii, 위팔두갈래근)

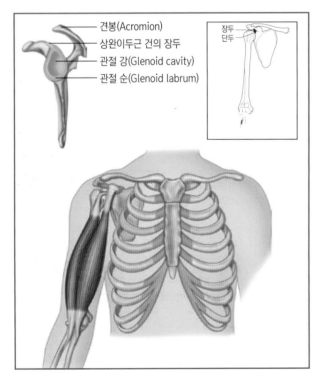

견봉(Acromion)
상완이두근 건의 장두
관절 강(Glenoid cavity)
관절 순(Glenoid labrum)

장두
단두

그림 2.18: *상완이두근*

기시: 장두(long head)는 관절상결절(supraglenoid tubercle, 관절위결절)에 부착하고 단두(short head)는 오훼돌기에 부착한다.

정지: 요골 조면과 전완(forearm, 아래팔) 심부 근막의 이두근건막(bicipital aponeurosis, 두갈래근널힘줄)

신경: 근피신경(근육피부신경)(C5, C6)

상완이두근은 음식 근육이라고 부른다. 예를 들어 보면: 사과를 집으려고 할 때 처음에는 과일을 손가락으로 잡는다. 그런 다음 첫 번째 동작은 팔뚝을 회외(supinate, 뒤침)시키고(상완이두근의 주요 동작), 사과를 입쪽으로 가져 오면 팔꿈치와 어깨가 구부러져 상완이두근은 세 가지 동작을 담당한다. 상완이두근은 위에서 언급한 것 외에도 많은 기능을 가지고 있기 때문에 독특하다. 부착은 견갑골 관절상결절의 관절순(glenoid labrum)에서 나와 관절와 위를 지나고, 관절낭을 통과하여 대결절(또는 조면)과 소결절 사이에 위치한 이두근 구나 결절간구를 통해 아래로 하강한다. 상완이두근 장두는 횡상완인대(transverse humeral ligament)에 의해 홈 내에 유지된다. 때때로 이 인대가 찢어질 수 있으며,

이것이 발생하면 장두는 구의 안팎으로 튕겨서 스냅 (snapping) 유형의 증후군이 발생한다. 장두는 상완이두 근 단두(견갑골의 오훼돌기로부터 아래로 하강한다)와 결합 하여 근복(muscle belly)을 형성하고 내려가 힘줄을 형성 하여 요골 조면이라고 불리는 특정 조면뿐만 아니라 이 두근건막이라 불리는 얇은 근막(결합조직)에 부착된다.

상완이두근의 장두는 해부학적 위치가 상완골의 전방 안정화를 돕는 4개의 회전근개 근육과 조화를 이루어 작용한다. 변화된 어깨 복합체의 생체역학—예를 들어 상완골의 내회전 또는 견갑골의 전방 경사와 같은 위치 변화—은 상완이두근 장두의 과사용 염증 상태를 유발 할 수 있고, 이를 이두근건초염(bicipital tenosynovitis)이 라고 한다. 이두근의 장두는 관절상결절에 힘줄로 부착 되어 박리 손상(avulsion injury, 찢김 손상)을 입을 수 있 고, 이는 관절순의 일부분이다. 힘줄이 관절순에서 찢 어지면 SLAP (superior labrum, anterior to posterior) 병변 으로 알려져 있다.

이두근의 장두는 또한 유착성 관절낭염(adhesive capsulitis, 동결견)이라는 상태의 유지 요인에 포함되거나 적게라 도 연관되어 있다.

견갑척골 근육(Scapula–ulna muscles)

상완삼두근(Triceps brachii, 위팔세갈래근)

기시: 장두는 관절하결절(infraglenoid tubercle, 관절아래   결절)에 부착하고 외측두(lateral head)와 내측두   (medial head)는 상완골의 몸통에 부착한다.

정지: 척골의 주두돌기(olecranon process, 팔꿈치머리)

신경: 요골신경(radial nerve, 노신경)(C5, C6, C7, C8, T1)

이름에서 알 수 있듯이 삼두근은 머리가 3개인 근육이 고 장두는 어깨 복합체의 운동과 관련하여 특히 중요하 다. 장두는 동측(같은 쪽) 광배근 및 대원근과 함께 작용 하며 어깨를 내전하고 신전시키는 데 중요하다. 상완삼 두근 건은 또한 후방 관절낭에 부착되어 있고, 이는 상

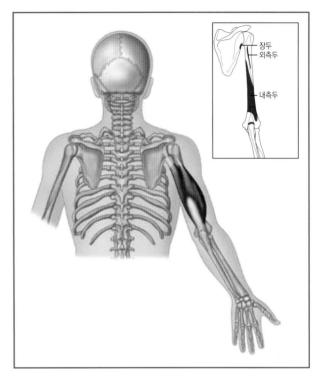

그림 2.19: *상완삼두근*

완관절에 대한 안정화 기전을 제공한다.

결합된 운동: 견갑상완 리듬
(Scapulohumeral rhythm, 어깨위팔 리듬)(2:1)

시상면(sagittal plane)에서 굴곡과 관상면에서 외전에 대 한 오버헤드 동작을 수행하려면 어깨 복합체는 완벽하 게 조화를 이루기 위해 다음 관절을 모두 정확하게 통 합해야 한다. 상완관절(glenohumeral, GH), 견흉관절 (scapulothoracic, ST), 견쇄관절(acromioclavicular, AC), 흉 쇄관절(sternoclavicular, SC).

저자는 이것을 명확히 하기 위해 간단한 인용문을 사용 한다. '이 4개의 관절 중 하나가 이상(malfunction)이 생 기면 기능장애(dysfunction)가 발생한다!'

가장 간단한 형태의 견갑상완 리듬은 약 160~180도의 끝 범위에 있는 GH와 ST 관절 사이의 움직임이며, 이 것은 굴곡과 외전에 대한 정상적인 운동으로 간주된다.

기본적으로 견갑상완 리듬은 상완골이 외전될 때 견갑골이 2:1 비율로 상방으로 회전한다는 것을 나타낸다.

어깨 기능에서 견갑골의 역학과 역할을 검사한 최초의 결과는 시간이 지남에 따라 진보되었다. 그러나 초기 연구는 Inman 등(1944)으로 거슬러 올라가 방사선 사진을 사용하여 2차원 견갑골 운동을 검사하고, 또한 상완 관절의 올림과 견갑골 상방 회전 사이의 전체 2:1 관계를 발견하였으며, 이는 소위 견갑상완 리듬의 고전적인 설명으로 남아 있다.

외전 180도에서 예를 들면, 120도는 주로 GH 관절의 운동에서 나오고, 나머지 60도는 ST 관절의 상방 회전에서 나온다. 이는 외전 90도에서 어깨(GH)가 60도 외전되었고 견갑골(ST)이 30도 회전하여 2:1의 비율이다─즉, ST 관절에서 각 1도 동작을 위해 GH 관절에서는 2도의 움직임이 있음을 의미한다.

Rundquist 등(2003)은 어깨 부상을 입은 환자의 68～100%에서 견갑골 운동이상증(dyskinesis, 변화된 동작)을 보고했다[상완관절 불안정성, 회전근개 비정상, 관절순 파열(labral tears) 포함)].

저자가 가진 문제는 이 개념에 다른 차원을 추가해야 한다는 것이다. 외전의 처음 30도는 운동이 주로 GH에서 나온 후 견갑골에서 거의 움직임이 없고 2:1 비율로 외전이 계속된다. 팔의 외전 90도에서 저자는 GH가 60도 외전되었고 견갑골은 ST 관절에서 30도 회전했을 것이라고 이미 설명하였다. 그러나 쇄골은 15도 올라간 후 후방으로 회전하기 시작하며 흉쇄(SC)와 견쇄(AC) 관절에서 이러한 움직임이 허용된다. 팔의 외전이 90도에서 180도까지 GH 관절은 상완골을 60도 더 외전(총 120도)하고 견갑골은 상방으로 나머지 30도 회전한다. 그러나 이전과 마찬가지로 쇄골은 이제 15도 더 올라가고 SC와 AC관절에서는 30도에서 50도 사이에서 후방으로 회전한다. 여기에 또 다른 2:1 리듬을 추가하고 이를 견갑쇄골 리듬(scapuloclavicular rhythm)이라고 부를

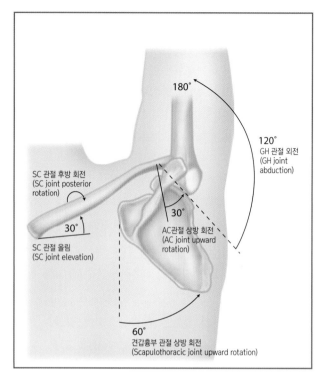

그림 2.20: *2:1 비율의 견갑상완 리듬*

수 있다. 이것은 2도의 견갑골 회전마다 1도의 쇄골 올림이 있음을 의미한다.

언급해야 할 또 다른 참고 사항은 상완골은 완전한 외전을 하는 동안 대결절이 견봉 돌기에 접근하는 것을 예방하기 위해 35도에서 40도 사이에 외회전해야 하고, 특히 시상면에서 굴곡을 하기 위해 견갑골은 60도의 완전한 상방 회전을 위해 후방으로 30도 기울여야 한다.

위의 문단은 어려울 것이지만, 간단히 말하면, 상완관절에서 외전 운동의 총 범위는 120도이다. 견갑골 구성 요소는 60도이며, 이 움직임의 대략 50%는 견갑골이 60도 상방 회전할 수 있도록 SC와 AC관절에서 쇄골의 특정 운동이 필요하다. 쇄골의 후방 회전에 의해 더 나은 상방 회전/거상이 달성된다. 이것은 오버헤드 모션 중에 기능장애 패턴이 보이는 경우 두 개의 작은 관절(SC와 AC)을 평가해야 함을 의미한다.

흉추와의 관계(Thoracic spine involvement)

저자가 언급한 것이 100% 정확하지 않기 때문에 위의 개념에 다른 개념을 추가해야 한다. 어깨 복합체는 180도까지 완전 굴곡과 외전이 발생하기 위해 마지막 10~15도는 실제로 흉추의 신전에서 나온다. 따라서 기본적으로 60도는 견갑골 회전이고, 상완관절 외전이 105도, 흉추 신전이 15도이다. 척추의 이 영역은 완전한 굴곡과 외전을 위해 어깨 복합체에 대한 끝 범위 가동성을 복원하는 관점에서 매우 중요하다. 이러한 움직임은 흉부에 가동술과 특히 도수교정 기법을 사용하여 개선될 수 있으며, 이에 대해서는 다음 장에서 논의할 것이다.

견갑상완 리듬과 회전근개

(Scapulohumeral rhythm and the rotator cuff)

이제 이 견갑상완 움직임 중에 회전근개 기능을 살펴보겠다. 스포츠 의학 분야의 전문가가 다음 텍스트에서 언급한 것에 항상 동의하지는 않기 때문에 이것은 매우 흥미로운 주제이다!

GH 관절에 대한 외전의 시작에서 대략 첫 10~15도는 극상근에 의한 것이며, 삼각근의 중간 섬유는 약간의 지속적인 극상근 활성화와 함께 한다. 약 30도의 어깨 외전(GH 관절에서)에서 견갑골은 상부와 하부 승모근의 수축과 전거근의 수축에 의해 상방으로 회전하기 시작한다. 자연스럽게, 외전 운동이 계속됨에 따라 상완골의 대결절은 견봉돌기와 접근하게 될 것이다—일반적으로 대략 60도에서 90도 사이(동통호 징후)인 것으로 생각된다. 이러한 접근은 견봉하 공간 내에 있는 연부조직 구조를 잠재적으로 압박할 수 있고, 따라서 충돌 유형의 증후군을 유발할 수 있다. 연부조직에 대한 이러한 충돌이 발생하지 않도록 하기 위해 극하근과 소원근은 동원되고, 수축시 어깨 외전이 지속되는 동안 상완골과 대결절이 외측으로 회전하여 견봉 돌기에서 멀어지게 한다.

견갑골이 상방으로 회전하면서 상완골이 외전 운동(동시에 외회전)을 계속함에 따라, 견갑하근과 극상근은 상완골에 내전(adducting) 운동을 가지게 한다. 이러한 내전 효과는 충돌을 방지하고 전체적인 안정성을 제공하기 위해 관절와 내부에서는 상완골을 아래로 당기거나(내전) 하방 활주를 도와준다. 반대는 내전 움직임에서 일어날 것이다(이것은 팔이 몸쪽으로 다시 내려갈 때이다).

위의 사실을 기억하기 위해, 외전과 굴곡의 움직임을 수행할 때, 근육과 연부조직은 특별한 균형을 이루는 능력뿐만 아니라 4가지 관절(앞서 언급한)의 각자 정확한 상호 작용이 필요하고, 그들은 모두 어깨 복합체의 청사진에 기여한다. 오버헤드 모션을 수행하는 환자와 운동선수들을 볼 때 단순히 GH 관절의 역학을 보는 것

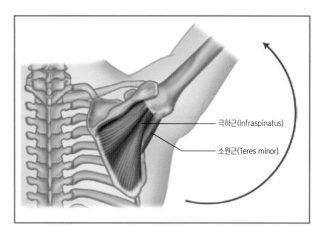

그림 2.21: *극하근과 소원근의 상완골 외회전*

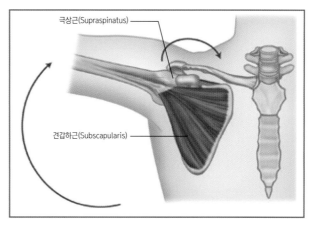

그림 2.22: *90~180도 외전하는 동안 극상근과 견갑하근에 의한 상완골두 하강*

이상이 필요하다는 것은 분명하다. 하나는 다른 세 개의 관절, AC, SC, ST를 또한 고려해야 하며, 흉추의 관계를 기억해야 하고, 머리 위로 팔을 움직이는 모든 때에는 안정성과 운동에 필수적이기 때문이다.

치료사에 대한 임상적 관점에서 볼 때, 상완관절의 외회전은 대결절이 충돌을 예방하기 위해 견봉과 오훼견봉 인대를 피해야 하기 때문에 자연적으로 관상면에서 외전의 완전한 운동을 허용하기 위한 요구이다. 따라서, 관절낭염과 같은 어깨의 병리학적 상태에서, 외회전을 향상시키기 위한 신장과 극하근과 소원근를 위한 강화 운동(외회전을 담당하는 근육)은 치료 프로토콜에서 조기에 해결되어야 한다. 견갑골은 어깨 전체 운동의 1/3을 허용하기 때문에 어깨 병리가 있는 모든 환자에게 해결되어야 한다. 특히 전거근은 오버헤드 서빙(overhead serving)을 하는 동안 흉벽에 견갑골을 안정화시키는 데 매우 중요하다는 것이 입증되었으며, 이 근육은 어깨 복합체의 변화된 생체역학에 반응할 수 있어 피로를 유발하고 그 후에 충돌 증후군에 영향을 줄 수 있다.

Perry (1988)는 가장 중요한 상방 회전근이 승모근과 전거근이고, 이 근육들은 균등한 크기의 근전도(EMG) 연구를 하였음에도 불구하고 수영을 하는 동안 전거근은 최대의 75%를 보였고, 승모근은 최대 34~42%를 보였다. 그녀는 장기간 수영과 훈련 중에 75%의 작용을 유지할 수 없으며, 모든 견갑골 근육에 대한 강조가 재활에 포함되어야 한다고 말하였다.

Hammer (1991)는 수영 선수들이 흉근과 전방 목 근육을 과도하게 발달시켜 슬럼프 자세(slumping posture)와 견갑골 뒤당김근, 내전근(능형근, 중부 승모근, 광배근의 상부 섬유), 외회전근의 약화를 초래한다고 언급하였다. 견갑골 근육의 약화는 수영의 복귀(recovery) 단계(외전과 외회전)에 상완골두가 시간 안에 관절와의 제 위치에 배치하지 못할 수 있다. 이것은 상완골두가 완전하게 견봉을 피하지 못하여 상완골두 구조의 견봉 충돌을 초래할 수 있다. 어깨의 외회전근에 비해 내회전근이 과도하게 발달하면 건염(수영 선수 어깨)의 원인이 될 수 있다.

3

자세, 근막 슬링과 내부/외부 코어
Posture, myofascial slings and the inner/outer core

슬링 시스템의 역할과 견갑대(팔이음뼈, shoulder girdle)에 대한 내부와 외부 코어 근육의 관계를 살펴보기 전에, 저자는 *자세*에 대해 논의하고 싶다. 이 특별한 단어는 환자, 운동선수, 심지어 물리치료사에게도 줄곧 사용된다. 그들은 "당신은 내가 좋은 자세를 가지고 있다고 생각하는가" 혹은 "나는 내 자세가 정말 나쁘다는 것을 알고 있다" 또는 "내 자세 때문에 이렇게 아팠던 거였어?"와 같은 말을 한다. 그럼 이제 이 *자세*의 개념에 대해서 살펴보자.

■ 자세(Posture)

정의: 자세는 Thomas (1997)가 논의한 대로 몸가짐(attitude)이나 몸의 위치이다.

Martin (2002)에 따르면, 자세는 세 가지 기능을 충족해야 한다.

1. 어떤 자세에서든 신체 부위의 정렬 상태를 유지: 바로 누운 자세(supine), 엎드린 자세(prone), 앉은 자세(sitting), 선 자세(standing) 모두 네 개.
2. 뻗기(reaching)와 걸음(stepping) 같은 수의적이고 목표 지향적인 운동에 참여할 수 있도록 변화를 예측.

3. 예상하지 못한 움직임의 변화나 균형의 방해에 반응.

위의 세 가지 기능으로부터 자세는 정적인 상태일 뿐만 아니라 능동적이며, 균형과 같은 뜻을 가지고 있다. 고정된 정적 자세(앉기나 서기)뿐만 아니라 일상적인 활동에서의 기능적 운동 중에도 항상 최적의 자세를 유지해야 한다.

운동 수행 중에 최적의 자세와 자세의 조절을 촉진하려면 좋은 정적 자세의 원리를 충분히 인식해야 한다. 이러한 것들이 이해되었을 때 불량한 자세를 확인하고 그것에 따른 교정 계획을 세워서 이후에 시행할 수 있다.

- 좋은 자세란 근육과 골격의 균형적인 상태로 이러한 구조물들이 일하거나 쉬고 있는 자세와 관계없이 (예: 똑바로 선 자세, 누운 자세, 쪼그려 앉기와 구부리기) 부상이나 진행성 변형으로부터 신체구조를 보호하고 지지한다.
- 나쁜 자세는 다양한 신체 부분들의 불완전한 관계로 지지 구조들의 좌상(strain)을 일으키고, 지지 기반에 걸쳐 신체의 비효율적인 균형을 초래한다.

어깨와 목의 통증과 관련하여, 환자의 자세는 충분히 고려되고 평가되어야 한다. 그 이유는 환자가 자연스러운 견갑골의 휴식 상태로 똑바로 선 자세에서(나중에 읽게 될 것처럼) 견갑골의 위치가 곧바로 어깨관절과 무게 중심에서 특정 정렬을 갖는 관절와(glenoid fossa)의 특정 자세에 영향을 미치기 때문이다. 증가된 흉추 후만증(kyphosis, 척주뒤굽음증)을 가진 둥근 어깨(round shoulder) 환자의 견갑골 위치는 이제 전하방으로 회전되고 나중에 견봉과 관절와의 자세가 바뀌게 되어 충돌증후군의 기회가 높아진다. 그림 3.1A를 보면 환자가 팔을 귀를 지나서까지 들어 올릴 수 있는데, 그 이유는 흉추 후만이 정상이기 때문이다. 그러나 그림 3.1B에서는 증가된 흉추 후만으로 인해서 운동 범위 끝에 제한을 갖는다.

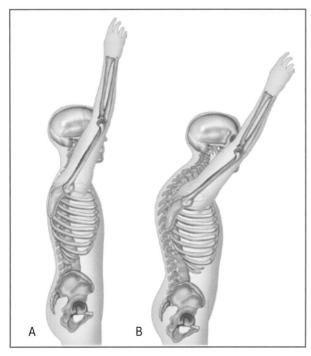

그림 3.1A, B: *A: 정상 가동 범위와 팔이 귀를 지남. B: 증가된 흉추 후만에 의한 제한된 가동 범위*

나쁜 자세(Poor posture)

나쁜 자세는 다양한 요소들이 기여하는 원인으로 인한 결과일 수 있다. 이들 중 하나는 유전이다. 부모의 체형을 평가할 수 있어야 이것이 근본적인 원인인지 알 수 있는데 치료에 있어서 상대적으로 어렵다. 또 다른 요인으로는 신체에 의한 외상이나, 강직성척추염 같은 관절의 염증성 병변이나 근골격계의 구조적 변형 때문일 수 있다. 특히 이런 것들이 어린 시절부터 시작된 것이라면, 일상 습관에서 비롯된 잘못된 기계적 부하로 인해 나타난 결과일지도 모른다. 털썩 주저앉거나 구부정한 자세는 일반적으로 젊은 성인에게 보여지는데, 이것이 교정되지 않으면 곧 이런 자세가 그들에게 자연스럽게 될 것이다. 어떤 사람에게 앉기는, 긴 시간 동안 유지하는(8시간 이상 가능한) 정기적인 자세가 되어 현대 사회의 아주 많은 사람들이 중력과 대항해서 지는 싸움을 하고 있으며, 또 무게 중심(center of gravity, COG)도 달라지고 있다. 바른 자세에서 당신의 자세 유지 근육은 적절한 비활성화와 에너지 효율적으로 있다가, 자세가 흐트러졌을 경우에만 바른 자세를 유지하기 위해 반응한다. 이상적인 정렬 상태에서 벗어나면 자세 근육의 활동이 증가하면서 높은 에너지 소비뿐만 아니라 통증 증후군(pain syndromes)으로 이어지게 된다.

통증 연축 주기(Pain spasm cycle)

허혈(ischemia)은 나쁜 자세의 초기 단계에서 주요한 통증의 근원이 될 수 있다. 근육을 통한 혈류는 수축이나 활동 수준에 반비례하며, 수축의 50~60%에서 거의 0에 이른다. 일부 연구에서 인체가 10% 이상의 지속적인 등장성 수축(isometric contraction)으로 항상성을 유지할 수 없는 것으로 나타났다.

다음의 예를 생각하라: 머리의 무게는 대략 총 체중의 7%이다(어깨와 팔은 약 14%). 이것은 체중이 176 lb (80 kg)인 사람의 경우 머리의 무게는 약 11~13 lb (5~6 kg) 정도 나간다는 것을 의미한다. 만약 머리와 어깨가 이상적인 정렬 상태를 벗어나 앞으로 움직이게 되면 경부 신전근이 급격하게 활성화되어 혈류가 제한되는 결과를 초래할 것이다. 이전의 저자들은 전방 머리 자세에서 매 인치마다 척추에 있는 머리의 무게가 10 lb (4.5 kg) 가까이 증가할 수 있다고 하였다. 예를 들어, 만약 머리의 무게가 보통 10 lb (4.5 kg)인 경우, 그림 3.2A와 같이 전방 머리 자세가 딱 1인치(2.5 cm) 증가 시 10 lb

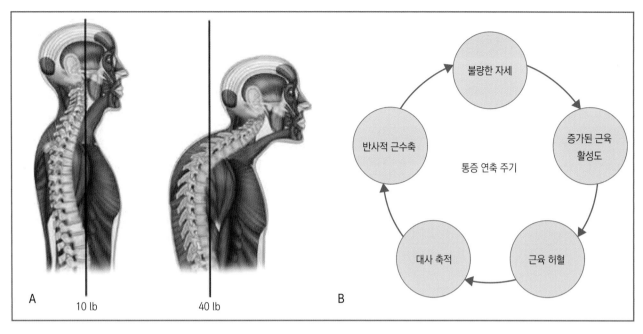

그림 3.2A, B: *A: 전방 머리 자세의 결과. B: 통증 연축 주기*

(4.5 kg), 2인치(5 cm) 증가 시 30 lb (13.5 kg), 머리가 3인치 (7.5 cm) 이동하면 믿을 수 없을 만큼 40 lb (18 kg)의 무게가 나갈 가능성이 있다.

이 오래 지속된 등장성 수축은 근육을 혐기성 대사 (anaerobic metabolism)로 몰리게 하고 젖산과 다른 자극적인 대사 산물을 축척할 것이다. 충분한 휴식이 제공되지 않으면 이미 허혈성 근육들의 반사적 수축이 시작될 수 있다. 이 사람은 이제 통증 연축 주기에 접어들 것이다(그림 3.2B).

근신경계는 느린-연축(slow-twitch) 섬유와 빠른-연축 (fast-twitch) 섬유로 이루어져 있는데 제각기 다른 신체 기능을 가지고 있다. 느린-연축 섬유(type I)는 정확한 자세를 유지하는 낮은 수준의 지속적인 활동에 활성화 되는 반면, 빠른-연축 섬유(type II)는 강력하고 큰 움직임을 위해 사용된다. 더 나아가 긴장성 근육(혹은 자세) 과 위상성 근육, 두 가지로 구분할 수 있다.

긴장성(자세성) 근육과 위상성 근육
[Tonic (postural) and phasic muscles] (그림 3.3A, B)

Janda (1987)는 진화와 발달을 근거로 두 그룹의 근육을 확인하였다. 기능적으로 근육은 긴장성과 위상성 근육으로 분류할 수 있다. 긴장성 시스템은 굴곡근으로 되어 있어서 나중에 발달하여 우세한 구조가 된다. Umphred 등(2001)은 긴장성 근육이 반복적이거나 율동적인 활동(rhythmic activity)에 관여하며 굴곡 협력 작용으로 활성화되는 반면에 위상성 시스템은 신근으로 되어 태어나서 단기간 나타난다. 위상성 근육은 중력에 대항하는 원심성 작용과 신전 협력에 개입된다. 어깨 복합체와 경추에 대한 주요 위상성 근육과 자세성 근육은 표 3.1에 제시되어 있다.

이전의 저자들은 안정화 기능(자세성)이 있는 근육들은 스트레스를 받으면 자연스럽게 짧아지는 경향이 있으며, 보다 활동적이고 움직이는(위상성) 역할을 하는 근육들은 늘어지는 경향이 있어 나중에 억제될 수 있다고 하였다(표 3.2). 짧아지는 경향이 있는 근육(예: 흉근)은 주요한 자세의 역할과 능형근에 대한 길항근의 잠재적인 억제 약화와 관련이 있다.

표 3.1: 상지의 위상성 근육과 자세성 근육

대부분 자세성 근육	대부분 위상성 근육
대흉근(Pectoralis major)	능형근(Rhomboids)
소흉근(Pectoralis minor)	하부 승모근(Lower trapezius)
견갑거근(Levator scapulae)	중부 승모근(Mid trapezius)
상부 승모근(Upper trapezius)	전거근(Serratus anterior)
상완이두근(Biceps brachii)	상완삼두근(Triceps brachii)
극하근(Infraspinatus)	
견갑하근(Subscapularis)	
사각근(Scalenes)	경부 굴곡근(Neck flexors):
흉쇄유돌근 (Sternocleidomastoid)	설골 상-하/경장근(긴목근) (Supra- and infrahyoid/longus colli)
후두하근(Suboccipitals)	

표 3.2: 근육의 신장(lengthening)과 단축(shortening)

	자세성	위상성
기능	자세	움직임
근육 형태	Type I	Type II
피로	늦다	빠르다
반응	단축	신장

다른 근육이 늘어나는 동안 어떤 근육은 짧아지는 패턴을 따른다고 말하는 규칙에는 몇 가지 예외가 있는데, 몇몇 근육은 그들의 구조를 변경하는 것이 가능하다. 예를 들어, 일부 저자들은 사각근(scalene, 목갈비근)이 위상성 근육이라고 제안하는 반면, 다른 이들은 이것이 본연의 자세성 근육이라고 제안한다. 우리는 특정 검사로부터 근육 틀 안에서 어떤 기능장애를 가졌는지에 따라 사각근이 단단하고 짧아진 상태로 발견될 수도 있고, 반면에 늘어지고 약해진 상태를 관찰할 수 있다.

자세성 근육과 위상성 근육 사이에는 차이가 있다. 그러나 많은 근육들이 양쪽의 특성을 나타낼 수 있고 type I과 type II 섬유의 혼합을 포함하고 있다. 예를 들어, 대퇴이두근(hamstring muscle, 넙다리두갈래근)은 다관절근(polyarticular, 여러 관절 근육)으로(관절을 하나 이상 가로지르는) 짧아지기 쉬운 악명을 가지고 있음에도 자세성 안정화 기능을 가지고 있다.

자세성/긴장성 근육(Postural/tonic muscles)

긴장성 근육으로도 알려진 자세성 근육은 항중력 역할을 하고 있기 때문에 자세 유지에 많이 관여한다. 느린-연축 섬유는 자세를 유지하는데 더욱 적합하다. 그들은 지속적인 수축을 할 수 있지만 일반적으로 짧아지고 그 후에 단단해진다.

자세성 근육은 느린-연축의 특징을 갖는데 그 이유는 피로 저항성과 작은 운동 신경원의 지배를 받기 때문이다. 따라서 그들은 흥분 역치가 낮은데, 이는 신경 자극이 위상성 근육보다 먼저 자세성 근육에 도달한다는 것을 의미한다. 이러한 지배 순서로 인해 자세성 근육은 위상성(길항근) 근육을 억제하여 수축 가능성과 활성화를 줄일 것이다.

위상성 근육(Phasic muscles)

움직임은 위상성 근육의 주요 기능이다. 이 근육들은 보통 자세성 근육보다 얕은 층(superficial)에 위치하고 대개 수의적인 반사 조절 아래 type II 섬유로 구성되어 다관절에 있는 경향이 있다.

짧고 긴장된 자세성 근육은 종종 관련된 위상성 근육 억제를 초래하여 관련 근육의 기능이 약해지는 결과를 가져온다. 긴장하기 쉬운 근육과 관련된 약해지기 쉬운 근육은 일방적인 관계를 가지고 있다. 긴장하기 쉬운 근육이 단단해지고 이후 강해지면 이것이 약해지기 쉬운 근육을 억제하여 더욱 길어지고 약해지는 결과를 야기시킨다. 예를 들어, 장요근(iliopsoas, 허리엉덩이근)과 둔근(gluteal muscle, 볼기근), 대흉근/소흉근과 능형근 사이의 관계처럼 이것이 어떻게 관계에 영향을 미칠 수 있는지 생각해보자.

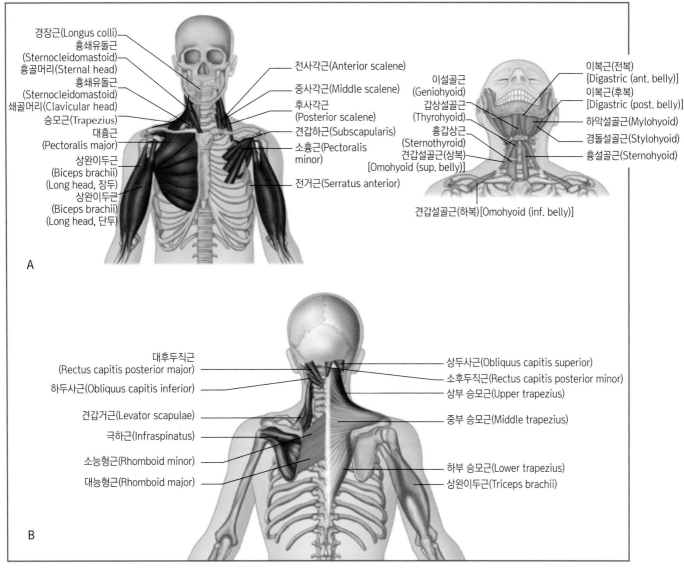

그림 3.3A, B: *상지의 자세성 근육과 위상성 근육*
A: 전면. B: 후면. 보라색 근육은 대부분 자세성 근육, 초록색 근육은 대부분 위상성 근육

■ 스트레칭 전후의 근육활동
(Muscle activity before and after stretching)

척추기립근(erector spinae, 척주세움근)을 예로 들어 과긴장 근육의 스트레칭 전후 체간 근육의 활동성을 다룬 근전도(electromyographic, EMG) 연구에 대해서 살펴보자. 표 3.3과 같이 과긴장된 척추기립근이 체간 굴곡 시 활성화되는 것을 볼 수 있다. 스트레칭 후 이 근육들은 체간 굴곡(복직근의 더 큰 활성화를 가져옴)과 체간 신전 동작에서 모두 억제되었다(배측 상승).

근육 불균형의 효과
(Effects of muscle imbalance)

Janda (1983)의 연구 결과에 의하면, 단단하거나 과활동성 근육은 Sherrington (1907)이 명시한 상반 억제 (reciprocal inhibition)의 Sherrington 법칙을 통한 주동근 방해뿐만 아니라 일반적으로 관련되지 않은 운동에 활동적이게 된다. 근골격계 불균형을 교정하기 위하여 약하고 신장된 근육을 *강화*하기에 앞서 근에너지기법 (muscle energy technique, MET)을 사용하여 과활동성 근

표 3.3: 근육 활동의 EMG 기록(Source: Hammer 1999)

근육	1번째 기록			2번째 기록		
복직근	⋀⋀	⋀⋀		⋀⋀	⋀⋀	
척추기립근						

육을 *신장*하려는 이유가 여기에 있다(METs는 9장에서 설명될 것이다).

계속 읽기 전에 다음 단어들을 생각해보자:

'긴장된 근육(tight muscle)은 관절을 기능장애 위치로 만들고 약한 근육은 이런 일이 일어나게 할 것이다.'

따라서 이것을 해결할 수 있는 한 가지 방법은 단순히 다음의 규칙을 적용하는 것이다.

'약한 근육을 강화하기 전에 짧은 근육을 길게 하라.' 예를 들어, 우리는 약해진 능형근을 강화하기 전에 짧아진 흉근을 늘여야 한다.

근육 불균형이 해결되지 않으면 신체는 보상 자세로 들어가 이것은 근골격계에 가해지는 스트레스를 증가시켜 결국 조직의 쇠약(breakdown), 자극적(irritation), 부상으로 이어지게 된다. 당신은 이제 긴장성 근육이 짧아지고 위상성 근육이 길어지는 근골격계 악화의 악순환에 빠져 있다(표 3.4).

근육 불균형은 근본적으로 자세에 반영된다. 앞서 언급한대로, 자세성 근육은 작은 운동 신경원에 의하여 지배되고, 따라서 흥분 역치가 낮다. 신경 자극이 위상성 근육 이전에 자세성 근육에 도달하게 되면 자세성 근육은 위상성(길항근) 근육을 억제하여 수축 전위와 활성화를 감소시킨다.

표 3.4: 근골격계의 악화와 악순환

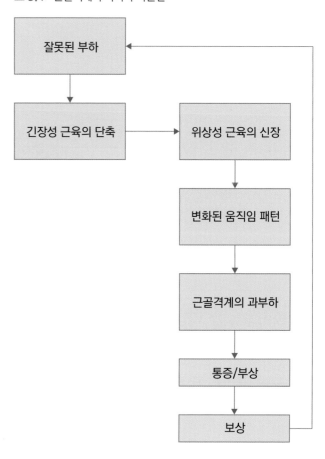

근육이 불완전하거나 반복적인 하중이 가해지면 자세성 근육은 짧아지고 위상성 근육은 약해져 그것들의 길이-장력 관계가 변하게 된다. 결과적으로, 주변의 근육들이 연부 조직과 골격을 대신하기 때문에 자세에 직접적인 영향을 미친다.

상지교차증후군
(Upper crossed syndrome, UCS)

Janda (1988)는 상지 교차 증후군(USC)에 대해 논의하였으며, 또한 근위부 또는 견갑대 교차 증후군(shoulder girdle crossed syndrome)이라고 명명하였다. USC에서 상부 승모근과 견갑거근의 긴장은 대흉근과 소흉근 긴장과 교차한다. 심부 경부 굴곡근들의 약화는 능형근 및 중부와 하부 승모근 약화와 배쪽(ventrally)으로 교차한다. 이런 불균형한 패턴은 특히, 환추후두관절(atlantooccipital joint, OA, 고리뒤통수관절), 경추 4~5번 분절의 경흉관절(cervicothoracic joint, CTJ), 견갑흉부관절(scapulothoracic articulation), 상완관절과 흉추 4~5번 분절의 관절 기능장애를 유발한다.

Janda는 이러한 스트레스의 중심부, 특히 척추 부위에 형태학적 변화가 일어나는 인접 척추가 이행 부위(transitional zones)와 일치한다고 하였다. UCS에서는 전방 머리 자세를 포함한 증가된 경추의 전만(lordosis, 척주앞굽음증)과 흉추 후만(kyphosis, 척주뒤굽음증), 상승하고 내밈(protraction)된 어깨와 익상 견갑(winging scapulae) 등의 자세 변화가 나타난다. 이러한 자세 변화는 전거근(serratus anterior, 앞톱니근)의 약화가 외전, 회전과 익상 견갑으로 이어져 관절와가 더욱 수직으로 움직여 상완관절의 안정성을 감소시킨다. 이러한 안정성의 소실은 견갑거근과 상부 승모근이 상완관절의 중심화를 유지하기 위해 활성화 증가를 필요로 한다.

근 긴장(Muscle tightness)

Janda (1987)는 근육 긴장이 근육 불균형의 주요한 요인이라고 생각하였다. 일반적으로 긴장을 잘하는 근육은 억제를 잘하는 근육보다 1/3 더 강하다. 근육 긴장은 다수의 부상으로 이어지는 사건을 만들어낸다. 근육의 긴장은 반사적으로 길항근을 억제하여 근육 불균형을 만들어낸다. 관절 기능장애는 나쁜 운동 패턴과 보상을 만들어 초기 피로를 초래한다. 결국 활동 근육과 불량한 안정화에 과도한 스트레스가 부상으로 이어진다.

Janda (1993)는 근육 긴장에는 근육 길이, 흥분성 역치와 변형된 동원의 세 가지 중요한 요인이 있다고 믿었다. 긴장된 근육은 보통 정상보다 짧고 변형된 길이 장력 관계를 보여준다. 근육 긴장은 활동 역치를 낮추거나 흥분성 역치를 낮추는데, 이는 근육이 움직임에 의해 쉽게 활성화된다는 것을 의미한다. 운동은 일반적으로 저항이 적은 경로를 택하고, 매우 단단하고 촉진된 근육은 종종 가장 먼저 운동 패턴에 동원된다. 일반적으로 단단한 근육은 힘을 유지하지만 극단적인 경우에는 약해질 수 있다.

■ 코어 근육과 관계
(Core muscle relationships)

내부 코어 장치(Inner core unit) (local system)

정의: Chek (2009)에 의한 언급된 정적 안정성은 좋은 구조적 정렬 상태를 잃어버리지 않고 긴 시간 동안 같은 자세를 유지할 수 있는 능력이다.

정적 안정성은 종종 자세 안정성(Martin, 2002)이라고 표현하기도 하는데 이는 다소 오해의 소지가 있다. '자

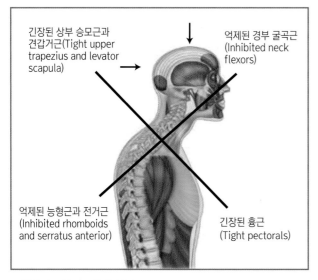

긴장된 상부 승모근과 견갑거근(Tight upper trapezius and levator scapula)

억제된 경부 굴곡근 (Inhibited neck flexors)

억제된 능형근과 전거근 (Inhibited rhomboids and serratus anterior)

긴장된 흉근 (Tight pectorals)

그림 3.4: 상지 교차 증후군

세는 신체가 서 있는 자세를 유지하는 것 그 이상이다. 현재의 자세를 유지하거나 또는 한 자세에서 다른 자세로 움직이는 것이든 자세는 활동적이다.'

내부 코어 장치(그림 3.5)는 다음과 같이 구성된다.

* 복횡근(transversus abdominis, TVA, 배가로근)
* 다열근(multifidus, 뭇갈래근)
* 횡격막(diaphragm, 가로막)
* 골반저부(pelvic floor, 골반바닥)의 근육들.

이 근육들은 분명히 자세와 위상성 불균형과 관련이 있으며 물리치료사가 쉽게 촉진이 가능하므로 이 책에서는 복횡근과 다열근만 다루게 될 것이다.

횡격막과 골반저부 근육들은 촉진하기 어렵기 때문에 여기서 논하지 않을 것이다.

복횡근(Transversus abdominis, 배가로근)

복횡근(TVA)은 복부 근육 중 가장 심부 근육이다. 이것은 장골능선, 서혜인대(inguinal ligament, 샅고랑인대), 요부근막과 하부 6개 늑연골에서 기시하고, 검상돌기(xiphoid process, 칼돌기), 백선(linea alba, 백색선)과 치골(pubis, 두덩뼈)에 부착된다.

복횡근의 주된 동작은 복벽의 '끌어넣기(drawing-in)' 동작을 통해 복부를 압박하는 것이다. 이 끌어넣기는 척추를 향해 움직이는 배꼽으로 관찰할 수 있다. 그 근육은 척추를 굴곡하거나 신전시키지 않는다. Kendall 등(2010)은 '이 근육은 백선을 안정화시키는 동작을 제외하고 외측 굴곡에 아무런 동작을 하지 않는다. 그렇게 함으로써 체간 전외측 근육의 더 나은 동작을 가능하게 한다[내복사근, 배속빗근(internal oblique) 그리고 외복사근, 배바깥빗근(external oblique)]'고 분명히 말하였다.

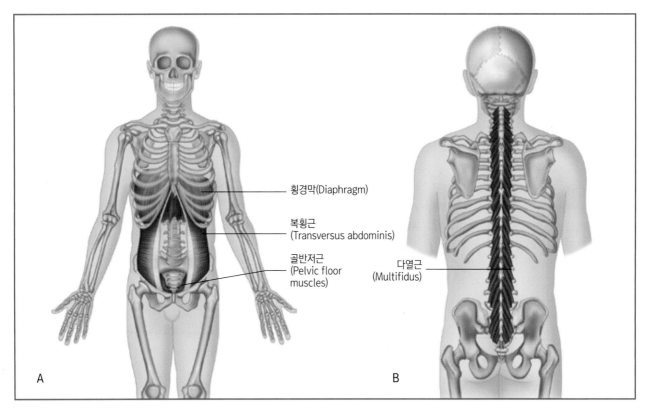

횡경막(Diaphragm)

복횡근
(Transversus abdominis)

골반저근
(Pelvic floor
muscles)

다열근
(Multifidus)

A   B

그림 3.5A, B: *내부 코어 장치*
A: 전면. B: 후면

복횡근은 내부 근육의 가장 핵심적인 근육으로 보인다. Richardson 등(1999)은 허리 통증이 없는 사람들의 경우 어깨를 움직이기 30 msec (milliseconds) 전에, 다리를 움직이기 110 msec 전에 점화된다는 것을 찾았다. 이것은 사지 골격(appendicular skeleton, 팔다리 뼈대)의 움직임을 수행하는데 필요한 안정성을 제공하는 복횡근의 주요한 역할을 제공한다. 복횡근은 숨을 들이마실 때 수축하면서 중심부 건(tendon, 힘줄)을 아래쪽으로 납작하게 당김으로써 흉강(thoracic cavity, 가슴안)의 수직 길이를 증가시키고 요부 다열근을 압박한다.

다열근(Multifidus, 뭇갈래근)

다열근은 요부 등근육 중 가장 내측에 있고, 그 섬유는 요추 극돌기에 가깝게 모여 유두돌기(mammillary process, 꼭지돌기)로 알려진 곳에 부착한다. 섬유는 2번째, 3번째, 4번째, 그리고 5번째 아래 척추 횡돌기를 지나 아래 방향으로 퍼진다. 일부 섬유는 천결절인대(sacrotuberous ligament, 엉치결절인대)와 말단으로 결합되어 있을 뿐만 아니라, 마지막 요추(L5) 분절 아래로 뻗어나가는 섬유는 장골(ilium, 엉덩뼈)과 천골(sacrum, 엉치뼈)에 고정된다.

다열근은 작은 근육들의 연속으로 여겨지는데, 더 나아가 천부와 심부 요소로 나누어진다. 천골 기저부 부위에는 첨부보다 더 많은 다열근 덩어리가 있는데, 특히 ILAs보다 PSIS 사이 공간을 채운다.

신전력을 생성하는 데 있어서 다열근의 역할은 요추 안정성에 필수적인데, 요추 전방 굴곡 저항과 전단력에 작용한다. 다열근은 또한 추간판(intervertebral disc, 척추원반)에서 압력을 덜어내 체중이 척주 전체에 골고루 분산되도록 하는 기능을 한다. 천부를 구성하는 근육은 척주(vertebral column)를 비교적 똑바로 유지하는 작용을 하는 반면, 심부를 구성하는 근육 섬유는 전반적인 척추의 안정성에 기여한다.

Richardson 등(1999)은 요추의 핵심적인 안정화 근육으로 요부 다열근과 복횡근을 확인하였다. 두 근육은 모두 흉요요근막(thoracolumbar fascia, 등허리근막)과 연결되어 Richardson과 동료들이 언급했듯이 '등을 부상으로부터 보호하기 위한 자연스럽고 깊은 코르셋'을 제공한다.

더 최근에는 Richardson 등(2002)이 에코-도플러(echo-Doppler) (특정 근육의 수축을 보여주는 진단용 초음파 장치)를 이용하여 이 근육들이 천장관절(sacroiliac joint, SIJ, 엉치엉덩관절)에 어떤 영향을 미치는지 조사하였다. 그들은 경직이 증가된 천장관절에 복횡근과 다열근이 동시 수축했을 때 그것에 의하여 이 근육들이 천장관절을 부하로부터 안정화시키는 데 필수적이며, 또한 이 압박이 제때에 발생한다는 점에서 대단히 중요하다는 것을 입증할 수 있었다.

근막 외부 코어(전체 시스템)
(Myofascial outer core) (global system)

외부 코어 장치의 힘잠김(force closure) 근육은 네 개의 근막 슬링 시스템으로 이루어져 있다(그림 3.6, 9).

- 후방(심부) 세로 슬링(posterior longitudinal sling)
- 외측 슬링(lateral sling)
- 전방 사선 슬링(anterior oblique sling)
- 후방 사선 슬링(posterior oblique sling)

이러한 근막 슬링은 골반대(pelvic girdle, 다리이음뼈)의 힘잠김과 안정성을 제공한다. 안전한 골반과 체간의 안정성에서 이들 슬링 중 어느 하나라도 실패하거나 심지어 약화가 발생하면 어깨관절 복합체와 경추를 포함한 전체 운동사슬 도처에 통증과 기능부전을 초래할 수 있다. 외부 코어 장치는 개별적으로 훈련될 수 있지만 효과적인 힘잠김은 이러한 근막 슬링의 최적화된 기능과 성능을 위해서 특정한 동시 수축과 이완을 필요로 한다.

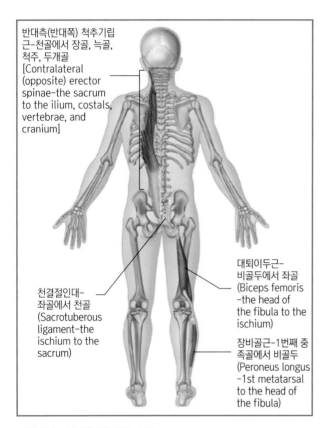

반대측(반대쪽) 척추기립근-천골에서 장골, 늑골, 척주, 두개골 [Contralateral (opposite) erector spinae-the sacrum to the ilium, costals, vertebrae, and cranium]

천결절인대-좌골에서 천골 (Sacrotuberous ligament-the ischium to the sacrum)

대퇴이두근-비골두에서 좌골 (Biceps femoris -the head of the fibula to the ischium)

장비골근-1번째 중족골에서 비골두 (Peroneus longus -1st metatarsal to the head of the fibula)

그림 3.6: 후방*(심부)* 세로 슬링

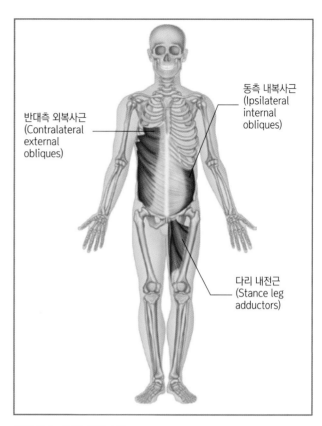

반대측 외복사근 (Contralateral external obliques)

동측 내복사근 (Ipsilateral internal obliques)

다리 내전근 (Stance leg adductors)

그림 3.8: *전방 사선 슬링*

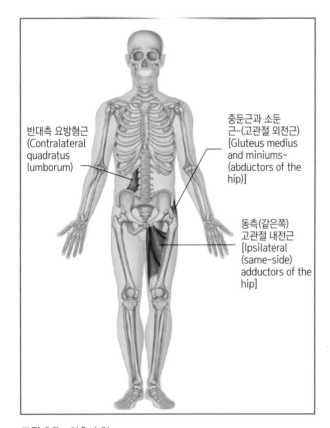

반대측 요방형근 (Contralateral quadratus lumborum)

중둔근과 소둔근-(고관절 외전근) [Gluteus medius and miniums-(abductors of the hip)]

동측(같은쪽) 고관절 내전근 [Ipsilateral (same-side) adductors of the hip]

그림 3.7: *외측 슬링*

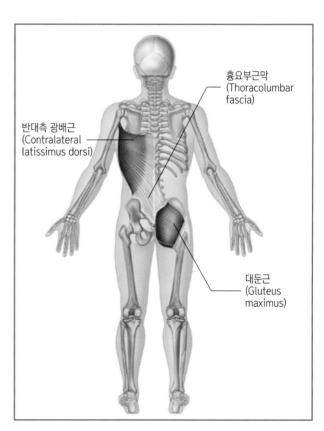

흉요부근막 (Thoracolumbar fascia)

반대측 광배근 (Contralateral latissimus dorsi)

대둔근 (Gluteus maximus)

그림 3.9: *후방 사선 슬링*

통합적인 근막 슬링 시스템은 많은 힘을 나타내며 여러 근육으로 구성되어 있다. 근육은 한 개 이상의 슬링에 관여할 수 있으며, 슬링은 손의 일에 따라서 겹치거나 상호 연결될 수 있다. 외부 장치에는 여러 가지 슬링 근막 시스템이 있으며, 슬링은 시작이나 끝이 없지만 힘의 이동을 돕기 위해서 필요에 따라 연결된다는 가설이 있다. 슬링은 하나로 상호 연결된 근막 시스템의 일부분일 수 있으며, 어떤 특정한 움직임은 슬링 전체에서 선택적인 부분에 활성화를 일으키는 결과를 확인하였다(Lee, 2004).

힘잠김을 회복시킬 때 슬링의 일부가 왜 움직임에서 제한되고 지지가 부족한지 이해하기 위해 특정 근육의 기능장애(약화, 부적합한 동원이나 긴장)를 확인하고 치료하는 것은 중요하다. 다음 사항에 유의할 것:

- 외부 코어 장치의 네 가지 시스템은 효과적인 힘 생성 기반을 만드는데 필요한 관절 경직과 안정성에 대하여 내부 코어 장치에 의존한다.
- 외부 장치의 요구에 내부 장치가 부응하지 못할 경우 근육 불균형, 관절 손상과 성능 저하를 초래하는 경우가 많다.
- 외부 장치는 현대적인 저항 기계의 사용으로 효과적으로 길들여질 수 없는데, 이러한 유형의 기계에 의해 제공되는 특정 훈련은 일반적으로 일상적인 기능적 운동과 관련이 없기 때문이다.
- 외부 코어 장치의 훈련은 주어진 환자의 일상적인 작업이나 스포츠 환경과 관련되고 조절된 운동 패턴을 사용하여 내/외부 모두의 기능적 통합이 포함된 특정 운동이 요구된다.

다음 장에서는 보행 주기(gait cycle)와 어깨관절 복합체의 관계 및 영향에 대해서 자연스럽게 연결시키고 논의할 것이다. 당신이 근막 슬링 시스템의 정보에 관하여 잘 이해하고 있다면, 바라건대, 이러한 슬링이 효율적인 보행 주기에 어떻게 병합되고, 지면과 초기 접촉하면서부터 추진력 향상을 위한 팔의 자연스러운 흔들림에 이르기까지 전체 운동 사슬에 어떤 영향을 미치는지 완벽하게 이해할 수 있을 것이다. 저자는 당신이 특정한 장을 읽을 때, 직소 퍼즐(jigsaw puzzle)의 조각이 서서히 알아볼 수 있는 그림으로 만들어 나아가기를 진심으로 바란다. 저자의 목표는 당신이 각각 특정한 장으로 다시 돌아오고 또 돌아와서 저자가 쓴 것을 이해하고 소화하는 것이다. 하지만 더욱 중요한 것은, 저자는 당신이 직접 운동선수와 환자를 평가하고 치료할 때 더 나은 치료사가 되기 위하여 각자의 임상 환경에서 이 정보를 사용할 수 있기를 바란다.

4

보행과 어깨 복합체의 관계

Walking and its relationship to the shoulder complex

이 특별한 주제가 저자의 이전 책에서 다루어 졌음에도 불구하고, 저자는 이번 책에도 포 함시키고자 한다. 왜냐하면 당신은 우리가 걷고 달릴 때 실제로 무슨 일이 일어나는지, 그 중에서 도 특히 어깨와 관련된 움직임을 이해해야 할 필요가 있기 때문이다. 저자는 하지의 운동학적 사슬, 특히 무 릎, 고관절, 골반, 천장관절(sacroiliac joint, 엉치엉덩관절) 부위의 기능장애가 상지 운동학적 사슬의 기능과 안정 성에 전반적인 영향을 미친다고 확신한다. 환자가 아프 다고 말하는 곳을 단순히 국소적으로 보기보다 전체적 으로 환자를 보고 평가할 수 있어야 하고 한 걸음 물러 나서 생각해야 한다.

당신이 새로운 운동화를 찾고 있다고 상상해보자. 아마 도 당신은 달리기를 새로 시작하거나, 달리기 선수라면 요통이나 무릎 통증이 운동화 때문일지도 모른다고 생 각할 수 있다. 점원이 당신에게 운동화를 신어보고 트 레드밀(treadmill) 위에서 몇 분 동안 뛰어보라고 할 수 도 있다. 그들은 아마도 뒤에서 당신의 달리는 모습을 관찰할 것이다. 그리고 영상으로 기록하여 느리게 다시 재생하면서 당신의 달리기 방식의 특징에 대해 논의할 것이고(치우치지 않은 또는 과한 엎침 등), 달리는 동안 땅

에 접촉하는 방법에 따라 운동화를 추천할 것이다. 이 것은 당신의 무릎 통증 또는 요통을 줄이기 위해 효율 적이며, 만약 당신이 달리기를 새롭게 시작한다면 최소 한의 장비를 정확하게 사용하여 달리기를 시작하는 것 이다.

이 책에서는 트레드밀에서 환자를 평가하는 방법이나 보행을 관찰하기 위해 카메라를 사용하는 방법을 가 르치기 위한 것이 아니라, 근골격 사슬(musculoskeletal chain) 각각의 구성요소에 대한 연관성을 이해하고 더 나아가 전체 조각퍼즐에서 사라진 조각을 찾아주기 위 한 것처럼 연구가 더 필요한 것을 생각하게 하려고 한 다. 저자가 의학 회의에 있었을 때 의사는 우리가 가진 최고의 진단도구는 '환자의 손가락'이라고 말했다. 왜냐 하면 우리는 환자에게 아픈 곳을 가리키라고 요청하고, 그 통증부위를 치료하기 때문이다. 이것은 무릎이나 발 목 외과의사에 대한 경우는 해당될지도 모르겠지만 치 료탐정(therapy detective)이 되어서 많은 단서를 찾기 위 해 최선을 다하는 치료사에게는 사례를 해결하는데 있 어서 충분치 않다. 만약 우리가 오로지 통증 부위에 집 중한다면 절대 그 사례를 해결하지 못할 것이다!

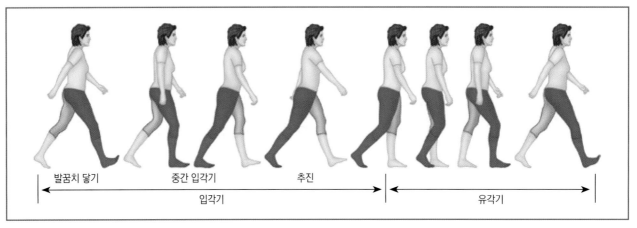

발꿈치 닿기   중간 입각기   추진

입각기   유각기

그림 4.1: *보행주기의 입각기와 유각기*

우리는 보통 걷기(심지어 달리기까지도)를 당연한 일로 여긴다 – 이것은 우리가 무심코 하는 것이다... 즉, 우리 몸 어딘 가에 통증을 겪고 나서부터는 걷거나 달리는 단순한 움직임들이 매우 고통스러워진다. 이 장에서는 우리가 걸을 때 정확히 무슨 일이 일어나고 그것이 어깨 복합체의 운동학적 사슬과 어떻게 연관되는지, 그리고 그것이 우리에게 어떻게 영향을 미칠 수 있는지에 대해 논의하고자 한다.

인간의 보행은 매우 복잡하고 통합된 일련의 움직임이다. 보행(걷기) 주기는 2개의 주요 단계로 나누어진다. 입각기(stance phase)와 유각기(swing phase). 각각의 주기는 입각기에서 선두하는 다리의 처음 접촉(*발꿈치 닿기*라고 알려진)에서 시작한다. 그리고 유각기를 통해 진행하고, 같은 다리가 지면에 접촉함에 따라 끝난다. 입각기는 발꿈치 닿기(heel-strike), 중간 입각기(mid-stance), 추진 구간(propulsion phase)으로 세분화된다.

입각기는 각 주기의 체중부하 구성요소이다. 이것은 발꿈치 닿기에 의해 시작되고 같은 발의 발가락 떼기로 끝난다. 유각기는 발가락 떼기로 시작되고 발꿈치 닿기로 끝난다. 그림 4.1에서 보여주듯이 한 개의 보행주기에서 입각기는 약 60%를 차지하고, 유각기는 약 40%를 차지하는 것으로 추정된다.

■ 발꿈치 닿기(Heel-strike)

만약 당신의 오른쪽 다리가 지면에 닿기 전에 당신의 몸의 위치에 대해서 생각한다면, 그림 4.2에서 보여주듯이 오른쪽 고관절은 굴곡(flexion, 굽힘) 위치에 있고, 무릎은 신전(extension, 폄)되고, 발목은 배측굴곡(dorsiflexion, 발등 굽힘)되고, 발은 회외(supination, 뒤침) 위치가 된다. 후경골근(tibialis posterior, 뒤정강근)의 도움과 함께 전경골근(tibialis anterior, 앞정강근)은 발목과

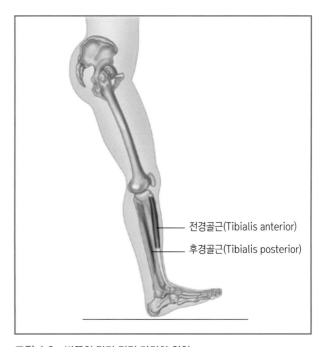

전경골근(Tibialis anterior)

후경골근(Tibialis posterior)

그림 4.2: *발꿈치 닿기 직전 다리의 위치*

발을 배측굴곡과 내반(inversion)의 위치로 유지하도록 작용한다.

정상적인 보행에서, 발은 약 2도 정도 회외된 위치로 발꿈치 닿기가 시작하면서 지면에 닿는다. 정상적인 발은 거골하관절(subtalar joint, 목말밑관절)이 약 5~6도 회내(pronation, 엎침)에서 약 3~4도의 회내위치로 움직일 것이다. 왜냐하면 이것은 발이 '움직임 어댑터(mobile adaptor)'로서의 기능을 하기 때문이다.

■ 외부 코어의 근막 연결
(A myofascial link of the outer core)

결과적으로 발목과 발의 배측굴곡과 회외의 위치에서, 전경골근은 우리가 *근막 슬링(myofascial sling)*이라고 부르는 연결 시스템의 일부분이다. 전경골근의 기시로부터 시작하는 이 슬링은 장비골근(peroneus longus, 긴종아리근)의 정지부위[전경골근의 정지부위와 같이, 첫 번째 중족골과 내측 설상골(cuneiform, 쐐기뼈) 위쪽]로 계속된다. 이 뼈의 표지점(landmark)은 또한 대퇴이두근(biceps femoris, 넙다리두갈래근)이 정지하는 곳이다.

슬링은 대퇴이두근의 기시점인 천결절인대(sacrotuberous ligament, 엉치결절인대)를 통해 근육이 붙는 곳인 좌골결절(ischial tuberosity, 궁둥뼈결절)로 이어진다. 종종 대퇴이두근은 궁둥뼈결절보다는 이 인대에 직접 붙는다. Vleeming 등(1989a)은 대상자의 50%는 천결절인대가 대퇴이두근 장두(long head)의 힘줄로 이어진다는 것을 발견했다.

그리고 슬링은 천골의 하부에 붙고 반대측 다열근과 천결절인대(후두골의 바닥 부분으로 이어지는 척추기립근을 연결하는)로 이어진다. 이 근막 슬링은 후종 슬링(posterior longitudinal sling, PLS)으로 알려져 있다(그림 4.3).

당신이 지면에 대한 접촉을 시작하기 전에, 발목의 배측 굴곡은 대퇴이두근과 장비골근의 협력 활동을 유발

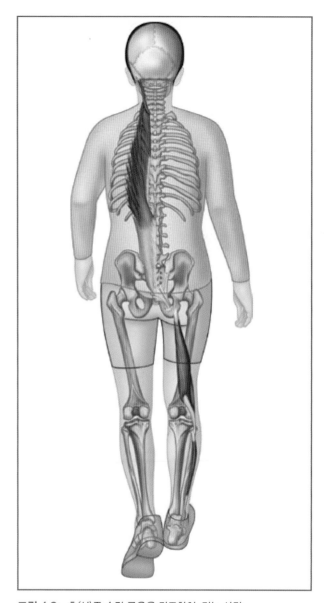

그림 4.3: *후(심)종 슬링 근육을 강조하여, 걷는 사람*

시킨다. 그러므로 이 동시수축은 하지를 안정시키는 수단으로서 흉부요추근막(thoracolumbar fascia, 등허리근막) 기전(mechanism)을 (구조) '감는(wind up)' 역할을 한다. 이것은 결과적으로 보행 주기의 추진 단계 동안 방출되는 운동 에너지를 저장하게 된다.

설명된 바와 같이 후종 슬링은 근막으로 팽팽하게 되어 있다. 증가된 장력은 대퇴이두근의 부착을 통해 천결절인대에 집중된다(그림 4.4A). 이것은 천장관절의 힘잠김(force closure) 기전 과정을 도울 것이다(당신은 이 다음

장에서 더 많은 내용을 읽을 수 있다); 간단히 말해서, 체중 부하 상태에서 보행주기의 시작을 위해 자가-잠김(self-locking)과 안정화된 골반을 만든다.

또한 유각기 단계에서 오른쪽 장골(ilium, 엉덩뼈)(그림 4.4B)의 후방회전 시, 천결절인대(엉치결절인대)에 긴장이 증가하기 때문에 천장관절(엉치엉덩관절)의 힘잠김을 도와줄 것이다.

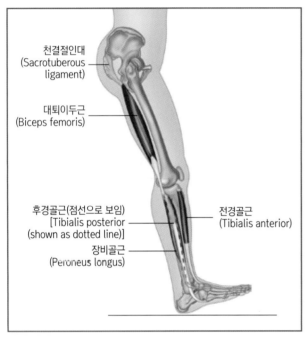

그림 4.4A: *대퇴이두근과 천결절인대가 긴장된 뒤꿈치 닿기 직전의 다리 위치*

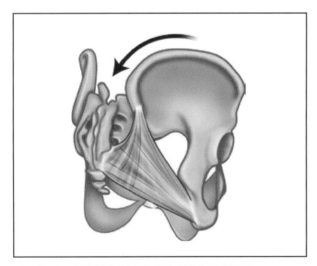

그림 4.4B: *오른쪽 장골의 후방회전-긴장된 천결절인대*

게다가 그림 4.4C에서 볼 수 있듯이, 대퇴이두근의 수축뿐만 아니라 오른쪽 무명골(innominate, 볼기뼈)의 후방 회전 때문에 오른쪽 천결절인대의 긴장이 증가되고 있다. 동시에, 왼쪽 무명골은 전방으로 회전하고 천골(sacrum, 엉치뼈)은 좌측 사선축에서 회전한다(L-on-L). 이러한 고관절-요골반 복합체(hip-lumbopelvic complex)의 특정 움직임은 모두 오른쪽 뒤꿈치 닿기와 동시에 일어난다.

접촉단계에서 힘잠김은 발부터 골반까지의 후종 슬링으로부터 활성화되고, 또한 팔의 자연스러운 흔들림(swing)뿐만 아니라 흉추의 회전운동에 의해 머리에서 골반까지 활성화되고 있으며, 이는 보행 주기 동안 추진력을 더하는 데 도움이 될 것이다.

다음 단계인 중간 입각기(mid-stance)에서, 당신의 오른쪽 다리는 뒤꿈치 닿기에서 발가락 떼기(입각기)로 움직이는 동시에, 체중은 오른다리 위로 이동하면서 골반은 오른쪽 외측으로 치우치게 된다. 발가락 떼기로 움직임이 이어지면서, 오른쪽 무명골[무명골은 장골, 치골(pubis, 두덩뼈), 좌골(ischium, 궁둥뼈)이 결합된 세 개의

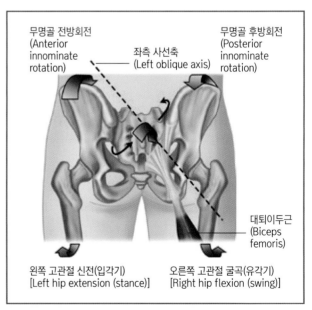

그림 4.4C: *오른쪽 장골의 후방회전-왼쪽 장골의 전방회전과 천골의 좌측 사선축에서 왼쪽 회전*

뼈]은 왼쪽 무명골이 후방회전을 시작하는 동안 전방회전이 시작된다.

보행의 중간 입각기 단계를 지나면서, 골반의 자연스러운 전방회전과 느슨해진 천결절인대 때문에 슬괵근(hamstring, 뒤넙다리근)도 긴장이 감소되어, 이 시점에서 안정성은 힘잠김을 통해 생겨나고 유지된다. 이것은 중간 입각기 단계에서 오른쪽의 대둔근(gmax, 큰볼기근)은 하지를 신전시키는 역할을 맡을 뿐만 아니라 반대쪽(왼쪽면) 광배근(latissimus dorsi, 넓은등근)과 함께 작용한다. 이 두 근육의 능동적인 수축은 흉요근막(후방사선슬링:posterior oblique sling)의 긴장을 증가시킨다. 따라서 보행의 중간 입각기 단계 동안 오른쪽 천장관절에 필요한 힘잠김 안정성을 제공한다.

대둔근은 반대측의 광배근(이 근육은 추진력을 돕기 위해서 'counter-rotation'로 알려져 있으며 팔을 신전시키게 될 것이다)과 동시에 수축한다. 흉요근막은 하나의 결합조직 막으로, 대둔근과 반대측 광배근 사이에 위치한다. 이 근막 구조는 대둔근과 광배근의 수축 때문에 긴장이 증가될 수밖에 없다. 증가된 긴장은 힘잠김 기전을 통해 서 있는 다리의 천장관절을 안정화하는 데 도움이 될 것이다.

그림 4.5에서 당신은 뒤꿈치 닿기 직전, 반대측 팔의 전방 스윙(swing)에 의해 광배근이 늘어나서 대둔근은 최대로 신장될 것이다. 뒤꿈치 닿기는 걸음의 추진력 단계로의 전환을 의미하며, 이때 대둔근은 슬괵근과 함께 수축한다.

대둔근과 반대측 광배근의 공동 수축은 흉요근막을 긴장상태로 만들어서, 보행을 시키는 근육을 보조할 수 있는 에너지를 저장한다. 흉요근막 안에 저장된 에너지는 보행의 전체적인 에너지 소비를 줄이는데 도움이 될 것이다. Janda (1992, 1996)는 좋지 않은 대둔근의 근력과 활성화는 보행의 효율성을 떨어트린다고 하였다.

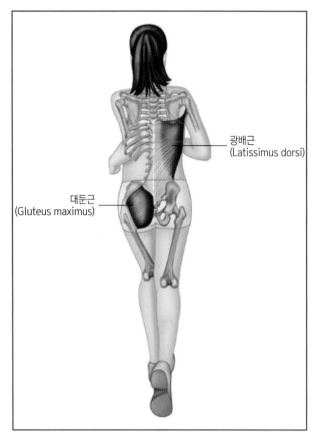

광배근
(Latissimus dorsi)

대둔근
(Gluteus maximus)

그림 4.5: *달리는 사람, 후방 사선 슬링 근육을 강조*

우리가 중간 입각기로부터 뒤꿈치 들기와 추진단계까지 진행할 때 발은 다시 회외되기 시작하고, 추진단계가 시작될 때 중립위치를 지나간다. 발은 발가락이 떨어질 때까지 계속해서 회외된다. 중간입각기에서 추진단계 동안에 발이 회외됨으로써, 중족근골 관절(mid-tarsal joint, 발목 뼈중간 관절)이 회외된 자세로 잠기기 때문에 발은 '움직임 어댑터'(접촉 기간 동안에)에서 '견고한 지렛대(rigid lever)'로 전환된다. 발가락 떼기 바로 직전에 발이 견고한 지렛대(잠겨진 중족근골 관절의 결과로)로서 작용하여 체중은 더 효과적으로 이동된다.

■ 골반 움직임(Pelvis motion)

보행주기의 중간 입각기 동안에 오른쪽 무명골은 초기에 후방회전으로부터 전방으로 회전되기 시작하고, 오른쪽 천결절인대의 긴장이 감소되어 천골은 오른쪽 사선 축에서 오른쪽 염전(torsion, 비틀림)으로 움직여질(수동적으로) 것이다(R-on-R). 즉, 천골은 오른쪽으로 회전하고 왼쪽으로 측방굴곡(side bend, 가쪽구부러짐)된다. 왜냐하면 왼쪽 천골저(sacral base)는 전굴(nutation, 앞끄덕임)로 움직이기 때문이다(이것은 또한 type Ⅰ 척추 역학으로 알려져 있고, 회전과 측방굴곡은 반대 방향 쪽으로 짝지어져 있다).

이 움직임은 그림 4.6A에 묘사되어 있다.

또한 다음을 고려할 필요가 있다. 천골의 왼쪽이 앞으로 전굴될 때, 오른쪽 천골저는 뒤로 후굴(counter-nutation)될 것이다(R-on-R); 이것은 주로 오른쪽 천결절인대의 느슨해짐과 중간 입각기 동안 오른쪽 무명골의 지속적인 전방회전 움직임 때문이다.

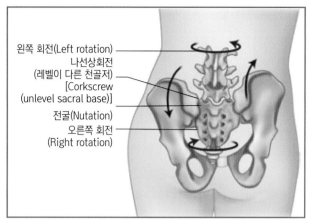

그림 4.6B: *골반대 위에 포개놓은 천골회전과 요추의 반대 방향 회전*

천골의 운동역학 때문에, 요추는 왼쪽으로(천골의 반대) 회전하고, 오른쪽으로 측방굴곡한다(type Ⅰ 역학)(그림 4.6B). 흉추는 오른쪽으로 회전하고(천골과 같은 방향) 왼쪽으로 측방굴곡된다. 그리고 경추는 오른쪽으로 회전하고 측방굴곡된다. 경추는 다른 척추뼈와 반대로 짝지어 움직인다. 따라서 이러한 특정한 척추 움직임은 type Ⅱ 척추 역학으로 분류된다(type Ⅱ는 회전과 측방굴곡이 같은 쪽으로 짝 지어지는 것을 의미한다).

왼쪽 다리가 체중 부하에서 발가락 떼기로 움직일 때, 왼쪽 무명골, 천골, 그리고 요추와 흉추는 위에서 설명하였던 유사한 방식으로 천골의 염전, 회전 그리고 측방굴곡이 발생하지만 반대 방향으로 움직인다.

■ 전방 사선 슬링(Anterior oblique sling)

전방 사선은 또한 서 있는 다리의 내전근(adductor, 모음근), 동측 내측 사선(ipsilateral internal oblique), 그리고 반대측 외측 사선(contralateral external oblique) 근육들과 결합한다(그림 4.7). 이러한 통합된 근수축은 다리 위에서 몸을 안정화하는 것을 도와주고, 이어지는 발꿈치 닿기에 대비하여 최적의 추진을 위해 골반을 앞으로 회전시키는 데 보조한다.

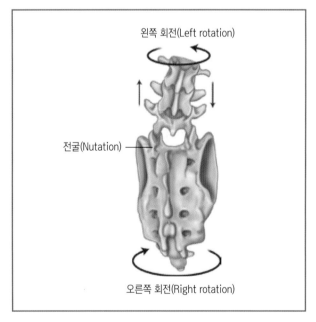

그림 4.6A: *천골회전과 요추의 반대방향 회전*

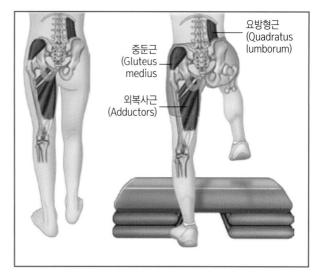

그림 4.8: *한 발 서기 자세에서 외측 슬링 근육이 강조된 유각기의 예*

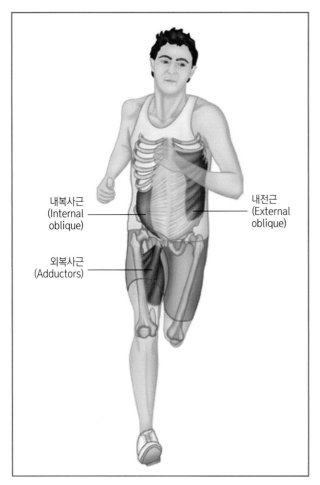

그림 4.7: *달리는 사람, 전방 사선 슬링 근육을 강조*

내전근들 뿐만 아니라 복사근(abdominal oblique muscle, 배빗근)들은 보행 주기 동안 안정성과 운동성을 제공한다.

보행 동안에 복사근에 대한 EMG (근전도) 기록과 보행 때 내전근 활동 주기에 대한 EMG 기록을 보았을 때, Basmajian과 De Luca (1997)는 보행의 유각기 동안에 두 개의 근육군(복사근과 내전근)들이 골반을 회전시키고 다리를 당기는 것 말고도, 입각기 초기의 안정성에 기여한다고 하였다[이것은 또한 Inman 등(1981)에 의해 입증되었다]. 걷는 속도에서 달리기나 단거리 달리기 속도로 증가함에 따라, 전방 사선 시스템의 활성화는 필수일 뿐만 아니라 더 강조된다.

우리가 한 발 서기 자세로 들어설 때, 보행의 유각기는 외측 슬링 시스템(lateral sling system)을 활용한다, 이 슬링은 서 있는 다리의 중둔근(gluteus medius, 중간볼기근)(Gmed)과 소둔근(gluteus minimus, 작은볼기근)(Gmin), 그리고 동측(같은 쪽) 내전근과 반대측 요방형근(quadratus lumborum, 허리네모근)(QL)과 연결되어 있다(그림 4.8). 왼쪽 중둔근과 내전근의 수축은 골반을 안정화시키고 반대측 요방형근의 활성화는 골반의 올림(elevation)을 돕는다. 이것은 보행의 유각기 동안 다리가 지나가는 것을 가능하게 하는 골반의 충분한 들림을 허용할 것이다. 이 외측 슬링은 전두면(frontal plane, 이마면)에서 척추와 고관절을 안정화하는 것을 돕고, 골반과 체간의 전반적인 안정성에 필수적인 기여를 하며, 이후에 이것은 상지역학에 연쇄반응을 끼치기 때문에 중요한 역할을 한다.

외측 슬링 시스템은 척추와 고관절 활동을 보호하는 안정성을 제공할 뿐만 아니라, 골반과 체간은 물론 어깨 복합체의 전체적인 안정성에 필수적인 기여를 한다. 매일매일 일하고 운동하는 많은 상황에서, 체간과 골반이 불안정하게 된다면 다리를 빠르게 스윙시키는 움직임을 위한 누군가의 능력이 꼭 필요하다. 보행하는 동안 스윙하는 다리를 움직이려 하거나 서 있는 다리에 힘을 주는 것과 기능적인 다른 움직임을 시도하는 것은, 요추뿐만 아니라 천장 관절의 기능을 쉽게 망가뜨릴 수도 있다. 그리고 이것은 전반적인 운동역학 사슬의 기능부전 결과를 가져온다.

■ Gracovetsky의 척추 엔진 이론
(Gracovetsky's spinal engine theory)

Serge Gracovetsky (1998)는 그의 책 『The Spinal Engine』에서 척추 움직임에 대한 특별한 이론을 말했다. 그는 척추를 인간 이동의 역할에서 '1차 엔진(primary engine)'으로 간주하고 다리가 보행에 대해 책임이 있는 것이 아니라, 단지 '표현의 수단(instruments of expression)'과 척추엔진의 확장이라고 표현했다. 그는 보행주기 동안 척추는 단단한 지렛대가 아니며 축 압박(axial compression)과 염전을 통해 기본적인 추진력이 발생한다고 주장했다.

그의 고찰에서 Gracovetsky는 뒤꿈치 닿기 동안, 운동 에너지는 보행자 모델에서처럼 지면으로 이동하지 않고 근막 체계를 통해 효율적으로 전달되는 것이며, 척추가 중력장에서 울려 퍼진다고(resonate) 말한다. 그는 척추를 압축 부하 시스템이라 보지 않았고, 추간판에 의한 충격 흡수기 역할로 보았다. 그는 바깥쪽 섬유륜 디스크 섬유와 동반되는 척추 후관절(facet joint)이 인체를 공간에서 들어 올리고 추진하기 위해 장력을 제거하고 저장하는 동적 항중력 염전 스프링으로 간주했다. 또한 추간판(intervertebral discs, 척추사이원반)과 후관절의 자연스런 연동 과정이, 이동을 위한 내외측 코어를 돕는 데 필요한 사실상 사용 가능한 모든 반대-회전의 골반 토크를 전달하는 것으로 고려했다.

Gracovetsky가 말했다.

'척추는 골반을 운전하는 엔진이다. 인체해부학은 기능의 결과물이다. 무릎은 근골격계의 전체적인 기능과 목적의 일부인만큼 따로 분리해서 평가할 수 없다. 다리는 발꿈치 닿기 에너지를 척추로 전달한다. 그것은 역학적인 필터(filter)다. 무릎은 필터의 중요한 일부분이고, 부적절한 에너지 전달은 척추의 움직임에 영향을 미칠 것이다. 척추에 대한 기능적 평가는 무릎 수술에 대한 평가의 한 부분이 되어야 한다.'

이전의 척추와 골반 운동 개념을 다시 생각해 보자. 요추 측방굴곡/회전의 짝 운동은 Gracovtsky의 척추 엔진에서 '동력전달장치(drivetrain)'의 역할을 한다. 예를 들어, 허리의 왼쪽 측방굴곡은 허리의 오른쪽 회전을 유발하고, 이후 흉추가 왼쪽으로 회전하며, 이는 어깨 복합체 전체로 이어진다.

지금부터는 보행주기로 돌아가 이 개념을 다소 다른 시각으로 생각해보자. 일부 저자들은 슬괵근 그룹의 대퇴이두근과 후종 슬링과의 연결이 척추 엔진을 효과적으로 시작한다고 하였다. 대퇴이두근은 천장관절에서 '힘 잠김' 기전을 유도하는 작용에 비추어 척추 엔진의 '닷김 줄(pull cord)'에 비유되어 왔다. 이러한 천장관절의 잠김은 자연스럽게 요천추의 뼈-관절-인대 조직으로 힘을 전달하게 되는데; 이 힘은 결국 요추와 흉추의 기립근(erector spinae, 척추세움근)으로 계속 이어질 것이다.

근전도(EMG) 연구는 대퇴이두근이 입각기의 초기 하중을 통해, 보행의 유각기의 끝에서 특히 활성화된다는 것을 입증했다. 유각기에서 입각기로의 이동 중에, 보행주기의 뒤꿈치 닿기 단계는 운동 사슬을 효과적으로 닫으며, 대퇴이두근은 일반적으로 닫힌 운동 사슬이라고 불리는 방식으로 작용할 수 있다. 닫힌 사슬 안에서, 대퇴이두근은 좀 더 근위부, 즉 골반에 부착되어 작용한다. 대퇴이두근은 좌골결절(ischial tuberosity, 궁둥뼈 결절)에 직접 부착되며, 또한 천결절인대, 천골, 장골능(iliac crests, 엉덩뼈능선), 그리고 다열근(multifidi, 뭇갈래근)과 요추 기립근을 통해 위로 부착된다.

뒤꿈치가 닿을 때 같은 쪽 고관절과 반대쪽 어깨는 굴곡자세에 있으며, 이는 후방 사선 슬링(그림 4.5 참조), 특히 같은 쪽 대둔근과 반대쪽 광배근(latissimus dorsi, 넓은 등근)을 효과적으로 사전부하(preload)시킨다. 이것은 흉요추근막의 표층이 운동학적으로 연결된 근육들 사이의 중개자 역할을 하는 '슬링 같은' 방식으로 척추외(extra-spinal) 추진력을 가능하게 하는 것이다.

뼈-관절-인대 구조물을 통해 전달되는 힘은 척추 후관절의 '형태잠김(form closure)'과 측방 굴곡 모멘트와 결합된 요추의 회전을 유발하고, 척추 엔진은 시동을 걸고 기어를 선택하여 골반을 전방으로 회전시킨다. 이로 인한 요추 회전은 추간판의 섬유륜과 척추인대에 탄성 에너지를 효과적으로 저장하며, 이 에너지를 사용하여 보행을 일으킨다.

에너지를 사용하려면, 위에서부터 척추를 안정화시켜야 한다. 이것은 반대쪽 대둔근과 광배근 관여에 의해 생성된 반대쪽 팔 스윙과 체간 회전을 통해 이루어진다. 척추의 결합 패턴은 이 힘의 사용을 촉진하기 위해 발달되었다. 반대 회전(counter-rotation)은 다리가 아닌 척추에서 직접 동원하는 것으로 여겨진다.

Maitland (2001)는 우리가 걸을 때 측방굴곡과 회전을 물결치듯이 교대로 하는 축성골격시스템이, 전반적인 웰빙(well-being)에 매우 흥미롭고, 대단히 중요하다고 하였다. 이는 풀밭을 스치는 뱀의 물결처럼 움직이는 동작을 연상시키는 움직임이다. 물론, 뱀과 인간의 큰

차이점은 뱀과 같은 우리의 척추가 결국 걸을 수 있는 두 개의 다리를 갖게 되었다는 것이다.

■ 규명(Clarification)

이 장의 내용 중 일부는 어깨와 직접적인 관련이 없어 보일 수도 있다.

그러나 저자가 변호할 수 있는 것은 어떤 환자들은 더 크고 전체적인 모습을 볼 필요가 있다는 것이다. 특히 이 환자들이 만성적인 목, 어깨, 팔 통증을 가지고 있는 경우에는 더욱 그렇다. 근본적인 원인 요소는 보행주기와 척추의 '엔진'이 어떻게 우리가 한 발을 다른 발 앞에 놓을 수 있는 주된 동력전달장치(drivetrain)로 고려되는지에 잘 연결해 볼 수 있다. 만약 이 엔진이 고장난다면 우리는 당연히 우리 몸 어딘가에서 그 결과로 고통을 겪게 될 것이다. 당신은 그들이 견쇄관절(acromioclavicular joint, 봉우리빗장관절) 손상이나 어깨 탈구 등에서 보호하기 위해 한쪽 어깨에 걸쳐진 슬링, 또는 족저근막염(plantar fasciitis, 발바닥근막염), 반월상연골파열(meniscal tear, 무릎 반달연골 파열), 퇴행성 고관절과 같은 문제를 가지고 있을 때 비교적 정상적으로 걸으려 하는 사람을 지켜보기만 하면 된다. 아마도 신체의 보상 기전이 어떻게 우리의 걸음걸이 패턴을 바꾸는지 보게 될 것이다. 특히 우리가 근본적인 관절 혹은 근육의 통증을 가지고 있을 때 말이다.

어깨 병리학에 대한 감별 진단

Differential diagnosis of shoulder pathology

옥스퍼드 대학교에 있는 저자의 클리닉에서는 어깨관절 전문가 과정에 대한 교육을 진행하였으며, 전 세계 곳곳에서 학생들이 찾아온다는 것은 저자에게 큰 영광이었다. 그럼에도 불구하고 수업을 진행하는 동안 저자는 어깨관절 통증과 상지 통증의 감별 진단을 논의하는데, 많은 물리치료사들이 다른 신체 구조(bodily structures)와 생명 유지 기관(내장)에 관한 지식이 많이 부족한 부분에 대해서 실망스럽게 생각했다. 이러한 부위는 환자가 나타내고 있는 증상의 근본적인 원인이 될 수 있는 부분이다(또는 적어도 증상에 영향을 미침). 의학적으로 훈련을 받은 종사자의 경우, 일반적으로 초기 훈련을 더 오래 받은 직원이 더 많은 지식을 가질 수 있지만, 이 장은 모든 독자들에게 관심을 갖게 하면서도 어깨관절과 상지의 통증을 유발할 수 있는 특정한 병리들에 대해서 상기할 수 있는 역할을 할 것이다. 근골격계에 유발된 통증과 내장기성 병리에 대한 감별 진단은 매우 중요하다. 우리가 바로 다음에 읽을 내용과 같이 두 가지의 병리는 환자가 표현하는 증상에서 쉽게 같은 증상을 서로 표현할 수 있기 때문이다.

수년 전 저자가 쓴 글에서 어깨관절 통증으로 저자의 클리닉에 내원한 5명의 사례에 대해 논하였다. 특히 흥미로운 점은 5명 모두 동일한 공통점을 가지고 있었다는 것이었다. 각각의 환자에게 팔을 옆으로 벌려서 편안하게 닿을 수 있는 한 어깨관절을 외전하고 팔을 머리 위로 올려 정상 가동 범위(일반적으로 180도 분류된)까지 올리도록 지시하였다.

환자 모두는 움직이는 동안 무엇인가 '올바르지 않다(not quite right)'라는 인식을 했고, 그들 중 3명은 어깨관절 외전 시 실제적인 통증을 호소했다. 첫 번째 환자는 75세 남성으로 사다리에서 오른쪽 어깨로 떨어졌고, 병원에 왔을 때 환자의 팔을 180도까지 어떠한 통증 없이 수동으로는 올렸지만, 능동적으로는 어깨관절 외전을 시작할 수 없었다. 두 번째 환자는 34세의 화가이자 장식가인 여성으로 어깨관절 외전 시 60도에서 110도 사이에서 통증이 발생했다(주말에 천장에 페인트칠을 한 후)-이것은 전형적인 동통호(painful arc)라고 불린다. 세 번째 환자는 24세의 럭비선수였다. 그는 경기 중 태클을 당하면서 어깨관절 윗부분에 부상을 입었고, 어깨관절 외전 동작의 마지막 범위에서 통증을 호소하였다. 네 번째 환자는 55세 여성으로, 6주 전 피트니스 강습을 받은 후 그녀는 어깨가 점점 뻣뻣해져 가는 것을 인지하기 시작했고, 현재는 어깨관절의 움직임에 제한이 왔고, 제한과 그에 따른 통증으로 인해 팔을 60도까지

밖에 올릴 수가 없었다. 다섯 번째 환자는 45세의 남성으로 그는 어깨를 20도 이상으로 외전할 수 없었고(하지만 시작은 가능), 아침에 일어나 팔굽혀펴기를 몇 번 한 후에 이러한 증상이 시작되었다. 환자는 팔을 20도 이상 올릴 수 없었고, 20도까지 들어 올릴 수 있었지만 약화와 약간의 통증을 동반하지 않고는 더 이상 할 수 없었으며, 삼각근이 작용하지 않는 것으로 나타났다. 그 당시 저자는 이러한 문제가 일종의 신경학적인 문제로 인한 근육의 잠재적인 약화에 기인된 것이라고 생각했다.

어깨관절 복합체의 치료에 관한 개인적인 견해는 수년 전 저자가 도수치료를 공부하던 학생시절에 배웠던 방법론(methodology)과 유사하다. 이는 K.I.S.S.(단순하게 생각하라) 또는 *단순한* 원칙을 유지하는 것이다. 환자가 '실제로는 어깨(actual shoulder)' 또는 상지 문제라고 생각하고 어깨를 180도 외전이나 굴곡하는 동안 통증 또는 제한과 같은 문제를 가지고 있다고 한다면, 그것이 올바른 접근이든 잘못된 접근이든 간에, 도수치료적인 물리치료(hands-on physical therapy)를 통하여 해결해야 할 국소적인 어깨 복합체 문제 또는 병리일 것이라고 저자는 항상 학생들에게 말한다. 이러한 접근은 저자의 환자와 운동선수에게 잘 적용되고 있다.

위의 5가지의 사례 연구에 따르면(그림 5.1 참조), 첫 번째 환자는 극상근의 완전 파열이 있다고 보고 있으며, 두 번째 환자는 견봉하 점액낭 그리고/또는 극상근 건병증에 의한 충돌 증후군이라고 생각했다. 외전의 끝 범위에서 통증이 있던 세 번째 환자는 견쇄관절에 지속적인 염좌를, 네 번째 환자는 만성 동결견(유착성관절낭염)이라고 진단했고, 마지막으로 외전하는 동안 삼각근이 활성화되지 않았기 때문에 액와신경의 마비가 있는 것으로 생각하였다(액와신경, C5의 경추 신경근에서 기원하고, 특히 삼각근과 소원근을 지배한다).

마지막 사례 연구와 관련하여, 기초 지식이 훌륭한 치료사들은 환자들이 그들의 팔을 외전하는데 약화될 수 있는 가능성이 있는 C5 신경근의 문제를 추론할 수 있

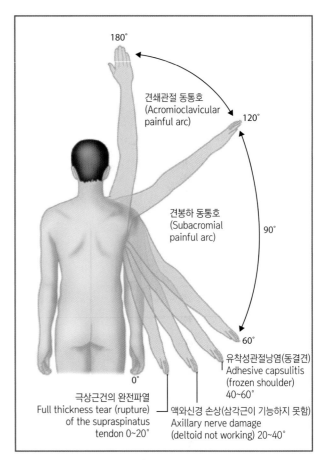

그림 5.1: *0-180도의 외전과 5가지 특이한 상태*

을 것이며, 이는 팔을 외전할 때 약화될 수 있기에 정확하게 일치한다.

다만, C5 근절(C5 myotome) 또한 주관절 굴곡의 동작을 지배하기에, 이런 사례의 환자는 상완이두근의 강한 수축(strong for contraction)에 대한 검사를 시행해야 한다. 또한 다른 C5가 지배하는 극상근과 극하근 같은 근육에는 약화가 발생하지 않는다. 따라서 이러한 사례에서는 C5 신경근의 문제가 될 수는 없다.

군대에 있을 때 전기기술자로 일했던 저자는 액와신경이 자동차의 차폭등이나 계기판(sidelight or indicator)과 유사하다고 생각한다. 전구에 이상이 있거나 전선이 끊어지면(개방회로) 조명은 작동하지 않는다. 액와신경의 경우, 삼각근과 소원근에 공급되는 작은 전선(신경)이 손상된다면 이로 인해 신경이 차단될 수(switch off) 있다(근육 활성이 억제되거나 전구가 꺼지거나 어두워짐). 결과

적으로 문제의 근육들은 약하게 검사되고 매우 빠르게 위축이(훼손) 시작될 것이다. 다만, 신체(또는 자동차) 안의 다른 모든 것이 정상으로 작동할 것이고, 초기에는 문제를 느끼지 못할 수도 있다. 그러나 근본적인 문제를 알기 전까지는 그리 오래 걸리지 않을 것이다.

다음에 누군가가 어깨관절 통증으로 클리닉을 방문할 때, 어깨관절 외전 동작에 대하여 저자가 말한 부분을 명심한다면, 진단을 내리거나 국소적인 병리 상태에 대한 가설을 세우는 데 도움을 줄 수 있다고 확신한다.

요약하자면, 환자가 서서 팔을 180도로 벌리라는 요청을 듣고, 환자가 움직이는 동안 무언가를(예: 통증, 제한, 약화) 인지하는 경우, 이 환자에게 기능장애가 있을 가능성이 있으며, 추가적인 검사가 필요하다. 다만, 문제의 환자가 어떠한 표현도 하지 않고 어깨관절을 180도까지 굴곡할 수 있을 뿐만 아니라 어깨관절을 완전 외전할 수 있고, 움직임이 부드러우면서 통증이 없는 경우에는 다음 사항을 고려할 필요가 있다. 이 환자의 어깨관절 복합체에 실제적인 병리학적 문제가 있는가? 견갑상완 리듬과 이 동작이 일어날 수 있도록 하는 구조와 관련하여 앞에서 논의한 내용을 기억하는가? 단순하게 팔을 머리 위로 드는 것은 GH, ST, AC, SC 관절의 정확한 상호 작용뿐만 아니라 모든 연부조직과 신경 지배의 통합(integration)이 요구된다.

환자나 운동선수가 어깨 통증을 겪고 있는 이유는 여러 가지가 있으며, 이제부터 그러한 상태(conditions)들 중의 일부에 대해서 논의하고자 한다.

사례 연구

병원에 내원한 40대 중반의 여성으로 오른쪽 어깨 윗부분과 상부 승모근에 통증을 호소하였다. 이러한 통증은 뚜렷한 이유 없이 수개월 동안 지속되었으며, 낮 동안에는 통증을 느끼지 못했지만 밤이 되어 수면을 취하는 동안 잠에서 깰 정도로 오른쪽 어깨가 현저하게 악화되었고, 깨어나 약을 먹어야만 다시 잠에 들 수 있었

다. 이 여성은 그녀의 흉추 중간 부위에서 아래 부위까지 무언가 잘못되었다고 언급했지만, 그녀는 어깨 통증이 더 문제라고 말했다. 검사를 시행해보니, 이 여성에게 편안하게 느낄 수 있는 곳까지 어깨관절을 외전하라고 요청했는데, 놀랍게도 그녀는 180도인 완전 가동 범위까지 쉽게 도달할 수 있었다. 그녀에게 어깨관절을 굴곡하라고 말을 했을 때도 마찬가지로 아무런 문제없이 180도인 완전 운동 범위에 도달할 수 있었다. 이 여성이 어깨관절의 외전과 굴곡의 가동 범위에 문제가 없기 때문에, 어깨 복합체 부위(region of shoulder complex)에 직접적으로 관련된 근골격계 문제가 아닐 수 있다고 생각했다.

환자에게 다음과 같이 물었을 때 다음 문장 두 가지가 조금 이상하게 들릴 수 있다. '당신이 배변을 위해 화장실에 갈 때, 대변이 바닥에 가라앉지 않고 표면에 떠 있는 경향이 있다는 것을 알았습니까?' 놀랍게도, 여성은 놀란 것처럼 보였지만 '그래요, 재밌게도 화장실에 갈 때 내 대변이 물에 떠 있는 것 같았어요'라고 반응했다.

사례 연구를 계속 진행하기 전에, 이 특정한 질문을 어떤 이유로 했는지 스스로에게 물어보자─당신은 저자가 하고 있는 사고의 과정에 대해 어떤 생각이 드는가? 이 질문에 실제로 답변하기 전에, 정골요법(osteopathy)을 공부할 때 배운 것을 언급하고자 한다. 저자가 아주 흥미롭게 기억하는 특별했던 강의는 '물리치료의 근골격계 통증에 대한 감별진단'이었다. 놀랍게도 강사는 검사받은 모든 움직임에서 아무런 통증 없이 전체 운동 범위(ROM)를 가진 오른쪽 어깨 통증이 있는 여성 환자에 대해 언급했다. 강사는 여성, 백인, 과체중, 사십대(female, fair, fat and forty)라는 4가지 F로 알려진 것을 계속 논의했다. 당신은 아마도 중년의 초반기에 접어든 과체중 여성과 관련이 있다고 생각할 수 있다. 사례 연구의 환자는 명확하게 이 그림에 들어맞았다. 기본적으로, 강사는 오른쪽 어깨 통증으로 당신의 병원에 온 환자가 4가지 F의 기준에 맞는 경우, 담낭이 오른쪽 어깨에 위치한 통증의 근본 원인이 될 수 있음을 고려해야

할 필요가 있다고 말했다. 담낭에서 발생하는 일반적인 병리에는 담낭(담낭염)과 담석(담석증)의 염증이 있다.

이 시점에서 저자는 독자들이 이 주제에 대해 더 많은 기초 지식을 얻기를 원할 만큼 충분하게 지적 욕구를 일으켰기를 바라고 있으며, 또한 지금 당신의 머릿속에서는 이러한 의문이 들기를 희망한다. 어떻게 담낭이라는 기관이 오른쪽 어깨 통증을 유발하는가? 저자가 이해하기로는, 가능한 두 가지 과정이 있다. 하나의 과정은 발생학과 관련이 있으며, 당신이 임산부의 자궁에서 자라는 태아일 때, 담낭은 처음에 오른쪽 어깨 근처에서 기원되며, 성장함에 따라 담낭은 자연적으로 신체의 오른쪽 하부 늑골 아래에 있는 안정 위치(resting position)로 내려가게 된다. 이는 담낭에 염증이 있거나 심지어 담석을 가지고 있다면, 어떤 방식으로든 담낭은 태아일 때 당신 안에 생성되었을 때의 원래 위치를 기억하고 그 결과 오른쪽 어깨에 통증을 유발할 수 있는 것이다.

저자가 더 믿고 있는 두 번째 과정은, 횡격신경(phrenic nerve)이라 불리는 신경의 근접성과 담낭과의 관계이다. 횡격신경은 횡격막의 호흡 근육의 핵심 구성 요소를 지배한다[내장기가 아닌 근건구조(musculotendinous structure)]. 이 신경은 C3, C4, C5에서 비롯되고 C3, C4, C5에는 횡격막을 유지할 수 있는 기능이 있다. 이러한 부분은 척수 외상과 관련이 있으며, C5 수준 이하로 척수가 손상되었다면, 도움을 받지 않고 숨을 쉴 수 있어야 한다. 그러나 이 수준 이상으로 척수가 손상되었다면 인공적인 호흡을 해야 할 것이다. 그러나, 횡격막의 말초 부분은 아래 6개의 늑간 신경들에 의해 지배되고, 이 부분에 의해서는 어깨관절 복합체에 전이통을 발생시키지 않는다.

이제는 담낭에 염증이 있는 시나리오를 살펴보자. 횡격막과 횡격신경(그림 5.2A)은 근접하여 위치하기 때문에 신경계를 흥분시키는 자극이 있으면, 이러한 자극의 신호가 경추의 C3~5 수준에 위치한 신경의 기시부로 다시 전달된다. 신경학적 피부분절(neurological dermatomes)의 지도를 보면, C3~5가 실제로 상지의 영역, 특히 어깨 부위의 영역을 덮고 있음을 알 수 있다(그림 5.2B). 횡격막에서 전이된 통증은 전형적으로 견갑골의 상각(superior angle) 근처, 견갑상와(suprascapular fossa) 부위에서 느껴지고, 심지어 상부 승모근을 따라 느껴지며, 환자가 기침, 재채기 또는 심호흡을 할 때 악화될 수 있다. 저자가 말하고자 하는 바는: 담낭에 병리학적 문제가 있는 경우 통증 신호가 다시 경추로 전달되고 감각 입력이 말초 신경과 그 다음 피부분절로 전달되기 때문에 오른쪽 어깨 통증이 발생할 가능성이 증가한다는 것이다.

이것을 *통증의 전이된 패턴(referred pattern)*으로 볼 수 있다. 예를 들면: 누군가가 심근 경색(심장 마비)을 앓고 있다. 그 사람은 가슴 중앙 부위에 심한 통증을 느낄 것이다. 다만, 대부분의 환자는 다른 부위에서도 통증 또는 감각을 느낄 것이며, 중부 흉추, 왼쪽 팔과 손, 심지어 얼굴과 턱의 왼쪽에서도 느껴질 수 있다. 저자가 지금 하려는 것은 이러한 과정을 유추(analogy)하기 위한 것이다. 월요일 아침 러시아워에 기차를 타고 런던으로 여행을 간다고 상상해 보자. 예를 들어, 패딩턴역에 도착했다. 수백 명의 사람들이 동시에 기차에서 내릴 것이다. 안내원은 정상적인 문을 통과하도록 지시한다(이것은 가슴 통증과 연관이 있다). 그럼에도 불구하고, 너무 많은 사람들이 기차에서 내리고 있기 때문에 줄이 형성되고 이제 안내원이 일부 사람들을 다른 문(얼굴과 턱의 왼쪽)으로 우회시키고, 더 바빠지면 몇 분 더 소요되는 다른 문으로 우회시키기도 한다(팔과 손). 이 비유가 당신에게 의미가 있기를 희망한다. 간단히 말해서, 만약 담낭에 염증이 생기면, 이 장기는 중부-하부 흉추뿐만이 아니라 횡격신경으로 인해 우측 어깨관절에 전이통을 생기게 할 수 있다. 이것은 담낭의 교감 신경 복강 신경절(celiac ganglia)의 신경 분포와 담낭이 복부에 근접해 있기 때문에, 환자는 복부의 오른쪽 상부 사분면에 위치한 오른쪽 하부 갈비모서리(lower costal margin)에서 통증을 느낄 수 있다.

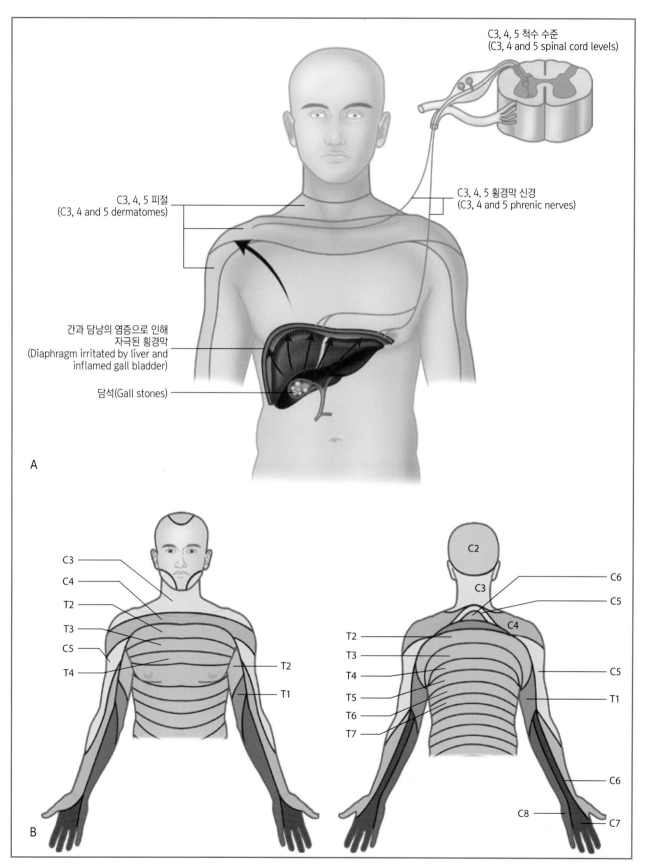

C3, 4, 5 척수 수준
(C3, 4 and 5 spinal cord levels)

C3, 4, 5 피절
(C3, 4 and 5 dermatomes)

C3, 4, 5 횡경막 신경
(C3, 4 and 5 phrenic nerves)

간과 담낭의 염증으로 인해
자극된 횡경막
(Diaphragm irritated by liver and
inflamed gall bladder)

담석(Gall stones)

A

C3
C4
T2
T3
C5
T4
T2
T1

C2
C3
C6
C5
C4
T2
T3
T4
T5
T6
T7
C5
T1
C6
C8
C7

B

그림 5.2A, B: *A: 담낭과 관련된 횡경막 신경. B: 상지의 피절*

결론(Conclusion)

위의 사례 연구에서 나온 여성에 관해서, 저자는 중부-하부 흉추의 불편감은 물론이고 우측 어깨관절 통증을 유발하는 원인은 담낭이라고 생각한다고 그녀에게 말했다. 저자는 그녀에게 기름기가 많은 음식 등을 분해하는 측면에서 담낭의 기능에 대해 설명했으며, 이 장기가 제대로 작동하지 않으면 대변이 뜨는 경향이 있음을 설명했다. 또한 담낭이 어떻게 횡격신경을 통해 오른쪽 어깨에 통증을 일으켰는지 해부학 서적과 도표를 통해 설명했다. 또한 우측 하복부의 늑골연(costal margin) 아래에 촉진되는(특히 환자가 호흡을 들이마실 때) 작은 공간이 있고, 반동압통(rebound tenderness)을 유발할 수 있다(그림 5.3). 이것은 머피(Murphy)의 징후로 알려져 있으며, 특히 복부 왼쪽에서 동일한 절차를 수행했음에도 통증이 없다면 담낭의 염증에 대한 양성 징후이다.

저자는 환자의 담당 의사에게 편지를 써서 검사한 결과를 설명했고, 그녀는 환자의 통증이 담낭의 병리임을 확인하고 몇 주 후에 이를 제거하기 위해 위장 전문의 (gastrointestinal consultant)와 회의를 했다. 문제가 있던 환자는 수술 몇 주 후 후속 진료(follow-up appointment)를 시행한 결과, 어깨와 흉통이 사라진 것을 보고 저자는 기뻐했다.

이러한 유형의 질환은 장기(내장)가 신체의(somatic)/체세포(신체) 부위(soma region)에 나타나는 통증의 근본 원인이 되기 때문에 내장체성 기능장애(visceralsomatic dysfunction)라고 하고, 이 환자의 경우는 우측 어깨관절에 통증이 나타났다.

담낭의 병리와 관련하여 환자는 지방이 많은 음식을 먹은 후 메스꺼움과 구토뿐만 아니라 상부 우측에 복통이 나타날 수 있으며, 황달과 미열(low-grade fever) 그리고 체중의 감소를 동반하는데 특히 암이 있는 환자의 경우에는 더욱 그러하다.

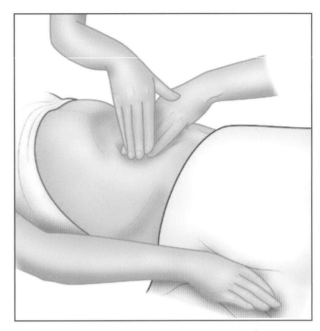

그림 5.3: 담낭 병리의 반동 압통을 위한 촉진-*Murphy's* 징후

■ 간(Liver)

간(hcpatic)은 간경변, 종양 및 간염과 같은 병리를 겪을 수 있다. 이 기관은 담낭 및 일반적인 공동 담관(담즙의)과 연계되어(association) 있으며, 일반적으로 복부의 오른쪽 상부 사분면뿐만 아니라 우측 어깨관절, 상부 승모근, 흉추, 상체의 견갑골 사이 부위(interscapular regions)에 근골격계 증상을 나타낸다(간이 횡격막의 중앙 부분과 접촉하기 때문에)(그림 5.4). 간은 여성의 유방암뿐만 아니라 위, 폐 및 췌장 등 다른 1차 암 부위의 결과로 2차 암 전이(특히 50세 이상의 남성)가 가장 많이 발생하는 곳이다.

간과 담도 시스템(biliary systems)의 교감 신경 섬유는 내장 및 복강 신경총(celiac plexuses)을 통해 연결되고 흉추로부터 기원하여 잠재적으로 견갑골 사이(interscapular) 통증 및 늑간 통증을 유발할 수 있다. 내장신경은 횡격신경과 시냅스를 만들어 오른쪽 어깨 부위에 통증을 유발할 수 있다.

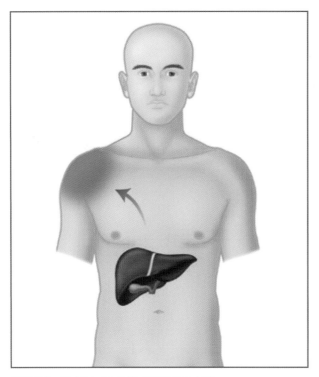

그림 5.4: *간, 담낭, 총 담관으로부터 통증 부위*

■ 비장(Spleen)

사례 연구

저자는 어느 일요일 오후 럭비를 하고 있는 젊은 남성에 대한 사례 연구를 읽었다. 그 남성은 딱딱한 땅에서 태클을 당하여 몸의 왼쪽으로 땅바닥에 넘어졌고, 몸에 바람이 부는 느낌이 들었다고 했다. 물리치료사는 그 선수에게 약간의 도움을 주었고 그 선수가 휴식을 취해야 한다고 생각했기 때문에 그에게 운동을 중단하고 경기장에서 나오는 게 가장 좋을 것이라고 말했다. 경기가 끝난 후, 그 선수는 왼쪽 어깨 통증을 호소하였고 치료사는 그 선수에게 회전근개가 손상을 입었다고 말하였으며 그에게 약간의 강화 운동을 하게 했다. 선수는 숙면을 취한 후 심한 왼쪽 어깨 통증과 함께 아침에 일어났지만 일을 하러 갔다. 그는 책상에 앉아 있는 동안 쓰러져서 응급실로 이송됐으며, 비장 파열이라는 진단을 받았다.

물리치료의 관점에서 본다면, 의사는 이 환자를 처음 본 사람으로서, 단순히 근골격계 문제로 생각할 수 있다. 환자의 신체적인 외형과 건강 상태를 면밀히 관찰하고 피부의 명백한 변화를 확인하면서 자세한 사례 기록을 작성하는 것이 무엇보다 중요하다. 물리치료사는 비뇨기계 및 위-소장 시스템과 관련된 비근골격계(non-musculoskeletal)에 다양하고 적절한 질문을 할 필요가 있다. 예를 들어, 간 또는 담도 시스템의 기능 중 하나는 담즙을 빌리루빈에서 변환하여 대변의 색깔을 자연스럽게 갈색으로 만드는 것이다. 만일, 어떠한 병리학적인 문제로 인해서, 이 시스템이 빌리루빈을 배설하는 능력을 상실하게 되면, 소변의 색이 변할 수 있으며 콜라 또는 차의 색과 같이 어두워질 수 있다. 이것은 또한 대변을 정상적인 갈색에서 밝은 색으로 변하게 하는 효과도 있다.

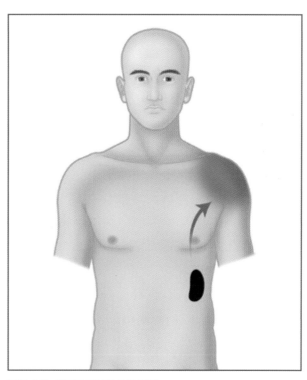

그림 5.5: *비장으로부터 통증 전이*

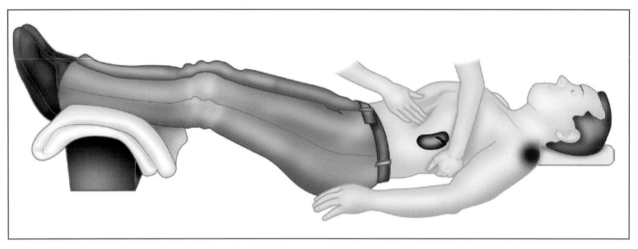

그림 5.6: *Kehr's 징후와 관련된 비장*

앞에서 설명한 바와 같이, 횡격신경이 위에서 언급한 장기에 가까이 근접해 있는 것을 다시 한 번 생각해야 한다. 이 특별한 사례와 같이 비장은 몸의 왼쪽에 위치해 있고, 오른쪽의 담낭과 간과 비슷한 수준(level)으로 신체의 왼쪽에 위치한다. 손상되거나 파열된 비장도 통증을 유발할 수 있지만, 이전 사례 연구에서와 같이 이번에는 오른쪽보다 왼쪽(그림 5.5)에 진이된 통증일 수 있다. 다만, 왼쪽 어깨 부위로 이어지는 전이된 패턴(referral pattern)과 횡격신경과의 관계(relationship) 때문에 C3~5 피절은 이와 같은 통증에 여전히 영향을 미치고 있다. 특히 스포츠적인 관점에서 보면 치료사들에게는 많은 문제들이 존재한다. 선수가 어깨 통증을 호소할 때 회전근개의 파열을 진단하는 것은 매우 쉽다. 그러나 물리치료사가 선수를 완벽하게 평가를 했다면, 아마도 어떠한 통증도 없이 어깨관절 복합체의 외전 및 굴곡에 대한 모든 범위의 운동을 수행할 수 있을 때 그 자체가 의학적인 의뢰(medical referral)를 해야 할 적신호(red flag)라고 생각해야 할 것이다. "Kehr's sign"이라고 하는 징후가 있으며, 이 징후에서 나타나는 통증은 전형적으로 어깨 끝(tip of the shoulder)에 나타난다. 왼쪽 어깨 통증의 가장 흔한 원인은 비장 파열이다(그림 5.6).

■ 폐 암종(판코스트 종양)
[Lung carcinoma (Pancoast tumor)]

Henry Pancoast라고 하는 미국 방사선 전문의는 판코스트 종양(Pancoast tumor)이라 불리는 폐암의 종류를 설명하였고, 이 종양은 주로 우측 또는 좌측 폐의 꼭대기(extreme apex)에 발생된다고 정의내렸다(그림 5.7). 저자가 폐암과 어깨관절에 대해 쓰고 있는 이유는 상완신경총의 하부 가지(lower roots)와 쇄골하동맥과의 관계 때문이다. 종양이 진행되면 신경과 혈관에 영향을 줄 수 있으며 잠재적으로 흉곽출구증후군(TOS)과 유사하게 보이기도 한다. 따라서, 환자는 어깨, 겨드랑이, 견갑골, 팔, 손의 부위에 통증이 있을 뿐만 아니라 손과 팔

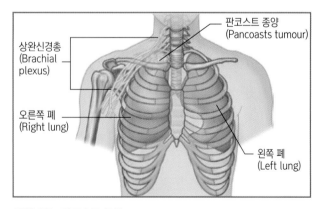

그림 5.7: *판코스트 종양*

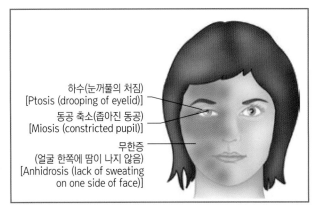

하수(눈꺼풀의 처짐)
[Ptosis (drooping of eyelid)]
동공 축소(좁아진 동공)
[Miosis (constricted pupil)]
무한증
(얼굴 한쪽에 땀이 나지 않음)
[Anhidrosis (lack of sweating
on one side of face)]

그림 5.8: *Horner's 증후군*

근육의 위축/근력 약화를 나타낼 수 있다. 폐의 꼭대기 (apex)에 발생한 종양의 위치로 인해 호흡 곤란, 지속적인 기침 및 객혈과 같은 일반적인 폐암에서 나타나는 전형적인 증상을 유발할 가능성은 많지 않다.

일반적으로 판코스트 종양의 말기(later stages)에는 교감 신경절의 압박으로 인한 호너 증후군(Horner's syndrome)이 발생한다(그림 5.8). 심한 경우에는 눈꺼풀 처짐 (ptosis), 동공 축소(miosis) 및 얼굴의 한쪽으로 땀이 나지 않음(anhidrosis)과 같은 증상이 나타난다. 판코스트 종양의 다른 증상으로는 설명할 수 없는 체중 감소, 식욕 부진, 피로, 수면 장애, 흉부 압박감, 팔 또는 손의 근력 약화가 있다.

사례 연구

68세의 여성으로 주치의가 만성 어깨관절 통증의 치료를 위해 물리치료 클리닉을 방문하도록 처방되었다. 환자는 오른쪽 어깨에 12주 동안 심한 통증이 지속되었고, 이 통증은 또한 견갑골 아래, 우측 액와부(겨드랑이)와 흉벽의 오른쪽 주위로 방사되었다. 그녀는 호흡 곤란에 대해 언급했고, 특히 심호흡을 할 때 통증과 가슴 압박감의 증가를 호소했다.

짧은 거리를 걷거나, 앉거나, 침대에서 돌아 누울 때에도 통증이 악화되었다. 문진을 통해 그녀는 불편함으로

인한 식욕 감퇴와 수면 장애 그리고 장기 흡연자라는 것을 말했다.

검사 결과, 이 환자는 운동 범위 측면에서 본다면 '정상적인' 어깨를 가졌지만 경추 및 흉추에서 통증과 움직임의 제한을 보였고, 이러한 제한은 연령과 관련된 퇴행성 변화로 인한 것으로 생각되었다. 팔에 통증이나 감각 이상은 없었으나, 환자는 오른손에 쥐기 약화, 정교한 손놀림의 상실이 있었고(아마도 C8/T1-척골신경의 하부 상완신경총이 종양에 의한 압박으로 유발되었다고 생각된다), 그녀는 팔이 '내 팔 같지 않다'는 느낌까지 든다고 언급했다. 신경학적 검사에서, 반사 검사에는 이상이 없었으며, 상지의 C5/6/7에 해당하는 근육 분절에 대한 명백한 근육의 약화도 없었다.

환자는 개인 보험에 가입되어 있었고, 증상에 대해 걱정이 심해서 표준 X-선이 아닌 MRI 촬영을 요청했고, 큰(large) 판코스트 종양으로 진단되었다. 불행히도, 종양의 크기로 인해 수술은 불가능했고, 몇 달 후 여성이 사망하기 전에 완화 치료가 시행되었다. 이 환자의 경우에는 척추옆 교감 신경(paravertebral sympathetic nerves)을 압박할 만큼 종양이 진행되지 않았기 때문에 호너 증후군의 증상은 나타나지 않았다.

■ 위와 십이지장(Stomach and duodenal)

위와 소장(십이지장)은 우측의 어깨관절 통증과 견갑골 상각(superior angle of scapula)만이 아니라 극상근과 상부 승모근 부위 통증의 원인이 될 수 있다. 헬리코박터 파일로리(*H. pylori*) 감염은 특히 위 또는 십이지장 궤양과 관련된 대부분의 복부 질환의 주요 원인으로 간주된다. 궤양의 약 10%는 종종 관절염 유형의 의학적 상태에 대해 장기적으로 복용하는 이부프로펜, 나프록센 및 아스피린과 같은 비스테로이드성 항염증제(NSAID)를 만성적으로 사용하여 발생한다.

물리치료사는 명치부위 또는 상복부의 중앙선에 위치

한 통증과 오른쪽 어깨의 통증이 담낭과 간 및 위나 소장으로부터 나타날 수 있기 때문에 다른 징후 및 증상(signs and symptoms)을 지속적으로 인식해야 한다. 위의 장기와 관련된 다른 징후와 증상이 거의 확실하게 나타나기 때문에, 초기 병력을 청취하는 동안 정확한 질문을 해야 한다. 예를 들어, "식사를 할 때와 같이 특정 시간에 통증이 변합니까? 특히 대변이 검은색이지는 않았는지요[어두운 색깔의 대변을 흑색변(melena)이라고 하며, 소화관, 위 또는 소장의 상부에 위치한 출혈과 관련이 있다]?"

사례 연구

20대 중반의 한 남자가 저자의 클리닉에 내원하여, 중부 흉추에서 하부 흉추까지 통증을 느끼고 있으며 또한 오른쪽 어깨에 무엇인가 정상적이지 않다고 언급했지만 그것이 정확히 무엇이라고 말할 수 없다는 것도 인지하고 있었다. 이러한 증상은 여러 달 동안 존재했으며 사라지지 않는 것 같다고 하였다. 환자를 평가하였고, 평가의 처음 단계에서는 흉추 부위에 초점을 맞추어 진행하였다. 환자의 T4~9 부위에 특정한 척추 제한과 압통이 있음을 발견했다. 또한 척추 부위를 덮고 있는 피부가 영양 변화(trophic changes) (건조, 비늘, 여드름 피부)를 보였고 가벼운 촉진으로도 매우 빠르게 충혈(hyperemic) (피부가 붉어짐)이 되는 것을 알아냈다. 흉추 주위의 근육은 매우 단단하게 느껴졌기에 저자는 과긴장(hypertonic) (수축이 증가된)된 상태를 고려하였다. 의학적 검사를(medical screen) 진행하는 동안 저자는 증상을 악화시킬 수 있는 특정한 것들이 있는지에 대해 물었고, 그는 웃으면서 '맥주와 카레'가 증상을 악화시키는 것 같다고 말했다. 저자는 그가 얼마나 자주 이 음식을 먹었는지 물었고 그는 매일 저녁 몇 잔의 맥주를 마시고 매운 카레를 자주 먹는다고 말했다. 저자는 궤양이 그 증상을 나타내는 원인이라고 생각했기 때문에 이 남성에게 의사를 만나보라고 말했다(그림 5.9). 또한 이 경우에 물리치료는 아무 효과가 없을 것이라고 말했다.

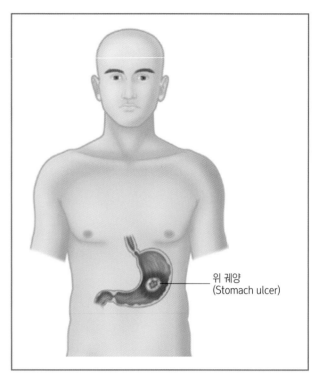

위 궤양
(Stomach ulcer)

그림 5.9: *위 궤양*

이 환자는 몇 주 후에 저자에게 전화를 걸어 헬리코박터 파이로리 감염이 원인이었음을 알려주었고, 저자가 내린 진단은 정확했다. 그 환자가 이제는 감염 약을 복용하고 있으며 정기적인 알코올과 카레 섭취를 줄였다는 사실을 기쁘게 생각한다. 저자는 그 환자가 완전히 회복되기를 희망하고 있다.

환자의 흉추에 대한 영양 변화와 관련하여 이것은 위의 교감 신경과 소장의 과잉 자극, 교감 신경증(sympathetictonia)이라는 질환과 관련이 있다[교감 신경계의 증가된 긴장도(tone)]; 이 상태는 피지선과 모낭의 기능에 영향을 줄 뿐만 아니라 위에 있는 근육의 긴장을 변화시킨다. 저자가 기록한 의학 노트에서, 그 환자가 신체에 통증을 유발하는 내장기-체성(visceral-somatic) 문제를 제시하였고, 그러한 통증의 근본적인 원인으로는 소화성 궤양일 가능성이 높다는 것을 기록한 사실을 기억한다.

사례 연구

저자는 10년이 넘도록 저자의 아주 좋은 친구 마크(그의 신분을 숨기기 위해 이름을 바꿨다)를 아는 특권을 가졌다. 마크는 웨일즈에 살았던 물리치료사로 60세가 되었을 때 대장암에 대한 온라인 검사(online test)를 하기로 결정하였고 불행히도 이 검사는 양성이었다. 다음 몇 달 동안 그는 화학 요법과 방사선 요법의 지속적인 치료와 더불어 대장의 대부분을 제거했다. 진단받은 지 1년 정도 후에 마크를 보았을 때 체중의 25 kg 가량이 감소되는 변화를 보였다. 몇 달이 지났고 모든 것이 잘 되는 것처럼 보였다. 그러나 11월 옥스퍼드 대학교에서 마크와 함께 강의에 참석했을 때, 그는 왼쪽 쇄골상와(빗장위오목) 위에 붓기가 있다는 것을 말했고, 왼쪽 어깨의 불편함을 호소했다. 의사는 그에게 약물 치료를 했으며 마크는 처방된 약에 대한 문제로 햇빛을 쬐지 못했다. 의사들은 왼쪽 폐에서 무언가를 찾았지만 실제로 그들이 찾은 것을 말하지 않았으며 추가 검사가 필요했다.

저자는 이게 내 좋은 친구를 볼 수 있는 마지막 시간일 것이라고 생각했다. 놀랍게도 그것은 현실이 되었고, 그는 12월 말에 세상을 떠났다. 진단은 위 암종(stomach carcinoma)이었고 이것은 아마도 위와 폐로 전이되어 2차 암을 일으킨 초기 1차 대장암(colon cancer)과 연관이 있었을 것이다. 왼쪽 쇄골상와(supraclavicular fossa, 빗장위오목) 내에 존재하는 왼쪽 부종은 아마도 위암으로부터 림프절에 전이가 확대되었기 때문에 발생했을 것이다. 왼쪽의 쇄골상와는 위암의 첫 번째 징후 중 하나로 알려져 있고, 위에 생긴 악성 종양이 실제적으로는 무증상일 수도 있으며 증상이 나타나기 전에 악화된 단계로 진행할 수 있다. 위와 관련된 이 특정한 왼쪽 림프절은 Virchow's node (독일 병리학자 Rudolf Virchow의 이름을 따서 1848년에 명명됨)라고 불리며, 명백한 이유로 '악마'림프절이라는 무서운 이름을 가지고 있다.

림프계와 관련한 흉관(thoracic duct) (왼쪽)은 저수지(reservoir) (오른쪽과 달리)와 같은 기능을 하며, 정맥 시

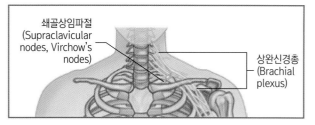

그림 5.10: *Virchow's 림프절*

스템(venous system)의 쇄골하정맥으로 들어가기 전에 신체 대부분의 림프액을 배출하는 역할을 한다. 전이가 있는 경우 흉관이 차단될 수 있으며, 이러한 차단에 의해 림프액이 주변 림프절(virchow)로 역류하게 된다 (그림 5.10).

■ 췌장(Pancreas)

일반적으로 말하면, 췌장은, 특히 췌장염(염증)이 아닌 암종의 경우에 나타나는 징후 및 증상 측면에서 비특이적이고 모호한 경우가 많으며 환자에게 요통을 나타나는 증상이 유일할 수 있다는 것이 임상적으로 입증되었다. 저자는 요통을 가진 환자가 병원에 들어가면 대부분의 물리치료사와 의사는 췌장암을 의심하지 않으며, 요통을 다른 근골격계 원인으로 생각할 것이라고 장담할 수 있다. 그러나, 다음 징후 및 증상 중 일부가 나타날 수 있으며 그렇다면 의심을 해야만 한다.

- 등으로 방사되는 상복부 통증(상복부위)
  [upper abdominal pain (epigastric) that radiates to the back]
- 설명할 수 없는 체중 감량 및 식욕 감퇴
  (unexplained weight loss and loss of appetite)
- 밝은 색의 대변(light colored stools)
- 어두운 색의 소변(dark urine)
- 변비(constipation)
- 구역질 및 구토(nausea and vomiting)
- 요통(lower back pain)
- 왼쪽 어깨 통증(left shoulder pain)
- 황달(jaundice)

췌장에 병리적인 문제가 있는 환자는 몸을 앞쪽으로 구부리고 무릎을 가슴에 대는 경향이 있으며, 술을 마시거나 음식을 먹거나 걷거나 바로 누운 자세에서 다리를 곧게 펼 때 증상이 악화되는 경우가 있다.

사례 연구

최근, 저자가 가르치는 치료사 중 한 명이 짧은 시간 동안 왼쪽 어깨에 통증만이 아니라 복부 통증과 체중 감소를 경험한 환자에 대해서 말했다. 의사는 소화 불량이라고 말하고 그녀를 집으로 보냈다. 하지만 치료사는 소화 불량 이상의 문제에 대해 우려하며 다음날 그녀를 의사에게 되돌려 보냈다. 추가 검사 후, 환자는 췌장암 진단을 받았으며 안타깝게도 암 진단을 받은 직후에 사망했다. 그 치료사는 다음 주에 저자에게 질문 메시지를 보냈고 다른 환자에 대해서 말했다. 일주일에 4번씩 배드민턴을 치고 사이클을 많이 탄 50대 남성으로 주로 왼쪽 사타구니에 증상을 호소하였고, 몸을 웅크리면 (curling up) 완화되는 증상으로 클리닉을 내원했다. 그는 또한 위쪽 어깨와 복부에 증상이 있음을 말했다. 그 또한 의사에게 의뢰했고, 불행히도 췌장암 진단을 받았으며 몇 주 후에 사망했다.

저자는 지난 몇 년 동안 지구 곳곳에서 수천 명의 치료사들에게 강의를 했다. 저자는 이 과정에서 어깨와 사타구니 통증을 유발하는 췌장에 대해서는 거의 이야기하지 않았다. 왜냐하면 하루에 다루어야 할 정보가 너무 많아 치료사들이 실제로 볼 수 있는 모든 것을 포함시키기가 어렵기 때문이었다(코스는 하루가 아닌 5일이 소요된다). 그렇지만, 저자는 지금부터 어깨와 엉덩이 관절에 대한 마스터 강좌를 할 때 항상 췌장에 대해 이야기할 것이다. 이전에 교육을 수강한 학생으로부터 받은 이메일을 되돌아보고 그녀가 워크숍에서 저자가 말한 어깨 통증/암 관련된 내용을 기억하는 모습을 보게 되어 즐거웠다(그림 5.11). 저자가 전달한 지식 중 일부는 가치가 있을 수 있다는 점에 매우 기쁘며, 캐서린 켐프(Kathryn Kemp)의 참여에 감사드린다.

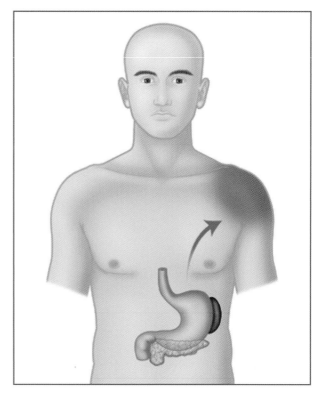

그림 5.11: *췌장과 관련된 전형적인 통증*

■ 신장(Kidney)

저자는 개인적으로 수천 명의 환자를 보았지만 직접적으로 신장의 병리와 관련된 어깨관절 통증이 있는 환자를 회상하기는 어렵다고 생각되며, 아마도 초기 교육 기간에 어깨관절에 문제를 유발하는 이 근본적인 요인을 놓쳤을 수도 있다. 우리는 횡격신경과의 관계를 알고 있고, 신장이 횡격막에 접촉하여 압력이 증가되면 동측의 어깨관절 통증을 유발할 수 있음을 알고 있다 (이미 명백하게 논의됨).

신장 및 비뇨기과 시스템과 관련된 모든 특정 의학적인 질환을 이 책에서 언급하지는 못한다. 그러나 일부 징후와 증상은 물리치료사에게 문제가 될 수 있다. 신장 통증은 일반적으로 뒤 늑골하(posterior subcostal) 부위와 늑골척추(costovertebral) 부위에서 나타난다(그림 5.12). 통증은 또한 옆구리 주위에서 아래쪽 복부 사분면(abdominal quadrant)으로 느껴질 수 있고 고환/생식기 부위까지 방사될 수 있다. 그림 5.12에서 볼 수 있듯이 허리와 동측의 어깨관절에도 통증이 생길 수 있다.

위의 특정 의학적 질환에 대해 읽은 후, 저자가 바라는 전반적인 목표는, 근골격계의 문제라 불리는, 특히 어깨관절 복합체 부위에 발생하는 통증을 유발할 수 있는 병리를 더 잘 알게 하는 것이다. 저자가 논의한 기본 병리학은 *적신호 상태*로 분류될 수 있으며 추가 검사가 필요할 것이다. 고통스러운 증상을 가진 많은 환자들이 자신의 주치의가 아니라 물리치료사를 먼저 만나게 될 것임을 기억해야 한다. 우리는 진료소 문을 통과하는 모든 환자의 전반적인 건강을 돌보아야 할 의무가 있으며, 치료 시기와 더 중요하게는 치료하지 않을 때도 우리는 의료 종사자임을 인식해야 한다. 의뢰(refer)를 할

때는, 단순히 삶이나 죽음의 상황이 될 수 있기 때문에 최우선 순위가 되어야 함을 기억해야 한다!

언급하지 않은 다른 많은 병리가 어깨에 통증을 나타낼 수 있다. 그러나 여기서의 초점은 내장기가 근골격계 내의 다른 구조, 특히 어깨관절 복합체의 영역에 대한 통증에 실제로 어떻게 작용하는지를 여러분들에게 알려주는 것이다. 초기 상담 중 올바른 질문과 적절한 정형의학적 검사 절차를 통해, 특히 검사자가 물리치료 검사 중에 증상을 재현할 수 없는 경우 근골격계 조직을 증상의 원인에서 제거하길 희망한다. 이제는 환자들이 보여주고 있는 증상들이 근골격계가 아니라 실제로 내장기의 병리에서도 연관될 수 있다는 점을 고려해야 할 시점이다.

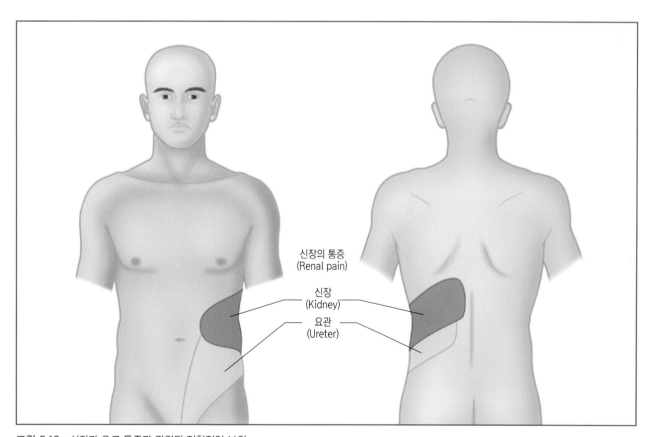

그림 5.12: *신장과 요로 통증과 관련된 전형적인 부위*

6

어깨 복합체에 대한 경추와 신경의 관계

The relationship of the cervical spine and nerves to the shoulder complex

경추는 어깨 복합체를 구성하는 모든 독특한 요소들과 직접적인 관계를 보인다. 대부분의 사람들이 어깨나 상지의 통증이 실제로 어깨나 관련된 구조에서 기인된다고 생각할 수도 있다. 그러나 대다수의 사람들에게 있어, 그들에게 나타나는 어깨 통증뿐만 아니라 팔이나 손에 있을 수 있는 다른 증상들의 근본적인 유발 요인은 경추일 수도 있다.

저자의 견해로는 경추와 어깨가 유기적인 관계와 결합한 협력관계를 보인다고 생각한다. 간단히 말하면, 어느 하나에서 문제가 발생하거나 기능장애를 갖게 된다면(아니면 이것이 의학적 관계인만큼 병적인 관계일 수도 있는) 다른 부분에서 잘 대처하지 못할 것이고 어떻게든 보상해야 할 것이다. 저자는 항상 다음의 개념을 가르친다. 만약 어깨 복합체에 문제가 있다면, 결국 이것은 경추의 문제가 되고 그 반대의 문제를 만들어 내기도 한다. 결국 경추의 문제는 어깨 복합체의 문제가 된다. 이 후자의 개념은 이 책에서 제시하고 주장하는 내용과 맞을 것이다.

저자는 독자에게 말해줄 재미있는 이야기가 있다. 연부 조직 코스 강의 중 참석자들이 어깨 통증을 가지고 있는지 물었다. 왜냐하면 그것이 우리가 이야기를 나눌 다음 주제였기 때문이다. 저자가 이 말을 하던 몇 초 사이에 한 남자가 곧바로 손을 들고(강의실 뒤쪽에서 저자에게 힘차게 팔을 흔들며) 말했다. "네, 저는 제 어깨에 큰 문제가 있습니다"(계속해서 팔을 공중에 들고 있으며!). 저자는 지금 천장을 향해 들고 있는 (특히 빠른 속도로 들어 올린) 팔이 통증이 있는 팔이 맞는지 물었다. "네". 남자는 들어 올린 팔이 통증이 있는 팔이라고 말했다. 그에게는 어깨에 있는 통증이 큰 문제였을 것이다. 그러나 저자는 평가와 치료 이후에 그의 어깨에서 발생하는 통증은 정말 큰 문제이지만 그의 어깨 자체는 큰 문제가 없다고 분류할 것이다. 당신은 아마도 그의 어깨 복합체 통증이 그의 경추에서 방사되고 있는 것이었다고 추측할 수 있을 것이다.

사례 연구

크로스 핏 체육관(crossfit gymnasium)을 운영하는 지역의 한 개인 트레이너 친구가 그의 고객 중 한 명을 저자에게 소개해주었다. 왜냐하면 그는 일상적인 운동 중에 한 가지에서 어려움을 겪고 있었기 때문이었다. 그 문제의 운동은 단순히 벤치에 등을 대고 누운 다음 두 개의 덤벨을 사용하여 주관절을 신전하는 운동이었다 (그림 6.1). 약화(weakness)로 인해 왼쪽 팔을 오른쪽과 비슷하게 신전할 수 없는 것으로 볼 수 있다. 이 운동은 삼두근(triceps muscle, 세갈래근) 그룹을 강화하기 위한 것이다.

그러나 흥미로운 점은 문제의 고객은 어떤 형태의 통증이나 심지어 목과 어깨, 팔의 움직임 제한에 대하여 언급하지 않았다는 것이다. 그는 단지 그 특정 움직임을 수행하는 동안 약화를 가지고 있었다. 그가 운동을 수행하는 동안 개인 트레이너가 찍은 비디오를 보고 환자의 기본적인 문제를 더욱 이해할 수 있었다(저자는 실제로 이 비디오를 신경계와 경추 코스를 수강하는 학생들에게 보여주며 그들이 무엇이 문제라고 생각하는지 물어보곤 한다).

독자들 중 몇몇은 이것을 읽고 무엇이 문제였는지 바로 알 수 있을 것이다. 하지만 대다수의 독자들은 아마도 알아내는 데 어려움을 겪을 수 있다. 왜냐하면 그가 어떠한 통증과 제한을 보이지 않았기 때문이다.

이 장의 후반부에서 저자는 상지의 근력 검사에 대해서 논할 것이다. 이것은 바로 근절, 근육분절(myotome) 검사라고 불리는 것이다. 이전에 캐나다 올림픽 조정 선수였던 캐나다 치료사가 옥스퍼드 대학교에서 몇몇 사람을 치료하는 것을 본 기억이 있다. 처음에 그는 상지와 하지의 근력검사(근절)를 실시하고, 특정 신경의 약화를 발견하면 척추의 특정레벨에 대한 조정과 가동술을 시행하였다. 치료 후에 치료사가 환자에 대해 근력 검사를 재측정하면 희망컨대 그 힘은 정상(5등급)으로 보일 것이다.

저자는 항상 비슷한 개념의 치료를 사용하려고 노력해 왔기 때문에 처음에 언급했던 환자에 대해 검사를 시행하여 주관절 신전 근력에 집중했을 때 왼쪽이 오른쪽에 비해 매우 약하다는 것을 알게 되었다. 나중에 이 장 속의 근절 표를 보면 C7 근절이 근본적인 문제일 수 있다는 것을 알게 될 것이다. C7 신경근은 C6와 C7 수준을 통과하기 때문에 디스크 병변일 수도 있지만 감각이나 통증에 변화가 없기 때문에 저자는 그의 회전된 척추

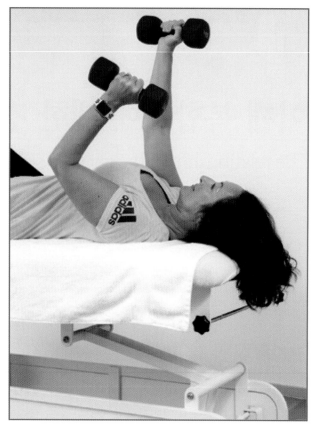

그림 6.1: *삼두근을 이용한 주관절 신전운동-약화로 인한 왼쪽 제한*

[카이로프랙틱 용어로 아탈구, 부분탈구(subluxation)]가 C7 신경의 긴장을 유발하여 이어서 왼쪽 주관절을 신전하는데 약화로 작용하고 있다고 평가하였다.

저자는 가끔 조광기 스위치(dimmer switch: 빛의 강도를 조절하는 장치)로 비유하기도 한다. 스위치를 한 방향으로 돌리면 전구로 가는 전류나 전력이 적어져 전구가 어두워지고, 만약 스위치를 다른 방향으로 돌리면 전구는 밝아진다. 전기선(신경)이 어떤 이유로 비틀리거나 압박을 받으면(척추 회전) C7 신경 경로를 따라 힘(전류)이 감소하게 되고 이어서 전구는 어두워지게 되거나 이번 사례와 같이 검사에서 주관절을 신전하는 움직임 또는 힘의 감소를 보여주게 된다.

저자의 치료는 주로 특정한 경추 관절 가동술과 왼쪽

C6/7의 관절 교정술로 이루어졌으며, 이때 공동화 소리(audible cavitation)를 들을 수 있었다. 그 다음 치료 후 환자의 왼쪽 주관절 신전 근력검사를 실시하였는데 근력이 정상으로 돌아왔다고 말할 수 있어서 매우 기뻤다. 며칠 후 개인 트레이너는 그가 다시 운동을 시작했으며 현재는 약화가 없다는 소식을 보내주었다.

위의 사례를 언급한 이유는 여러분이 신경계 근절검사를 통해서 상지를 평가하는 대안적 방법을 시도하였으면 하기 때문이다. 또한 이러한 사항을 잘 인식하기 위해서다. 많은 치료사들이 어깨 복합체 주변과 팔과 손의 통증이 오직 경추에서만 오는 것으로 생각하고 있는 것을 알고 있다. 그 말은 즉, 그들이 수행했던 모든 치료들은 환자에게 발현된 통증 부위를 치료하기보다는 경추와 신경 경로의 출구 쪽을 중심으로 치료하였다는 것을 의미한다.

■ 경추의 해부학
(Anatomy of the cervical spine)

인간의 경추는 일곱 개의 척추와(C1~7) 여덟 쌍의 경신경(cervical nerve, 목신경)(C1~8)으로 이루어지며, 상부 경추는 환추(C1)(atlas, 고리뼈)와 축추(C2)(axis, 중쇠뼈)로 구성된다. 기능적으로 볼 때 척주의 경추에는 머리의 무게를 가장 위쪽 경추(C1)로 전달하는 후두과(occipital condyles, 뒤통수뼈관절융기)를 포함시켜야 한다. 이것은 고전 신화에서 타이탄 아틀라스의 이름을 따서 이름 붙여진 고도로 전문화된 척추로, 그의 어깨 위에서 전 세계를 지탱하는 역할을 했다. 두 번째 경추의 기능은 주로 머리의 회전을 돕는 축으로 매우 잘 알려져 있다. 남은 다섯 개로 구성되는 하부 경추는(C3~C7) 다른 척추 부위보다 더 일반적인 구조적 특징을 가지고 있다(그림 6.2).

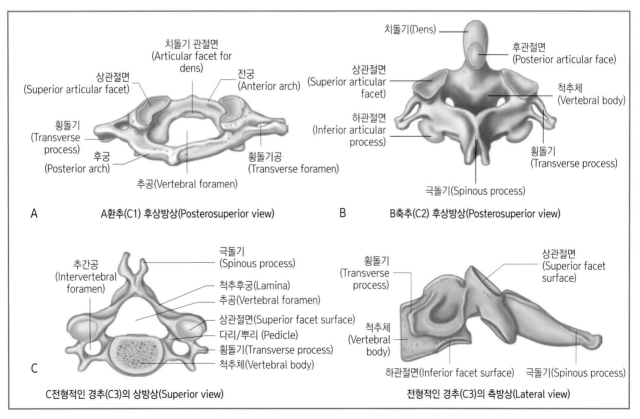

그림 6.2A~C: *A: 환추의 해부학(C1) B: 축추(C2) C: 전형적인 경추(C3~7)*

척추의 일반 해부학

척추체(vertebral body, 척추뼈몸통)

극돌기(spinous process, 가시돌기)

횡돌기(transverse process, 가로돌기)

후관절(facet joint, 돌기사이관절)

추간공(intervertebral foramen, 척추사이구멍)

척추관 (spinal canal)

척추후궁(lamina, 척추뼈고리판)

추궁근(pedicle, 척추뼈고리뿌리)

추간판(intervertebral disc, 척추원반):

    수핵(nucleus pulposus, 속질핵)

    섬유륜(annulus fibrosus, 섬유테)

추간판(Intervertebral discs) (그림 6.3)

인접한 척추 사이에는 추간판이라고 알려진 구조가 있다. 인간의 척주에는 총 23개의 연부조직(soft tissue, 물렁조직) 구조가 있다. 디스크는 세 개의 요소로 구성되어 있는데 섬유륜으로 불리는 질긴 겉껍질, 수핵으로 불리는 내측 중앙에 있는 젤 같은 물질, 그리고 척추체에 붙는 척추종말판(vertebral end plate)이 그것이다. 사

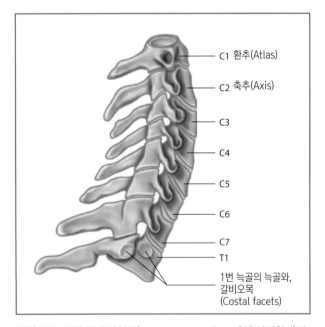

그림 6.3: *경추와 추간원판(intervertebral discs, 척추사이원반)의 해부학*

람이 나이가 들수록 원반의 중심은 수분을 잃기 시작하는데, 이것은 디스크의 탄력성이 떨어져 마치 쿠션이나 충격 흡수장치 같은 효과가 떨어지는 자연스러운 과정이다.

신경근은 척추와 디스크 사이의 작은 통로를 통해 척추관을 빠져나가는데, 이러한 통로는 추간공이라고 한다. 통증과 다른 증상들은 손상된 디스크가 척추관이나 신경근을 압박할 때 발생할 수 있다. 흔히 추간판탈출증(disc herniation, 원반탈출증)이라고 한다.

추간판탈출증(Disc herniation)

추간판탈출증은 디스크팽창(bulging discs, 부푼추간판), 추간판탈출(prolapsed discs or slipped discs)로 불리기도 한다. 이러한 용어는 젤 같은 수핵이 디스크의 중앙에서 힘에 의해 밀려나오는 작용에서 유래한 것이다. 분명하게 말하면 디스크는 스스로 탈출하지 않는다. 그러나 디스크 중앙에 위치한 수핵 조직이 많은 압력을 받게 되면 그림 6.4와 같이 섬유륜 밖으로 탈출하거나 심지어 파열될 수도 있다. 디스크 돌출 정도가 심하면 팽창된 조직이 하나 혹은 하나 이상의 척추신경을 압박할 수 있으며, 이것은 경추와 상지, 팔과 손에 부분적인 통증, 연관통과 무감각이나 약화를 일으킬 수 있다. 대략 85~95%의 경추 추간판탈출은 C4~5, C5~6이나 C6~7 경추 부위에서 발생한다. 디스크 조직과 접촉하여 발생하는 신경압박은 그림 6.4와 같이 C5, C6 또는 C7 신경근 경로를 따라 인지된 통증을 유발할 수 있다.

후관절(Facet joints, 돌기사이관절)

경추에는 후관절이 있다[해부학적으로 돌기관절(zygapophyseal joints)로 알려진]. 이러한 구조들은 특히 어깨 부위에 많은 통증을 유발하는 원인이 될 수 있다. 후관절은 척추의 후방 외측에 놓여 있으며, 척추가 굴곡, 신전, 측방굴곡과 회전 등의 동작을 수행할 때 도움을 주는 역할을 한다. 이 관절은 위치와 방향에 따라서 특정 유형의 움직임을 허용하지만 다른 움직임은 제한한다.

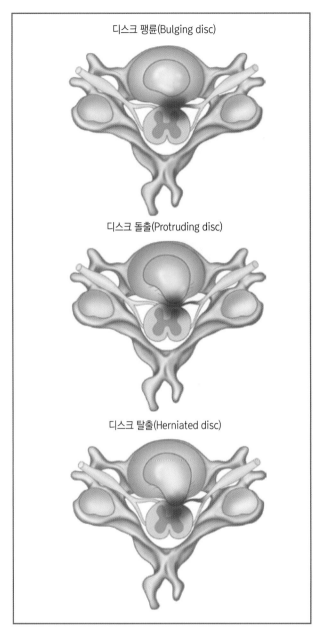

디스크 팽륜(Bulging disc)

디스크 돌출(Protruding disc)

디스크 탈출(Herniated disc)

그림 6.4: *디스크의 병리학과 신경근 접촉*

인체의 다른 활막성 관절(synovial joints, 윤활관절)처럼 각각의 후관절은 결합조직의 피막으로 둘러싸여 관절에 영양을 공급하고 매끄럽게 하기 위해 활액(synovial fluid, 윤활액)을 생성한다. 관절면은 연골로 덮여 있어서 각각의 관절이 부드럽게(관절을 이루는) 움직일 수 있도록 돕는다. 후관절에는 통증 수용기들의 신경분포가 많아 목, 어깨 그리고 팔의 통증을 유발할 수 있다.

척추후관절 증후군/질환
(Facet joint syndrome/disease)

척추후관절은 서로 미끄러지는 경향이 있기 때문에 그들은 자연스럽게 척추와 함께 끊임없이 움직인다. 모든 종류의 체중을 지지하는 관절과 마찬가지로 단순히 닳아 없어지고 시간이 지남에 따라 퇴화가 진행될 수 있다. 척추후관절이 자극을 받게 되면(연골이 찢어질 수 있다), 척추후관절 아래의 관절뼈에 골극(osteophytes, 뼈곁돌기)이 생성되기 시작해 척추후관절 비대로 이어져 척추후관절 증후군이나 질환의 전조가 되고(그림 6.5), 결국 척추의 골관절염(osteoarthritis, OA, 뼈관절염)인 척추증(spondylosis, 척추굽음증)에 이르게 된다. 이런 유형의 증후군이나 질병 과정은 만성적으로 목과 어깨에 통증이 있는 고령의 환자에게 매우 흔하다.

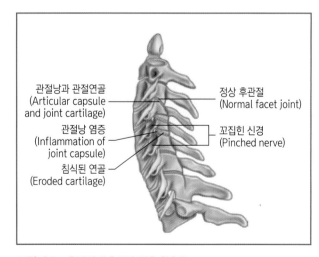

관절낭과 관절연골
(Articular capsule
and joint cartilage)

관절낭 염증
(Inflammation of
joint capsule)

침식된 연골
(Eroded cartilage)

정상 후관절
(Normal facet joint)

꼬집힌 신경
(Pinched nerve)

그림 6.5: *후관절 증후군과 경추 척추증*

예를 들어 (경추)회전은 자유롭게 허용되지만, 외측 굴곡(lateral flexion, 가쪽 굽힘)의 범위는 작다.

각각의 척추에는 두 개의 후관절이 있는데 위쪽을 향하고 경첩과 비슷하게 작용하는 상관절면과 아래쪽에 위치한 하관절면으로 구분된다. 예를 들어 C4의 하관절면은 C5의 상관절면과 서로 관절을 이룬다.

경추의 운동(Motion of the cervical spine)

경추는 세 개의 축/면을 통한 시상면에서 굴곡/신전, 전두면에서 측방굴곡 그리고 횡단면에서 회전을 할 수 있다. 다른 움직임들의 가중을 통한 총체적인 움직임으로 회전 역시 가능하지만 추천하지는 않는다. 이러한 움직임은 경추 전반적으로 나타나지만 이것은 특정한 형태의 후관절이 특정 경추 분절의 움직임을 인도하고 다른 분절이 다른 움직임을 가질 수 있도록 하기 때문이다.

환추(C1)와 축추(C2)의 동작

[Motion of the atlas (C1) and axis (C2)]

경추 회전의 50% 정도가(각각 왼쪽 혹은 오른쪽), 주로 차축관절(pivotal joint, 중쇠관절)로 이루어진 C1의 환추가 C2의 축추 위에서 발생하는 것으로 여겨진다(그림 6.6). 만약 경추 회전의 정상 운동 범위가 대략 80도라고 하면, 그 중 40도의 움직임은 C1과 C2 수준 사이에서 일어나게 될 것이다.

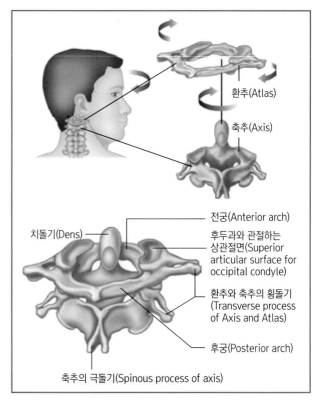

그림 6.6: *C2에 대한 C1의 동작*

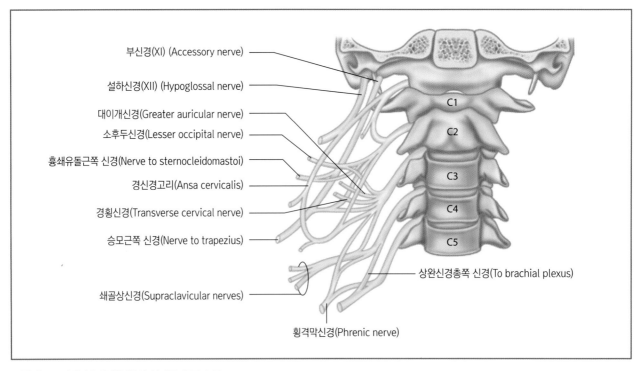

그림 6.7: *경신경총의 해부학과 신경근 출구 수준*

■ 신경해부학(Neurological anatomy)

경추에서 나오는 경신경(cervical nerve, 목신경)은 8개이다. C1~4는 경신경총(cervical plexus, 목신경얼기)을 통해서 나오고 C5~T1은 상완신경총(brachial plexus, 팔신경얼기)을 통해서 나온다. 그러나 경추는 일곱 개뿐이다. 첫 번째(C1)부터 일곱 번째(C7)까지의 경신경은 해당하는 번호의 경추의 레벨 위로 나가는 반면(예: C1 신경은 C1 척추 레벨 위로 나간다), 여덟 번째 경신경은 일곱 번째 경추 아래와 첫 번째 흉추의 위로 빠져나간다(경신경 8번은 C7/T1 레벨 사이로 나간다). 첫 번째 흉신경(thoracic nerve, 가슴신경)(T1 신경근)은 첫 번째 흉추 아래로 빠져 나간다(T1 신경근은 이제 T1/T2레벨 사이로 빠져나간다). 예를 들어 당신이 C5와 C6 사이에 디스크 병변을 가지고 있다면 C6에서 나가는 신경근은 디스크에 의해 접촉될 수 있다. 그러나 요추에서 L4 및 L5 사이에서 나오는 신경근은 L4가 될 것이다. 경추 위쪽 레벨과 비교하여 이것은 요추(그리고 흉추)의 아래 레벨이기 때문이다.

상완신경총(Brachial plexus) (그림 6.8)

상완신경총은 네 개의 하부 경추와 첫 번째 흉추(C5~T1)에서 나오는 신경으로 구성된다. 상완신경총은 사각근간삼각(interscalene triangle, 목갈비근사이삼각)으로 알려진 전사각근(scalenus anterior, 앞목갈비근)과 중사각근(scalenus medius, 중간목갈비근) 사이에 형성된 공간 사이를 통과한다. C5와 C6 신경근은 상부간부를 형성하고, C8과 T1 신경근은 하부 간부를 형성한다. C7은 다른 신경근과 연결되지 않으며 단독으로 중간 간부를 이룬다. 간부는 쇄골 아래를 지나면서 코드를 형성하기 위해 나뉜다. 상부 간부와 하부 간부는 중간 간부와 모여 후방 코드를 형성한다. 결국, 중간 간부는 C5와 C6와 외측다발을 형성하는데 기여한다. 나머지 C8과 T1은 중간다발을 형성한다.

다발은 이제 분지로 나뉘어 외측다발의 분지 하나는 근피신경(musculocutaneous nerve, 근육피부신경)이 되고, 다른 분지는 중간분지와 합쳐져 정중신경(median nerve)이 된다. 중간다발의 두 번째 분지는 척골신경(ulnar nerve, 자신경)이 되고, 후방다발은 액와신경(axillary nerve, 겨드랑신경)과 요골신경(radial nerve, 노신경)이 된다.

이 장에서는 상완신경총(그림 6.9)에서 나오는 말초신경을 적절하게 잘 이해한다면, 해부학, 감각과 운동기능, 그리고 평가하는 방법에 초점을 맞추어 파악을 하게 되어 너무 복잡하게 만들지 않는 한 신경학적 검사를 어렵지 않게 수행할 수 있을 것이다(저자는 저자가 살 의욕을 잃기 시작하게 만드는 신경학에 대한 전문가의 설명을 들었다!). 그러나 그것이 쉽게 가르쳐진다면 그렇게 어려울 필요가 없다고 생각한다. 저자는 이 매력적인 주제를 간단하게 설명하기 위해 최선을 다할 것이다.

이 부분에서는 상완신경총에서 시작하고 끝나는 다섯 가지 말초신경에 대해서 논하고자 한다. 그리고 이것들은:

1. 요골신경(radial nerve)
2. 정중신경(median nerve)
3. 척골신경(ulnar nerve)
4. 근피신경(musculocutaneous nerve)
5. 액와신경(axillary nerve)

1. 요골신경(Radial nerve)

상완신경총 후방다발의 특정한 레벨 C5, 6, 7, 8과 T1은 요골신경을 형성하고 액와 주변 뒤에서 계속하여 팔의 상완동맥(brachial artery, 위팔동맥)을 따라 상완삼두근(triceps muscle, 위팔세갈래근)을 지배한다. 요골신경은 외측상과(lateral epicondyle, 가쪽위관절융기)와 주관절와(cubital fossa, 팔오금)를 지나 심부[후골간신경(posterior interosseous nerve, 뒤뼈사이신경)]와 천부 분지로 나뉜다(그림 6.10).

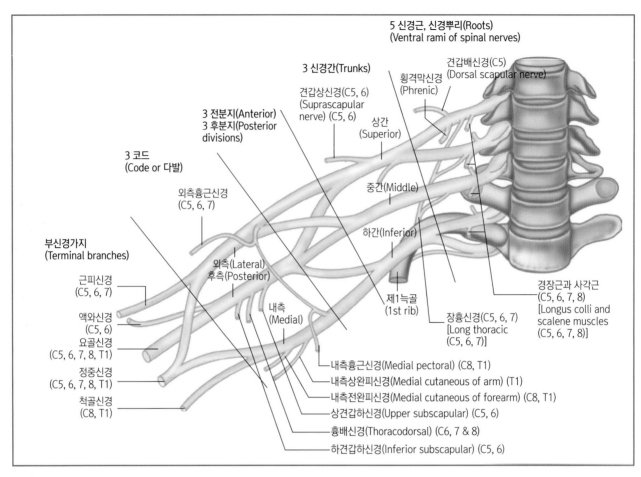

그림 6.8: *상완신경총 해부학*

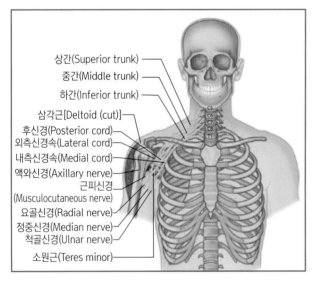

그림 6.9: *상완신경총과 말초신경 해부학*

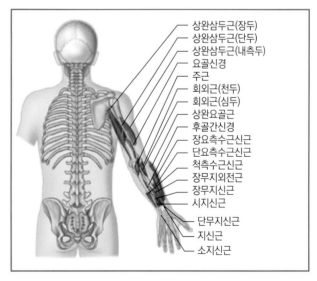

그림 6.10: *요골신경의 운동신경로*

Rezzouk (2004)은 요골신경의 운동기능 측면에서 상완삼두근 장두가 액와신경에 의해 지배받고 있는 것을 20구의 시체 해부(cadaver dissections)를 통하여 발견했고, 그 중 어느 하나도 요골신경에 의해 지배되지 않음에도 불구하고 상완삼두근의 모든 세 개의 근육은 전완과 손으로 신경학적 자극이 시작하기 전 초기에 요골신경의 공급을 받는다.

요골신경의 운동공급(Motor supply)

상완삼두근(triceps, 위팔세갈래근)

주근(anconeu, 팔꿈치근)

상완요골근(brachioradialis, 위팔노근)

장요측수근신근(extensor carpi radialis longus, 긴노쪽손목폄근)

요골신경 심지(deep branch, 깊은가지)의 공급:

단요측수근신근(extensor carpi radialis brevis, 짧은노쪽손목폄근)

회외근(supinator, 손뒤침근)

후골간신경(연속된 심지)의 공급:

지신근(extensor digitorum, 손가락폄근)

소지신근(extensor digiti minimi, 새끼폄근)

척측수근신근(extensor carpi ulnaris, 자쪽손목폄근)

장무지외전근(abductor pollicis longus, 긴엄지벌림근)

단무지신근(extensor pollicis brevis, 짧은엄지폄근)

장무지신근(extensor pollicis longus, 긴엄지폄근)

시지신근(extensor indicis, 집게폄근)

감각 성분은 주로 뒤쪽 피신경(cutaneous nerve, 깊은 가지)을 통해서 전완 뒤쪽 중앙과 주관절 부위로 길게 공급된다. 천지(superficial branch, 얕은 가지)는 손의 배측면(dorsal surface, 등쪽 면)과 외측 세 개 손가락과 절반, 무지(thumb, 엄지손가락)와 시지(index finger, 집게손가락) 사이 지간(web space, 갈퀴막공간)에 감각 신경지배를 한다(그림 6.11).

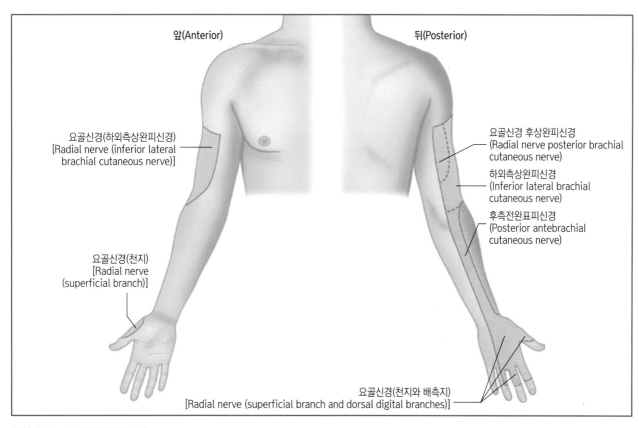

앞(Anterior)　　뒤(Posterior)

요골신경(하외측상완피신경)
[Radial nerve (inferior lateral brachial cutaneous nerve)]

요골신경(천지)
[Radial nerve (superficial branch)]

요골신경 후상완피신경
(Radial nerve posterior brachial cutaneous nerve)

하외측상완피신경
(Inferior lateral brachial cutaneous nerve)

후측전완표피신경
(Posterior antebrachial cutaneous nerve)

요골신경(천지와 배측지)
[Radial nerve (superficial branch and dorsal digital branches)]

그림 6.11: *요골신경의 감각 기능*

어떤 형태로든 발생하는 요골신경 외상(trauma)은 손목의 회외나 신전[수근하수(wrist drop, 손목처짐)] 운동 약화를 가져올 수 있고 또 손가락 신전과 전완 후면부 감각상실, 전완 요측면과 배측면 3⅓ 손가락[조상(nail bed, 손톱바닥) 제외] 그리고 무지와 시지 사이의 지간에 영향을 줄 수 있다.

요골신경 근력검사(Radial nerve strength test) (그림 6.12)

그림 6.12와 같이 환자의 무지(장무지신근) 근육에 저항을 적용하여 요골신경의 운동 수축성에 대해 확인할 수 있다.

2. 정중신경(Median nerve)

정중신경(C5 - T1)은 상완신경총의 외측신경속(C5, 6)과 내측신경속(C8, T1)이 C7(외측신경속으로 연속됨)의 중간신경간과 분지를 형성하여 발원한다. 신경은 액와를 지나 상완동맥 외측으로 상완근과 상완이두근 사이에 놓여 있다. 신경은 상완동맥을 지나갈 것이므로 안쪽에 위치하여 주관절와 방향으로 향하는 신경학적 자극을 계속할 수 있게 되는데, 여기서 주관절의 관절지(articular branch, 관절가지)가 나온다.

정중신경은 원형회내근(pronator teres, 원엎침근)의 두 머리를 통해 연속되어 심지굴근(flexor digitorum profundus, FDP, 깊은손가락굽힘근)과 천지굴근(flexor digitorum

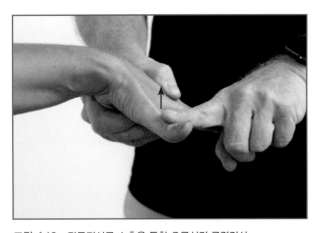

그림 6.12: 장무지신근 수축을 통한 요골신경 근력검사

superficialis, FDS, 얕은손가락굽힘근) 사이를 지나 손바닥에 피부를 지배하는 손바닥 피부 신경과 전완심부근육에 공급하는 전골간신경(anterior interosseous nerve, 앞뼈사이신경)이라고 불리는 큰 두 개의 가지를 형성한다. 그런 다음 정중신경은 수근관(carpal tunnel, 손목굴)을 통해 손으로 들어가는데, 이때 장측면 무지와 시지 그리고 중지 절반의 감각을 지배하는 장측지 가지(palmar digital branch)와 무지구근(thenar muscles, 엄지두덩근)을 공급하는 회귀가지(recurrent branch)로 나뉘어 끝이 난다.

정중신경의 운동 지배 (Motor supply of the median nerve)

얕은 층(superficial layer): 원형회내근, 요측수근굴근(flexor carpi radialis, 노쪽손목굽힘근), 장장근(palmaris longus, 긴손바닥근)

중간 층(Intermediate layer): 천지굴근

깊은 층(deep layer): 심지굴근(외측 절반), 장무지굴근, 방형회내근(pronator quadratus, 네모엎침근)

손 근육(Hand muscles)

아래 나열된 근육은 무지구(thenar eminence, 엄지두덩)의 일부와 무지(pollux)의 움직임 조절을 구성하고 있으며 LOAF 근육(그림 6.14)으로 불리며, 외측 두 개의 충양근(lumbrical, 벌레근)을 제외하고 OAF 근육으로 부르기도 한다.

외측충양근[lateral lumbricals (첫 번째와 두 번째)]
무지대립근(opponens pollicis, 엄지맞섬근)
단무지외전근(abductor pollicis brevis)
단무지굴근(flexor pollicis brevis)

감각(Sensory)

정중신경은 조상뿐만 아니라 장측면의 무지구와 무지, 시지, 중지와 약지(ring finger, 반지손가락)의 감각을 지배한다(그림 6.15).

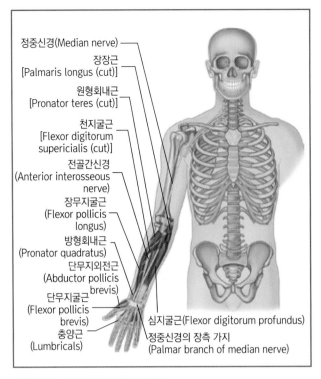

정중신경(Median nerve)
장장근
[Palmaris longus (cut)]
원형회내근
[Pronator teres (cut)]
천지굴근
[Flexor digitorum
supericialis (cut)]
전골간신경
(Anterior interosseous
nerve)
장무지굴근
(Flexor pollicis
longus)
방형회내근
(Pronator quadratus)
단무지외전근
(Abductor pollicis
brevis)
단무지굴근
(Flexor pollicis
brevis)
충양근
(Lumbricals)
심지굴근(Flexor digitorum profundus)
정중신경의 장측 가지
(Palmar branch of median nerve)

그림 6.13: 정중신경의 운동신경로

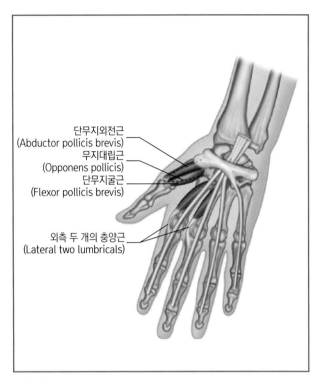

단무지외전근
(Abductor pollicis brevis)
무지대립근
(Opponens pollicis)
단무지굴근
(Flexor pollicis brevis)
외측 두 개의 충양근
(Lateral two lumbricals)

그림 6.14: 무지구의 LOAF 근육들

정중신경 근력검사—pinch grip(그림 6.16)

그림 6.16과 같이 환자는 무지와 시지 손가락을 꼬집듯이 맞댄다. 치료사가 환자의 손가락을 떨어뜨리려고 할 때 환자에게 이 동작을 버티라고 지시한다.

정중신경의 외상은 보통 수근관 내에 있어서 가장 잘 알려진 것이 수근관증후군(carpal tunnel syndrome, CTS, 손목굴증후군)이다. 이것은 보통 반복적인 손가락의 움직임(타이피스트)과 두꺼워진 인대 때문에 건초(tendon sheath, 힘줄집)[건초염, 힘줄윤활막염(tenosynovitis)]에 부종을 발생시킨다. 극단적인 경우 신경 압박 때문에 무지구근(LOAF)의 약화(쇠약)가 일어날 수 있다. 또한, 정중신경은 팔꿈치의 과상골절로 인하여 손상받을 수 있으며 이것은 굴곡 근육과 회내근 마비와 전완의 영구적인 회외를 일으킬 수 있다.

3. 척골신경(그림 6.17)

처음에 척골신경은(C8, T1) 척수신경근(spinal root, 척수신경뿌리) C8과 T1에서 발원하여 내측 다발을 형성한다. 신경은 팔꿈치를 향하여 팔 안쪽으로 연속되며 상완골, 위팔뼈(humerus)의 내측상과(medial epicondyle, 안쪽위관절융기) 뒤쪽으로 이어진다(이 부위에서 신경 촉지가 가능하며 또한 손상이 잦은 부위이다). 신경은 전완에서 척측수근굴근(flexor carpi ulnaris, 자쪽손목굽힘근)의 두 머리를 관통해서 척골을 따라 내려가다가 가이온(Guyon) 또는 가이온관, 가이온굴(Guyon's canal)을 통해 손목으로 연속되고 손목의 두상골(pisiform, 콩알뼈)과 유구골(hamate, 갈고리뼈) 사이에 위치하여 천지와 심지로 끝난다.

운동(Motor)

척골신경은 다음 근육들을 공급한다.

전완: 척측수근굴근과 심수지굴근(flexor digitorum profundus, 깊은손가락굽힘근)(안쪽 절반)

손: 아래의 근육들이 소지구(hypothenar eminence, 새끼두덩)와 소지(little finger, 새끼손가락)의 움직임을 조절

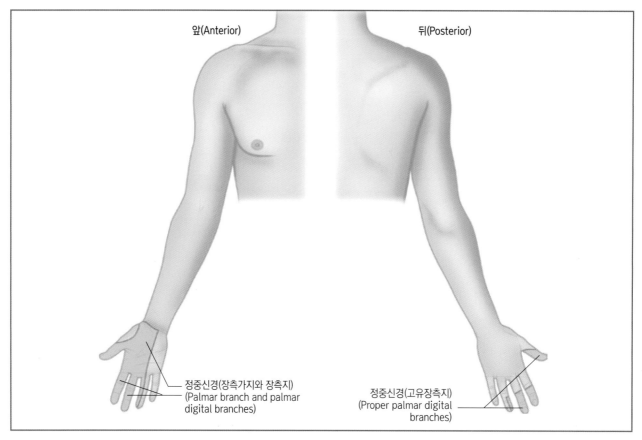

정중신경(장측가지와 장측지)
(Palmar branch and palmar
digital branches)

정중신경(고유장측지)
(Proper palmar digital
branches)

앞(Anterior)

뒤(Posterior)

그림 6.15: *정중신경의 감각기능*

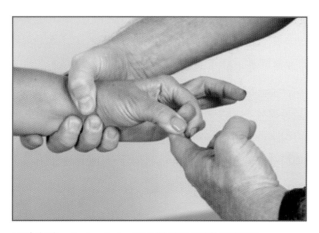

그림 6.16: *pinch grip test를 통한 정중신경의 근력검사*

한다(digiti minimi, 소지근):

소지외전근(abductor digiti minimi, 새끼벌림근)

소지대립근(opponens digiti minimi, 새끼맞섬근)

단소지굴근(flexor digiti minimi brevis, 짧은새끼굽힘근).

척골신경은 다음과 같은 손의 근육에 신경자극을 한다.

내측 두 개의 충양근

무지내전근(adductor pollicis, 엄지모음근)

단장근(palmaris brevis, 짧은손바닥근)

골간근(interossei, 사이근).

감각(Sensory)

척골신경은 손바닥 내측과 소지와 약지 절반에 해당하는 내측 배측면을 지배한다.

척골신경 저항검사

(Ulnar nerve strength test) (그림 6.18)

그림 6.18은 환자가 소지(소지외전근) 외전에 저항하여 척골신경의 움직임을 통해 근육 수축성을 확인하는 것을 보여준다.

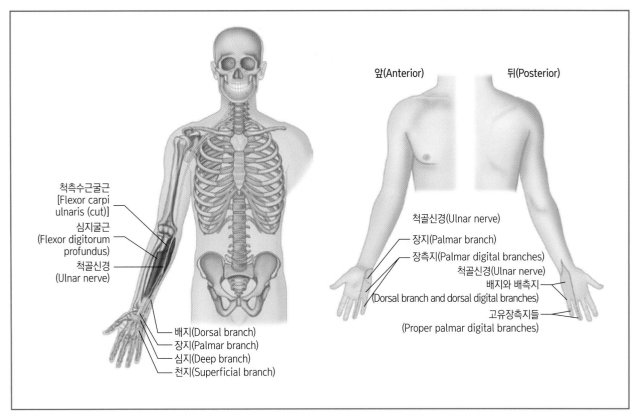

그림 6.17: *척골신경의 운동과 감각로*

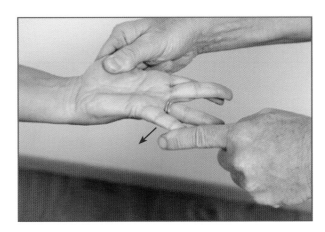

그림 6.18: *소지 외전을 통한 척골신경의 저항검사*

척골신경의 손상은 팔꿈치의 내측상과에서 흔한데 그 이유는 이것의 민감성 때문이다. 신경은 *주관증후군 (cubital tunnel syndrome, 팔꿈굴증후군)*으로 알려진 주관 (cubital tunnel, 팔꿈굴) 내부에서 압박을 받을 수 있다. 또한 신경은 손과 함께 가이온관(Guyon's tunnel)이 신장

될 수 있는데, 특히 사이클리스트의 자세처럼 손이 신 전되고, 척측 편위되어 터널을 지나며 신경을 신장시킨 다. 극단적인 경우 손가락의 외전과 내전이 불가능하고 소지와 약지의 척골신경 지배부위의 감각 저하를 경험 할 수도 있다.

4. 근피신경(Musculocutaneous nerve)

척수신경근 C5와 C6이 상방 간부를 따라 이동하다 중 간 간부 C7과 결합하고 외측다발을 형성하기 위해 이 어져 근피신경을 이룬다. 신경은 팔을 따라 내려와서 오훼완근(coracobrachialis, 부리위팔근)과 차례로 상완근, 상완이두근을 지배하고 외측전완피신경(lateral cutaneous nerve, 가쪽아래팔피부신경) 같은 전완 외측에 필요한 감 각 지배를 공급하러 들어가기 전에 이두근건 바깥쪽을 지나간다.

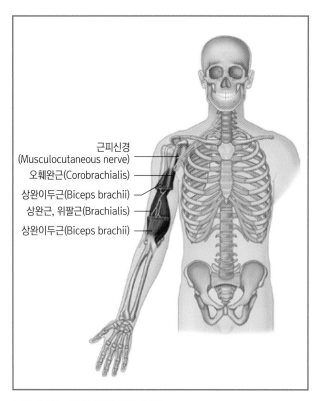

그림 6.19: *근피신경의 운동신경로*

근피신경의 운동공급
(Motor supply of the musculocutaneous nerve)

오훼완근(coracobrachialis)

상완근(brachialis)

상완이두근(biceps brachii).

*감각 신경자극*은 외측 근피신경을 통해 이루어지며 전완 외측부 피부 주변을 지배한다.

근피신경 손상이 매우 드문 이유는 잘 보호받고 있기 때문이며 따라서 이 신경 손상을 논할 필요는 없다.

5. 액와신경(Axillary nerve) (그림 6.20)

척수신경근 C5와 C6이 상방 간부를 따라 이동하고 후방다발과 결합하여 액와 부위 안에서 액와신경을 형성한다. 신경은 액와동맥(axillary artery, 겨드랑동맥) 뒤에서 견갑하근(subscapularis, 어깨밑근) 앞에 위치하며 소원근을 공급하는 후방말단가지(posterior terminal branch)와 삼각근을 공급하는 전방말단가지(anterior terminal branch), 두 개의 가지로 나누어진다.

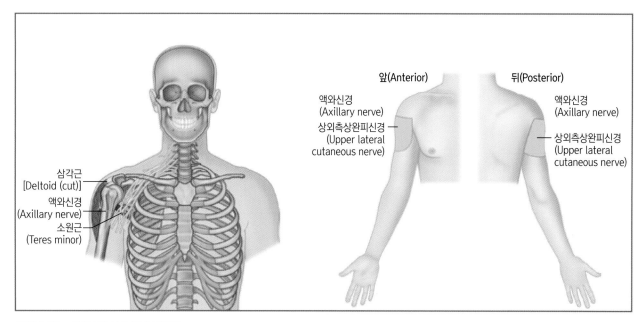

그림 6.20: *액와신경의 운동과 감각로*

액와신경의 운동 공급
(Motor supply of the axillary nerve)

삼각근(deltoid, 어깨세모근)

소원근(teres minor, 작은원근).

액와신경의 감각 신경 전달은 후방말단가지를 통해 이루어지고 상외측상완피신경(upper lateral cutaneous nerves, 위가쪽위팔피부신경)으로 이어진다. 이것은 "연대 배지 부위"로 알려진 삼각근 아래 피부 부위를 공급하는데, 그 이유는 병장 계급장이나 군복 상완(upper arm, 위팔)의 배지의 평소 위치이기 때문이다(그림 6.21).

액와신경의 손상은 보통 상완관절(glenohumeral joint, 위팔어깨관절)의 탈구(dislocation, 어긋남)나 상완골의 외과경(surgical neck)골절 이후 견봉(acromion process, 어깨뼈봉우리)과 상완골의 대결절을 볼 수 있고 쉽게 촉진될 정도로 삼각근과 소원근이 위축되었을 경우 일어난다. 어깨 외전력이 약할 수 있고 연대 배지 부위의 감각이 소실될 수 있다.

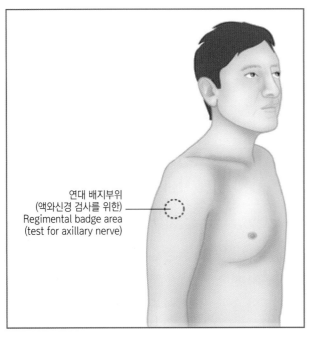

연대 배지부위
(액와신경 검사를 위한)
Regimental badge area
(test for axillary nerve)

그림 6.21: 액와신경의 연대 배지부위

■ 감각 신경계의 검사(피부절)분
[Examination of the sensory system (dermatome)]

피절은 신체에 위치한 특정 피부 영역으로 단일 신경근의 지배를 받는다(그림 6.22, 23).

어깨나 사지, 팔다리에서 느낀 무감각, 저림, 작열감과 통증은 비정상적인 느낌이다. 가끔 이러한 증상들은 어느 한 부위에서 다른 부위로 퍼지기도 하는데 하지로 방사되는 좌골신경통(sciatica, 엉덩뼈신경통)을 좋은 예로 들 수 있다.

척수에서 시작된 신경은 감각신경과 운동신경으로 나뉜다. 감각신경은 피부의 특정 부위에 감각을 느끼게 해주는데 이것은 피절로 잘 알려져 있다. 피절 패턴은 신체 지도에 비슷하게 나타난다. 치료사는 탈지면 조각, 핀이나 종이클립을 이용하여 팔과 다리의 대칭적인 느낌을 검사해 볼 수 있다. 환자로부터 비정상적인 반응이 나타날 경우 특정 신경근의 문제가 있음을 나타낸다.

감각검사(Sensory tests)

정확하게 피절의 신경 감각 성분을 평가하기 위해서 치료사는 탈지면, 뉴로 팁(neurotip)이나 환자를 부드럽게 만지고 눌러볼 수 있는 손가락처럼 단순한 도구를 이용할 수 있다. 다음의 모든 검사를 포함한다고 말하는 것이 아니라 신경계 평가에 이것들 중 일부를 사용한다. 이러한 검사의 기본 생각에는 환자가 실제로 신경학적 문제가 있는지 알아내는 것이다. 왜냐하면 그들은 외부의 다양한 물건을 사용했을 때 피부에 접촉하는 것을 인지하지 못할 수 있기 때문이다.

가벼운 촉각

- 손가락의 가벼운 촉감이나 탈지면 조각, 휴지조각을 이용한다.
- 쓰다듬거나 움직이는 느낌이 나지 않도록 접촉하는 것이 중요하다.

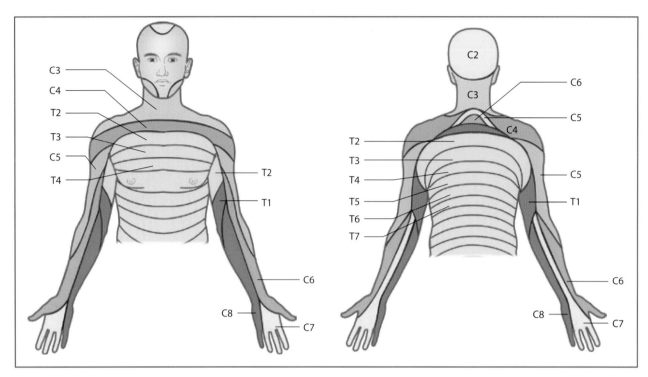

그림 6.22: *상체의 피절 지도: 전면과 후면*

- 환자는 눈을 감고 그들이 치료사의 촉진을 느꼈을 때 말할 수 있도록 한다.
- 같은 자세로 각각의 사지를 비교한다.
- 환자가 미리 예상하는 것을 방지하기 위해 접촉 시간을 불규칙하게 유지한다(예: 오른팔 C5 테스트, 왼팔 C7, 오른팔 C6 테스트 등).
- 감각이 감소하거나 증가된 부위를 기록한다.

피절 위치	해당 척수수준
어깨(Shoulders)	C4, C5
외측전완(Lateral forearm)	C6
무지(Thumb)	C6
중지(Middle finger)	C7
소지(Little finger)	C8
내측전완(Medial forearm)	T1

날카로운 촉각[Sharp touch (pinprick) 침으로 찌르는]

- 전용 신경 검사 핀을 사용한다.
- 시작하기 전 흉부의 흉골 주변에 사용하여 예리한 정도에 대한 기준선을 설정한다.
- 상지의 양쪽을 비교하면서 환자는 눈을 감고 가벼운 촉각을 검사하던 것과 같이 진행한다.
- 환자에게 날카롭거나 무딘 느낌을 말하도록 한다.

온도(Temperature)

- 이것은 종종 간과되기 쉽지만 중요할 수 있다.
- 보다 쉽고 실용적인 방법으로는 슬개골 망치 끝의

차가운 부분으로 환자를 접촉하는 것이다.
- 특정 피절의 온도감각의 특성을 비교한다.

진동감각(Vibration sense)

- 음차, 소리굽쇠(tuning fork)를 사용하고 음차의 진동을 확인한다.
- 흉골에 놓고 시작하며 환자가 진동을 느낄 수 있도록 한다.
- 한 손가락의 원위지골간관절(distal interphal-angeal joints, 원위손가락뼈사이관절)에 댄다.

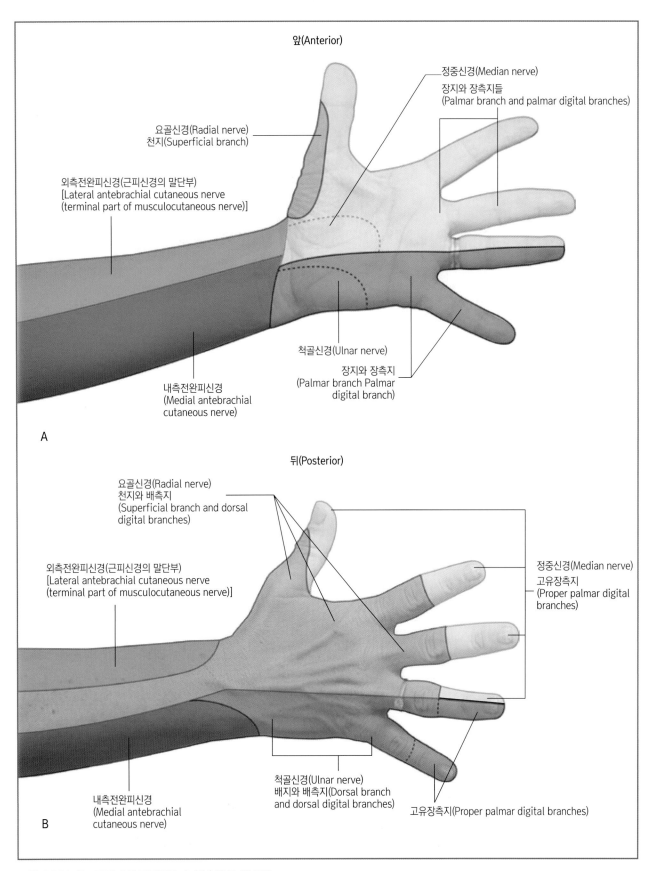

그림 6.23A, B: *팔과 손의 감각영역. A: 장측면. B: 배측면*

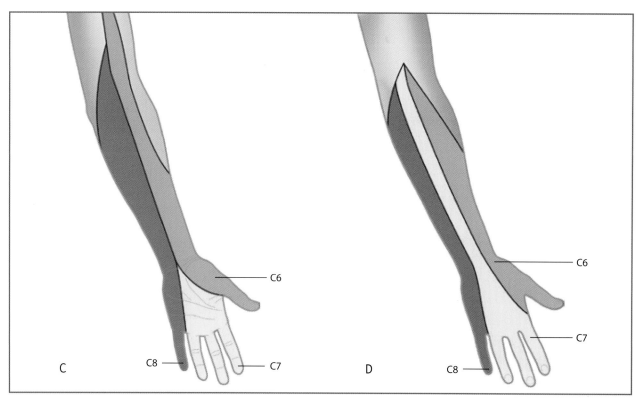

그림 6.23C, D: *팔과 손의 피절. C: 장측면. D: 배측면*

- 만약 진동감각을 못 느낀다면 반대편 중수지관절 (metacarpophalangeal joint, 손허리손가락관절) 등으로 옮겨서 시도한다.

■ 운동 신경계의 검사(근절)

[Examination of the motor system (myotome)]

근절은 단일 신경근의 지배를 받는 근육군(group of muscles, 근육무리)이다.

근육 힘 검사(Power testing)

치료사는 환자에게 해당 근절 수준을 확인하기 위해 측정하려는 근육을 수축하도록 요구하고, 검사자는 그 근육에 큰 힘을 적용해본다. 검사 중에 발견된 어떤 약화를 통해서 특정 신경근에 문제가 있음을 확인할 수 있다.

근절 위치	척수수준
경추-굴곡/신전	C1/2
경추-외측굴곡	C3
견갑거상(올림)	C4
견갑외전(벌림)	C5
주관절 굴곡	C5, C6
수근신전	C6
주관절신전/수근굴곡/수지신전	C7
수지굴곡	C8
수지외전/내전	T1

근력에 대한 단계 설정

(Grading system for muscle power)

1. C1/2 근절-경추 굴곡과 신전

환자는 앉아 있는 자세로 치료사의 손을 환자 이마에

0	눈에 보이는 근육수축이 없음
1	근육 수축이 관찰되나 관절의 움직임은 없음
2	중력을 제거한 자세에서 관절의 능동적인 움직임이 가능함
3	중력에 대항하여 움직일 수 있지만 검사자의 저항을 이길 수 없음
4	근육이 중력에 대항할 수 있고 검사자의 약간의 저항을 이겨내고 움직일 수 있음
5	저항에 완전하고 정상적인 힘으로 대항할 수 있음

대고 그림 6.24A와 같이 저항에 대항하여 경추를 굴곡 하도록 지시한다. 또 그림 6.24B처럼 치료사의 손을 환 자의 후두부에 대고 경추를 신전하여 저항에 대항하도 록 한다.

2. C3 근절-경추의 외측 굴곡

환자는 앉아 있는 자세로 치료사는 환자 이마의 외측부 에 손을 대고 환자가 저항에 대항하여 그림 6.25와 같 이 경추를 외측굴곡하도록 한다.

3. C4 근절-견갑 거상

환자는 앉아 있는 자세로 치료사는 환자의 어깨 위에 손을 얹는다. 그림 6.26과 같이 환자가 치료사의 저항 에 대항하여 어깨를 거상하도록 한다.

4. C5 근절견갑 외전과 주관절 굴곡

환자는 앉아 있는 자세로 양쪽 어깨(혹은 한 쪽 어깨씩)를 90도로 벌리게 한 뒤 치료사의 손을 팔꿈치 위에 위치 시킨다. 그리고 치료사의 저항에 대항하여 어깨를 외전 하도록 지시한다(그림 6.27A). 이제 환자가 주관절을 90 도 굴곡한 자세에서 치료사는 환자의 전완 하단부를 촉 지하고 치료사의 저항에 대항하여 주관절을 굴곡하도 록 지시한다(그림 6.27B).

5. C6 근절-주관절 굴곡과 수근 신전

주관절굴곡은 이미 다루어진 바 있다(그림 6.27). 이번 에는 환자가 주관절을 90도 굴곡한 자세에서 치료사는 환자 손목 윗부분에 손을 대고 환자가 주어진 저항에 대항하도록 한다(그림 6.28).

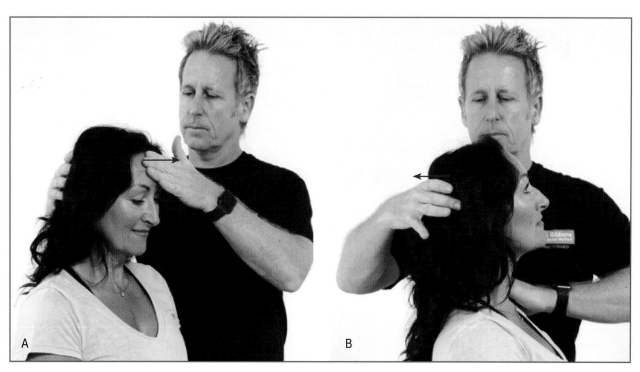

그림 6.24A, B: *A: 경추굴곡에 저항(C1/2). B: 경추신전에 저항(C1/2)*

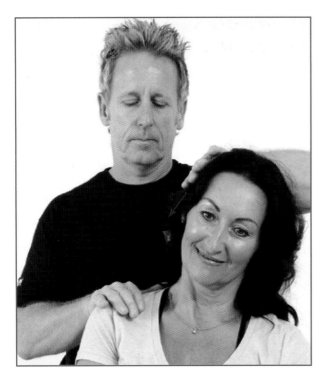

그림 6.25: 경추 외측굴곡에 저항(C3)

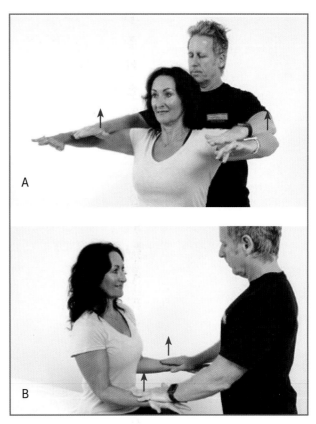

그림 6.27A, B: *A: 견갑외전에 저항(C5). B: 주관절 굴곡에 저항 (C5/6)*

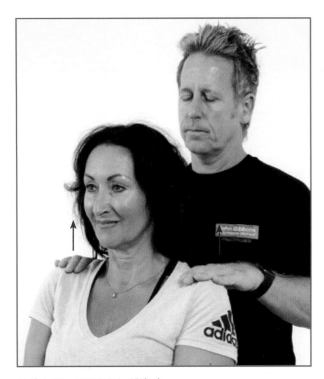

그림 6.26: 견갑거상에 저항(C4)

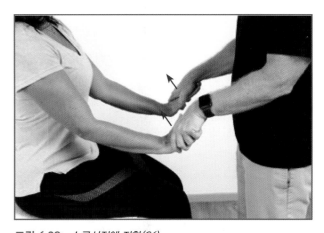

그림 6.28: 수근신전에 저항(C6)

6. C7 근절—주관절 신전, 수근굴곡과 수지 신전

환자는 앉아 있는 자세에서 주관절을 90도 굴곡하게 한다. 치료사는 전완 원위 내측부를 촉지하고 환자가 치료사의 저항에 대항하여 주관절을 신전하도록 한다(그림 6.29A). 이제 환자에게 치료사의 저항에 대항하여 손

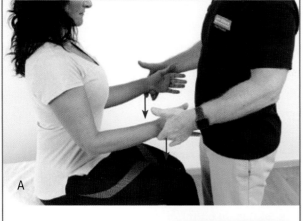

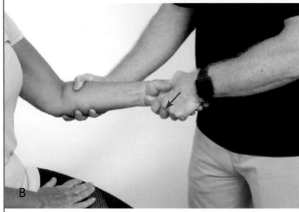

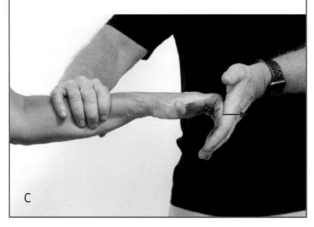

그림 6.29A~C: *A: 주관절신전에 저항. B: 수근굴곡에 저항. C: 수지 신전에 저항(모두 C7)*

목을 굴곡하도록 한다(그림 6.29B). C7 근절의 마지막 검사는 환자가 저항에 대항하여 손가락을 펴는 것이다 (그림 6.29C).

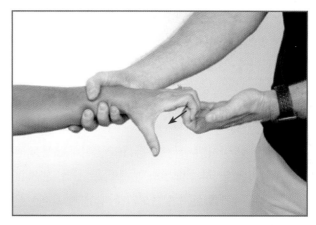

그림 6.30: *수지굴곡에 저항(C8)*

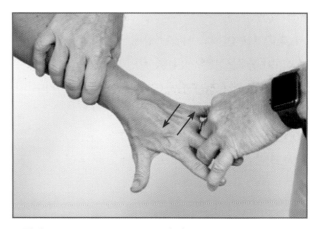

그림 6.31: *수지외전과 내전에 저항(T1)*

7. C8 근절-수지 굴곡

환자는 앉아 있는 자세로 저항에 대항하여 손가락을 구부리도록 한다(그림 6.30).

8. T1 근절-수지 내전과 외전

환자는 앉아 있는 자세에서 치료사의 손과 환자의 손이 맞물리도록 한다. 환자가 저항에 대항하여 수지를 외전과 내전하도록 한다(그림 6.31).

■ 심부건반사
(Deep tendon reflexes, DTRs, 깊은 힘줄반사)

대부분의 사람들은 의사(general practitioner, GP)가 그들의 슬관절을 고무망치로 두드린 경험이 있을 것이다.

슬개건 반사(knee jerk, 무릎반사)가 정상 반응이다. 이것은 슬개골이나 특정 건을 반사망치로 두드려 근육의 불수의적인 반응을 알아내는 반사의 한 예이다.

반사반응이 없을 경우 이것은 척수, 신경근, 말초신경이나 근육이 손상되었다는 단서가 될 수 있다. 반사반응이 비정상적일 경우 이것은 감각(느낌)이나 운동(움직임) 신경 혹은 두 신경 모두의 문제일 수 있다. 환자의 신경학적 문제가 있는지 알아보기 위해서 치료사는 신체의 다양한 부위의 반사를 검사해보아야 한다.

기법(Technique)

- 환자가 편안하고 이완된 상태인지 확인하고 검사하려는 근육을 볼 수 있는지 확인한다.
- 특정 근육의 건을 반사/슬개골 망치를 사용하여 자극하고 근수축을 관찰한다.
- 양쪽을 비교한다.

반사는 다음과 같다.

- 항진(hyperactive) (3+++)
- 정상(normal) (2++)
- 저하(sluggish) (1+)
- 소실(absent) (−)

C5 반사 검사—이두근

이두근 반사(C5)를 검사하기 위하여 환자의 팔을 이완시키고 치료사의 무지와 나머지 손가락을 이용하여 환자의 팔꿈치를 잡은 뒤 환자에게 주관절 굴곡에 저항하도록 요구해 치료사가 이두근건 수축을 느낄 수 있도록 한다. 치료사의 무지를 이두근건 바로 위에 올려두고 반사망치로 부드럽게 두드려 반사 반응을 이끌어낸다(그림 6.32).

C6 반사 검사—상완요골근

상완요골근 반사(C6)를 검사하기 위하여 환자의 팔을 이완시킨다. 환자의 손목을 부드럽게 잡고 환자가 주관절을 굴곡시키면 다음 상완요골근의 수축을 볼 수 있다. 상완요골근 건 위를 부드럽게 두드려 반사를 일으키거나[혹은 근복(muscle belly, 힘살)을 자극해도 된다] 그냥 손목 위를 두드려도 된다(그림 6.33).

C7 반사 검사—삼두근

삼두근 반사(C7)를 검사하기 위하여 (이완된) 환자의 팔을 흉부 아래/상복부 부위를 가로질러 치료사의 한 손으로 고정한다. 팔꿈치 뒤쪽 윗부분의 삼두근 건을 두드려 반사를 일으킨다(그림 6.34). 반사를 일으키기 어려울 경우 "강화(reinforcement)"를 시도해본다 – 다시 반사를 일으키는 동안 환자에게 이를 악물게 하거나 손가락을 맞물리고 끌어당기게 한다.

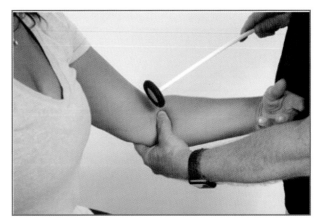

그림 6.32: *C5 반사 검사*

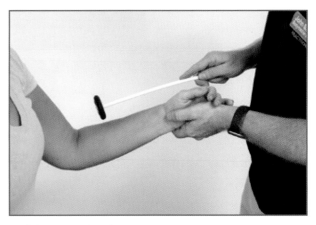

그림 6.33: *C6 반사 검사*

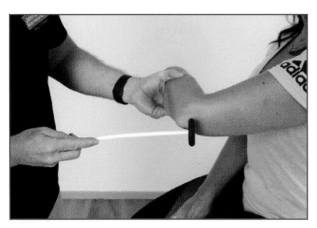

그림 6.34: *C7 반사 검사*

검사 결과 해석의 예
(Examples of interpretation of findings)

상위운동신경원(upper motor neurone, UMN, 위운동신경세포) 병변은 보통 반사항진(증가된 반사)을 유발하고 하위운동신경원(lower motor neurone, LMN, 아래운동신경세포)은 일반적으로 반사저하(감소되거나 소실된 반응)를 보인다.

단독적인 반사의 소실은 신경근병증(radiculopathy, 신경뿌리병증)이 특정 척수 부위에 영향을 주는 것을 나타내는데 예를 들어, C4~C6 디스크 탈출이 있을 경우 이두근 반사의 소실을 들 수 있다.

특정 반사의 빠른 참고표

반사검사 부위	해당 척수수준
이두근	C5
상완요골근(전완)	C6
삼두근(팔꿈치)	C7

경추의 평가(Assessment of the cervical spine)

치료사는 환자의 어깨 통증이 경추와 관련된 증상인지 확인할 필요가 있다.

치료사는 환자에게 회전, 굴곡, 신전과 측굴과 같은 '단순한' 과정(keep it simple, KISS)을 시켜보고 이러한 경추의 동작이 어깨의 증상을 악화시키는지 알아본다. 만약 그들이 그렇게 한다면 추후에 경추에 대한 조사가 필요함을 사실적으로 확인할 수 있다.

능동가동범위(Active range of motion, AROM)

환자는 의자에 앉아 지시받은 대로 목을 가능한 멀리 편안하게 오른쪽과 왼쪽으로 돌려보고 특히 어깨, 팔, 손에 집중해서 어떠한 증상이나 제한 혹은 통증을 느끼면 말하도록 한다(그림 6.35).

그 다음 환자가 턱을 가슴 쪽으로 가져와 천천히 구부리게 한 다음 천천히 천장 쪽을 올려다본다. 전과 같은 증상을 느끼면 말하도록 한다(그림 6.36).

환자의 오른쪽 어깨를 향해 귀가 닿도록 목을 측방굴곡하게 한 다음(외측굴곡) 반대쪽 편으로도 반복하게 한다. 전과 같은 증상을 느끼면 말하도록 한다(그림 6.37).

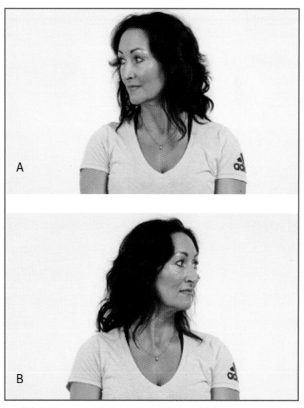

그림 6.35A, B: *A: 환자는 목을 오른쪽으로 회전한다. B: 그 다음 왼쪽으로 회전한다.*

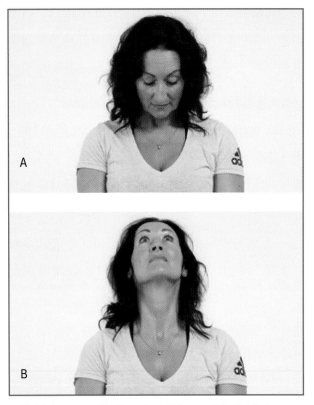

그림 6.36A, B: *A: 환자는 목을 굴곡하고, B: 목을 신전한다.*

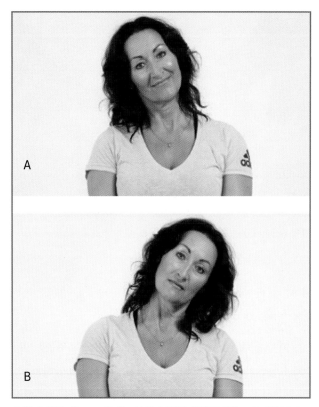

그림 6.37A, B: *A: 환자는 목을 오른쪽 측방굴곡하고, B: 왼쪽으로 측방굴곡한다.*

수동가동범위(Passive range of motion, PROM)

위에서 다룬 모든 움직임이 앉은 자세에서 치료사에 의해 수행될 수 있으나 그 움직임은 일반적으로 앙아위(supine position, 바로 누운 자세)에서 환자와 함께 이루어진다. 그림 6.3에서 수동 회전과 외측굴곡의 몇 가지 예를 볼 수 있다.

참고사항: 만약 환자가 능동적인 움직임에서 통증이나 제한을 느끼지만 치료사에 의한 수동적인 움직임에서 통증이 없다면 일반적으로 근육의 연부조직과 건이 움직임에 관여한 것이다. 반면 능동적, 수동적인 움직임에서 환자의 증상이 증가한다면 이것이 경추관절과 관련되었다고 추정할 수 있으며 추후에 조사가 필요할 것이다.

몇 가지 예를 들어보자. 20세 환자의 목 근육 중 하나가 긴장되어 목을 왼쪽과 오른쪽으로 움직일 때 통증을 느낄 것이라는 것을 알고 있다. 그러나 치료사가 수동적으로 그의 목을 움직인다면 아마도 거의 통증 없이 움직일 수 있을 것이다. 두 번째 예는 65세 환자로 퇴행성 경추증(OA)을 진단받았다. 그가 목을 왼쪽이나 오른쪽으로 회전했을 때 목은 매우 뻣뻣하고 일정한 범위 내에서 제한적이고 고통스러울 수 있다. 만일 치료사가 환자의 목을 오른쪽과 왼쪽으로 수동적으로 움직여 봤다면 제한적인 움직임을 느낄 수 있었을 것이다. 그 이유는 퇴행성 변화가 일어나고 있는 관절로 인해 환자는 수동적인 동작 중에 불편함을 인지할 가능성이 높다.

치료사들이 포함할 수 있는 많은 특수검사가 있는데 이것들 중 일부는 반사와 근절 검사처럼 이미 다루어졌다. 그래서 우리는 환자에게 나타난 상지의 증상이 경추에 관련된 것인지 미리 잘 알고 있어야 한다. 아래 몇 가지 검사들은 개인적으로 클리닉에서 사용하는 것들이다.

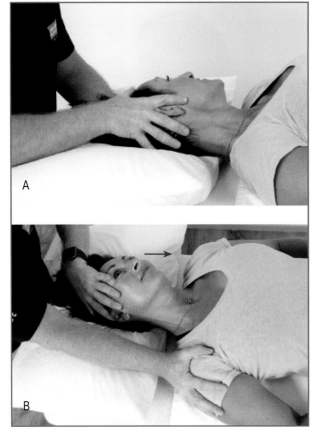

그림 6.38A, B: *경추의 수동 ROM*
A: 회전. B: 외측굴곡

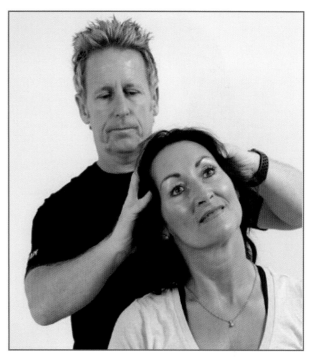

그림 6.40: *치료사는 환자의 머리 위에서 아래로 압박을 적용한다.*

특수 검사(Special tests)

경추와 특수검사에서 저자는 이미 경추를 평가하는 최선의 방법에 대하여 C5~7 반사와 특정 척수 근절의 개별적인 근력검사, 그리고 피절을 통한 감각검사에서 무엇을 고려해야 하는지 논의하고 증명하였다.

전반적인 진단을 돕기 위해 우리가 포함할 수 있는 몇 가지 특수검사가 있다.

Spurling's 압박 검사 – 경추 신경근통증
(Spurling's compression test–cervical nerve root pain)

이 경추 신경근 검사는 1944년 Spurling과 Scoville에 의해 만들어졌고, 2012년 Anekstein 등에 몇 가지 변화가 서술되었다. 환자가 견딜만한 정도로 통증을 재현할 수 있는 목의 신전과 외측굴곡 동작을 먼저 수행한 다음, 결론에 이르지 못할 경우 수직압박을 추가해야 한다고 제안했다.

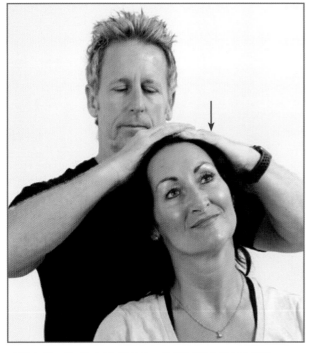

그림 6.39: *환자는 목을 신전하고 오른쪽 외측으로 굴곡한다.*

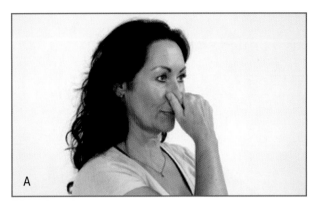 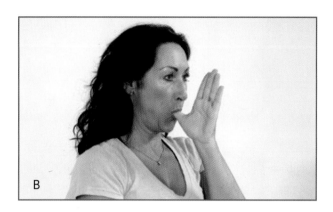

그림 6.41A, B: *A: 발살바 검사. B: 엄지를 빼는 대체 방법*

이 검사는 환자가 앉아 있는 자세에서 수행하고 치료사는 환자의 머리를 신전하고 외측으로 굴곡할 수 있도록 유도한다(그림 6.39). 아무런 증상도 나타나지 않을 경우 치료사는 환자의 머리 위에서 아래로 부드럽게 압박을 적용한다(그림 6.40). 환자의 어깨나 팔(피절)에 통증이 방사되어 환자가 통증을 호소할 경우 검사의 양성반응으로 본다.

발살바 검사(Valsalva maneuver)

이 검사는 귀(ear)를 전문으로 하는 의사 Antonio Maria Valsalva에 의해 명명되었다. 예를 들어 발살바 검사는 중이(middle ear, 가운데 귀)의 압력을 균등하게 하기 위해 다이빙에서 사용된다.

경추와 신경에 관해서 발살바 검사는 척수압력을 증가시켜 디스크 탈출증 같은 공간점유 질환에서 신경통증이 악화될 수 있다.

그림 6.41A에서 환자가 콧구멍을 막고 바람을 불어 압력을 균등하게 하는 전형적인 발살바 검사를 수행하는 모습을 볼 수 있다. 그림 6.41B는 엄지손가락을 빨거나 바람을 불 듯 불어내는 대체 방법을 보여준다.

7

견갑골 상각에 위치한 통증의 감별진단
Differential diagnosis for pain located to the superior angle of the scapula

견갑골 위쪽 부위의 통증은 다양한 구조물로부터 시작될 수 있는데 앞장에서 기술한 것과 같이 통증이 담낭, 췌장과 간 같은 장기로부터 시작되거나, 어떤 병리학적 변화가 횡격막을 자극해 횡격막신경(phrenic nerve, 가로막신경)이 어깨 쪽에 영향을 주기도 한다. 이 상에서는 수로 견갑골 상각에 대한 근골격계 유발 요인에 대해 다룰 것이다.

당신의 환자 중 한 명과 상담할 때 물리치료에서 가장 일반적인 질문을 상상해 보자. "오늘 왜 오셨나요?" 그러면 환자는 견갑골 위쪽을 가리키면서 아프다고 할 것이다. "여기요." (그림 7.1과 같이 원으로 표시된 부위)

앞 장에서 언급했듯이 우연히 만난 한 정형외과 의사는 우리가 가진 최고의 진단도구는 '환자의 손가락'이라고 말했다. 단순히 환자에게 아픈 곳을 가리켜보라고 하는 것이 정확한 진단법일 수 있다는 것이다. 예를 들어 환자가 무릎 안쪽을 가리키면, 의사는 환자가 내측반월판(medial meniscus, 안쪽반달) 손상을 예측할 수 있으며, 환자의 문제를 해결하기 위해 수술이 필요하다고 말할 수 있을 것이다.

이러한 맥락에서(그리고 저자의 모든 책에서) 롤핑(rolfing) 기법으로 알려진 Ida Rolf 박사는 "고통이 있지 문제는

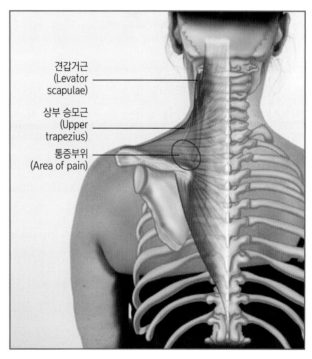

그림 7.1: *왼쪽 견갑골 상각에 위치한 잠재적 통증 부위 표시*

아니다"라고 말한 바 있다. 그리고 우리가 이미 다른 부위와 관련해서 보았듯이 환자가 견갑골 상각을 가리키며 아프다고 말하더라도 그 통증의 근본적인 원인이 실제로 환자의 손가락 아래에 있지 않을 수도 있다는 것을 명심해야 한다. 이 부위는 아마도 그냥 '총체적 증상'

일 뿐 통증의 실제 원인은 증상이 나타난 부위보다 멀리 있을 수도 있다.

해부학적으로, 먼저 그림 7.1에 그려진 동그라미 안에 어떤 구조물들이 있는지 생각해보자.

여러분이 그것들을 나열하기 전(아래와 같이) 얼마나 많은 환자와 운동선수가 견갑골에 똑같은 부위의 통증으로 당신의 치료실을 찾아왔는지 생각해 보라. 임상경험상 아주 많은 수의 사람들일 것이다. 만약 저자의 강좌를 듣는 학생들에게 30분간 무료로 연부조직 치료를 해주거나 일반 대중에게 같은 무료 서비스를 제공한다면 그들이 신체의 어느 부위를 치료받기 원한다고 생각하는가? 당연히 여러분의 생각처럼 그곳은 바로 목과 어깨 혹은 허리 같은 다른 부위일 것이라고 동의하지만 그래도 가장 치료받고 싶어 하는 부위는 목과 어깨일 것이다.

다음 시나리오를 생각해보자. 당신은 경력이 있는 물리치료사이고 환자가 견갑골 상각에 통증을 호소할 때 목과 어깨 주변의 연부조직에 마사지 기법을 시작하려는 것을 당연하게 생각할 것이다(그리고 환자에게 이로운 선택이라고 동의할 것이다). 그리고 솔직하게 말해서 느낌도 아주 좋다. 그리고 당연히 동시에 양쪽 상부 승모근 마사지를 고려할 것이고, 장담하건대 당신은 환자에게 "근육 긴장이 느껴집니다", 혹은 환자가 당신에게 말하길 "근육이 긴장됐나요?"라고 물어볼 것이다. 다시 한번 장담하건대 치료사의 대답은 "네, 근육이 많이 긴장했습니다"이었을 것이다.

여러분이 마지막 단락을 읽고 얼굴에 미소를 띠기 바라고 있다. 왜냐하면 저자가 한 말이 사실이고 여러분도 알고 있기 때문이다! 제발 아니라고 말하지 않았으면 좋겠다. 상부 승모근을 마사지하는 것은 전혀 잘못된 일이 아니고, 위에서 말했듯이 그 근육들을 풀어주는 것은 꽤 기분 좋은 일이다. 그러나 임상경험이 미숙한 치료사들이 견갑골 상각 부위를 마사지하면서 그들의 환자에게 "근육에 '결절(knots)'이 너무 많아서 '치료'

가 필요하다"며 공격적인 치료를 진행하고, 향후 환자에게 큰 불편을 겪게 했던 수많은 이야기를 들었다. 잠시만 생각해보자. 아마도 그들이 느끼고 또 치료를 진행했던 이 '결절'은 실제로는 견갑거근의 건 부착점일 수 있다. 우리는 그 강한 마사지 기법으로 건 조직을 제거할 수 없다는 것을 알고 있다해서 이 일을 하고 싶은 사람은 누구든지 그 거짓(가짜) 결절을 없애려고 노력하는 것을 포기해야 한다. 그러면 환자는 아마도 그것에 감사할 것이다.

위 그림에서 해당 환자의 경우 아래 언급한 것처럼 동그라미 안에 위치한 잠재적 조직들이 큰 그림 상에서 견갑골 상부의 통증(증상)의 원인이 될 수 있다.

- 견갑거근(levator scapulae, 어깨올림근)
- 상부 승모근(upper trapezius, 위승모근)
- 사각근(scalenes, 목갈비근)
- 극상근(supraspinatus, 가시위근)
- 능형근(rhomboids, 마름모근)
- 흉부늑골(thoracic rib)
- 경부늑골(cervical rib) (C7의 가시돌기에서 추가로 형성된 늑골).

일단 치료사가 철저하게 주관적인 문진과 의학적 검사를 마치면 이제 객관적 평가를 진행한다. 치료사가 특별한 정형도수치료기법과 특수검사로 근골격계를 평가해 최선의 잠재적인 진단이나 최소한 어떤 구조물이 환자의 증상과 연관이 있는지 가설을 세워야 한다.

치료사에게 쓰이는 특정 검사 기법 중에 하나는 단순한 가동범위(ROM) 검사로 초기에 환자에게 사용되는데, 이것은 *능동가동범위(AROM)*이다. 이 평가는 대개 *수동가동범위(PROM)* 검사로 이어지는데, 보통 치료사에 의해 환자가 이완된 상태에서 수동적으로 관절의 움직임을 검사한다. 저항검사는 그 다음으로, 특정 움직임으로 힘과 관련된 근육과 건 등의 수축성 조직을 검사하며 신경근의 특정 근절에 활용할 수 있다. 예를 들어 견관절 외전은 삼각근의 근력과 극상근의 근력을 검사할 수 있는데, 그러나 이것 역시 C5 신경근의 근절을 검사할 수 있다. 검사 도중에 약화가 감지될 경우 이것은 극상근의 긴장 때문이거나 C5 신경근의 접촉에 의한 C4/5 디스크 병증일 수도 있다. 또한 치료사는 손가락 끝의 촉각을 이용한 촉진기법으로 해당 조직의 전반적인 상태를 결정해야 하고 종합적인 진단을 위하여 특정 특수검사도 포함해야 한다.

■ 통증을 일으킬 수 있는 원인요소
(Possible causative factors for the pain)

아래 목록은 환자의 견갑골 상각 통증의 잠재적 원인이 될 수 있는 것들이다.

1. 경추 후관절 C4/5와 C5/6의 연관통증
(Referral pain from cervical facet C4/5 or C5/6)

경추의 중간레벨(C3~5)에 있는 후관절은 많은 환자들의 어깨부위에 지속적인 통증을 줄 수 있는 부위이다. 일반적으로 말해서 경추의 특정 방향으로의 움직임은

어깨 통증을 악화시킬 수 있다. 통증이 경추와 관련되어 있는지 알아보기 위해 특별히 사용하는 한 가지 검사방법이 있는데 효과가 있다. 이는 '후관절 부하검사(facet load test)'라고 부르며 아래에 설명되어 있다.

후관절 부하검사(Facet load test)

이 검사는 Spurling's 검사를 응용한 것이다. 환자는 의자에 똑바로 앉은 자세를 취하고, 목을 신전, 회전 그리고 외측 굴곡한 다음 머리를 통증이 있는 어깨를 향하게 한다(그림 7.2A). 필요시 치료사는 약간의 과압력을 적용할 수도 있다(그림 7.2B). 만약 어떠한 움직임에서 증상을 악화시킨다면 환자의 어깨 통증이 경추와 연관되어 있다는 것을 알 수 있다.

2. 상부 승모근과 견갑거근의 보호성 연축과 긴장(Protective spasm/strain of upper trapezius or levator scapulae)

이 두 개의 근육은 아마도 마사지 치료 측면에서 가장 많이 치료되고 있으며, 만약 이런 근육들이 환자의 승상에 어떻게 관여하는지 아는 것은 매우 중요하다. 조

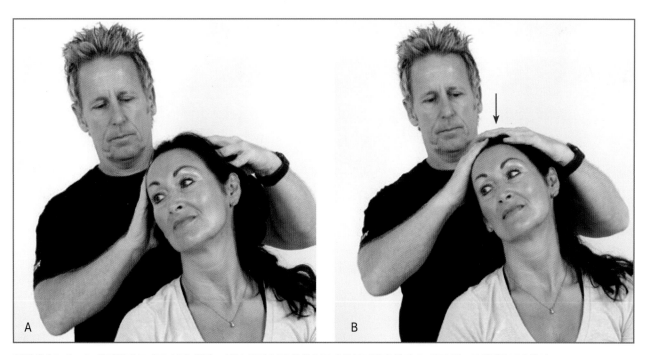

그림 7.2A, B: *A: 환자에게 고개를 신전, 회전 그리고 아픈 어깨 방향으로 측방굴곡하게 한다. B: 치료사는 과압력을 적용한다.*

직을 신장시키고 긴장이 있는지 확인하기 위해 이 자세에서 근육에 저항을 적용해보는 것을 추천한다.

상부 승모근의 신장과 저항
(Upper trapezius stretch and resist)

환자는 앉은 자세를 취하고 치료사는 환자의 머리를 아픈 쪽에서 멀어지도록 천천히 측방굴곡한다(그림 7.3A). 이 자세에서 환자에게 치료사의 힘에 대항하여 상부 승모근을 수축하도록 지시한다(그림 7.3B).

견갑거근의 신장과 저항
(Levator scapulae stretch and resist)

환자는 앉은 자세를 취하고 치료사는 환자의 머리를 아픈 쪽에서 멀어지도록 천천히 굴곡한 다음 회전한다(그림 7.4A). 이 자세에서 치료사는 환자가 경추를 신전하고 회전하는 힘에 저항을 적용하고 환자에게 견갑거근을 수축하도록 한다(그림 7.4B).

상완관절(Glenohumeral joint, GHJ)/견쇄관절 (Acromioclavicular joint, ACJ, 봉우리빗장관절)/흉쇄관절 (Sternoclavicular joint, SCJ, 복장빗장관절)의 기능장애

이 책은 어깨 복합체와 관련 구조에 대해서 다루고 있다. 생체역학의 관점에서 만약 GH, AC 혹은 SC 관절이 제대로 움직이지 않을 경우 보상적인 기전의 움직임으로 인해서 통증과 함께 연부조직이 과다하게 사용되는 원인이 되어 곧 환자가 견갑골 상각에 통증을 감지하게 될 수도 있다. 본문 전체에 걸쳐 이러한 부위의 평가에 대한 수많은 논의가 있으므로 여기서 더 논의하지 않을 것이다.

3. C4/5와 C5/6 추간판의 팽륜
(Intervertebral disc bulge of C4/5 or C5/6)

환자가 추간판 병변이 있을 때 보통은 견갑골 상부의 단순 통증보다 더 많은 징후와 증상들을 가지는 경향이 있다. 예를 들어, 환자는 어깨와 팔에 통증이 있고 기침

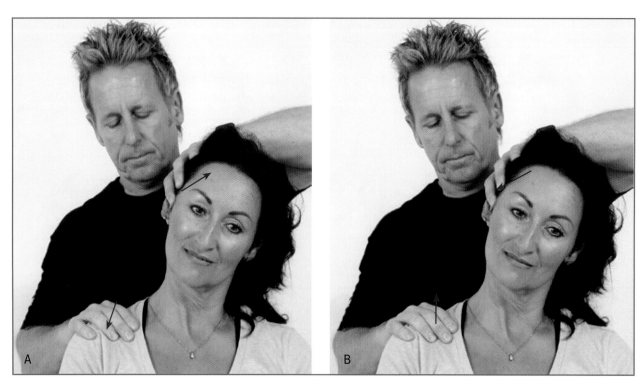

그림 7.3A, B: *A: 상부 승모근 신장 자세. B: 환자에게 경추의 외측 굴곡에 저항하고 어깨를 올려 상부 승모근을 활성화시킨다.*

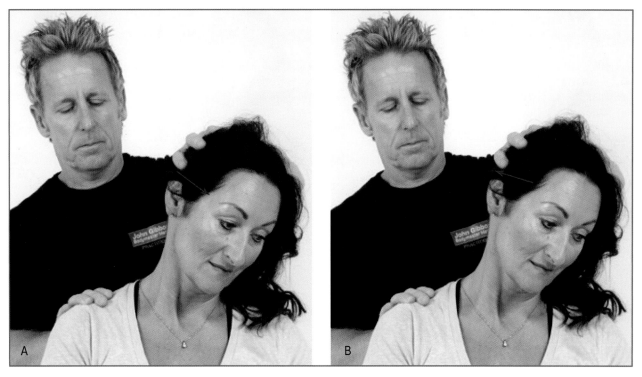

그림 7.4A, B: *A: 견갑거근의 신장 자세. B: 환자의 견갑거근을 검사하기 위해 같은 방향으로 신전 회전에 저항하게 한다.*

과 재채기를 할 때, 차에서 안전벨트 쪽으로 고개를 돌릴 때 증상이 악화되는 경우 등이 그렇다. 만약 환자가 증상에 대해서 말할 때 '날카롭다', '욱신거린다, 쑤신다', 혹은 '찌르는 듯하다'라는 표현을 사용하고, 저림이나 무감각같이 어느 형태로든 감각이상을 가지고 있다면 신경 구조물이 관련되어 있음을 고려해야 한다. 이런 종류의 병변에 대하여 경추를 다루는 제6장에서 더 자세하게 논의한 바 있다.

4. 제1늑골의 거상과 흡기
(Elevated or inspirated first rib)

이것은 흥미로운 개념이고 온라인에 제1늑골에 대한 수많은 문헌과 비디오가 있다. 사각근은 첫 번째와 두 번째 늑골에 부착되어 있기 때문에 이 근육이 짧아지게 되면 경추(C2~7)에 각각 영향을 줄 수 있으며, 이런 경우 상부 늑골이 거상되는 원인이 된다. 상완신경총의 아래쪽(척골신경의 C8/T1)과 쇄골하동맥(subclavian artery, 빗장밑동맥) 및 정맥은 제1늑골과 쇄골 아래를 지

나 팔로 내려가는 만큼(정맥은 위로 올라오는), 이 세 개의 구조물은(상완신경총과 쇄골하동맥 및 정맥) 총칭하여 흉곽출구의 신경혈관다발이라고 알려져 있다. 이 구조물에 어떠한 형태의 압박이 발생하게 되면 흉곽출구증후군(thoracic outlet syndrome, TOS, 가슴출구증후군)이라고 부르며, 정상보다 높은 위치에 고정된 제1늑골 때문에 환자의 증상과 연관성에 의심할 여지가 없다. 환자가 견갑골 상부에 통증을 느끼는 이유는 늑골 상부의 비정상적인 위치와 외전과 굴곡을 하는 동안 견관절 복합체의 근조직의 바뀐 생체역학 때문이다.

거상된 늑골의 검사 자세
(Test position for elevated rib)

환자는 앉은 자세를 취하고 치료사의 손가락 끝을 승모근 위에 촉지하고 제1늑골의 약간 후방으로 접근한다 (그림 7.5A). 환자에게 숨을 들이 마시게 하고 숨을 쉬는 동안 제1늑골이 위 아래로 움직이는 것이 관찰되어야 한다(그림 7.5B).

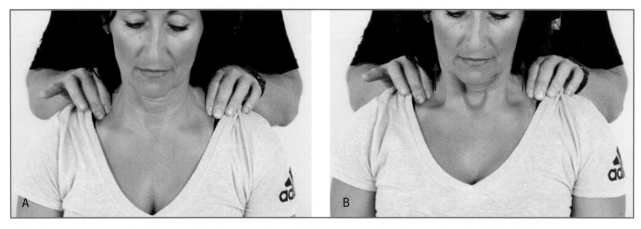

그림 7.5A, B: *A: 제1늑골의 위치를 알아내기 위한 촉진 자세. B: 환자가 숨을 들이마시고 내쉴 때 제1늑골의 위치에 주목한다.*

5. 경부 늑골(추가로 형성된 C7의 횡돌기) [Cervical rib (extra rib from the transverse process of C7)]

이것은 위의 병변과 유사한 개념으로 그 이유는 일곱 번째 경추에서 횡돌기와 이어지는 여분의 늑골이 있다면 결국 이 뼈의 돌출부가 이미 흉곽출구 아래 구조물의 좁은 공간을 뚫고 들어살 수 있기 때문에 환자가 지속적인 어깨와 팔 특히, 손의 감각 변화와 저림, 약화를 느낄 수 있다. 이런 상태는 굉장히 드물지만 남성보다 여성에게 더 나타난 경우가 대부분이다. 그러나 그 이유는 명확하지 않다.

6. 관련된 단축과 긴장(Relative shortness/ tightness of the scalene muscles)

사각근의 경우 일반적으로 상완신경총과 쇄골하동맥/정맥(흉곽출구)이 사각근 그룹의 전부 섬유와 중부 섬유 사이를 지난다. 어떠한 이유로 이 부위가 제한되거나 심지어 섬유화될 경우 사각근 전부섬유가 두꺼워지고 섬유화되어 지나는 신경혈관다발이 위태로워지는데, 이런 상태를 전사각근증후군(scalenus anticus syndrome)이라고 부른다. 이런 현상은 사각근이 흉벽의 반복적인 움직임을 안정화시키기 위해 열심히 일하기 때문에 발생할 수 있다. 상기 내용으로 여러분이 알고 있듯이 사각근은 흉벽을 위로 들어 올리는데, 그 이유는 그들이

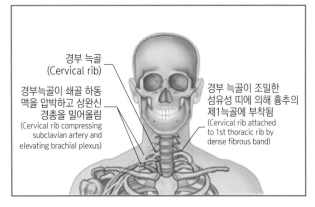

그림 7.6: *경부늑골의 존재*

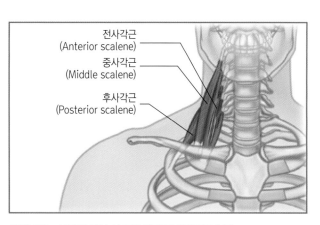

그림 7.7: *사각근 전부 섬유의 비대(전사각근증후군)*

첫 번째와 두 번째 늑골에 부착되어 깊은 숨을 흡입할 때 자연스럽게 개입되기 때문이다. 그러나 어떠한 이유로 인해 횡격막이 효율적으로 일하지 않는 경우는 대개 천식이나 다른 기관지 병변 때문에 흉식 호흡을 하는 경우로, 사각근이 끊임없이 무리해서 일하기 때문이다. 사각근은 상부 흉벽(upper crossed syndrome, 상부교차 증후군)의 적응된 자세, 예를 들어 매일 하루에 8시간씩 사무실 책상에서 앉아 있는 적응된 자세의 결과로 인해 짧아질 수 있다.

7. 자세(Positional)

앞 장에서 어깨 복합체와 연결된 상부교차증후군에 대해 언급한 바 있다. 그리고 이 개념은 두부 전방 자세(forward head posture) 이후 둥글고 전인(protraction, 내밈)된 어깨가 흉근(pectoralis muscle, 가슴근육)과 흉쇄유돌근(sternocleidomastoid, 목빗근)을 단단하며 짧게 만들고, 능형근과 승모근 중부 섬유, 전거근(serratus anterior, 앞톱니근)을 늘어지고 약하게 만들 가능성이 있다.

8. 승모근과 연관된 폐의 상엽(Upper lobe of lung, referring to the trapezius)

질환에 의한 내장(visceral) 통증은 그것이 어디에 위치하든 관계없이 때때로 환자의 통증의 유발 요소로 여겨지기도 한다. 이것은 특히 이 책에서 중요한 내용이며, 환자들의 어깨 통증이 여러분이 고려했던 근골격계 원인이 아닐 때를 말한다. 앞 장에서 내장 통증에 대하여 논의할 때 클리닉을 찾아온 어깨와 팔에 통증을 가진 오랜 기간 동안 흡연한 환자의 단일 사례를 언급한 적이 있다. 진단명은 판코스트 종양(pancoast tumor)으로 불리는 폐 암종(lung carcinoma)이었고, 이것은 폐 첨부와 상부 늑골 그리고 상완신경총에 침투해 있었다. 어떤 호흡기계에 영향을 미치는 어떤 종류의 질병(암 뿐만 아닌)도 어깨부위 통증의 원인이 될 수 있다.

9. 횡격막(Diaphragm)

C3~5으로부터 피절은 어깨 부위로 방사되는 연관된 패턴의 통증이 원인이 될 수 있고(피절은 단일 신경근이 피부에 공급하는 부위), 횡격막 근육으로부터의 통증 감각은(만약 당신이 기억한다면) 보통 견갑골 상각, 견갑상와(suprascapular fossa, 어깨위오목)와 승모근을 따라 느낄 수 있다. 호흡기 근육들은 어깨 통증만 준다는 것을 기억해야 한다. 횡격막 말초부위를 지배하는 늑간신경의 하부 중앙 부위가 영향을 받았다면 이 신경은 어깨 주변에 영향을 주지 않는다. 일반적으로 환자들은 깊은 숨 흡입, 기침과 재채기를 하는 동안 느끼는 어깨 통증에 대해 더 잘 알고 있을 것이다.

당신도 보다시피 환자에게 나타나는 통증에는 다양한 원인이 있다. 이 리스트는 완벽한 것은 아니고 '어깨/승모근 통증'이라는 일반적인 통증에 직면했을 때 고려해야 할 많은 방안 중에서 일부를 강조한 것이다.

상각에 위치한 다른 통증의 가능성 (Other possibilities of pain located to the superior angle)

일부 독자는 저자가 저술한 다른 책 『The Vital Glutes』를 읽었을 지도 모른다. 그리고 "이봐, 둔근은 어떻게 해!"라고 생각할 수도 있다(혹은 아닐 수도). 위에 근골격 병변 중 일부는 둔근 때문에 어깨가 아플 수 있다고 그 책에서 언급되었다. 이러한 가능성과 관련하여, 저자는 옥스퍼드 대학교에 있는 저자의 클리닉에서 취해진 사례연구를 통해 위에 언급된 Ida Rolf 박사의 주장을 실증하고자 한다. 강사로서 뿐만 아니라 스포츠 정골의학(sports osteopath)을 하면서 경험이 많아짐에 따라 환자나 운동선수들이 가진 많은 문제들은 실제 원인이라기보다 순전히 증상일 것이라고 확신하고 있다. 이것은 이 장의 작은 부분이 바탕이 되는 둔부 근육에 관한 책을 쓸 수 있도록 영감을 준 원동력 중 하나였다.

이 장의 관련성을 강조하기 위한 아래의 정보는 상담을 위해 클리닉에 내원한 실제 사례연구 환자로부터 수집되었다.

사례 연구

문제의 환자는 34세 여성으로 영국 공군의 트레이너이다. 그녀는 왼쪽 견갑골 상부에 위치한 통증으로 클리닉을 찾아왔다(그림 7.8). 그녀는 6.4 km 정도를 달리던 중 극심한 통증으로 인해 멈출 수밖에 없었다. 그리고 불편함은 곧 가라 앉았지만 그녀가 다시 달리려고 하면 통증이 재빠르게 찾아왔다. 달리기가 유일하게 통증을 일으키는 원인이었다. 그녀의 통증은 8개월간 계속되었고 지난 3개월 사이 더욱 심해져 그녀의 일에 지장을 주기 시작했다. 그녀는 통증을 일으킬만한 관련된 외상의 병력이 없었다.

그녀는 수많은 연부조직 전문가를 만나봤지만 그들은 모두 상지 연부조직에만 치료를 집중하였다. 그녀가 받은 치료는 모두 아픈 부위, 즉 승모근, 견갑거근, 대흉근, 흉쇄유돌근(SCM)과 같은 연부조직 마사지 기법을 적용하는 것에 더 관심을 두는 것이었고, 치료사들이 그녀에게 말했듯이 상부교차증후군을 증상을 보였다. 하지만 그녀의 통증은 여전히 나타나고 있었고, 정골의사를 보도록 조언을 받았다. 그녀에게 경추 왼쪽 경추 C4/5번에 관절교정술과 근에너지기법(muscle energy technique, MET)을 적용한 그들이 말하길 그녀의 제1늑골이 자극받고 있다고 말했다. 그녀는 그 다음에 카이로프랙터를 보았고, 그는 경추 C4/5와 C5/6 후관절에 교정기법을 사용했다. 마지막으로 침술과 운동치료를 공부한 물리치료사에게 승모근과 견갑거근에 근에너지기법과 발통점 이완치료 및 건침술(dry needling) 치료를 받았지만, 이것들은 모두 국소부위에 사용했고 잠시 통증이 줄었다가 다시 그녀가 4마일 이상을 달렸을 때 별 차이를 만들어내지 못했다. 그녀는 어떤 방사선 영상 진단도 받지 않았다(예: MRI나 X-ray).

전체적인 접근방법
(Taking a holistic approach)

잠시 멈춰서 위의 단락과 모든 치료사들이 어떻게 오직 제시된 통증에만 집중했는가를 생각해보는 것이 좋겠다. 이것은 외과의사의 *진단 손가락*이 다시 일어나 극성을 부리는 것이다–환자는 아픈 곳을 가리켰고, 치료사는 환자가 가리키는 곳을 치료했다! '아픈 곳을 치료한다'는 전력이 이 환자에게 통하지 않았다는 것에 당신도 동의해 주길 바란다.

가장 중요한 사실은 통증이 *6.4 km 정도를 달린 뒤에 찾아온다*는 것을 기억하면서 이 사례 연구 환자를 부분적으로(손가락으로 가리킨 곳) 집중하지 말고 전체적으로 평가를 시작해보자.

처음으로 환자를 볼 때, 나타나는 통증과 관계없이 보통 골반의 위치와 움직임을 평가하는데, 몸에서 이 부위가 모든 것이 연결되는 특별한 기초가 된다고 생각하기 때문이다. 보통 클리닉에서 기능부전이 있는 골반을 교정했을 때 환자가 보이는 통승이 술어드는 경향이 있다. 그러나 이 까다로운 환자를 평가했을 때, 그녀의 골반 위치와 움직임이 올바르다는 것을 발견했다. 그 다음 대둔근(gluteus maximus, 큰볼기근)의 발화 패턴(나머지 본문에서 Gmax라고 부름)을 검사했고, 이것은 규칙적으로 운동에 참여하는 운동선수와 환자에게 자주 사용하는 것이었다. 그러나 골반이 정확한 위치에 있는 것을 느꼈을 때 발화 패턴 순서 하나만 검사했는데, 여기서 이론적으로 골반 자세가 살짝 틀어지게 되면 근육의 발화 실패로 인해 당신은 긍정적인 결과를 가질 수 있다(이것을 둔근의 기억상실이라고 부르는데, 이 뜻은 둔근들이 낮잠을 자고 있다는 뜻이다).

문제의 환자에게서 양쪽 Gmax 약증과 발화 실패를 발견했지만 오른쪽 발화는 왼쪽을 검사했을 때보다 약간 느린 것처럼 보였다(다음 장에서 Gmax를 발화하는 검사 방법에 대해 더 자세하게 다루겠다). 골반에서 아무런 이상이 발견되지 않았기 때문에 저자는 이 접근법을 조금 더 진행해보기로 했다.

시작하기 전에 저자는 여러분이 다음과 같이 생각할 수 있도록 몇 가지 질문을 제기하고 싶다.

- 어떻게 오른쪽 Gmax의 약화가 왼쪽 어깨 부분의 통증을 일으킬 수 있었을까?
- Gmax와 반대편 승모근과 견갑거근끼리 서로 연관이 있다면 어떻게 이것이 가능할까?
- 물리치료 관점에서 이 문제를 해결하기 위해 무엇을 해야 할까?
- 맨 처음에 무슨 일이 일어났던 걸까?

이 질문에 대답하기 위해 우리는 Gmax의 기능 해부학과 둔근, 그리고 Gmax와 다른 해부학적 구조물들 사이의 관계를 살펴봐야 한다.

Gmax의 기능

Gmax는 주로 둔부의 강한 신전과 외회전(external rotation, 바깥돌림)에 작용하고, 보행주기를 거치면서 천장관절(sacroiliac joint, 엉치엉덩관절)이 힘으로 닫힐 수 있도록 도와줌으로써 천장관절의 안정화시키는데 역할을 한다.

Gmax 근섬유 일부는 천골결절인대(sacrotuberous liga-ment, 엉치결절인대)에 부착해서 천골, 엉치뼈(sacrum)에서 좌골결절(ischial tuberosity, 궁둥뼈결절)까지 이어진다. 이 인대는 SIJ 안정화에 도움을 주는 핵심 인대이다. 이 조치를 보다 잘 이해하기 위해서는 우리는 먼저 형태잠김(form closure)과 힘잠김(force closure)으로 알려진 두 개의 개념을 고려해야 하는데, 모두 SIJ의 안정성에 관련이 있다(다음 장에 더욱 자세히 설명되어 있다).

잠김의 형태는 천골의 자연스러운 모양으로 형성되는데 사실상 두 장골(iliac bones, 엉덩뼈) 사이에 박혀져 약간의 안정성을 제공한다. 그러나 SIJ의 잠김 형태는 완전하지 않고 움직임이 일어날 수 있어서 부하 시 안정성이 요구된다. 이것은 관절에 부하가 일어나는 순간

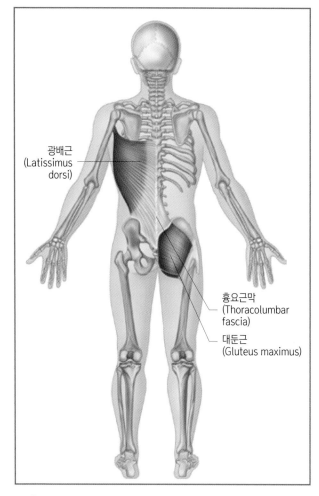

광배근
(Latissimus dorsi)

흉요근막
(Thoracolumbar fascia)

대둔근
(Gluteus maximus)

그림 7.8: *후방사선 슬링*

관절 전체에 압박이 증가하면서 달성될 수 있다. 주변을 둘러싼 인대와 근육 그리고 근막이 이것에 책임이 있다. 이러한 추가 힘에 의한 SIJ 압박 기전을 힘잠김이라고 한다.

신체가 효율적으로 일하면 무명골(innominate bones, 볼기뼈)과 천골 사이에 힘이 적절하게 조절되고, 하중을 체간, 골반, 그리고 다리로 전달할 수 있다. 그래서 우리는 이것을 어떻게 환자의 통증과 연결할 수 있을까? Oxford 조정팀의 훈련에 관한 지난 연구 중(Gibbons 2008), 후방 사선의 '슬링(sling)'에 대해서 썼다. 이 구조는 오른쪽 Gmax에서 곧장 왼쪽 광배근(latissimus dorsi, 넓은등근)으로 흉요근막(thoracolumbar fascia, 등허리근막)을 통해 연결된다(그림 7.8). 광배근은 상완골 안쪽 부분

에 기시하고, 이 근육의 기능 중 하나는 견갑골을 흉곽 (thoracic cage, 가슴우리)에 고정시키고 견갑골의 하강을 돕는 것이다.

다 같이 조각 맞추기(Piecing it all together)

그럼 우리는 무엇을 아는가? 우리는 환자의 오른쪽 Gmax의 발화 패턴이 살짝 느리고, 이 근육이 SIJ의 힘 잠김 과정에서 역할을 하는 것을 알고 있다. 이는 Gmax가 SIJ를 안정화 기능을 수행할 수 없을 경우 다른 무언가가 관절 안정화에 도움을 준다는 것을 말해준다. 왼쪽 광배근은 협동근으로써 오른쪽 Gmax와 특히 SIJ를 안정화시킨다. 환자가 달리기를 할 때 보행주기에서 매번 다리가 지면에 닿는 순간, 왼쪽 광배근은 과다 수축된다. 이것은 왼쪽 견갑골을 하강(depression, 내림)시키는 원인이 되고, 견갑골이 아래로 내려가는 것에 대항하여 당기는 근육은 상부 승모근과 견갑거근이다. 나중에 이 근육들은 피곤해지기 시작하는데, 문제의 환자는 이것이 정확하게 4마일 이후에 나타나 왼쪽 견갑골 상방 부분의 통증을 느낀다.

치료(Treatment)

당신은 Gmax에서 발견되는 약화를 치료하는 쉬운 방법이 단순히 강도에 기초한 운동을 처방하는 것이라고 생각할지도 모른다. 그러나 때때로 짧고 긴장된 길항근(antagonistic muscle, 맞버팀근)이 약해 보이는 것처럼 보이기도 하므로 이것이 항상 올바른 해결책은 아니다. 이 경우 장요근(iliopsoas, 엉덩허리근), 대퇴직근(rectus femoris, 넙다리곧은근)과 내전근들(굴곡근), 그리고 이러한 고관절 굴곡근들의 단축이 Gmax의 약화 억제의 결과가 될 수 있다. 이 제시된 왼쪽 어깨 통증의 복잡한 퍼즐에 대한 저자의 대답은 근에너지기법(METs)으로 환자의 오른쪽 장요근, 대퇴직근과 내전근육 늘임을 촉진하여 오른쪽 Gmax의 발화를 재활성화하고, 동시에 오른쪽 Gmax의 특정한 힘 조절 운동을 도입하는 것이었다.

예후(Prognosis)

환자에게 달리기를 자제하고 그녀의 동료에게 도움을 받아 장요근, 대퇴직근과 내전근육을 하루에 두 번씩 늘리게끔 하였다. 또한 강화 운동은 후속 치료까지 매일 두 번씩 하도록 권고하였다(이 운동은 『The Vital Glute』책에서 논의되었다). 10일 후에 그녀를 재평가하여 오른쪽 Gmax의 고관절 신전 발화 검사에서 정상적인 발화 활성화를 발견하였고, 또한 관련 장요근, 대퇴직근 그리고 내전근의 긴장이 줄어든 것을 발견했다. 이러한 긍정적인 결과들 때문에 그녀에게 그녀가 편안하게 느끼는 범위 내에서 뛰라고 조언하였다. 치료가 문제를 해결할 수 있을지 확신할 수 없었지만, 그녀는 약 9.6 km를 달리는 동안이나 후에 아무런 통증이 없었다고 보고하였다. 환자는 여전히 통증을 가지고 있지 않으며, 정기적으로 Gmax의 강화 운동과 긴장되고 짧아진 고관절 굴곡 근육들에 처빙된 이완기법을 계속하고 있다.

■ 결론(Conclusion)

임상적으로 느끼는 이 사례연구는 실제로 종종 어떤 상태나 문제의 근본적인 원인이 증상과 통증이 나타나는 국소부위에 국한되지 않을 수도 있고(바라건대), 모든 방법을 충분히 고려할 필요가 있다는 것을 의미한다. 이 장과 특히 사례연구에서 얻은 정보가 견갑골 상부 통증 환자를 '치료하기 전에 생각하라'는 충분한 흥미를 일으키길 바란다!

이 책은(그리고 지금까지 저자의 모든 책에 적용된) 직소퍼즐 여행이라고 부르는 것을 기억하라. 끝까지 포기하지 않는다면 그림은 결국 훨씬 더 선명해질 것이다.

8

골반, 천장관절 및 둔근과 어깨 복합체의 관계
The relationship of the pelvis, the sacroiliac joint and the gluteals to the shoulder complex

어깨와 경부(목) 통증의 발생률이 계속 증가하므로, 이 장에서 하고 싶은 것은 코어(core)와 요추-골반-천골(lumbo-pelvic-sacral) 안정성에 영향을 미치는 골격계 관계뿐만 아니라 근육 관계 그리고 어떻게 그것이 어깨 복합체의 기능 또는 기능장애에 관련이 있는시 토의를 하려고 한다. 우리는 그러고 나서 이 지식을 평가, 치료 및 재활 계획에 통합하는 방법, 특히 상지 부위, 특히 어깨 복합 부위와 관련된 통증이 있는 환자 및 운동선수에게 적합한지를 결정해야 한다.

사례 연구

저자가 현재 근무하고 있는 옥스퍼드 대학교(University of Oxford)에서 수천 명의 운동선수들을 직접 보았다. 그러나 저자는 그 중에서 하나의 케이스에 대해 말하고 싶다. Anil은 옥스퍼드의 학생이었으며, 대학 크리켓(cricket) 팀의 일원으로 크리켓에 매우 경쟁력이 있었다. 그는 볼링 후에, 항상 오른쪽 어깨에 통증을 호소했다. 그는 지난 몇 년 동안 많은 물리치료사들에게 치료를 받았으며, 대부분은 정해진 전형적인 어깨 운동을 추천했지만 그의 증상에는 실제로는 아무런 변화가 없었다고 저자에게 말했다. 그는 또한 회전근개(rotator cuff) 그룹이 손상된; 특히, 극상근(supraspinatus, 가시위근)에 부분 파열과 견봉하 점액낭(subacromial bursa, 봉우리밑주머니)의 약간의 비대/염증을 확인하는 MRI (자기공명영상) 사진을 보여줬다.

검사 결과 어깨 외전의 70~110도에서 약간의 통증과 제한이 있는 것으로 나타났고, 이 통증호(painful arc)는 회전근개와 관련이 있는 것으로 확인되었다. 저자는 처음에 오른쪽 어깨를 치료하지 않을 것이며, 골반의 왼쪽, 특히 왼쪽 둔근의 기능과 안정성을 살펴볼 것이라고 Anil에게 말했다. 그는 저자가 통증이 있는 오른쪽 어깨를 치료하지 않을 것이라는 것에 대해 어이없고 심지어 화나는 표정이었다. 그러나, 저자는 달리는 동안 왼쪽 어깨 통증으로 이전에 본 운동선수를 언급했다-원인이 되는 요인은 오른쪽 대둔근(Gmax, 큰볼기근)에 대한 억제 또는 약화/비발화(misfiring)와 왼쪽 광배근(latissimus dorsi, 넓은등근)이 달리기 동안 오른쪽 천장관절에 '힘잠김(force closure)'을 제공하기 위해 현재 약한 대둔근의 역할을 수행하여 보상하고 수축하고 있었다.

저자가 Anil을 평가했을 때 그가 오른쪽 다리로 서 있는 것과 비교하여 왼쪽 다리로 서 있는 동안 상대적으로 불안정하다는 것과 왼쪽 중둔근(Gmed, 중간볼기근)을 활성화시키는 데 어려움을 겪는다는 걸 알아냈다. 왼쪽 대둔근의 발화 패턴을 검사했을 때 오른쪽에 비해 느리다는 것을 알아냈다. 저자는 길항(반대)근의 길이, 즉 요근(psoas, 허리근), 대퇴직근(rectus femoris, 넙다리곧은근) 및 내전근(adductor, 모음근)을 검사했고, 왼쪽이 상대적으로 짧다는 것을 발견했다. 치료 계획은 이러한 짧아진 근육 구조를 늘이고, 약한 대둔근과 중둔근을 강화하는 것으로 구성했다. Anil은 다음 몇 주 지나서 거의 즉각적으로 눈에 띄게 향상된 것을 보았고, 특히 지금은 볼링 후에 오른쪽 어깨가 더 이상 통증이나 제한을 일으키지 않고 있다.

Anil이 저자가 제안한 것을 수행하여 왜 개선되었는지에 대해 잠시 생각한다면, 당신이 크리켓에서 볼을 던지려고 할 때를 상상하자. 당신은 자연스럽게 상당히 빨리 달리고 있고 던지려고 할 때 왼쪽 다리가 땅에 닿아야 할 것이고, 동시에 오른쪽 팔이 공을 던질 것이다. 왼쪽 둔근이 어떤 이유로 약한 경우 오른쪽 광배근은 힘잠김을 통해 왼쪽 천장관절(sacroiliac joint, 엉치엉덩관절)을 안정화시킬 것이다(왼쪽 어깨 통증과 오른쪽 대둔근 억제에 대한 초기 사례 연구를 상기하라). 운동선수는 오른쪽 팔을 들어 올려 공을 던지려고 한다. 그러나 오른쪽 광배근은 왼쪽(반대쪽)의 천장관절 안정성을 향상시키기 위해 수축하고 있다. 오른쪽 팔이 극상근에 의해 외전됨에 따라, 동시에 수축하는 오른쪽 광배근은 왼쪽 천장관절을 안정화시켜야 하기 때문에(둔근이 본연의 기능을 수행하지 않기 때문에) 외전에 저항하게 된다(브레이크처럼 작용한다). 저자는 여기서 다윗과 골리앗(사무엘서에서 어린 다윗에게 패배한 성경의 전사)을 언급하는데, 다윗은 작은 극상근이고, 골리앗은 큰 광배근이다. 그러나 이 경우, 더 큰 근육이 전투에서 이기고 더 작은 근육이 지거나, 또는 이 경우 극상근은 지속적인 열상(찢어짐)과 재발성 염증으로 전투에서 패배하는 결과를 겪게 된다. 따라서 운동으로 어깨를 안정시키기 위해 무엇을 하든 환자는 볼링에서 완전히 휴식을 취하지 않으면 더 나아지지 않을 것이다.

이 책은 상지와 어깨 복합체에 관한 것이다. 그러나 저자는 이 장에서 골반, 천장관절 및 둔근에 대해 간략하게 초점을 맞추길 원하고, 이러한 관련 영역들이 상지 증상이 있는 환자와 관련이 있는지 논의하고자 한다. 당신이 생각하는 그곳에서 통증이 오는 것만은 아니라는 Ida Rolf 박사의 가르침을 생각하라. 아마도 어쩌면 특정 개인의 경우 골반 부위, 천장관절 및 둔근까지도 상지 부위에 통증을 나타내는 원인이 될 수 있다.

천장관절 안정성: 형태잠김과 힘잠김 (Sacroiliac stability: form closure and force closure)

먼저 우리는 골반의 안정성에 대하여 살펴볼 것이다. 골반(또는 더 정확히는 천장관절)의 안정성에 영향을 미치는 두 개의 주요한 요인: 형태잠김과 힘잠김. 이들 두 기전은 *자가-잠김 기전(self-locking mechanism)*으로 알려진 과정을 함께 보조한다.

*형태잠김*은 무명골(innominate, 볼기뼈)과 천골(sacrum, 엉치뼈)의 해부학적 정렬로부터 오는 것이며, 천골이 골반의 날개 사이에 일종의 쐐기돌(keystone)을 형성한다. 천장관절은 큰 부하를 전달하며, 그 형태는 이 작업에 적합하다. 관절면은 비교적 평평하여 압박력을 전달하고 구부리는 운동에 도움이 된다. 그러나 상대적으로 평평한 관절은 전단력에 취약하다. 천장관절은 세 가지 방법으로 이러한 힘으로부터 보호된다. 먼저 천골은 쐐기 모양(삼각형)이고, 따라서 로마 아치의 쐐기돌과 비슷하게 무명골 사이에서 안정화되고, 그것에 작용하는 인대에 의해 '현수(suspension)' 상태로 유지된다. 둘째, 다른 활액 관절과 달리 관절 연골은 부드럽지 않고 오히려 불규칙하다. 셋째, 천장관절을 관통하는 전두면(frontal, 이마면) 해부는 이른바 '능선(ridges)'과 '홈(groove)'으로 불리는 울퉁불퉁한 관절로 뼈 전체를 연골이 덮고 있음을 보여준다. 그것들은 다소 불규칙적으로 보이지만 실제로 서로 보완적이며, 이 비정상적인 불규칙성은 압박이 적용될 때 천장관절을 안정화시키는 역할을 하기 때문에 매우 관련이 있다.

Vleeming 등(1990a)에 따르면, 사춘기 이후 대부분의 사람들은 천골측의 함몰에 상응하는 장골면의 전체 길이를 따라 초승달 모양의 능선을 발달시킨다. 이 보상적인 능선과 홈은 관절면을 함께 고정시키고, 천장관절의 안정성을 증가시키는 것으로 지금까지 믿고 있다.

천골과 무명골의 관절면이 완벽한 형태잠김으로 꼭 맞는다면 운동성은 실제로 불가능할 것이다. 그러나 천장관절의 형태잠김은 완벽하지 않으며, 운동성(적지만)이 가능하므로 부하 동안 안정화가 요구된다. 이것은 부하 순간에 관절을 가로지르는 압박을 증가시킴으로써 달성된다. 이 압박을 담당하는 해부학적 구조는 인대, 근육 및 근막이다. 이러한 추가 힘에 의한 천장관절의 압박 기전은 일반적으로 *힘잠김*이라고 한다. 천장관절이 압박될 때, 관절의 마찰이 증가하고 결과적으로 힘잠김이 강화된다(그림 8.1).

Willard 등(2012)에 따르면, 힘잠김은 관절의 '중립 구역(neutral zone)'을 감소시켜 천장관절의 안정화를 촉진한다.

힘잠김은 다음과 같이 수행된다. 첫 번째 방법은 전굴(nutation, 앞끄덕임)로 불리는 천골의 전방 유형의 움직임이다. 이것은 천골 기저부의 전방 움직임 또는 무명골의 후방 회전에 의해 달성된다(그림 8.2A). 이 두 유형의 움직임은 천결절인대(sacrotuberous, 엉치결절인대), 천극인대(sacrospinous, 엉치가시인대) 그리고 골간인대(interosseous ligaments, 뼈사이인대)의 긴장을 가져온다. 이 긴장은 힘잠김 기전을 활성화하여 천장관절의 압박을 증가시킨다. 반면에, 후굴(counternutation, 뒤끄덕임)은 천골의 후방 움직임 또는 무명골의 전방 회전에 의해 수행되며(그림 8.2B), 위에 언급된 인대들의 긴장을 감소시키기 때문에 천장관절의 안정성을 감소시킨다.

형태잠김과 힘잠김이라는 용어는 이 자가-잠김 기전의 능동과 수동 구성 요소를 설명하며, Vleeming 등(1990a, 1990b)에 의해 처음 알려졌다. 아래는 Vleeming 등(1995)의 인용으로, 저자는 개인적으로 위의 문장을 설명한다고 생각한다.

'천장관절의 전단은 특별한 해부학적 특징(형태잠김)과 특별한 부하 상황(힘잠김)에 적응할 수 있는 근육과 인대에 의해 생성된 압박의 조합으로 방지된다. 만약 천골이 완벽한 형태잠김으로 골반에 맞는다면, 외측 힘이 필요하지 않을 것이다. 그러나, 이러한 구조는 운동성을 실질적으로 불가능하게 만들 것이다.'

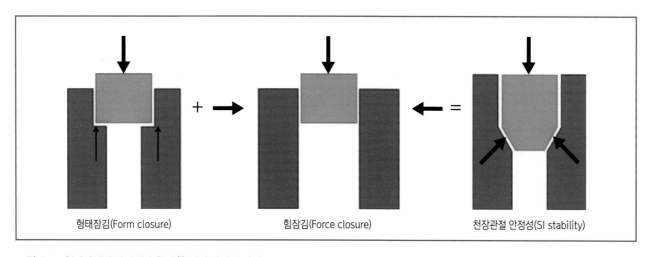

형태잠김(Form closure)   힘잠김(Force closure)   천장관절 안정성(SI stability)

그림 8.1: *천장관절의 안정성과 형태/힘잠김 사이의 관계*

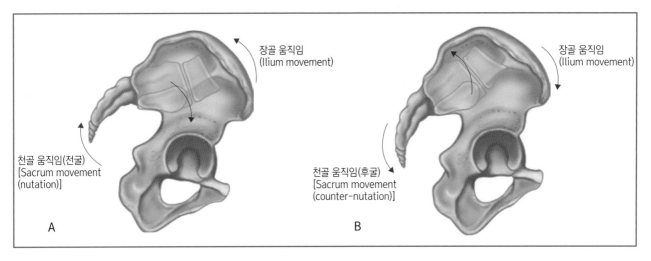

그림 8.2A, B: *A: 전굴과 무명골의 후방회전. B: 후굴과 무명골의 전방회전*

■ 천장관절 안정성(Sacroiliac stability)

여러 인대, 근육 그리고 근막 체계는 골반의 힘잠김에 기여한다. 이것을 총괄적으로 골–관절–인대 체계라고 한다. 신체가 효율적으로 작동한다는 것을 다시 정리하면, 무명골과 천골 사이의 전단력이 적절히 조절되고 부하가 체간, 골반 및 다리 사이에 전달될 수 있을 때를 말한다(그림 8.3).

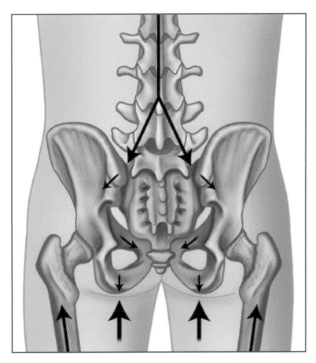

그림 8.3: *골반과 천장관절을 통한 체중 이동 힘*

Vleeming과 Stoeckart (2007)는 다양한 근육이 천장관절의 힘잠김에 관여하며, 대퇴직근(rectus femoris, 넙다리곧은근), 봉공근(sartorius, 넙다리빗근), 장골근(iliacus, 엉덩근), 대둔근 그리고 천장관절의 움직임에 영향을 미치는 적절한 지렛대 팔(lever arm)을 가지고 있는 슬괵근(hamstring, 넙다리뒤근)과 같은 근육들이라고 언급했다. 이 근육들의 효과는 열린 또는 닫힌 운동 사슬 움직임에 의존하고 골반이 충분히 조여졌는지 여부에 따른다.

천장관절을 안정화시키는 데 특히 중요한 역할을 하는 근육이 하나 있다. 이 근육은 대둔근이고, 또한 골반과의 관계가 있는 중둔근도 논의할 것이다. 대둔근 섬유 중 일부는 *흉요근막(thoracolumbar fascia, 등허리근막)*으로 알려진 결합 조직 구조뿐만 아니라 천결절인대와 합쳐져 부착된다.

Vleeming 등(1989a)은 12건의 사체 해부에서 이 사실을 입증했다. 그들은 대둔근이 모든 사체에서 천결절인대에 직접 부착되어 있음을 발견했다.

대둔근은 흉요근막을 통해 반대측 광배근에 연결되어 *후방 사선 근막 슬링(posterior oblique myofascial sling)*을 형성한다[외부 코어 단위: 통합 근막 슬링 체계(전체적 체계)라는 제목의 장을 참조]. 대둔근의 약화, 또는 잘못된 발화 순서는 이 (후방 사선) 근막 슬링의 기능을 감소시킴으로서 천장관절에 상해를 입힐 수 있는 것을 보여준다. 대둔근의 약화 또는 잘못된 발화는 반대측 광배근의 과한 보상작용의 잠재적인 원인이고, 이로 인해 잠재적으로 목과 어깨 통증을 가져온다. 걷기와 달리기는 천장관절에 높은 부하를 가하므로, 이 체중–지지 관절은 변경된 보상 기전의 영향을 감소시키기 위해 자가–안정화가 필요할 것이다.

연구는 천골 전굴(무명골 사이에 천골의 앞끄덕임 형태의 움직임)이 골반대(pelvic girdle, 다리이음뼈)의 안정성을 위한 가장 좋은 위치라는 것을 보여준다. 전굴은 (예를 들어) 앉은 자세에서 일어서는 움직임 때 일어나고, 일어나고, 완전한 전굴은 체간(trunk, 몸통)의 전방 또는 후방 굽힘 동안 일어난다. 이러한 천골 전굴은 골반의 후방 주요 인대(천결절, 천극, 골간)를 긴장시키며, 결과적으로 천장관절을 가로지르는 압박력을 증가시킨다. 증가된 장력은 단순히 앉은 자세에서 서 있는 자세로 일어날 때 뿐만 아니라 보행주기 동안 천장관절에 필요한 필수적인 안정성을 제공한다.

Vleeming 등(1989b)은 대퇴이두근의 장두(long head of biceps femoris, 넙다리두갈래근의 긴갈래) 또는 대둔근의 부착을 통한 연속성 또는 직접적으로 인대를 통해 천결절 인대에 부하를 적용하는 것이 천골저(sacral base, 엉치뼈바다)의 전방회전이 크게 감소한다는 것을 보여주었다. 그들은 이것이 마찰 계수를 증가시켜서 힘잠김에 의한 천장관절의 움직임을 감소시킨다는 것을 증명했다.

■ 힘잠김 인대들(Force closure ligaments)

힘잠김에 영향을 미치는 주요 인대 구조들(그림 8.4)은 다음과 같다. (1) 천골과 좌골(ischium, 궁둥뼈)을 연결하고 *열쇠(key)* 또는 *주도(lead)* 인대라고 하는 천결절 인대; 그리고 (2) 3번째와 4번째 천골 분절과 후상장골극(PSIS, 뒤위엉덩뼈가시)을 연결하고 *후천장 인대(posterior sacroiliac ligament, 뒤엉치엉덩인대)*로도 알려진 장후천장

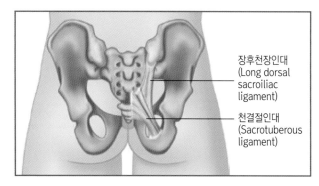

그림 8.4: *천결절인대(열쇠)와 장후천장인대*

인대(long dorsal sacroiliac ligament, 긴 등쪽엉치엉덩인대).

인대는 그것들이 부착하는 뼈의 움직임에 의해 긴장되거나 길어질 때, 또는 뼈에 부착되는 근육의 수축에 의해 긴장될 때 관절 압박을 증가시킬 수 있다.

천결절인대의 긴장은 다음의 세 가지 경우에 증가될 수 있다.

1. 천골에 대한 무명골의 후방회전
2. 무명골에 대한 천골의 전굴
3. 천결절인대에 직접 부착되어 있는 네 근육 중 하나의 근육 수축, 즉 대퇴이두근, 이상근(piriformis, 궁둥구멍근), 대둔근 및 다열근(multifidus, 뭇갈래근).

천골의 후굴, 또는 무명골의 전방회전을 억제하는 주요 인대 조직은 장후천장인대(후천장인대)이다. 이것은 골반이 수평 그리고/또는 수직 부하에 저항하기 위해서는 덜 안정적인 위치(전굴과 비교해서)이기 때문에 천장관절은 압박력이 낮고 자가–잠김(self-locking)이 없다. 장후천장인대는 일반적으로 통증의 원인이며 후상장골극 레벨 바로 아래(하방으로)에서 촉진할 수 있다.

인대 자체만으로는 안정적인 골반을 유지할 수 없다. 인대들을 보조하기 위한 여러 근육 체계에 의존한다. 허리와 골반의 안정성에 기여하는 두 가지 중요한 근육 그룹이 있다. 전체적으로 *내부 단위*(코어)와 *외부 단위*(근막 슬링 체계)라고 한다. 내부 단위는 횡복근(transversus abdominis, 배가로근), 다열근, 횡격막

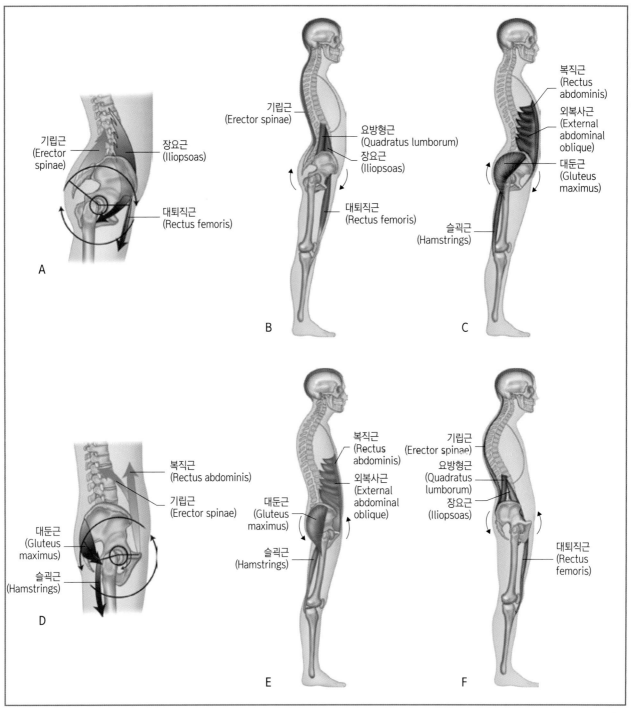

그림 8.5A~F: *A: 시상면 (전방) 골반 짝힘. B: 전방 경사: 단축된 자세를 유지하는 근육. C: 전방 경사: 늘어진 자세를 유지하는 근육. D: 시상면 (후방) 골반 짝힘. E: 후방 경사: 단축된 자세를 유지하는 근육. F: 후방 경사: 늘어진 자세를 유지하는 근육*

(diaphragm, 가로막) 그리고 골반저근(pelvic floor muscles, 골반바닥근)으로 구성된다−또한 전체적으로 코어 또는 국소 안정화근(local stabilizers)으로 알려져 있다. 외부 단

위는 여러 개의 '슬링' 또는 근육 체계[해부학적으로 연결되고 기능적으로 연관된 전체적인 안정화근 및 운동성근(mobilizer)]로 구성된다.

■ 짝힘(Force couple)

정의: *짝힘*은 Abernethy 등(2004)에 의해 언급된 바와 같이 반대방향으로 작용하지만 동일한 크기의 두 힘이 물체에 적용되고 순수한 회전을 가져오는 상황이다.

잠재적인 근육 불균형으로 유발된 골반의 변화된 위치는 운동 사슬의 휴식에 순차적으로 영향을 미치고 생체 역학에 대한 이러한 변화는 결과적으로 상지와 골반 관계를 변화시킬 것이다. 골반의 정렬과 적절한 위치를 유지하는데 필요한 여러 짝힘이 있다. 시상면(sagittal plane)과 전두면(frontal plane, 이마면)에서 골반의 위치를 조절하는 짝힘은 그림 8.5A~F와 8.6에서 도식적으로 보여준다.

■ 대둔근의 기능해부학[Functional anatomy of the gluteus maximus (Gmax)]

저자는 대둔근이 어떻게 환자와 운동선수들이 나타내는 많은 불편, 특히 상지 부위의 통증에 영향을 미칠수 있는지에 초점을 맞추고 싶다. 대둔근은, 저자 생각에 저자가 만났던 대부분의 물리치료사에 의해 상대적으로 무시되었다. 아마도 이러한 무시의 이유는 대둔근 자체가 일반적으로 통증을 나타내지 않기 때문이고, 따라서 이 놀랍고 기능적인 근육은 저자가 *무시 선반(neglect shelf)*이라고 부르는 곳에 남아 있다.

기시: 후둔근선(posterior gluteal line, 뒤볼기근선) 뒤에 장골(ilium, 엉덩뼈)의 바깥쪽면과 장골의 위쪽과 뒤쪽 뼈 부분. 천골과 미골(coccyx, 꼬리뼈)의 인접한 뒤쪽면. 천결절인대. 척추기립근(erector spinae, 척주세움근)의 건막(aponeurosis, 널힘줄)

정지: *원위부의 심부 섬유:* 대퇴골의 둔근 조면(gluteal tuberosity, 볼기근거친면).
남은 섬유: 대퇴근막장근의 장경대(iliotibial tract of the fasciae latae)

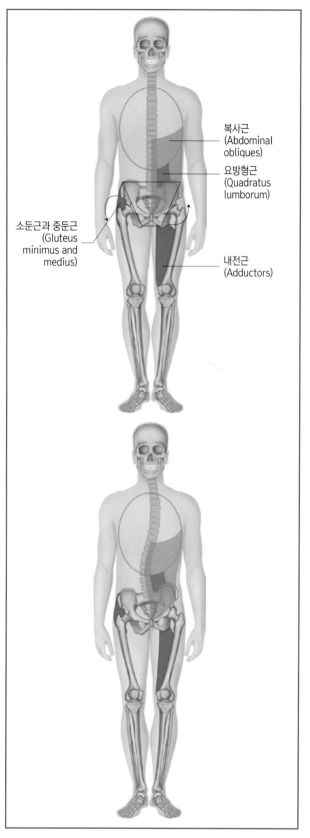

복사근
(Abdominal obliques)

요방형근
(Quadratus lumborum)

소둔근과 중둔근
(Gluteus minimus and medius)

내전근
(Adductors)

그림 8.6: *전두면(외측) 골반 짝힘*

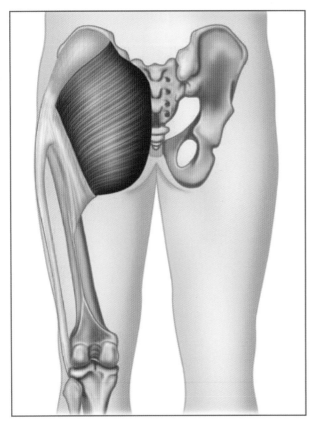

그림 8.7: *대둔근의 해부학*

작용: 장경대를 따라 그것의 정지를 통하여 신전시에 무릎을 안정화하는 데 도움을 준다.

상부섬유: 고관절의 외전과 외회전.
하부섬유: 고관절의 외회전과 신전(앉은 자세에서 일어날 때 또는 달릴 때 강력한 신전).
체간을 신전한다.

신경: 하둔신경(inferior gluteal nerve, 아래볼기신경)
　　　(L5, S1, S2)

대둔근의 기능(Function of the Gmax)

기능적인 관점에서 대둔근은 상지와 대퇴골, 골반, 체간 사이의 관계를 조절하는 데 여러 주요 역할을 수행한다. 이 마법같은 근육은 고관절을 외전하고 외회전시켜 무릎과 하지의 정렬을 조절하는 데 도움을 준다. 예를 들어, 계단 오르기에서 하지를 최적의 정렬 상태로 유지하기 위해 대둔근은 고관절을 외전과 외회전시킬 것이며, 동시에 다음 계단으로 몸을 위쪽으로 옮기기 위해서 고관절은 신전한다. 대둔근이 약하거나 비발화될 때, 무릎이 내측으로 변위되는 것을 볼 수 있고 골반이 외측으로 기울어지는 것도 관찰될 수 있다.

대둔근은 또한 천장관절을 안정화시키는 역할을 하고 힘잠김 근육의 하나로써 설명되고 있다. 대둔근 섬유 중 일부는 천결절인대와 흉요근막에 부착되고 흉요근막은 그것을 연결하는 근육의 활성화에 의해 긴장되는 매우 강한 비수축성 결합 조직이다. 이 근막의 연결 중 하나는 광배근이다. 대둔근은 흉요근막을 통해 반대쪽 광배근과 협력(partnership)을 형성한다. 이 협력 연결은 *후방 사선 슬링*으로 알려져 있다(그림 8.8 참조). 이 슬링은 보행 주기에서 체중–지지한 다리 서기 동안 천장관절에 대한 압박력을 증가시킨다.

대둔근의 약화 또는 비발화는 후방 사선 슬링의 효과를 감소시켜 천장관절이 후속 상해를 입을 수 있을 것이다. 그러면 신체는 반대쪽 광배근의 활성화를 증가시키고 이 활성화가 흉요근막을 통해 장력을 증가시켜 이 약점을 보상하려고 시도한다. 모든 보상기전과 마찬가지로, '구조는 기능에 영향을 미친다' 그리고 '기능이 구조에 영향을 미친다.' 이것은 신체의 다른 영역이 영향을 받는다는 것을 의미한다. 예를 들어–이 책의 초점이다–어깨 역학은 광배근이 상완골과 견갑골에 부착되어 있기 때문에 변화된다. 광배근이 보상으로 인해 특히 활성화된 경우, 이는 다리 들어올리기(step-up) 또는 런지(lunge) 유형의 동작 동안 한쪽 어깨가 다른 쪽 어깨보다 더 낮게 보이는 것으로 관찰될 수 있다.

대둔근은 보행주기에서 슬괵근과 함께 중요한 역할을 한다. 발 뒤꿈치 닿기(heel-strike) 직전에 슬괵근이 활성화될 것이고, 천결절인대에 부착을 통해 천장관절의 장력이 증가할 것이다. 이 연결은 체중–지지 주기 동안에 천장관절의 잠김 기전을 지원한다. 보행주기의 발 뒤꿈치 닿기에서 중간 입각기(mid-stance)까지, 대둔근의 활성화는 증가하고 슬괵근은 감소한다. 대둔근은 후방 경

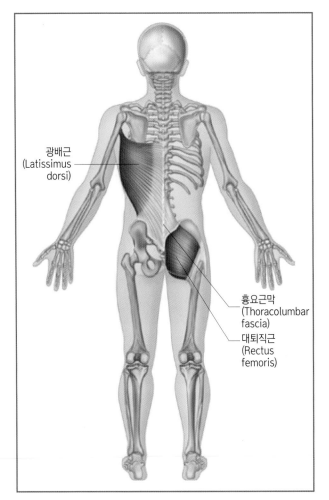

광배근
(Latissimus
dorsi)

흉요근막
(Thoracolumbar
fascia)

대퇴직근
(Rectus
femoris)

그림 8.8: 후방 사선 슬링과 광배근의 연결

사 슬링의 부착을 통해 초기 및 중간 입각기 단계 동안 천장관절의 안정화를 상당히 증가시킨다.

대둔근의 약화 또는 비발화는 천장관절의 안정성과 골반의 위치를 유지하기 위해 보행주기 동안 슬괵근이 활성 상태를 유지하게 한다. 슬괵근 과활성화의 결과는 계속적이고 비정상적인 변형을 일으킬 것이다.

일반적으로 말하면, 대둔근은 길항근이 단축되고 긴장되면 약화되는 특성을 따른다. 단축된 주요 근육들은 대둔근에 대한 신경학적 억제를 유발할 수 있으며, 주요 근육들은 장요근(iliopsoas, 엉덩허리근), 대퇴직근 및 내전근(adductor, 모음근)이며, 고관절 굴곡근으로 분류되고 대둔근의 고관절 신전 작용에 대해 길항근이다.

장요근 및 다른 연관된 단축 길항근의 평가와 치료는 여기서 논의되지 않으며, 독자는 『*The Vital Glutes*』 (Gibbons 2014)로 안내된다. 그러나 위에서 언급한 근육에 대해 잘 알고 있고 연장(늘이는) 기법을 사용하여 긴장되고 단축된 길항근을 정상화된다면, 골반과 요추의 정상적인 중립 위치를 촉진할 것이고 다음에는 결과적으로 약화된 대둔근을 되돌리는 '전환(switching)' 효과는 다시 어깨 복합체 부위의 통증을 감소시킬 것이다.

■ 대둔근의 평가(Assessment of the Gmax)

이 장에서는 고관절 신전근(대둔근 포함)의 정확한 발화 순서를 결정하는 데 사용되는 고관절 신전 발화 양상 검사에 대해 설명할 것이다. 이 검사의 목적은 엔진의 실린더처럼 모든 근육이 정확하게 발화되는지 확인하기 위해 근육 그룹의 실제 발화 순서를 확인하는 것이다. 비발화 양상은 운동선수와 환자에서 흔히 발생될 것이다.

고관절 신전 발화 패턴 검사(그림 8.9) (Hip extension firing pattern test)

정상적인 근육 활성화 순서는 다음과 같다.

대둔근(gluteus maximus)
슬괵근(hamstrings)
반대측 요부 신전근(contralateral lumbar extensors)
동측 요부 신전근(ipsilateral lumbar extensors)
반대측 흉요부 신전근(contralateral thoracolumbar extensors)
동측 흉요부 신전근(ipsilateral thoracolumbar extensors).

고관절 신전 발화 패턴 검사는 그것의 적용에 있어 독자적인 특성이 있다. 자신을 엔진에 6개의 실린더가 있는 자동차라고 생각하라: 다시 말하면, 당신 몸이 즉 엔진이다. 엔진은 특정한 발화 방법이 있으며 신체도 마찬가지이다. 예를 들어, 자동차의 엔진은 개별 실린더를 숫자 순서 1-2-3-4-5-6으로 발화하지 않는다. 미리 정의된 최적의 순서, 예로 1-3-5-6-4-2로 실행될 것이다. 자동차를 수리하고 정비사가 리드 중에 두 개를 실수로 잘못 되돌려 놓으면, 엔진은 여전히 작동하지만 효율성이 떨어질 것이다; 또한 결국에는 고장날 것이다. 우리의 몸도 다르지 않다. 우리의 경우, 특히 활동적이지만 비발화 기능 부전이 있는 경우, 우리의 몸도 무너져 결국 통증을 유발할 것이다.

순서 1(Sequence 1)

치료사는 손가락 끝을 환자의 왼쪽 슬곡근과 왼쪽 대둔근에 가볍게 놓고(그림 8.10A, B), 환자에게 왼쪽 다리를 침대에서 2 인치(5 cm) 들어 올리라고 한다(그림 8.10C). 치료사는 먼저 어떤 근육이 발화되는지 확인하고 표 8.1에서 이 첫 번째 순서의 결과를 기록한다.

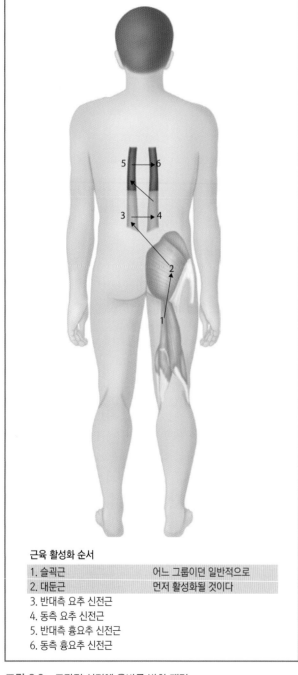

근육 활성화 순서

1. 슬곡근	어느 그룹이던 일반적으로
2. 대둔근	먼저 활성화될 것이다
3. 반대측 요추 신전근	
4. 동측 요추 신전근	
5. 반대측 흉요추 신전근	
6. 동측 흉요추 신전근	

그림 8.9: 고관절 신전에 올바른 발화 패턴

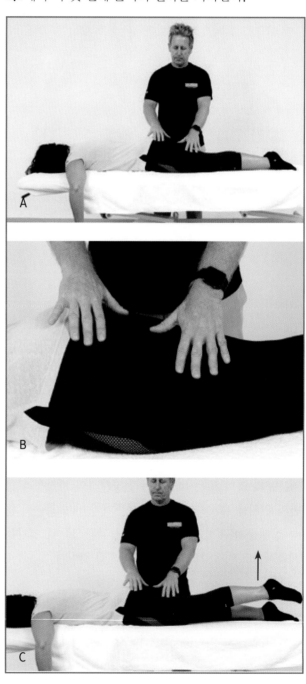

그림 8.10A~C: 고관절 신전 발화 패턴 순서 ❶
A: 치료사는 환자의 왼쪽 슬곡근과 대둔근을 가볍게 촉진한다. B: 치료사의 손 위치 근접 보기. C: 환자는 치료대에서 왼쪽 다리를 들어올린다.

표 8.1: 고관절 신전 발화 패턴-왼쪽

	1st	2nd	3rd	4th
대둔근	○	○	○	○
슬괵근	○	○	○	○
반대측 척추기립근	○	○	○	○
동측 척추기립근	○	○	○	○

표 8.2: 고관절 신전 발화 패턴-오른쪽

	1st	2nd	3rd	4th
대둔근	○	○	○	○
슬괵근	○	○	○	○
반대측 척추기립근	○	○	○	○
동측 척추기립근	○	○	○	○

순서 2(Sequence 2)

치료사는 엄지손가락을 환자의 척추기립근에 가볍게 놓고, 환자에게 왼쪽 다리를 침대에서 2 인치 (5 cm) 들어 올리라고 한다(그림 8.11A, D). 치료사는 어떤 기립근이 먼저 발화되는지 확인하고 표 8.1에 기록한다.

순서 1과 2를 오른쪽 다리에 반복하고 그 결과를 표 8.2에 기록한다. 이 과정을 수행하고 나서, 치료사는 근육이 정확하게 발화되는지 여부를 결정할 수 있다. 발화

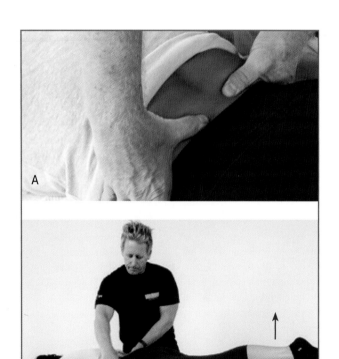

그림 8.11A, B: 고관절 신전 발화 패턴 순서 ❷
A: 치료사는 환자의 기립근을 가볍게 촉진한다.
B: 환자는 치료대에서 왼쪽 다리를 들어올린다.

패턴은 다음과 같아야 한다. (1) 대둔근; (2) 슬괵근; (3) 반대측 척추기립근; 그리고 마지막으로, (4) 동측 척추기립근.

순서 1에서 촉진할 때 대둔근이 먼저 발화하는 것이 확인되었다면 이것은 올바른 것이라고 안전하게 말할 수 있다.

순서 2에도 동일하게 적용한다. 반대측 척추기립근이 먼저 수축했다면, 이것은 또한 올바른 순서이다.

그러나 슬괵근이 순서에서 첫 번째이거나 동측 척추기립근이 첫 번째이고 대둔근이 수축되는 느낌이 들지 않으면 이것은 비발화 패턴이라고 추정할 수 있다. 비발화 기능부전이 수정되지 않으면 우리의 신체(엔진)는 기능 부전의 보상 패턴이 일어날 것이고 고장나기 시작할 것이다.

저자는 많은 환자들에서, 슬괵근과 동측 척추기립근이 전형적으로 먼저 수축되고 대둔근이 순서에서 4번째임을 발견했다. 이 경우에 척추기립근과 슬괵근은 고관절 신전 움직임을 보조하는데 우세한 근육이 될 것이다. 이로 인해 요추 과전만(hyperlordosis, 과다앞굽음)의 결과로서 골반의 과도한 전방경사(anterior tilting)를 유발하고 하부 요추 후관절(facet joints)의 염증을 유발할 수 있다.

비발화 순서의 예는 그림 8.12에서 보여주고 있으며, 저자가 정기적으로 보는 전형적인 기능 부전 패턴을 증명한다. 당신은 첫 번째 수축 근육은 오른쪽 슬괵근(1),

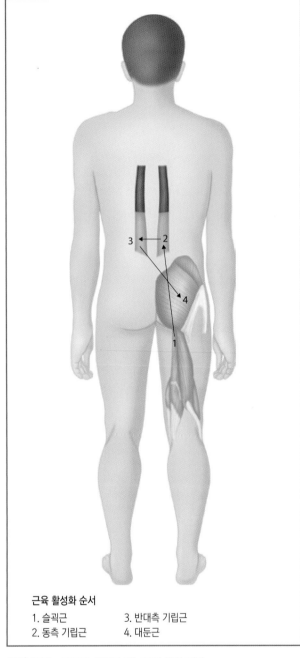

근육 활성화 순서

1. 슬괵근
2. 동측 기립근
3. 반대측 기립근
4. 대둔근

그림 8.12: *고관절 신전의 기능부전 발화 패턴*

다음은 동측 기립근(2), 다음은 반대측 기립근(3), 그리고 마지막으로 대둔근(4)이라는 것을 알 것이다. 1~4가 기능부전이 있기 때문에 흉요추기립근을 추가하지 않았고, 앞에서 언급한 것처럼 1~4가 수정되면 5와 6이 정상적인 발화 순서를 회복한다는 것을 알았다.

비발화 순서를 수정하고 근력강화를 시도하기 전에, 우리는 이전 단락에서 언급한 것처럼 처음으로 길항근의 길이를 살펴보는 것이 필요하며, 특히 근에너지기법(MET)을 사용하여 단축되고 긴장된 조직을 정상화해야 한다. 따라서 비발화 대둔근을 수정하려고 할 때 간단한 과정은 '강화하기 전에 늘려라'이다.

근육 5와 6의 발화 패턴은 이 장에서 논의되지 않았다. 왜냐하면 근육 1~4의 올바른 발화 순서가 확립되어야하기 때문이다. 또한 위에서 언급한 바와 같이 근육 1~4의 발화 순서가 수정되면 근육 5 및 6의 발화 패턴은 일반적으로 자체-수정되며 정상적인 발화 패턴 순서를 따르는 경향이 있다는 것을 알아냈다.

■ 중둔근의 기능해부학[Functional anatomy of the gluteus medius (Gmed)]

기시: 장골의 바깥쪽면, 장골능(iliac crest, 엉덩뼈능선)의 하방, 후둔근선과 전둔근선(anterior gluteal line, 앞볼기근선) 사이

정지: 대퇴골 대전자(greater trochanter, 큰돌기)의 외측면에 사선능선(oblique ridge)

작용: *상부섬유:* 고관절의 외전과 외회전
전방섬유: 고관절의 굴곡과 내회전

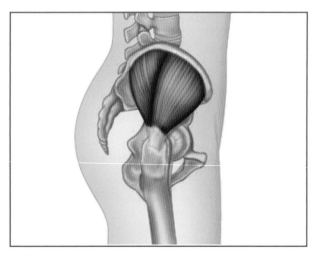

그림 8.13: *중둔근의 해부학*

후방섬유: 고관절의 신전과 외회전.

신경: 상둔신경(superior gluteal nerve, 위볼기신경)

(L4, L5, S1)

중둔근의 기능(Function of the Gmed)

중둔근은 보행주기, 특히 초기 입각기(initial contact phase)와 입각기(stance phase) 동안 주로 사용된다. 간단히 말해서, 중둔근은 우리가 지점 A에서 지점 B까지 걸을 때 골반의 위치를 유지해야 한다.

중둔근은 환자가 나타내고 있는 상체와 하체의 모든 달리기 부상에서 평가되어야 한다. 많은 운동선수들이 저자의 클리닉에 하체와 체간에 과사용 달리기 유형의 부상으로 오고, 그들 중 대부분은 약한 중둔근 기능을 보인다. 저자는 이 근육의 근력과 조절이 생체 역학적으로 효율적인 달리기 패턴을 달성하는 데 가장 중요한 전체 구성 요소라고 결론을 내렸다. 달리는 동안 당신이 항상 공중에서 완전히 또는 한쪽 다리로 동적 균형을 유지한다는 것을 고려할 때 그리 놀라운 것은 아니다. 모든 물리치료사 실무자는 중둔근 기능을 평가하고 회복할 수 있어야 한다.

중둔근의 해부학을 자세히 살펴보자: 근육은 장골능의 전체, 후둔근선과 전둔근선 사이에 장골의 외측, 둔근근막, 대퇴근막장근(TFL)의 후부 경계, 그리고 장경대(ITB) 위에 붙어 있다. 중둔근은 전방, 중간 및 후방의 세 부분으로 나뉘어져 있으며 대퇴골의 대전자를 감싸고 넓은 결합된 힘줄을 집합적으로 형성하며 정지한다. 중둔근의 좀 더 수직적인 전방 및 중간 부분은 좀 더 수평적인 후방 부분보다 고관절을 외전하기 위한 더 좋은 위치에 있는 것처럼 보인다.

중둔근이 주로 내회전 또는 외회전 동안에 활성화되는지에 대해서는 많은 논쟁이 있어 왔다. Ireland 등(2003)의 연구에서, 슬개대퇴 통증(patellofemoral pain, 무릎넙다리 통증)이 있는 여성 대상자에서 고관절 외전과 외회전이 대조군보다 현저히 약하다는 것을 증명했다. 이러한 외회전의 약화는 중둔근 기능부전으로 인한 것이다. 대조적으로, Earl (2005)은 외전과 내회전의 조합과 관련된 작업에서 중둔근의 가장 높은 활성화를 관찰했다.

위에서 언급한 것처럼, 중둔근은 전방 섬유뿐만 아니라 후방 섬유가 있다. 우리는 치료사로서 관심을 갖는 것은 후방 섬유이다. 중둔근의 후방 섬유는 대둔근과 함께 작동하며 고관절의 위치를 외회전으로 조절하고 보행주기가 시작될 때 체간, 골반, 고관절, 슬관절 및 하지를 정렬하는 데 도움이 된다.

예를 들어, 치료사가 과정을 관찰하는 동안 걷기를 요청받은 환자를 생각해보자. 보행주기의 초기입각기에서 환자가 왼쪽 다리에 체중을 가할 때, 중둔근은 하지에 작용하는 안정성 기전의 한 부분을 책임진다. 이것은 또한 하지의 전반적인 정렬을 도울 것이다. 환자는 보행주기를 이어나가며 이제 입각기에 들어간다. 이 단계에서 중둔근은 오른쪽 고관절을 외전하는 역할을 하며, *왼쪽* 고관절보다 약간 더 높이 들리기 시작한다. 이 과정은 보행의 유각기(swing phase) 동안 *오른쪽* 다리를 흔들어(swing) 나가야 하기 때문에 매우 중요하다.

왼쪽 중둔근에 약화가 있는 경우, 보행주기 동안 신체는 두 가지 방식으로 반응할 것이다. 골반이 서 있는 다리 반대쪽(이 경우에는 오른쪽)으로 기울어 떨어져, 트렌델렌버그(Trendelenburg) 보행 양상이 나타날 것이고(그림 8.14A); 또는 보상 트렌델렌버그 양상을 사용하여 환자는 체간 전체를 과도하게 약화된 고관절로 이동시키는 것으로 관찰될 것이다(그림 8.14B).

우리가 한쪽 다리로 서 있을 때, 동측의 중둔근, 소둔근(gluteus minimus, 작은볼기근), 내전근 및 반대측의 요방형근(quadratus lumborum, 허리네모근)으로 구성된 측면 슬링(lateral sling)을 활성화한다(그림 8.15A, B). 앞에서 설명한 것처럼, 약화가 있는 경우 이는 보상 과정으로 인해 다른 근육에 과활성화를 가져올 수 있다. 중둔근

(후방 섬유)에 약화를 보이는 환자는 대퇴근막장근(TFL)로부터의 연결을 통해 장경대(ITB)와 반대측 요방형근(QL), 내전근의 과활성화를 가져오는 경향이 있으며; 중둔근 후방 섬유가 약화되는 것으로 보인다면 이상근은 또한 과활성화 역할을 할 수 있다.

중둔근은 동적인 골반 안정성의 열쇠이다. 저자의 경험상, 동적인 골반 안정성이 좋지 않은 달리기선수는 접촉 시 지면 반발력을 감소시키기 위해 보폭을 단축하고 좀 더 짧은 보행 양상을 선택할 것이며 그것에 의하여 골반 자세를 유지하는 데 필요한 근육 조절의 양을 감소시킬 것이다.

중둔근 약화는 운동학적 사슬의 모든 아래쪽 방향은 물론 위쪽 방향에도 영향을 줄 것이다. 발 뒤꿈치 접촉에서 중간 입각기까지 중둔근의 약화는 다음과 같은 가능성을 허용한다.

- 트렌델렌버그 또는 보행의 보상적 트렌델렌버그 패턴
- 요추의 외측굴곡과 짝움직임인 회전을 증가시켜 잠재적으로 병리학뿐만 아니라 골반과 천골의 비틀림을 유발할 수 있다.
- 장요근은 감소된 골반 안정성을 보상할 수 있고, 고관절, 요추 및 흉추 역학이 변화될 것이다.
- 반대측 요방형근에 과긴장과 횡격막에 부착되는 요방형근의 관계로 호흡 역학에 영향을 줄 수 있다.
- 근막 슬링의 연결로 인해 어깨 복합체와 경추의 생체 역학이 변화될 것이다.
- 동측 이상근, 대퇴근막장근 그리고 장경대에 과긴장
- 외반 자세(valgus position, 바깥굽은자세)로 슬관절이 내측으로 이동되며, 슬개골 부정주행 증후군(patella mal-tracking syndrome)을 유발할 수 있다.
- 발의 위치에 대하여 하지(tibia, 경골)의 내회전
- 거골하관절(subtalar joint, 목말밑관절)의 과도한 회내(pronation, 엎침)

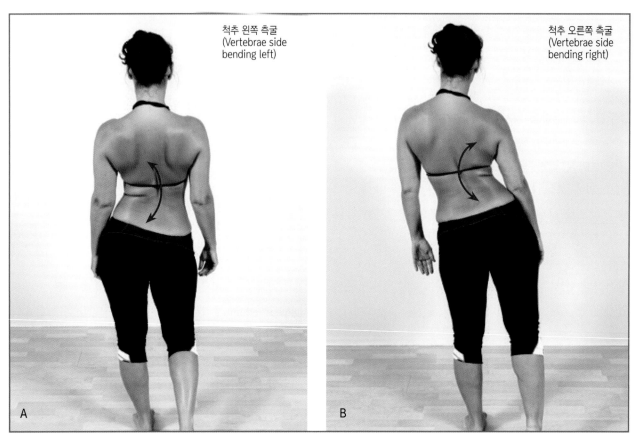

그림 8.14A, B: 트렌델렌버그 보행; B: 보상적 트렌델렌버그 보행

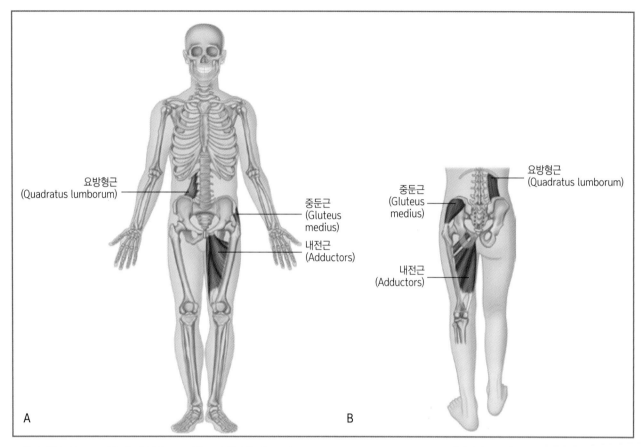

그림 8.15A, B: *A: 외측 슬링 체계. B: 보행 동안 활성화되는 근육들*

■ 중둔근의 평가(Assessment of the Gmed)

저자는 척추 통증뿐만 아니라 상지 또는 하지에 문제가 있는 환자를 볼 때마다, 저자의 평가 과정의 일부에는 둔근과 특히 중둔근의 근력을 검사하는 것을 포함한다. 이 장에서는 저자는 고관절 외전근의 정확한 발화 순서를 결정하는 데 사용되는 고관절 외전 발화 양상 검사에 대해 설명할 것이다.

고관절 외전 발화 패턴 검사
(Hip abduction firing pattern test)

왼쪽의 발화 순서를 확인하기 위해, 환자는 왼쪽 다리가 위로 올라오게 양쪽 다리를 모으고 있는 측면-누운 자세를 취한다. 이 과정에서 중둔근, 대퇴근막장근 및

요방형근의 세 가지 근육이 검사될 것이다. 치료사는 오른손을 요방형근에 가볍게 대어 근육을 촉진한다. 다음으로, 중둔근과 대퇴근막장근을 촉진하기 위해, 치료사는 중둔근에 엄지를 그리고 대퇴근막장근에 다른 손가락을 놓는다(그림 8.16).

환자에게 왼쪽 다리를 오른쪽 다리에서 몇 인치 정도 외전하여 들어 올리라고 하는 동안에 치료사는 발화 순서를 기록한다(그림 8.17). 보상 또는 부정확한 움직임을 확인하는 것이 중요하다. 이 검사의 이상적인 것은 환자가 (1) 골반의 왼쪽을 들어올리기(고관절 들어올림은 요방형근을 활성화한다는 의미), (2) 전방 골반 경사, 또는 (3) 골반이 후방으로 기울어지는 것들이 없이 고관절을 외전할 수 있어야 한다는 것이다.

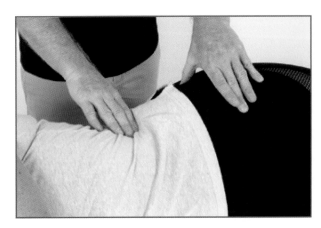

그림 8.16: 요방형근, 중둔근과 대퇴근막장근의 촉진

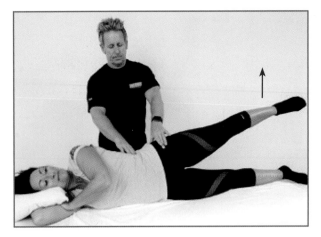

그림 8.17: 환자가 왼쪽 고관절을 외전할 때, 치료사는 발화 순서를 기록한다.

올바른 발화 순서는 중둔근, 대퇴근막장근, 마지막으로 골반 거상 25도 정도에서 요방형근이어야 한다. 요방형근 또는 대퇴근막장근이 먼저 발화되면, 잘못된 발화 순서를 나타내며 적응성 단축 결과이다.

일단 고관절 외전에 대한 발화 순서를 확인했으면 다음 단계를 결정해야 한다. 대부분의 환자들은, 특히 중둔근이 약하다고 들었다면 체육관에 가면서 약한 중둔근을 강화해야 한다는 필요성을 느끼고 옆으로 누운 자세에서 외전 운동을 많이 한다. 명백히 약한 중둔근을 강화하는 데 어려움은, 특히 대퇴근막장근과 요방형근이 우세한 외전근이라면 이 특별한 운동은 중둔근을 반복

하는 것도 강화하는 것도 아닐 것이다. 이상근은 또한 약한 외전근으로서 골반/천장관절 기능부전을 유발할 수 있고, 더 나아가 근본적인 문제를 더욱 복잡하게 만들 수 있을 것이다.

그래서 답은 처음에 중둔근의 강화를 연기하고 내전근, 대퇴근막장근 및 요방형근의 단축된/긴장된 조직에 초점을 맞추는 것이다. 이론적으로, 긴장된 조직을 늘임으로써, 길고 약화된 조직은 더 짧아지고 자동적으로 그 근력을 회복할 것이다. 만약, 일정 기간이 지난 후(2주가 권장되고 있다), 중둔근이 근력을 회복하지 못한 경우, 이 근육을 위한 특별하고 기능적인 근력 운동이 추가될 수 있다.

중둔근 전방 섬유 근력 검사
(Gluteus medius anterior fibers strength test)

왼쪽 중둔근을 검사하기 위해 환자는 왼쪽 다리를 위로 하고 옆으로 누운 자세를 취한다. 치료사는 오른손으로 환자의 중둔근을 촉진하고, 환자에게 왼쪽 다리를 오른쪽 다리에서 몇 인치 떨어진 외전으로 들어 올리라고 한 뒤, 등척성으로 이 자세를 유지하기 시작한다. 치료사는 환자의 무릎 근처에 왼손을 대고 다리에 하방으로 압력을 적용한다. 환자에게 압력에 대하여 버티라고 한다(그림 8.18); 환자들이 그렇게 할 수 있다면, 중둔근은 *정상*으로 분류된다.

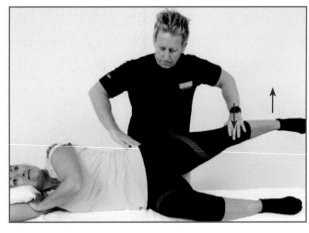

그림 8.18: 환자는 치료사의 저항에 대하여 왼쪽 고관절을 외전한다.

중둔근 후방 섬유 근력 검사
(Gluteus medius posterior fibers strength test)

왼쪽을 검사할 때, 중둔근의 후방 섬유에 더 중점을 두기 위해, 치료사는 환자의 왼쪽 고관절을 약간 신전하고 외회전으로 조절한다(그림 8.19). 치료사는 이전과 같이 하방 압력을 적용하고 환자가 이 힘에 저항할 수 있으면 중둔근 후방 섬유는 정상으로 분류된다. 만약에 당신이 근력과는 대조적으로 근지구력을 평가하기를 원한다면, 환자에게 외전된 다리를 유지하고 적어도 30초 동안 자세를 유지하라고 한다.

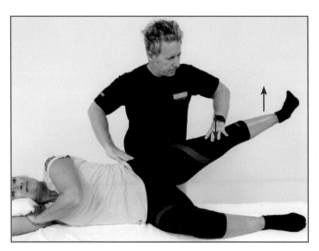

그림 8.19: *중둔근의 후방 섬유를 강조하기 위하여 고관절을 약간 신전하고 외회전한다. 치료사는 환자의 고관절 외전에 대하여 하방 압력을 적용한다.*

■ 결론(Conclusion)

이 장은 상지, 목 그리고 어깨 복합체에 나타나는 통증이 골반, 천장관절의 기능 및 안정성 그리고 둔근과의 관계로 인한 결과일 수 있음을 독자에게 알리는 것을 목표로 한다. 비록 저자는 몇 가지 제안을 했지만, 그것은 아마도 당신이 찾은 것을 따르는 치료에 초점을 맞추지 않는다. 이것은 잠재적으로 여기에서 광범위한 주제를 다루기에는 충분한 여유공간이 부족하고, 저자는 골반과 둔근의 이 매혹적인 영역을 논의하고 치료하는 다른 많은 저서를 작성했기 때문이다. 이 주제를 따르는 데 관심이 있는 사람은 더 자세한 제안에 대한 부록을 참조하라.

환자와 운동선수가 당신의 상담실로 걸어올 때, 그들이 무엇을 얘기할지 당신은 정확히 알지 못한다–모든 사람은 자신만의 특별한 이야기를 가지고 있다. 우리는 어떤 면에서 모두 다르기 때문에 통증이 어디에 있든 관계없이 저자에게는 모든 사람의 둔근(대둔근 및 중둔근)의 기능을 확인하는 것이 가장 합리적이다. 왜냐하면 이 둔근들은(우리가 가지고 있는 600개가 넘는 근육 중에서) 정말 독특하기 때문이다. 그리고 개인적으로는 그것들이 일반적으로 충분히 고려되지 않고 종종 무시당한다고 믿는다. 그러니 제발, 다음에 통증이 있는 사람을 만났을 때, *무시 선반(neglect shelf)*에서 근육을 빼내어 시간을 보내면 당신은 그 결과에 조용히 놀라게 될 것이다!

9

근에너지기법과 어깨 복합체 연결

Muscle energy techniques (METs) and their link to the shoulder complex

---

몇 년 전, 저자가 골다공증을 연구할 때, 우리는 5년제 학위 프로그램에서 근에너지기법에 대해 짧은 강의만 있었다. 당시 문제의 교사가 MET의 간단한 기본 구성 요소를 실제로 이해하지 못한다고 느꼈으며, 거의 이 기법을 진정한 열정으로 가르치지 않았고, 동료 학생들은 그것을 사용하길 회피했었는데, 다행스럽게도 이미 일부 반원들에게는 스포츠 치료과정에서 MET를 가르치고 있었기 때문에 몇 시간 더 개념을 살펴볼 수 있었다. 저자는 학위를 받는 동안 MET가 거의 한쪽으로 스치고 지나간 사실에 실망했다. 저자가 본 모든 환자에게 하나의 기법으로 MET(또는 최소한 수정된 버전의 기법)를 사용했었다.

MET는 정골요법 기술이므로 모든 정골요법은 이를 사용하는 데 능숙해야 한다. 저자의 목표 중 하나(많이 있다!)는 전 세계의 모든 물리치료사들에게 동일한 개념을 가르치는 것이다. 이 훌륭한 기술을 가르칠 때 저자의 열정이 전달되기를 바란다.

어깨 복합체 기능장애를 교정하는 데 도움이 되는 치료 계획에 통합될 수 있는 기술로써 이 기술이 경추 운동 범위의 모든 측면에서 큰 영향을 미친다. 이 장에서 설명할 기법은 연부조직 또는 척추관절 이상을 교정하는 데 사용할 수 있는 최고의 연부조직기법이라고 생각한다. 이미 *근에너지기법(METs)*이 무엇인지 추측했을 것이다.

어깨 복합체와 관련된 기능장애뿐만 아니라 경추와 관련된 많은 기능장애들이 있다. 이 유형의 연부조직 치료는 언제 그리고 왜 사용해야 하는지 더 잘 이해할 수 있도록 MET의 필요성을 설명해야 한다.

물리치료사는 근육을 풀어주고 이완시키는 데 도움이 되는 다양한 기법의 도구 상자를 가지고 있으며, 이는 환자의 신체가 치유 메커니즘(healing mechanisms)을 촉진하도록 도와주는 것이다. 1948년 Fred Mitchell에 의해 처음 설명된 MET는 이러한 도구 중 하나이다. 올바르게 사용하면 환자의 컨디션에 큰 영향을 줄 수 있다 [MET에 대한 자세한 내용은 Gibbons (2011)를 참조].

정의: *근에너지기법(MET)*은 의도에 따라 정확하게 제어된 위치에서 특정 방향으로, 그리고 반대힘에 적용되는 근수축으로 사용하는 정형도수치료 진단 및 치료의 한 형태이다.

MET는 환자가 초기 노력을 제공하고(근수축), 개업치료사의 프로세스를 용이하게 한다는 응용 분야에서 독특할 수 있다. 일차적 힘은 환자의 연부조직(근육)의 수축에서 비롯된 것으로, 근골격계 기능장애를 보조하고 교정하는 데 사용된다. 근육치료의 사용은 통제된 위치, 특정 방향, 그리고 일반적으로 치료사가 적용하는 반대힘 저항이기 때문에, 일반적으로 이 치료 방법은 간접적인 것이 아니라 직접적인 형태의 기법으로 분류된다.

■ METs의 장점 중 일부
(Some of the benefits of METs)

학생들에게 MET 개념을 가르칠 때, 저자가 강조하는 중요 장점 중 하나는 유연성을 향상시키는 것이 아니라 관절 범위를 정상화하는 것이다. 이것은 반 직관적으로 들릴 수 있다. 예를 들어, 환자가 목(경추)을, 왼쪽으로 최대한 할 수 있고, 오른쪽으로는 돌릴 수 없는 경우 오른쪽 회전에서 경추가 제한된다고 말할 수 있다. 경추의 정상적인 회전 범위는 80도이지만 환자가 오른쪽으로 60도만 회전할 수 있다고 가정해 보면 이것은 바로 MET가 등장해야 하는 것이다.

오른쪽 제한이 있고 딱딱한 근육에 MET를 사용한 후에는 경추가 80도 전 범위까지 회전되길 바란다.

이제 관절 범위를 '정상'으로 회복시켰다. 이것은 매우 엄격한 의미로는 스트레칭되지 않았다. 전체적인 유연성이 회복되었음에도 불구하고 정상적인 관절 범위로 간주되었다.

사용된 MET의 상황(context)과 유형(type)에 따라 치료의 목표는 다음과 같다.

- 과긴장 근육의 정상적 회복
- 후속 신장을 위한 근육 준비
- 관절 운동성 증가
- 약한 근육을 강화

과긴장성 근육의 정상회복
(Restoring normal tone in hypertonic muscles)

MET의 간단한 과정을 통해, 물리치료사는 과긴장 단축 자세 근육에서 이완을 시도한다. 우리는 관절이 제한된 ROM이 있다고 생각되면, 과긴장 구조의 빠른 식별을 통해 조직의 정상을 회복하는 데 도움이 되는 기법으로 사용할 수 있다. 특정 유형의 연부조직 마사지 기법도 이러한 완화 효과를 달성하는 데 도움이 될 수 있으며, 일반적으로 MET는 마사지 요법과 함께 적용된다. 마사지 요법은 물리치료사가 짧아진 조직에 이완을 돕는 데 사용되는 최고의 도구 중 하나라고 생각한다.

후속 신장을 위한 근육 준비
(Preparing muscles for subsequent stretching)

특정 상황에서 환자 또는 운동선수가 참여하게 되는 스포츠는 관절에 어떤 운동범위(ROM)가 있느냐에 따라 결정된다. 누구나 유연성을 향상시킬 수 있으며, MET를 사용하여 목표를 달성할 수 있다. MET의 초점은 근육의 길이를 발달시키는 것이 아니라 관절의 정상적인 ROM을 개선하는 것이다.

정상 시점을 지나 환자의 유연성을 향상시키려면 보다 적극적인 MET 접근 방식이 필요할 수 있다. 이것은 환자에게 근육 능력 표준의 10~20%보다 약간 더 약하게 수축하도록 요구하면 된다. 예를 들어 근육 능력의 40~70%를 사용하여 환자에게 수축하도록 요청할 수도 있다. 이 증가된 수축은 더 많은 신경학적 운동단위(motor units)가 발화(fire)되도록 자극하여, 골지건기관(GTO)의 자극을 증가시킨다. 그러면 근육이 더 편안해져 더 길어질 수 있다. 어느 쪽이든, MET가 치료계획에 편입되면, 유연성 프로그램이 뒤따를 수 있다.

관절 가동성 향상(Increasing joint mobility)

근육 테스트 및 기능 과정을 가르칠 때 저자가 가장 좋아하는 말 중 하나는 '견고한 관절은 근육을 단단하게 하고, 근육을 단단하게 하면 뻣뻣한 관절을 유발할 수 있다'이다.

완벽하게 이해되지 않는가? MET를 올바르게 사용하면 처음에는 근육을 이완하더라도 관절의 가동성을 향상시키는 가장 좋은 방법 중 하나가 된다. 어깨 복합체 내에서 발견된 모든 기능장애를 해결하기 위해 MET를 사용하는 경우가 특히 그렇다. MET의 초점은 환자가 근육을 스스로 수축하게 하는 것이다. 이로 인해 '기회의 창(a window of opportunity)'이라고 하는 이완시간이 발생하여 특정 관절 내에서는 더 큰 ROM을 얻을 수 있다.

일반적으로 척추 카이로프렉터는 척추의 가동성을 향상시키기 위해 도수교정만 수행한다. 그러나 논리적으로 생각해 보면, MET와 같은 연부조직 기술은, 특히 도수교정 전에, 전반적인 운동성을 크게 지원할 것이다. 왜냐하면, MET는 수축−이완 이론(contract - relax - lengthen theory)을 수행하고, 이용이 간단하며 훌륭한 컨셉을 가지고 있다. 환자뿐만 아니라 치료사에게도 상생의 상태가 될 것이다

약한 근육 강화(Strengthening weak muscles)

MET는 환자가 연장과정(lengthening process) 전에 근육을 수축시키도록 요청하기 때문에, 약하거나 심지어 이완된 근육(flaccid muscles)의 강화에도 사용될 수 있다. 치료사는 타이밍에 변화를 줄 수 있어야 하며, 치료사가 적용한 저항(등척성 수축)에 대해 환자는 약한 근수축을 요청함으로써 MET를 수정할 수 있어야 한다. 예를 들어, 환자는 5~15초 동안 최대 능력의 약 20~30%를 사용하여, 움직임에 대한 저항을 요청한다. 그런 다음 반복하도록 요청한다. 반복 사이는 10~15초 동안 휴식을 하고, 5~8회 정도 반복한다. 환자의 성과는 시간이 지남에 따라 기록되고 수정될 수 있다.

■ MET의 생리학적 효과
(Physiological effects of METs)

MET에는 두 가지 주요 효과가 있으며, 두 가지 뚜렷한 생리학적 과정을 바탕으로 설명한다.

* 등척성수축 후 이완(postisometric relaxation, PIR)
* 상반 억제(reciprocal inhibition, RI)

MET를 사용시 특정 신경의 영향이 있다.

PIR/RI의 주요 과정을 논의하기 전에, 스트레치 반사(stretch reflex)와 관련된 두 가지 유형의 수용체(receptor)를 고려해야 한다.

* 근방추, 근섬유의 길이 변화와 속도에 민감한 근방추
* GTO, 장력으로 길어진 변화를 감지하는 GTO.

근육을 스트레칭하면 근방추에서 척수의 후각세포(PHC)로 전달되면 임펄스가 증가한다. 결과적으로 전각세포(AHC)는 운동자극의 증가 신호를 근육 섬유에 전달하여 신장에 저항하는 보호장력(protective tension)을 생성한다. 하지만 GTO 내에서는 몇 초 후 증가된 장력이 감지되어 PHC에 임펄스를 전달한다. 이러한 충동(impulses)은 AHC에서 증가된 운동자극에 대한 억제효과를 갖는다. 이 억제 효과는 운동자극을 감소시키고 결과적으로 이완을 일으킨다. 이것은 GTO의 보호완화(protective relaxation)가 근육 근방추로 인한 보호수축(protective contraction)보다 우선하기 때문에 근육의 길어진 스트레칭이 스트레칭 능력을 증가시킨다는 것을 의미한다. 그러나 근방추들이 빠르게 늘어나면 즉각적인 근육수축이 발생하며, 지속되지 않기 때문에 억제작용(inhibitory action)이 없다(그림 9.1). 이것을 기본 반사궁(reflex arc)이라 한다.

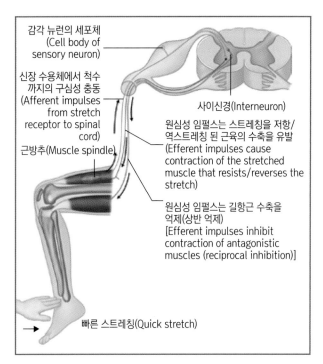

그림 9.1: *신장반사. 근방추 활성을 위한 빠른 '손으로 뻗기'*

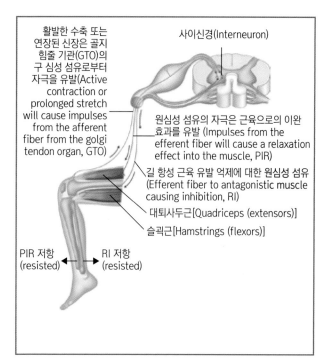

그림 9.2: *등척성수축 후 이완 그리고 상반 억제*

등척성 수축 후 이완(Postisometric relaxation, PIR)

PIR은 등척성 수축이 지속될 때 척수를 통해 근육 자체로의 신경학적 피드백으로 인해 근육의 톤이 감소하여 수축된다(그림 9.2). 이 톤 감소는 약 20~25초 동안 지속된다. 따라서 이완 기간 동안, 조직을 새로운 휴지 길이(new resting length)로 보다 쉽게 이동할 수 있으므로 ROM을 개선할 수 있는 완벽한 기회를 갖게 된다.

상반 억제(Reciprocal inhibition, RI)

RI가 사용될 때, 톤의 감소는 근육수축에 대한 길항근(반대 근육)의 생리적 억제 효과에 의존한다(그림 9.2).

수축하고 있는 주동근의 운동신경이 구심성 척수로부터 흥분된 임펄스를 받아드릴 때, 반대의 길항작용근의 운동뉴런은 동시에 억제 충격을 받아 수축을 방지한다. 주동근의 수축 또는 늘어난 스트레치는 이완을 유도하거나 길항근을 억제해야 한다. 그러나 주동근의 빠른 신장은 주동근의 수축을 촉진시킬 것이다(스트레치 반사).

대부분의 MET의 응용은 팽팽한 점(point of bind) 또는 팽팽한 점의 짧은 부분에서 MET를 수행하기에 바람직한 위치이다. 분명히 MET는 다른 기술들과 비교하여 상당히 가벼운 형태의 이완/스트레칭이므로 재활 과정에서 더욱 적합하다고 가정할 수 있다. 일반적으로 근육 단축과 관련된 대부분의 문제는 자세/긴장 근육에서 단축이 발생한다는 점을 명심해야 한다. 이 근육들은 주로 느린 스위치 섬유로 구성되어 있기 때문에 가벼운 형태의 스트레칭이 더 적합할 것이다.

■ 근에너지기법 과정(MET procedure)

- 환자의 팔다리는 저항이 느껴지는 지점, 즉 저항지점(point of bind)으로 이동한다. 치료는 영향을 받는 부위의 저항지점보다는 약간 짧은 지점에서 실시하면, 만성 단계에 있는 환자의 경우에서 더 편안할 수 있다.
- 치료사에 의해 적용되는 저항은 환자의 근육강도에서 약 10~20%를 사용하여 치료할 근육(PIR) 또는

상반 억제(RI)를 등척성 수축을 시킨다. 접근방법이 PIR인 경우 환자는 주동근을 사용해야 한다. 이렇게 하면 팽팽하고 단축되어 있는 구조를 직접 해결할 수 있다(아래 PIR 예를 참조).

- MET의 RI 방법을 사용하는 경우 환자는 길항근을 등척성으로 수축 지시한다. 이것은 반대쪽 근육그룹(주동근)에서 이완효과를 유발할 것이며, 이것은 *팽팽하고 짧아진* 구조로 분리한다(아래 RI 예를 참조하시오).

- 환자에게 치료 부위의 튀는 것(jerking)을 피하면서, 10초에서 12초 동안 지속되는 등축 수축을 천천히 시행한다. 위에서 설명한 것처럼 이 수축은 GTO를 자극하는데 필요한 시간이며, 이는 GTO를 활성화하고 근방추의 방추속섬유(intrafusal fibers) 영향을 줄 수 있다. 이것은 근방추들의 영향을 무시하고 근육 긴장을 억제하는 효과가 있다. 치료사는 최소한의 노력으로 영향을 받는 부위(affected area)에 새로운 위치를 확보할 수 있다.

- 근수축은 불편이나 긴장을 유발하지 않아야 한다. 환자는 심호흡을 통해 완전히 휴식을 취해야 하며, 호흡을 하면서 수동적 운동을 통해 고관절 근육을 새로운 위치로 연장시켜 특정관절의 관절범위를 정상화한다.

- PIR을 유도하는 등축성 수축 후 15~30초의 이완기간이 있다. 이 기간은 조직의 새로운 휴식 길이로 늘리기에 완벽한 시간이 될 수 있다.

- 더 이상 진행되지 않을 때까지(일반적으로 3~4회) 이 과정을 반복하고 최종 휴식 위치(resting position)를 약 25~30초 동안 유지한다.

- 신경계가 새로운 휴식 위치에 고정될 수 있는 충분한 시간은 25~30초가 고려된다.

- 이 유형의 기술은 팽팽하고 짧아진 연부조직에서 긴장을 이완 및 해제하는 데 탁월하다.

- 약 20초의 회복기간(refractory period. 휴식 잠재력을 회복하는데 필요한 짧은 기간)은 RI에서 발생한다. 그러나 RI는 PIR보다 덜 강력하다고 생각된다. 치료사

는 통증이나 부상으로 인해 때때로 주동근을 사용하는 것이 부적절할 수 있기 때문에 두 가지 접근법을 모두 사용할 수 있어야 한다. MET와 함께 사용되는 힘은 양이 최소이므로 부상 또는 조직 손상의 위험이 적다.

■ MET 적용 방법
(MET method of application)

'바인드 포인트'(또는 '제한장벽')
['Point of bind' (or 'restriction barrier')]

이 책에서는 'bind'라는 단어가 여러 번 언급된다. *제한점(point of bind)* 또는 *제한장벽(restriction barrier)*은 치료사의 촉진, 손/손가락이 연부조직 저항성을 처음 느낄 때 발생한다. 치료사는 경험과 지속적인 실습을 통해 영향을 받는 부위를 부드럽게 바인딩 위치에 들어가게 하기 때문에 연부조직의 저항을 촉진할 수 있다. 이 바인드 위치는 스트레치 위치가 아니라 스트레치 지점 직전 위치를 말한다. 치료사는 그 차이를 느낄 수 있고, 환자가 스트레칭이 발생했다고 말할 때까지 하지 말아야 한다.

급성 및 만성 질환
(Acute and Chronic Conditions)

MET 사용으로 치료되는 연부조직 상태는 일반적으로 급성 또는 만성으로 분류되며, 이는 어떤 형태의 변형 또는 외상을 갖는 조직과 관련되는 경향이 있다. MET는 급성 및 만성 상태 모두에 사용될 수 있다. 급성은 증상, 통증 또는 경련과 관련하여 명백히 심각한 것뿐만 아니라 이전 3~4주 동안 발생한 모든 것을 포함한다.

MET의 어떤 변화가 적합한지를 결정하는 데 있어, 나이가 많고 덜 명백한 특성은 *만성적인* 것으로 간주된다.

제시 조건이 상대적으로 심각하다고 느끼는 경우(지난 3주 내에 발생함) 등척성 수축을 바인드 지점에서 수행될 수 있다. 환자가 10초 동안 근육을 등척성 수축 후, 영향 받은 부위를 새로운 바인드 지점으로 이동한다.

만성 상태(3주 이상 지속됨)에서 등척성 수축은 바인드 지점 직전 위치에서 시작된다. 환자가 10초 동안 근육을 수축시킨 후 치료사는 바인드 지점을 지나 특정 영역의 새로운 위치로 유도한다.

PIR 대 RI (PIR versus RI)

일반적으로 환자가 얼마나 많은 고통을 겪고 있는지는 처음 적용할 방법을 결정하는 중요한 요인이 된다. PIR 방법은 보통 이완과 이완 과정에서 수축되는 근육이기 때문에 *짧고 단단한* 근육으로 선택해야 하는 기법이다.

그러나 때때로 환자는 주동근, 즉 단축된 구조가 수축될 때 불편함을 경험할 수 있다.

이 경우 반대 근육그룹(길항근)을 수축시키는 것이, 환자의 통증 인식을 감소시키지만 여전히 고통스러운 조직의 이완을 유발할 수 있기 때문에 더욱 더 적절해 보인다. 따라서, 일반적으로 통증이 없는 길항근을 사용하는 RI 방법의 사용은 1차 단축조직의 민감도가 증가되는 경우 일반적으로 첫 번째 선택이 될 것이다.

적절한 치료로 PIR 기술이 통합될 수 있다(앞서 설명된 바와 같이, PIR은 RI 방법에 사용되는 길항근과 대조적으로 단단한 단축구조의 등척성 수축을 사용한다). 어느 정도까지, 최선의 접근법을 결정하는 주요 요인으로는 민감한 조직이 현재 급성기인지 만성기인지가 중요하다.

PIR과 RI를 정기적으로 사용한 후, 과긴장 구조를 연장하는 최상의 결과는 PIR을 통해 달성되는 것으로 나타났다(환자가 이 기술을 시행하는 동안 통증이 없는 경우). 그러나 일단 PIR 방법을 수행한 후, 단축된 팽팽한 조직에 더 많은 ROM이 필요하다고 생각되면 아래 RI 예

에 설명된 대로 약 2번 더 반복하기 위해 RI 방법인 길항근을 사용한다. 자신의 환자를 위한 이 개인 접근 방식은 전체 ROM을 개선하는 데 필요한 효과를 준다.

PIR 예(PIR example)

MET 치료의 PIR 방법을 설명하기 위해, 절차를 엄지내전근(adductor pollicis)에 적용할 것이다(*pollicis*는 엄지 또는 첫째 손가락과 관련 있다). 어깨 복합체와 관련된 예를 통해 MET의 적용방식을 설명하는 것이 더 적절하다고 생각된다. 그러나 치료사가 스스로 기술을 먼저 연습하여 MET 개념을 더 잘 이해할 수 있기를 원한다. 간단한 사례를 이용하여 기술을 이해하고, 그에 따라 연습하면 치료사는 어깨와 경추부위의 기능을 회복시키는 목표로 보다 복잡한 MET를 해결해 나갈 준비가 된다.

왼손(또는 오른손)을 빈 종이에 놓고 손을 최대한 많이 벌린 다음, 손가락과 엄지손가락 주위를 그린다(그림 9.3).

바인드 지점이 느껴질 때까지 최대한 엄지손가락을 능동적으로 벌린(외전) 후 종이를 제거한다. 그런 다음 오른손의 손가락을 왼쪽 엄지손가락 위에 놓고 등축(등척성) 수축을 사용하여 손가락을 아래로 향하는 압력에 대해 엄지손가락을 내전한다(그림 9.4). 10초 동안 등척성 수축을 유지하고 숨을 들이마시고, 내쉬면서 수동적으로 엄지손가락을 더 외전시킨다(엄지 손가락을 강제하지 않음). 이 순서를 두 번 더 반복하고, 마지막 반복 시, 최종 휴식 위치를 20~25초 이상 유지한다.

이제 손을 종이 위에 놓고 다시 그린다(그림 9.5). 바라건대 엄지손가락이 이전보다 더 외전되었다는 것을 알 수 있다.

RI 예(RI example)

RI 방법을 적용하려면 PIR 방법과 동일한 절차를 따른다. 즉, 엄지손가락을 외전시켜 바인딩 지점으로 이동

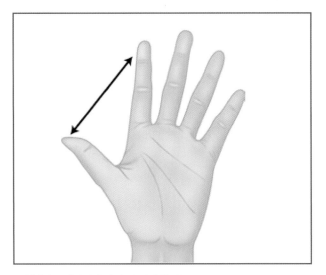

그림 9.3: *엄지와 손가락 간 거리 측정*

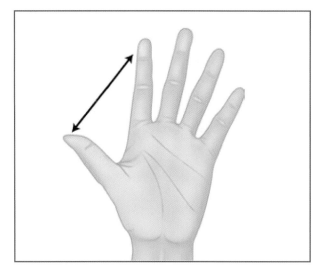

그림 9.5: *PIR, RI MET 사용 후 손을 다시 그림*

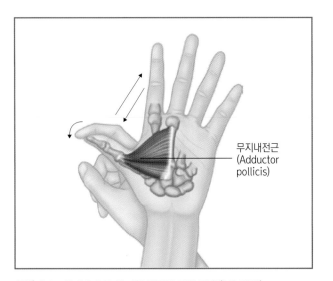

무지내전근
(Adductor pollicis)

그림 9.4: *반대손으로 엄지의 내전에 저항 적용(PIR 방법)*

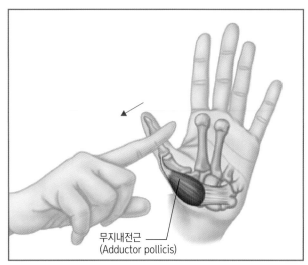

무지내전근
(Adductor pollicis)

그림 9.6: *반대손을 사용하는 저항에 대한 엄지 외전(RI 방법)*

한다. 이 바인드 위치에서 엄지손가락(PIR)을 저항에 대항하지 않고, 반대 방향으로 움직여 엄지를 외전시킨다. 저항에 대한 엄지외전(pollicis brevis/longus 엄지외전 근육 사용)(그림 9.6). 이 압력을 10초간 적용한 후 숨을 들이마시고 내쉬면서 수동적으로 엄지손가락을 더 넓게 외전(벌림)시킨다(다시, 엄지손가락으로 힘을 가하지 말

것). 이 순서를 한두 번 더 반복하고 마지막 반복 시 최종 휴식 위치에서 20~25초 이상 유지한다.

이전과 마찬가지로 손을 종이 위에 놓고 다시 그린다(그림 9.5). 엄지손가락이 이전보다 더 많이 외전(벌림)되었음을 알 수 있다.

■ 결론(Conclusion)

항상 MET 과정 중 학생들에게 말한다. 위의 예제가 단순히 엄지손가락을 사용하는 것만큼 효과가 있다면, 모든 환자의 평가 및 치료에서 MET를 적용하는 동안, 동일한 프로세스를 통합하고, 활용하고, 과긴장 조직에 적용할 수 있어야 한다. MET는 신체의 어느 부위(단지 어깨 뿐만 아니라)에도 적용할 수 있으며, 조직 및/또는 관절경직의 제한을 느끼고, 엄지손가락과 마찬가지로 치료 후 긍정적인 변화가 나타나야 한다.

10

어깨 복합체 및 경추의 근육 길이 검사
Muscle length testing of the shoulder complex and cervical spine

다음에 나열된 근육들은 특히 어깨 복합체 및 경추와 관련된 근육들이다.

1. 상부 승모근(upper trapezius, 위등세모근)
2. 견갑거근(levator scapulae, 어깨올림근)
3. 흉쇄유돌근(sternocleidomastoid, 목빗근)
4. 사각근(scalenes, 목갈비근)
5. 오훼근육들(coracoid muscles, 부리돌기근):
   소흉근(pectoralis minor, 작은가슴근), 상완이두근 단두(biceps short head, 상완두갈래근짧은갈래) 그리고 오훼완근(coracobrachialis, 부리위팔근)
6. 광배근(latissimus dorsi, 넓은등근)
7. 대흉근(pectoralis major, 큰가슴근)
8. 견갑하근(subscapularis, 어깨밑근)
9. 극하근(infraspinatus, 가시아래근).

표 10.1은 환자와 운동선수들을 평가하는 데 도움이 되는 가이드로 사용할 수 있다. 이 표는 책의 끝 부분 부록에도 있고 각 치료실에서 사용하도록 저작권 없이 자유롭게 사용할 수 있다.

이 장에서는 단축되거나 단단해진 각각의 근육들을 어떻게 평가해야 하는지 설명하겠다. 테스트 순서를 설명한 뒤 단축되거나 단단해진 근육들이 자연스럽게 안정적인 길이로 돌아오는 방법으로 11장에서 제시한 특정 근에너지기법을 권장한다. 그렇게 되면 기능장애를 가지고 있는 부분들을 정상화시키는 데 도움이 될 수 있다.

표 10.1: 자세평가서-상체

환자 성함: 키: E = 같은 길이 L/R = 왼쪽 또는 오른쪽이 짧다			
근육	날짜:	날짜:	날짜:
상승모근(Upper trapezius)			
견갑거근(Levator scapulae)			
흉쇄유돌근(Sternocleidomastoid)			
사각근(Scalenes)			
오훼근육들(Coracoid muscles) • 소흉근(Pectoralis minor) • 상완이두근 단두 (Biceps brachii short head) • 오훼완근(Coracobrachialis)			
광배근(Latissimus dorsi)			
대흉근(Pectoralis major)			
견갑하근(Subscapularis)			
극하근(Infraspinatus)			

■ 상부 승모근(Upper trapezius)

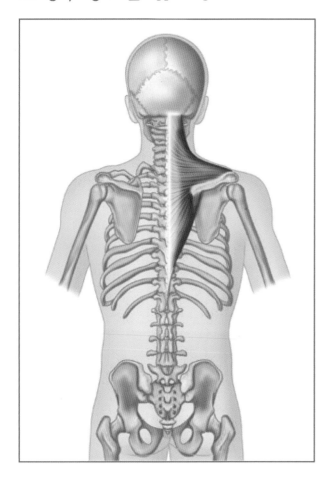

상부 승모근 평가(Assessment of upper trapezius)

환자는 검사를 위해 자리에 앉는다. 치료사는 왼손으로 왼쪽 승모근을 지지하면서 환자의 목을 오른쪽 방향으로 외측굴곡시킨다(그림 10.1). 환자가 스트레칭을 감지한다고 표현하기보다는 치료사가 조직의 걸림을 인식해야 한다. 이 걸림은 스트레치에 도달하기 전에 조직의 '느슨함'을 제거한 위치이다—이는 걸림이 있는 반대측 스트레치를 이해하는 데 있어서 매우 중요하다.

45도의 가동범위에 도달하면 일반적인 승모근 길이가 된다. 반대쪽도 테스트를 반복하여 비교한다.

기시: 두개골의 기저부(후두골). 제7경추의 극상돌기 그리고 모든 흉추(T1~12)

정지: 쇄골의 외측 1/3. 견봉돌기. 견갑극

작용: *상부섬유:* 어깨를 들어 올린다(올리기). 어깨나 손에 의해 어깨에 무게가 실릴 때 견갑대가 눌리지 않도록 한다.

중부섬유: 어깨뼈를 후인시킨다(내전).
하부섬유: 의자에서 일어날 때처럼 어깨뼈를 저항에 대항하여 손으로 누른다.
상부와 하부섬유를 동시에: 팔을 머리 위로 올리는 것처럼 어깨뼈를 상방회전시킨다.

신경: 11번 부신경. 경추신경의 복측가지(C2, C3, C4)

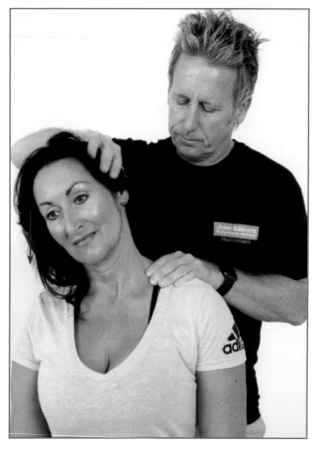

그림 10.1: *치료사는 환자의 어깨를 손으로 고정시키면서 환자 머리를 천천히 오른쪽으로 구부린다.*

승모근의 대체평가
(Alternative assessment of trapezius)

어깨위팔 리듬 테스트(Scapulohumeral rhythm test)

환자의 오른쪽 어깨를 외전하게 하고 그 움직임을 관찰한다. 처음 각도 30도에서 동작은 순수한 오목위팔 관절에서 이루어진다. 각도 30도 이후부터는 어깨뼈가 상방회전되기 시작한다. 비율은 일반적으로 2:1이다-즉, 오목위팔 관절에서 2도 움직임이, 1도의 어깨뼈 회전이 일어난다. 예를 들어, 외전 90도에서 30도는 어깨뼈의 회전에 의해 그리고 60도는 오목위팔 관절에 의해 수행된다.

정상적인 어깨위팔 리듬은 그림 10.2A에서 보여주고 있고, 그림 10.2B는 '역'어깨위팔 리듬 패턴을 나타내며 오른쪽 '상부 승모근'은 어깨를 외전하는 동작에서 과도하게 작동하거나 보조하는 것처럼 보인다.

이처럼 변형된 리듬은 유착성 관절낭염 또는 오십견에서 매우 극명하게 볼 수 있다.

이러한 제한된 운동범위는 유착성 관절낭염(오십견)으로 발생할 수 있는 오목위팔 관절의 제한된 움직임 때문이다. 견흉관절은 과도한 회전과 거상을 하는 것처럼 보일 것이고, 이를 보상하는 관절이 될 것이다.

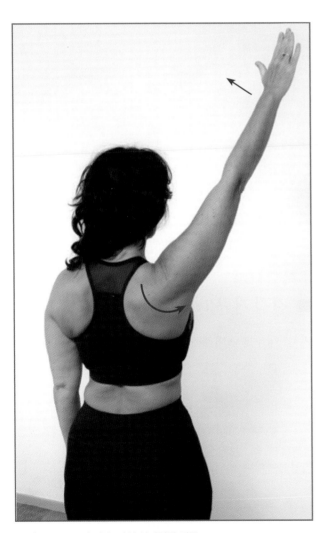

그림 10.2A: 팔 벌림-정상 어깨위팔 리듬

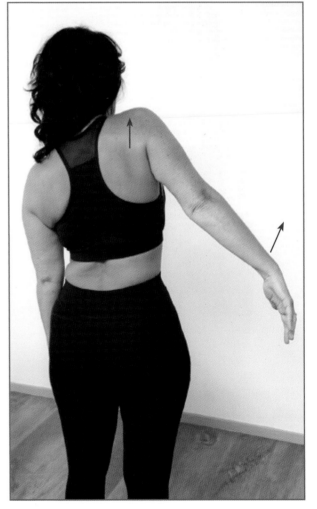

그림 10.2B: 팔 벌림-역 어깨위팔 리듬

촉진을 통한 어깨위팔 리듬 테스트
(Scapulohumeral rhythm test with palpation)

어깨를 외전하는 동안 활성화되거나 상부 승모근이 과활성화될 때 확인할 수 있고, 환자가 동작을 취하는 동안 치료사의 왼손을 환자의 오른쪽 상부 승모근에 올려놓을 수 있다(그림 10.3). 치료사는 상부 승모근을 접촉할 때의 느낌을 기록한다. 근수축이 어깨 외전 30도 내에서 감지되면 상부 승모근은 과활성화로 분류된다.

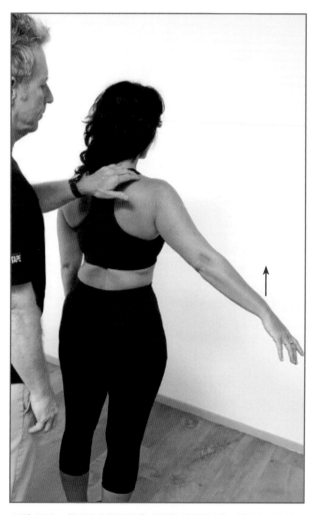

그림 10.3: 환자가 오른쪽 팔을 외전할 때 치료사는 상부 승모근의 과활성화를 촉진한다.

바로 누운 자세에서 상부 승모근의 평가
(Assessment of upper trapezius from a supine position)

환자는 무릎을 구부린 채로 바로 누운 자세를 취한다, 이는 허리를 이완하는 데 도움이 된다(그림 10.4). 치료사는 침상의 머리 끝 부분에 앉는다. 치료사 왼손은 환자의 관자뼈를 받치고 오른손은 환자의 오른쪽 어깨 위에 놓는다. 천천히, 치료사가 오른쪽 어깨의 움직임을 안정화시키는 동안 가능한 환자의 머리를 왼쪽으로 측면굴곡시킨다. 치료사가 오른쪽 상부 승모근이 잠기는 것을 느끼면서 측정이 수행된다. 45도보다 작은 측정치는 짧은 것으로 분류된다.

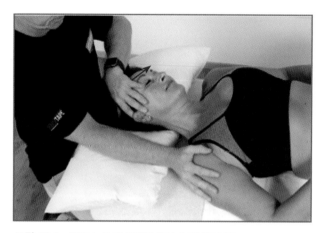

그림 10.4: 바로 누운 자세에서 상부 승모근의 평가

■ 견갑거근(Levator scapulae)

기시: 상부 3~4번째까지 경추의 횡돌기(transverse processes, 가로돌기)(C1~4)

정지: 어깨뼈의 상부 내측(척추) 경계[즉, 견갑가시(spine of the scapula, 어깨뼈가시)의 윗부분]

작용: 어깨뼈 올림 그리고 경추의 외측 굴곡 보조

신경: 견갑배신경(dorsal scapular nerve, 등쪽어깨신경)(C4, C5) 그리고 경신경(cervical nerves, 목신경)(C3, C4)

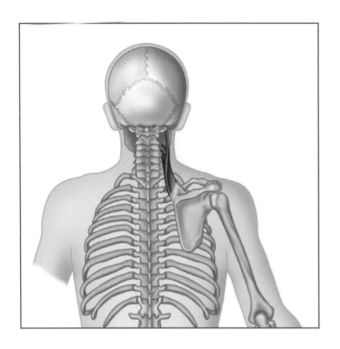

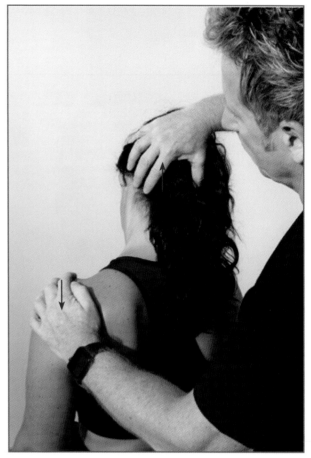

견갑거근의 평가
(Assessment of levator scapulae)

견갑거근에 대한 이 테스트는 상부 승모근 테스트와 유사하다. 또한 언급된 근육도 비슷한 작용을 한다. 즉, 둘 다 견갑대를 들어 올리고 경추를 측면으로 구부릴 수 있다. 두 테스트 중 한 가지 다른 점은 상부 승모근은 상방회전을 보조하는 반면, 견갑거근은 하방회전을 보조한다.

견갑거근(왼쪽)을 검사하는 한 가지 방법은 그림 10.5에서 보는 바와 같이 앉은 자세에서 진행한다. 치료사는 부드럽게 머리를 받쳐주고 경추를 우측 회전한 채로 약 30도 정도 유지한다. 경추가 회전되어 있으면 치료사는 경추를 굴곡시키도록 유도하여 환자의 턱을 가슴에 댈 수 있게 한다. 치료사의 왼손은 어깨뼈가 올라가지 않도록 막아준다. 치료사가 걸리는 느낌을 인지한 가동범위를 기록한다. 턱이 저항 없이 가슴에 닿을 수 있다면 어깨뼈 올림은 정상으로 분류된다.

그림 10.5: 환자의 어깨 안정성을 만드는 좌측 견갑거근의 평가를 위한 손 위치

■ 흉쇄유돌근(Sternocleidomastoid)

기시: 흉골 머리: 상부흉골의 전방 표면.
쇄골 머리: 쇄골의 중간 1/3

정지: 측두골의 유양돌기(mastoid process, 꼭지돌기)
(귀 뒷부분에 돌출되어 있음)

작용: *양방향으로 수축:* 목을 구부림(머리를 전방으로 끌어당김). 깊은 흡기 시에 흉골이 들어 올려지고 그에 따라 갈비뼈도 움직인다. *한 방향으로 수축:* 같은 방향으로 머리를 기울인다. 얼굴 반대방향으로 머리를 회전한다(그리고 그렇게 되도록 상방으로).

신경: 11번 부신경, 경추신경(C2,C3)으로부터 고유수
　　　용을 위한 감각을 동반

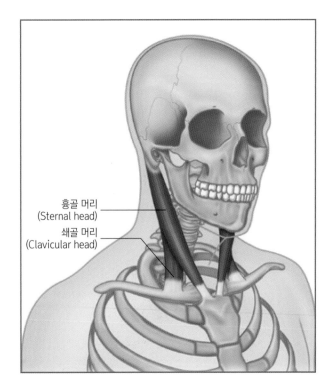

흥골 머리
(Sternal head)

쇄골 머리
(Clavicular head)

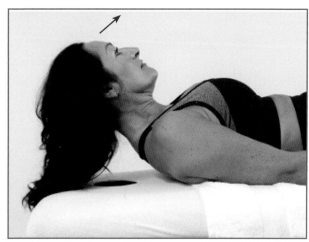

그림 10.6: *이마가 움직임을 주도하고 있다-정상 흉쇄유돌근*

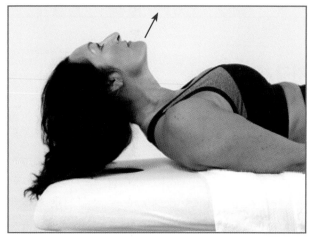

그림 10.7: *턱이 움직임을 주도하고 있다-단축된 흉쇄유돌근*

흉쇄유돌근의 평가
(Assessment of sternocleidomastoid)

환자는 바로 누운 자세를 취하고, 무릎을 구부리고 팔을 옆에 내려놓는다. 그런 다음 바로 누운 자세에서 말아 올리는 자세를 취하도록 한다. 치료사는 환자가 말아 올리는 자세를 수행할 때 턱과 이마의 위치를 확인한다. 그림 10.6은 이마가 말아 올리는 운동을 수행하는 데 흉쇄유돌근이 정상적으로 작용하고 있다는 증거가 된다. 여기서 환자는 몸통을 구부리면서 턱을 단단히 잡을 수 있다.

만약 말아 올리는 동작을 시도하는 동안 턱이 앞으로 튀어 나오면(즉, 턱이 움직임을 주도한 경우) 흉쇄유돌근은 단축된 것으로 분류된다(그림 10.7).

■ 사각근(Scalenes)

기시: 경추의 횡돌기(transverse processes, 가로돌기)

정지: *전면 그리고 중간:* 첫 번째 갈비뼈.
　　　후면: 두 번째 갈비뼈

작용: *동시에 움직임:* 목을 구부리기. 강한 흡기 시에
　　　첫 번째 갈비뼈를 들어 올린다.
　　　개별적으로: 외측 굴곡 그리고 목 돌리기

신경: 경추신경의 전지(앞가지)(C3~8)

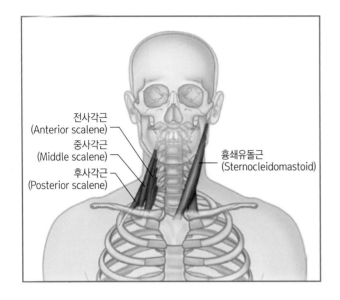

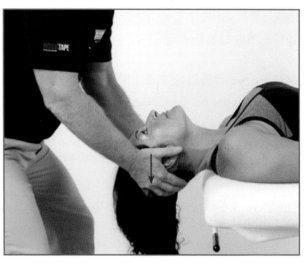

그림 10.8: 치료사는 머리의 위치를 제어하고 환자의 경추가 신전된 위치로 놓이도록 부드럽게 다룬다.

사각근의 평가(Assessment of scalenes)

사각근의 단축 여부를 평가하려면 경추의 위치 그리고 척추 동맥과의 관계를 잘 알아야 한다.

척추 동맥 검사(Vertebral artery test)

중요사항: 검사는 경추를 신전시키고 회전된 위치로 놓는다. 검사를 진행할 때 환자의 눈 움직임에 이상한 점이 나타나거나 환자의 눈이 희미하다고 느낀다면 척추 동맥이 손상된 것이므로 검사를 즉시 중단해야 한다. 검사 결과가 척추 동맥 압박으로 인한 양성이 나왔다면 경추를 신전시키거나 회전하는 동작은 피해야 한다. MET를 이용한 경추에 대한 안전한 치료적 접근법은 더 유연한 자세에서 나온다. 여전히 확실하지 않은 경우 자격이 있는 의사에게 조언을 구해야 한다.

오른쪽 사각근의 평가
(Assessment of the right scalenes)

환자는 무릎을 구부리고 머리를 테이블 끝 바깥으로 위치하며 바로 누운 자세를 취한다. 치료사는 머리 위치를 잡아주고 환자의 경추를 신전이 되도록 놓는다(그림 10.8), 그런 다음에 왼쪽으로 구부리고 오른쪽 회전을 시킨다(그림 10.9).

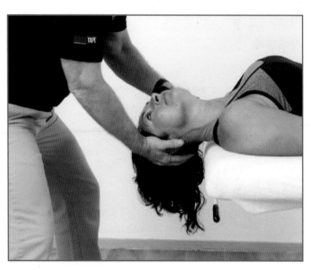

그림 10.9: 신전된 자세에서 치료사는 환자의 경추를 부드럽게 왼쪽으로 구부리고 오른쪽으로 회전시킨다.

대략 80도 정도의 전체 회전이 나와야 한다. 만약 전체 회전이 나오기 전에 걸림이 발생하면 그것은 오른쪽 사각근이 팽팽한 것으로 분류된다.

사각근의 독특한 긴장도를 알아 볼 수 있는 또 다른 방법: 치료사는 머리를 지지하고 경추를 부드럽게 신전시킨다(그림 10.8), 오른쪽 측면으로 구부리고 나서 왼쪽으로 회전(왼쪽을 검사하기 위해); 또는 신전시킨 상태에서 왼쪽 측면으로 구부린다. 그런 다음 오른쪽으로 회

전(오른쪽을 검사하기 위해). 완전 회전(80도) 이전에 저항을 느끼면 과긴장에 해당된다.

사각근 근육 그룹의 단축과 연관된 관찰 검사 (Observation test for the relative shortness of the scalene muscle group)

사각근들은 흡기를 위한 보조 근육들이다. 단축과 연관된 부분을 인지하기 위해 치료사는 환자가 바로 누운 자세일 때 호흡을 관찰한다(그림 10.10).

치료사가 오른손으로 흉골부위를 왼손으로는 횡경막 부위를 가볍게 촉지하는 동안 환자는 정상적인 호흡을 유지한다. 호흡을 하는 동안, 치료사는 환자의 움직임을 관찰한다. 흡기 시 횡격막보다 상부가슴이 먼저 움직이는 것으로 보이면, 이는 사각근의 과활동 및 기능 장애일 수 있다.

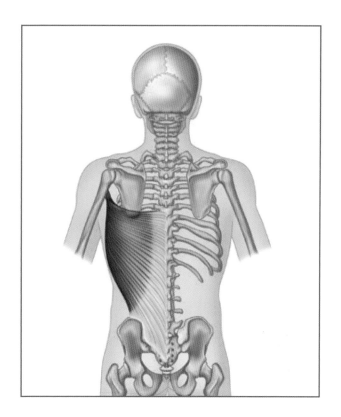

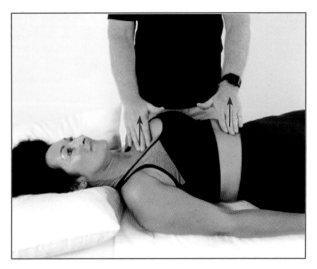

그림 10.10: 치료사는 환자가 호흡하는 동안 흉골과 횡경막을 촉진 및 관찰하고 환자는 바로 누운 자세로 눕는다.

■ 광배근(Latissimus dorsi)

기시: 하부 흉추 6개와 모든 요추 및 천골의 극돌기에 부착된 넓은 힘줄. (T7~S5). 장골능(iliac crest, 엉덩뼈 능선)의 뒷면. 하부 제3 또는 제4늑골. 견갑골의 하각.

정지: 견관절 바로 아래에 있는 상완골의 결절간고랑(결간구 bicipital groove, 두갈래근고랑)에 비틀어져 들이긴다.

작용: 굴곡시켰던 팔을 신전시킨다. 상완골을 내측회전 그리고 내전(즉, 팔을 몸 내측으로 그리고 뒤쪽으로 당긴다). 어깨를 하방과 후방으로 당기고 고정된 팔을 몸통 방향으로 당기기 때문에 등반할 때 사용하는 근육 중에 하나이다(따라서 크롤링 수영하는 영법에서 활용된다). 아래쪽 갈비뼈를 들어 올려 흡기 시에 강력한 보조 역할을 한다.

신경: 흉배신경(thoracodorsal nerve, 가슴등신경)(C6, C7, C8), 상완신경총의 뒤쪽 코드를 따라 형성

광배근의 평가 (Assessment of latissimus dorsi)

팔 거상 검사(Arm elevation test)

광배근의 긴장도를 평가하기 위해 팔을 들어 올리는 검

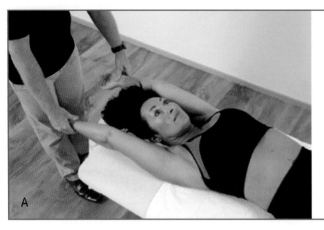 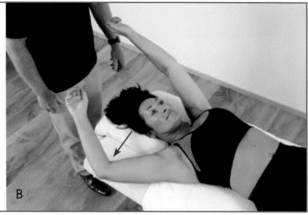

그림 10.11A, B: *A: 팔 올리기 검사. B: 오른쪽 광배근의 걸림을 나타낸다.*

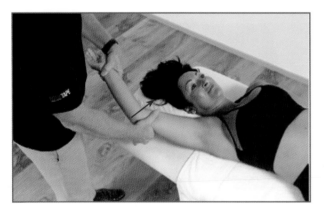

그림 10.12: *치료사는 압력을 가하여 팔꿈치를 곧게 편다.*

배근의 단축된 느낌을 감지한다. 단축을 확인하기 위해 팔을 중간 위치에서 서서히 내전되도록 유도한다.

치료사는 내전위치에 있는 팔을 팔꿈치가 곧게 펴지도록 도와준다(그림 10.12). 광배근이 긴장도가 높다면 내전된 원래 위치로 돌아오면서 근육이 짧아진 것을 확인할 수 있다.

■ 대흉근(Pectoralis major)

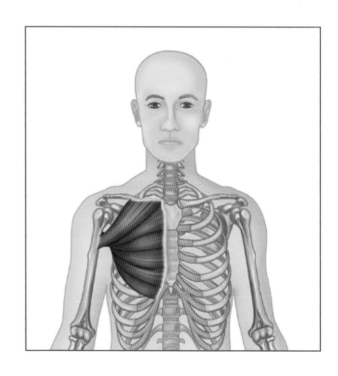

사를 통해 알아 볼 수 있다. 치료사는 환자의 팔을 받쳐주고 머리 위로 올리게 하여 완전히 구부린 자세를 만들고 나서 천천히 테이블 쪽으로 내린다(그림 10.11A). 그리고 치료사는 어떤 걸림이 있는지 내전되려고 하는지를 감지한다.

그림에서 환자의 오른팔이 왼팔에 비해 내전되어 있는 것을(그림 10.11B) 확인할 수 있다. 또한 환자의 오른쪽 팔꿈치가 구부러진 것을 볼 수 있다. 이것은 오른쪽 광배근이 짧아진 것을 나타낸다.

광배근에 대한 대체 평가
(Alternative assessment for latissimus dorsi)

치료사는 환자의 오른쪽 팔을 외전 위치로 잡아주고 광

기시: *쇄골 두:* 쇄골 정면의 중간 절반 또는 2/3.
　　　흉늑(sternocostal, 복장)부위: 흉골 및 인접한 상부
　　　6개 늑연골(costal cartilages, 갈비연골)

정지: 상완골의 상부 골간

작용: 상완골 내측회전과 내전. 쇄골부위: 어깨관절의
　　　내측회전과 굴곡 그리고 반대측 어깨방향으로
　　　상완골 수평내전. 흉늑부위: 상완골을 반대측
　　　엉덩이 방향으로 비스듬하게 내전. 고정된 팔로
　　　몸을 당기는 주된 등반 근육 중 하나

신경: *상부섬유 신경:* 외측 흉신경(Lateral pectoral nerve,
　　　가쪽가슴근신경) (C5, C6, C7). *하부섬유 신경:*
　　　외측 내측 흉신경(lateral and medial pectoral nerves,
　　　안쪽가슴근신경) (C6, C7, C8, T1)

대흉근의 평가
(Assessment of pectoralis major)

팔 거상 검사(Arm elevation test)

이 검사는 광배근의 평가에 대해 설명한 것과 유사하며
가장 큰 차이점은 환자의 팔 위치이다. 치료사는 환자
의 팔을 완전히 구부린 자세로 지지한 다음 천천히 테
이블을 향해 내려놓는다. 팔을 내렸을 때 팔이 테이블
에 닿지 않는다면 대흉근이 단축된 상태라고 볼 수 있다.

그림 10.13A는 검사를 시연하는 모습이고 오른팔이나
왼팔 모두 테이블에 닿지 않기 때문에 짧아져 있음을
나타낸다. 자세히 살펴보면 환자의 왼쪽 팔이 오른쪽
팔보다 테이블에 높게 유지되어 있는 상태로 왼쪽 팔이
더 짧아져 있음을 알 수 있다. 그러나 오른팔 역시 짧아
져 있는 상태다.

가동범위가 제한되어 있다면 치료사는 대흉근(그림
10.13B)의 흉골 섬유를 촉진하여 어깨관절에 의한 제한
이 아니라 근육에 의한 움직임 제한임을 명확히 하기
위해 '걸림'을 확인해야 한다.

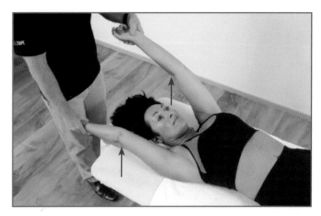

그림 10.13A: *왼쪽 팔이 오른쪽 팔에 비해 더 높이 위치한 것으로 보
인다.*

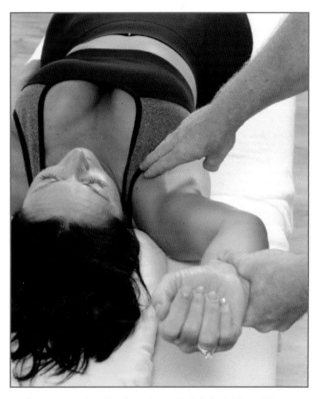

그림 10.13B: *치료사는 흉골 섬유를 촉진하여 걸림을 유발한 문제를
확인한다.*

■ 소흉근과 오훼 근육들
(Biceps brachii, coracobrachialis)

소흉근(Pectoralis minor)

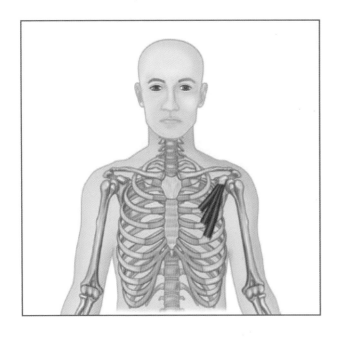

기시: 제 3, 4, 5번째 늑골의 전면 그리고 늑간 공간의 근막

정지: 견갑골의 오훼돌기

작용: 견갑골의 전방과 하방회전. 흡기 시 갈비뼈를 들어 올림(즉, 견갑골이 능형근과 승모근에 의해 안정화된다면 흡기 시 보조 근육이 된다)

신경: 외측 흉신경(C6, C7, C8, T1)으로부터 뻗어나온 내측 흉신경

상완이두근(Biceps brachii)

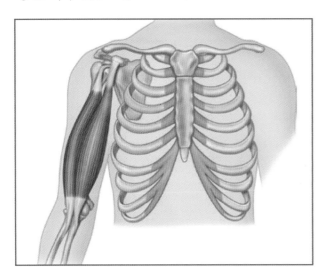

기시: *단두:* 견갑골의 오훼돌기의 끝 부분. *장두:* 견갑골의 상완결절(어깨관절의 소켓 바로 윗부분)

정지: 요골조면(radial tuberosity, 노뼈거친면). 전완의 내측면 심부 근막(결합조직)

작용: 팔꿈치 굴곡. 전완 회외(이는 코르크 마개를 밀어넣고 회선하듯 당기는 모양). 어깨관절에서 팔을 약하게 굴곡

신경: 근피신경(C5, C6)

오훼완근(Coracobrachialis)

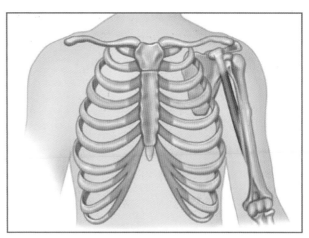

기시: 견갑골의 오훼돌기의 끝 부분

정지: 상완골의 중부 내측 가장자리

작용: 어깨관절을 약하게 내전. 어깨관절의 굴곡을 보조(그러나 이는 증명되지 않았다). 상완골의 안정화 도움

신경: 근피신경(C6, C7)

소흉근의 관찰 평가
(Observational assessment of pectoralis minor)

소흉근의 길이에 대한 검사는 관찰에 의해 수행된다 (그림 10.14). 치료사가 상완관절의 전면 가장자리를

관찰할 때 환자는 바로 누운 자세를 취한다. 한쪽 어깨가 조금 더 전방으로 위치하는 것처럼 보이는 경우 소흉근의 단축이라 생각할 수 있다(어깨가 전방으로 나왔을 때 올바른 자세는 전인된 견갑골 위치가 된다).

오훼근육들 그리고 감별진단
(Coracoid muscles and differential diagnosis)

소흉근의 단축과 관련된 결론은 전방으로 위치한 것이 원인이다. 그러나 오훼완근과 상완이두근의 단두 역시 오훼돌기에 부착되어 있기 때문에 정확하지 않을 수 있다.

감지된 긴장도에 대한 구조를 입증하기 위해 치료사는 환자의 오른쪽 팔꿈치를 제어하고 천천히 구부린다(그림 10.15); 어깨가 중립 위치로 돌아오는 것처럼 보이면, 상완이두근의 단두가 짧아진 구조다.

그림 10.16 치료사가 환자의 오른쪽 팔을 다시 받쳐 주고 있는 것으로 보이지만 이번에는 어깨를 천천히 구부린다. 어깨가 중립위치로 돌아오면, 오훼완근은 어깨의 전방을 담당하는 근육이라고 볼 수 있다.

이러한 검사 중 어느 것으로도 확인이 안 된다면 어깨의 위치를 담당하는 근육은 소흉근이다.

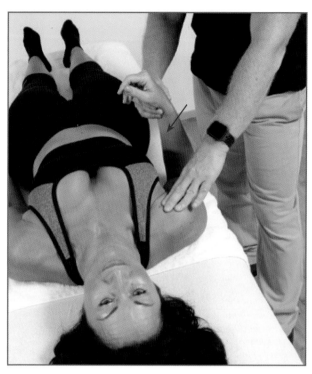

그림 10.15: *상완이두근 단두의 평가. 팔꿈치는 수동적으로 구부리고 거리를 관찰한다. 만약 변화가 있다면 상완이두근은 단축된 것이다.*

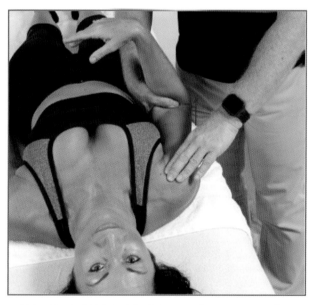

그림 10.16: *오훼완근의 평가. 어깨가 수동적으로 구부려지고(화살표) 사이 간격이 관찰된다. 변화가 있다면 오훼완근의 긴장이 높은 것이다.*

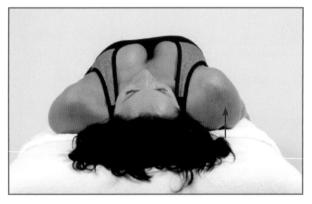

그림 10.14: *상완관절의 전면 가장자리의 위치를 관찰한다. 화살표는 오른쪽의 간격이 더 멀어져 있음을 나타낸다.*

■ 견갑하근(Subscapularis)

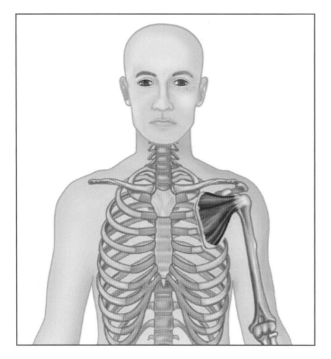

기시: 견갑하와(subscapular fossa, 어깨밑오목)(견갑골의 전면)

정지: 상완골 상부의 소결절. 어깨관절낭

작용: 회전근개로서 어깨관절의 안정에 관여; 주로 상완골두가 삼각근, 상완이두근 그리고 상완삼두근(triceps brachii, 위팔세갈래근)의 장두에 의해 위로 당겨지는 것을 방지한다. 상완골 내측 회전

신경: 상부 그리고 하부 견갑하신경(subscapular nerves, 어깨밑신경)(C5, C6, C7), 상완신경총(brachial plexus, 팔신경얼기)의 뒤쪽 코드로부터

견갑하근의 평가
(Assessment of subscapularis)

치료사는 환자의 팔을 외전 90도 그리고 팔꿈치를 90도 구부린 자세로 만든다—이 자세에서의 평가를 90/90 검사라고 한다. 이 자세에서 환자의 팔꿈치를 왼손으로 지지하고 환자의 전완을 오른손으로 잡아준다(그림 10.17).

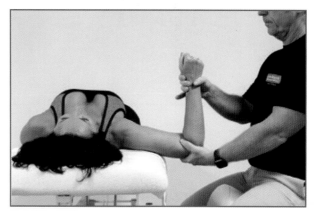

그림 10.17: 견갑하근의 평가, 90/90 자세에서 시작.

그런 다음 긴장도가 느껴질 때까지 환자의 팔을 외회전 시킨다. 견갑하근의 정상 가동범위는 어깨 외회전 90도까지 도달한 범위, 즉 그림 10.18A에서 볼 수 있듯이 환자의 전완이 테이블과 평행을 이루어야 한다. 견갑하근의 단축이 있다면 가동범위는 90도 미만이 될 것이다(그림 10.18B).

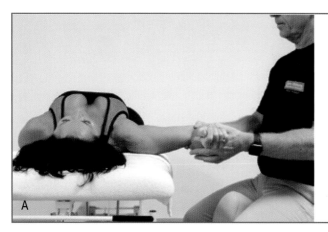
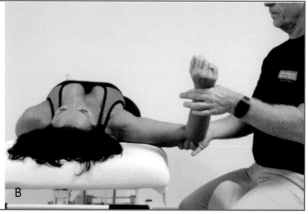

그림 10.18A, B: A: 환자의 전완은 테이블과 평행을 이루어야 한다. B: 견갑하근은 외회전 시 제한된 가동범위에 의해 단축된 위치에 머물게 된다.

■ 극하근(Infraspinatus)

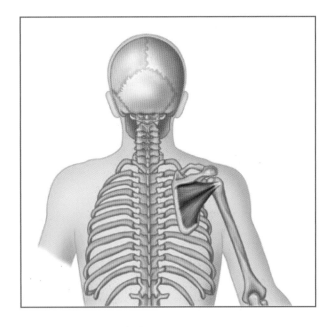

기시: 견갑골의 배측면(dorsal surface, 등쪽면) 중간 2/3, 견갑극 아래

정지: 상완골의 대결절 상단. 어깨관절낭

작용: 회전근개 근육으로서 어깨관절의 후방 탈구를 예방한다. 상완골의 외회전

신경: 견갑상신경(suprascapular nerve, 어깨위신경) (C4, C5, C6), 상완신경총의 상부 줄기로부터

극하근의 평가(Assessment of infraspinatus)

90/90 자세에서 치료사는 긴장도가 느껴질 때까지 환자의 팔을 내회전시킨다(그림 10.19A). 극하근의 정상 가동범위에서 내회전은 70도에 도달해야 한다(그림 10.19B). 가동범위가 70도 미만이라면 극하근은 짧은 것으로 분류된다.

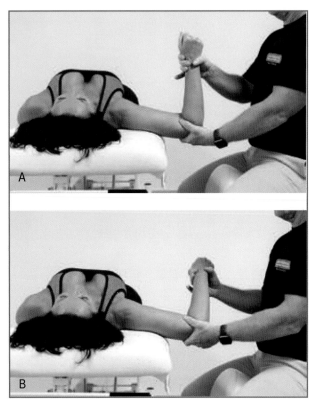

그림 10.19A, B: *A: 극하근의 평가를 위한 시작자세. B: 극하근 정상 길이 자세; 70도에 도달한 내회전.*

11

근에너지기법을 이용한 어깨 및 경추의 치료

Treatment of the shoulder and cervical spine using Muscle Energy
Techniques (METs)

이 책에는 다른 대부분의 텍스트와 같이 단지 하나의 장이 아니라 여러 장에서 어깨 복합체의 '치료' 측면에만 중점을 두고 있다. 지금까지 이 매혹적인 영역에는 실제로 많은 각도와 다양한 사고의 과정이 필요하다는 사실을 알 수 있다. 실제로 치료 전략을 짤 때, 특히 환자와 실제로 진행되는 접근 방식이 효과적이다.

이전 장에서는 어깨와 경추의 관련 근육의 길이를 평가하는 방법에 중점을 두었으므로 이번 장에서는 MET를 사용하여 이러한 조직을 길게 하여 정상적인 휴식 길이가 달성될 수 있도록 모든 기능장애에 초점을 맞출 것이며, 그래서 희망적으로 자세의 위치가 수정될 것이다.

■ 오른쪽 상부 승모근(등세모근)의 MET 치료(MET treatment of right upper trapezius)

치료사는 환자에게 경추를 오른쪽으로 구부리거나 동시에 오른쪽 어깨를 올리도록 요구하여, 오른쪽 상부 승모근(위 등세모근)을 단단한 바인드 위치에 둔다. 대안으로, 환자는 치료사로부터의 저항에 대해 이들 두 가지 작용을 동시에 수행하게 할 수도 있다(그림 11.1A). 또 다른 방법은 환자에게 10초 동안 유지하게 하면서, 저항에 대항하여 귀를 어깨로, 또는 어깨를 귀로 가져가도록 요청한다.

숨을 들이마시고 10초 수축 후, 환자에게 이완을 요청하고, 이완 단계에서는 경추를 왼쪽 굽힘을 좀 더 이동시킨다(그림 11.1B). 측면 굽힘으로 인해 불편함이 생기면 어깨가 더 내려가게 되는데, 이로 인해 상부 승모근(upper trapezius)을 길어지게 하는 효과도 있다.

상반 억제(RI) 기술이 필요한 경우, 치료사는 위에서 설명한대로 환자의 경추와 어깨를 완전히 제어한다. 이 위치에서 환자는 바인드 지점이 느껴질 때까지 오른손으로 오른쪽 아래 다리를 향해 천천히 손을 뻗어야 한다(그림 11.1c). 이 접근 방식은 환자가 오른쪽 견갑대를 내리게 됨으로 하부 승모근을 활성화한다. 이것은 오른쪽 상부 승모근의 억제를 유도하기 위해 근육 방추의 활성화를 억제하기 때문에 안전하게 근이완이 허용된다.

상부 승모근에는 전측, 내측 및 후측의 세 가지 섬유의 구성 요소가 있다. 특정 섬유가 짧은 경우 경추의 간단한 회전으로 특정 섬유를 대상으로 할 수 있다. 그림 11.1d는 왼쪽으로 반 회전된 환자의 경추 모습을 보여 주고 있다.

이것은 상부 승모근의 중간섬유(middle fibers)를 목표로 한다. 경추를 완전히 회전시키면 그림 11.1E에서와 같이 후방섬유를 목표로 할 수 있다. 경추의 회전을 하지

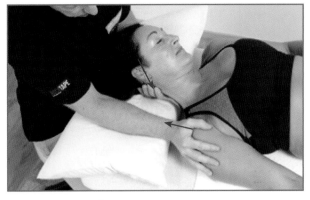

그림 11.1A: 환자는 경추를 오른쪽으로 구부리거나, 오른쪽 어깨를 올리거나, 양쪽 다 올린다.

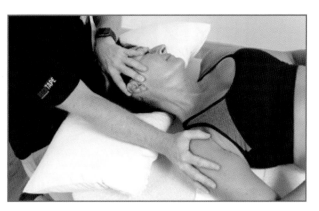

그림 11.1D: 경추의 절반 회전은 승모근의 중간섬유가 강조된다.

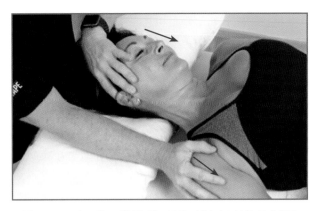

그림 11.1B: 치료사는 경추를 왼쪽 굽혀, 상부 승모근을 길게 연장한다.

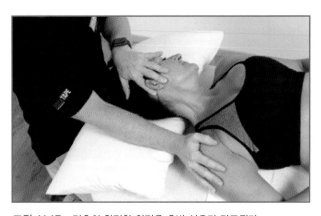

그림 11.1E: 경추의 완전한 회전은 후방 섬유가 강조된다.

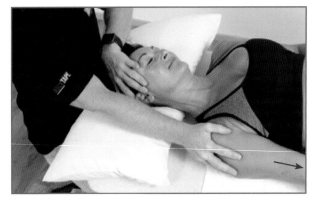

그림 11.1C: 환자에게 하부 승모근을 활성화를 위해 견갑대(shoulder girdle)를 눌러야 하며, 이는 상반 억제(RI)를 통해 상부 승모근을 이완시킨다.

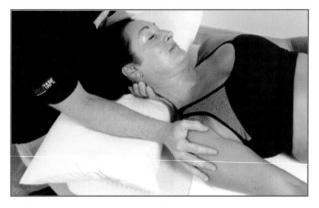

그림 11.1F: 상부 승모근 치료를 위한 대체 방법 손 위치

않으면 전방섬유를 목표로 할 수 있다.

상부 승모근 치료를 위한 대체 손 위치는 그림 11.1F와 같다. 치료사는 왼손으로 요람을 잡는 형태(cradle type of hold)를 사용하면 일부 환자는 이 자세가 더 편안하다고 생각한다.

팁(Tip): *상부 승모근은 종종 두통을 유발할 수 있는 통증유발점(trigger points)으로 발전된다.*

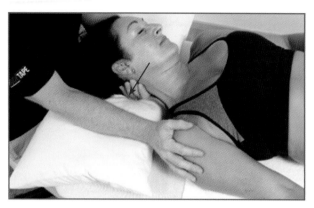

그림 11.2: 환자는 견갑거근을 활성화하기 위해 신전과 우측 옆으로 굽히게 한다.

■ 견갑거상근 견갑골(어깨뼈)의 MET 치료(MET treatment of levator scapulae)

이 치료를 위한 환자자세는 바로 누운 자세이다. 치료사는 지지를 하면서 환자의 머리를 옆으로 구부리게 해 굴곡시킨다. 턱이 가슴에 닿기 전에 저항을 느낀다면, 이는 견갑거상근(levator scapular, 어깨 올림근)이 상대적으로 짧아진 것을 나타낸다.

일부 치료사들은 환자를 대체 자세(alternative position)로 두기보다는 검사자세에서 견갑거상근을 치료하는 것이 더 적절하다고 생각한다. 그것은 선택의 문제이지만, 저자의 견해로는 일반적으로 견갑거상근은 바로 누운 자세에서 치료하는 것이 더 편안하다. 그러나 환자가 바로 누운 자세를 취할 수 없는 경우가 있다. 경추 통증이 있는 일부 환자에게는 불편함이 발생할 수 있다. 이 경우 앉은 자세가 MET 치료에 더 적합합니다.

손의 위치는 상부 승모근 치료와 유사하지만, 그 다른 차이는 저항(bind) 자세를 찾기 위해서 환자 경추를 좀 더 굴곡하면 된다.

환자는 경추를 저항(bind) 위치에서 신장하여 견갑거근(levator scapulae)의 수축을 시작한다(그림 11.2).

적절한 시간 이후 이완되면, 환자는 경추 왼쪽 회전운동을 추가하면 더 굴곡이 된다(그림 11.3).

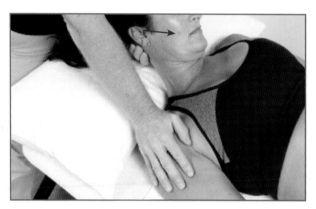

그림 11.3: 경추는 오른쪽 견갑거상근을 신장하기 위해 더 굴곡하도록 권장한다. 치료사는 오른쪽 견갑골을 고정하면서, 턱을 가슴쪽으로 가져간다.

치료자가 앉은 자세보다는 선 자세를 취함으로써 대체 방법을 사용할 수 있다. 앉은 자세에서는 머리를 팔만 사용하여 제어하기에는 너무 무거울 수 있기 때문에 서 있는 자세가 선호된다.

팁(Tip): *경추자세가 전방머리자세(forward head posture)로 유지될 때 견갑거근은 편심 수축(eccentric contraction)으로 작동한다. 근육이 길어진 위치에 있지만 여전히 수축상태임을 나타낸다. 환자는 견갑골 상각에 견갑거상근 정지(insertion) 점에서 통증을 경험할 수 있다. 이 경우 이미 길어진 구조를 이완하는 MET가 적합하지 않을 수 있다.*

■ 오른쪽 흉쇄유돌근(목빗근)의 MET 치료(MET treatment of right sternocleidomastoid)

환자는 무릎을 구부린 상태에서 바로 누운 자세를 취한다. 환자의 어깨 견봉(봉우리) 사이에 베개를 놓는다. 치료사는 환자의 경추를 부드럽게 왼쪽으로 회전시킨다. 환자는 약 10초 동안 이 자세를 유지하도록 요청받는다. 그림 11.4에서 환자가 치료사와 거의 접촉하지 않고 머리를 잡고 있음을 알 수 있다.

환자가 머리 회전 위치에서 10초 동안 잡고, SCM 근육을 등척성수축시키면, 치료사는 머리 위치를 제어하면서 천천히 소파로 내린다(그림 11.5). 어떤 경우에는 이미 SCM을 늘어나기 시작했을 것이다.

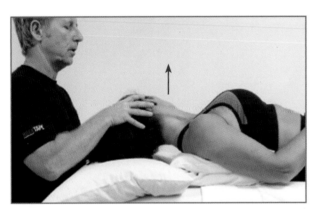

그림 11.4: 치료사는 경추를 왼쪽으로 회전시키고 환자는 오른쪽 SCM을 등척성 수축하도록 요청받는다.

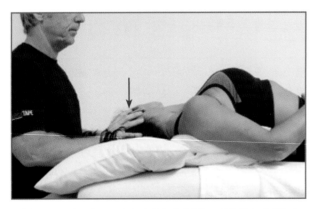

그림 11.5: 치료사는 환자의 머리를 베개쪽으로 낮추면서 제어한다.

오른쪽 SCM의 효과적인 신장을 시키기 위해, 치료사 오른손을 환자의 측두골에 놓고 왼손을 환자의 흉골에 놓는다(여성의 경우 환자의 손을 흉골에 놓은 다음, 치료사의 손을 맨 위에 적용). 환자는 숨을 쉬어야 하며, 이완 단계에서 치료사는, 오른손으로 머리를 안정시키는 동안 왼손은 꼬리쪽으로 압력을 가한다(그림 11.6).

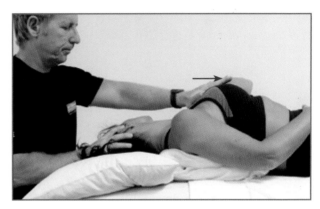

그림 11.6: 왼손으로는 꼬리 방향으로 압력을 가하고, 오른손으로는 머리를 안정시킨다.

팁(Tip): *SCM의 양방향 수축은 앞머리 자세(forward head posture)를 나타낸다. SCM의 편측성 수축은 사경(torticollis)을 유발할 수 있으며, 경추는 구부러지고, 수축 측면에서 반대로 멀어진다.*

■ 우측 사각근(목갈비근)의 MET 치료 (MET treatment of right scalenes)

SCM 치료와 유사한 자세를 취한다. 베개는 어깨뼈 아래에 배치시키고, 치료사에 의해 경추가 완전 왼쪽으로 회전되도록 제어한다(SCM은 또한 사각근을 치료하는 동안 영향을 받는다).

치료사의 왼손은 환자의 오른쪽 측두골 위에 놓이고, 환자의 오른손은 오른쪽 쇄골 위에 놓는다. 치료사의 오른손은 환자의 손 위에 놓는다.

환자가 숨을 쉬는 동안 치료사는 상부 늑골우리(upper rib cage)의 움직임에 저항을 준다. 치료사는 꼬리방향으로 압력을 가하면서 환자의 머리 위치를 안정화시킨다.

이것은 사각근(scalene)의 뒤쪽섬유에 영향을 미친다(그림 11.7).

환자는 전체 수축 기간을 유지하고, 이완 호기에서 치료사는 환자의 왼손에 꼬리쪽으로 압력을 가하여 오른쪽 사각근의 신장을 유도한다(그림 11.8).

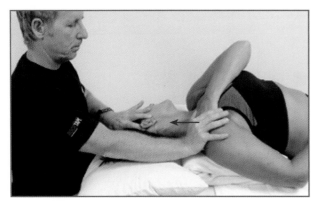

그림 11.7: 이 위치에서 환자는 치료사의 오른손에 의해 저항이 가해지도록 숨을 쉬어야 한다.

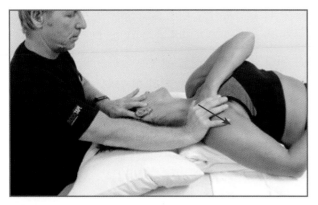

그림 11.8: 왼손으로 머리를 고정시키면서 측방향과 꼬리쪽으로 압력을 가한다.

해부학적 기시부(origin)과 정지부(insertion)에 대해 알고 있다면, 사각근이 세 부분으로 구성되어 있음을 알 수 있다. 사각근의 해부학적 부착으로 인해 개별 섬유의 신장에 영향을 미치는 특정 기술을 적용하는 것이 가능하다. 환자가 목을 완전회전 상태를 유지하는 그림 11.8에 표시된 MET 기술은 사각근의 후방섬유(posterior fibers)에 영향을 미친다. 후방섬유의 정지부는 제2늑골(second rib) 위에 있기 때문에 손 위치는 약간의 조정이 필요하다.

손의 위치는 쇄골 중앙 바로 아래의 두 번째 갈비뼈에 있다. 중간섬유(middle fibers)를 신장하는 기술은 1/2 경추 회전을 하며, 사각근의 전방섬유에 MET가 필요하다고 느낀다면, 경추 치료의 동일한 기술과 위치로 치료한다.

팁(Tip): *전사각근증후군(앞목갈비증후군, scalenus anticus syndrome)은 흉곽 출구 증후군(TOS)을 유발할 수 있다. 신경 혈관 다발은 상완신경총(팔신경얼기, brachial plexus)으로 알려진 C5~T1 척추에서 나오며, 사각근 앞쪽과 중간 섬유를 사이를 통과해서 쇄골하동맥과 가까이 붙어서 내려 간다. 이 묶음은 쇄골 아래로, 첫 번째 갈비뼈 위로, 소흉근(pectoralis minor) 아래로 이어진다. 신경 혈관 다발의 압박은 팔과 손에 통증을 유발하거나 감각을 변화시킬 수 있다.*

■ 우측 광배근(넓은등근)의 MET 치료
(MET treatment of right latissimus dorsi)

환자는 치료사의 왼쪽에 눕고, 치료사는 환자의 오른팔을 통해 왼손을 잡는다. 환자는 오른쪽 팔을 요추 쪽으로 내전(모음)을 한다(그림 11.9).

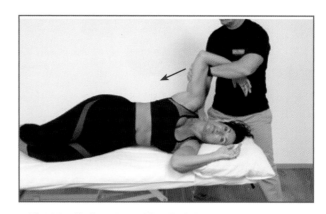

그림 11.9: 환자는 오른쪽 팔을 요추 방향으로 당긴다.

치료사는 환자의 왼쪽 장골(엉덩뼈)에 압박을 가하고, 수축 후에는 환자의 팔을 좀 더 벌린다. 이것은 우측의 광배근(넓은등근)을 길게 이완시킨다(그림 11.10).

참고: 견갑쇄골 염좌, 충돌 증후군 또는 유착성 관절낭염과 같은 근본적인 어깨 병리가 있는 경우, 이 위치에서 기술을 쓸 수가 없다. 일반적으로 부상을 악화시키므로 아래의 대체 기술이 권장된다.

광배근에 대한 대안적 기술은 환자가 앉은 자세에서 수행할 수 있으며, 환자는 팔을 수평으로 구부리면서 저

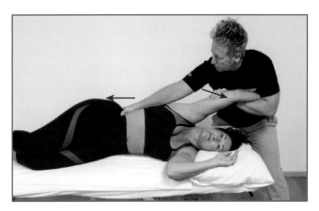

그림 11.10: 환자는 오른쪽 팔을 요추쪽으로 당긴다.

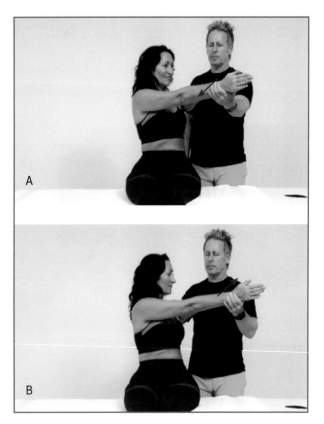

그림 11.11A, B: A: 환자는 저항에 대해 수평으로 신전한다. B: 치료사는 양팔을 잡고, 흉부를 회전시킨다.

항을 느낄 때까지 왼쪽 회전을 요청받는다. 여기서 환자는 오른쪽 방향의 흉부 회전에 저항해야 한다(그림 11.11A). 수축 후 치료사는 왼쪽으로 추가적인 흉부 회전을 권장한다(그림 11.11B).

팁(Tip): 광배근의 단축 및 과잉 행동은 흉요추 근막을 통한 후방 경사 슬링 연결 때문에 반대측의 대둔근이 약해지는 결과를 보인다.

■ 대흉근 MET 치료
(MET treatment of pectoralis major)

팔은 몸에서 견갑면으로 옮겨져 가슴근의 흉골섬유 신장을 유도한다. 그리고 치료사는 그들이 MET를 수행하기 전에 장벽점을 촉진한다.

장벽 지점에서 환자는 오른쪽 대흉근 수축을 유도하기 위해, 팔은 몸통을 가로 질러 당겨야 한다(수평 굴곡)(그림 11.12). 환자가 10초 동안 수축이 되면, 치료사는 환자(여성)의 대흉근 위에 손을 대고, 다른 손은 환자의 손 위에 둔다. 치료사는 환자의 오른쪽 팔을 제어(조절)하고, 천천히 견갑골 더 멀리 어깨뼈를 가져간다. 이것은 대흉근의 흉골 섬유의 길이 연장을 유도할 것이다(그림 11.13).

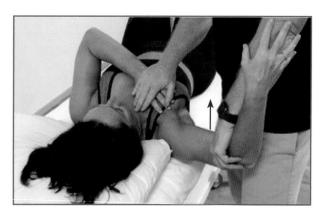

그림 11.12: 치료사는 장벽 부위를 촉진하고, 가슴 근육을 저항하도록 요청한다.

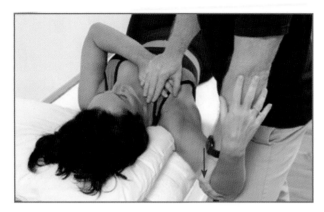

그림 11.13: 치료사는 팔을 이용하여 여성 환자의 팔 위쪽을 안정시킨다. 오른쪽 대흉근(큰가슴근)을 길게 하기 위해 좌측 화살표 방향으로 압력을 가한다.

쇄골 섬유(Clavicular fibers)

다음 기술은 우측 대흉근, 쇄골섬유를 연장하는 데 사용된다. 환자의 팔을 약 90도의 외전에서 부드럽게 잡고, 우측 대흉근의 쇄골섬유 장벽을 유도하기 위해 정중선에서 멀어지도록 잘 잡는다. 환자는 장벽 위치에서 치료사가 적용한 저항에 대하여 팔을 들어 올린다. 10초 수축 후의 쇄골 섬유는 새로운 장벽 위치로 이동한다(그림 11.14).

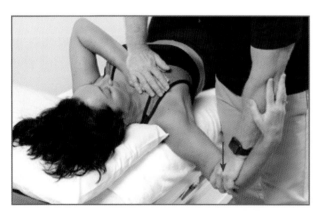

그림 11.14: 대흉근의 쇄골 섬유 신장. 치료사는 화살표 방향으로 압력을 가한다.

대흉근(큰가슴근)에 대한 대체 기술은 환자가 앉은 자세로 수행할 수 있다. 환자는 팔을 90도 외전 및 팔꿈치 굴곡 배치하고, 저항에 대해 수평으로 구부리도록 요청받는다(그림 11.15A). 수축 후 치료사는 수평 신전을 권장한다(그림 11.15B).

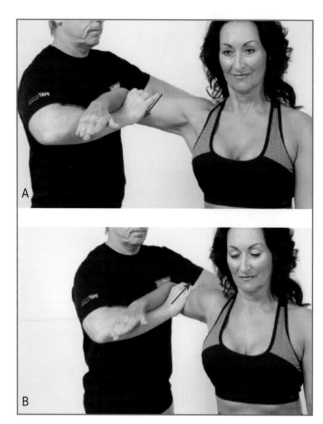

그림 11.15A, B: *A: 환자가 저항에 대해 수평으로 굽힘한다. B: 치료사는 팔을 수평 신전으로 가져간다.*

대안으로 환자가 앉아서 손을 엉덩이에 대고, 치료사의 힘에 대한 저항을 요청한다(그림 11.16A). 수축 후 치료사는 팔을 좀 더 뒤로 한다(그림 11.16B).

팁(Tip): *작은 가슴근(소흉근)의 단축에 의한 견갑골의 내밈 (protraction)은 접시오목을 안쪽으로 회전하게 만들며; 이것은 궁극적으로 대흉근을 단축시키는 결과를 가져온다.*

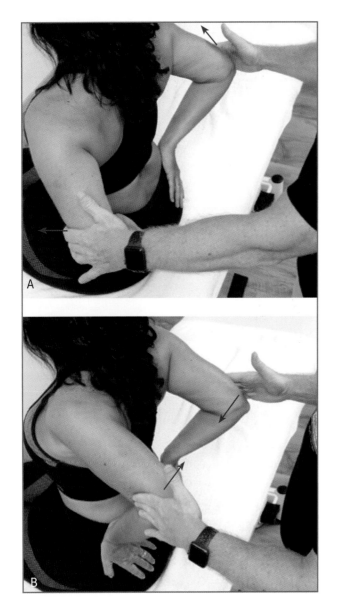

그림 11.16A, B: *A: 환자는 내밈(protract)을 요청받는다. B: 치료사는 환자의 팔을 좀 더 들임(retraction)하게 되면, 대흉근(큰가슴근)이 길어진다.*

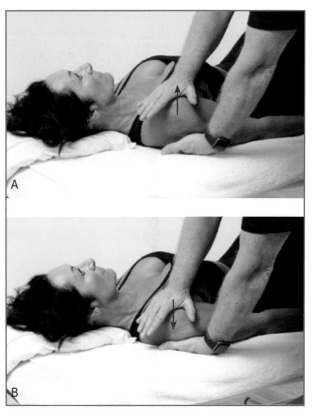

그림 11.17A, B: *A: 환자는 오른쪽 견갑골을 내밀도록 한다. - 바로 누운(supine) 자세. B: 그때 치료사는 견갑골을 천천히 당김(retract) 시킨다.*

권유받고(그림 11.17B), 이것은 오른쪽 소흉근의 길이 연장이 장려된다.

소흉근 대체 치료 MET는 환자가 옆으로 누워 있는 상태에서 수행할 수 있다. 치료사는 아래 그림처럼 환자의 오른쪽 견갑골을 걸고 있다. 환자는 치료사에 의한

■ 소흉근 MET 치료
(MET treatment of pectoralis minor)

환자는 누운 자세를 취하고, 치료사는 왼손을 환자의 오른쪽 어깨 날 아래에 놓는다. 치료사는 환자 오른쪽 어깨 앞쪽을 잡고 제어한다. 환자는 적절한 시간 동안 오른쪽 견갑골을 내밈하도록 요청받는다(그림 11.17A). 수축 후 치료사는 오른쪽 견갑골이 들임자세가 되도록

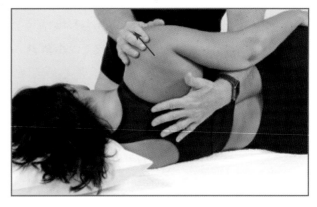

그림 11.17C: *환자는 오른쪽 견갑골을 내밈한다. - 옆으로 누운 자세*

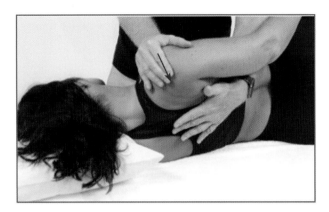

그림 11.17D: *치료사는 오른쪽 소흉근을 길게 늘리기 위해 수축을 들임 운동으로 적용한다.*

적용된 저항에 대하여 우측 견갑골을 내밈하도록 요청 받는다(그림 11.17C).

10초 수축 후, 치료사는 오른쪽 견갑골을 부드럽게 들 임(ratract)된 위치로 유도된다(그림 11.17D).

RI 방법(RI method)

그림 11.17C에 나와 있는 초기 PIR (post isometric relax-ation) 방법 후에 소흉근을 위한 RI 기법을 적용할 수 있 으며, 환자에게 어깨뼈 날개 사이에 동전을 비틀어 짜 는 듯한 생각으로 환자에게 요청할 수 있다. 이는 어깨 앞쪽을 같은 압력으로 적용하듯이 몸을 대각선 방향으 로 실시하며, 이는 능형근(rhomboid, 마름근)을 활성화 하여 소흉근을 억제하게 한다(그림 11.17E).

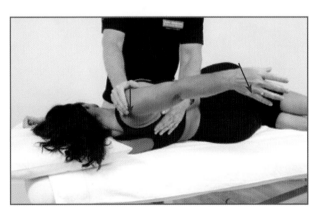

그림 11.17E: *RI 방법-치료사가 계속 들임(retraction pressure)을 가할 때 환자 어깨뼈를 꽉 쥐어야 한다.*

팁(Tip): *신경혈관 다발은 상완신경총과 동맥을 포함하는 흉곽출구에서 주행한다. 이 구조는 소흉근 아래에서 통과 하고 있는데, 이 근육의 과긴장성은 상완신경염(brachial neuritis)을 일으키고, 팔/손으로 내려가는 혈관의 손상을 유발할 수 있다.*

■ 견갑하근 PIR 방법의 MET 치료
(MET treatment of subscapularis)

PIR 방법(PIR method)

치료사는 바인드(bind)가 느껴질 때까지 환자의 어깨를 외측 회전을 하고, 이 위치에서 환자는 어깨를 내회전 시켜 견갑하근을 수축하라고 요청한다(그림 11.18A).

10초 후 이완 단계에서 치료사는 어깨관절에 견인력을 가하고(충돌을 방지하기 위해) 어깨를 천천히 외회전시킨 다(그림 11.18B).

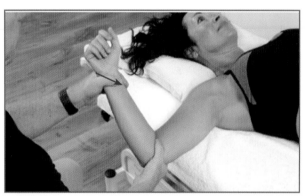

그림 11.18A: *견갑하근 MET 치료-PIR 방법. 견갑하근 장벽 위치 그 리고 환자는 견갑하근을 활성화하기 위해 어깨를 내회전시킨다.*

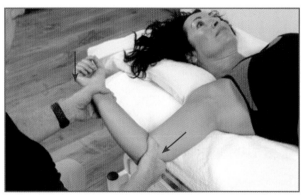

그림 11.18B: *견갑하근 수축 후 치료사는 상완골에 견인력을 적용하 고 더 많은 외회전을 시킨다.*

RI 방법(RI method)

환자가 견갑하근을 활성화하는 데 불편함이 있는 경우에는 극하근(infraspinatus)의 길항근을 활성화시킬 수 있다. 바인드 위치(위에서 설명)에서 환자는 외회전에 저항해야 한다. 이는 극하근을 수축시키고, RI, MET을 통한 견갑하근을 허용하는 것(그림 11.19). 이완 단계에서, 견갑하근의 연장 절차(lengthening procedure)가 수행된다.

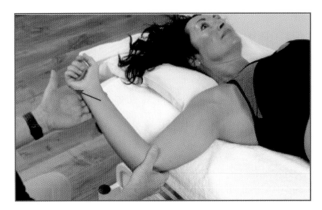

그림 11.19: *상완골을 외회전시켜 견갑하근의 RI MET 방법으로 견갑하근은 이완된다.*

팁(Tip): *견갑하근은 회전근개 근육 중 하나이며, 상완관절의 주요 내회전근이다. 견갑하근은 어깨 삼각근 결절 부위에 통증을 유발할 수 있다.*

■ 극하근 PIR 방법의 MET 치료
(MET treatment of infraspinatus)

PIR 방법(PIR method)

치료사는 바인드 위치를 느낄 때까지 어깨를 내회전시키고, 이 위치에서 환자에게 어깨를 외회전하도록 요청한다(그림 11.20A). 10초 수축 후, 치료사는 어깨를 견인하면서 천천히 더 내회전시킨다(그림 11.20B).

RI 방법(RI method)

환자가 극하근 활성화에 불편함이 있는 경우에는 견갑하근의 길항근을 활성화시킬 수 있다. 환자는 바인드

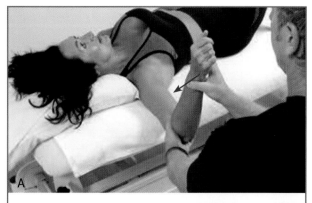

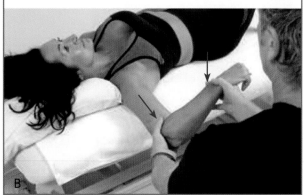

그림 11.20A, B: *극하근(infraspinatus)-PIR 방법의 MET. A: 환자의 극하근 바인딩 위치, 그리고 외회전에 저항. B: 치료사는 상완골에 견인을 적용하고, 좀 더 내회진을 유도하여 극하근을 이완시킨다.*

위치(위에서 설명)에서 내회전에 저항해야 한다. 이로 인해 견갑하근은 수축되고, 극하근은 RI를 통해 이완된다(그림 11.21). 이완 단계에서, 극하근 연장과정은 절차 수행이 이루어진다.

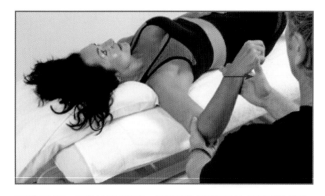

그림 11.21: *극하근 RI MET는 상완골의 내회전으로 극하근이 이완된다.*

팁(Tip): *극하근 내 위치에 있는 통증유발점은 일반적으로 어깨의 앞쪽 부위에서 나타난다.*

12

어깨와 경추의 병리
Pathologies of the shoulder and cervical spine

이 장에서는 저자의 경험을 맥락으로 사용하여 저자의 클리닉에서 발견되는(본인의 클리닉에서 경험과 내용과 관련된) 가장 일반적인 어깨 및 경추의 병리에 대해 논의한다. 물론 많은 다른 의학적 상태가 있지만 이 본문에서는 가장 일반적인 상태만을 고려할 것이다. 그렇지 않으면 이 장은 결코 끝나지 않을 것이다. 병리학은 다음과 같다.

- 회전근개증후군(rotator cuff tendonopathies, 돌림근띠 증후군)과 견봉하 충돌(subacromial impingement, 봉우리밑 충돌)
- 던질 때 손상(throwing injuries)
- 견봉쇄골관절 염좌[acromioclavicular joint (ACJ) sprain, 봉우리빗장관절 염좌]
- 전방탈구(anterior dislocation)
- 상완이두근 건염(bicipital tendonopathies, 위팔두갈래근 건염)
- 상부 관절와순 전후방 병변[SLAP lesion (superior labral tear from anterior to posterior)]
- 유착성 관절낭염(adhesive capsulitis) – 오십견(frozen shoulder, 굳은 어깨)
- 액와 신경 마비(axillary nerve palsy, 겨드랑 신경 마비)
- 장흉신경 마비(long thoracic nerve palsy, 긴가슴신경 마비)

- 경추 디스크 탈출(cervical disc prolapse, 목뼈 원반 탈출)
- 후관절 증후군(facet joint syndrome, 돌기사이관절 증후군)
- 경추 척추증(xcervical spondylosis, 돌기사이관절 증후군)
- 흉곽출구증후군[thoracic outlet syndrome (TOS), 가슴문증후군].

■ 회전근개 건염과 견봉하 충돌
(Rotator cuff tendonopathies and subacromial impingement)

회전근개(rotator cuff, 돌림근띠)는 극상근(supraspinatus, 가시위근), 극하근(infraspinatus, 가시아래근), 소원근(teres minor, 작은원근), 견갑하근(subscapularis, 어깨뼈밑근)으로 구성되어 있으므로 이전 장으로 되돌아간다. 이 근육은 견관절에 안정성을 제공하는 역할 때문에 능동 인대로 생각된다. 실제로, 이 근육의 특정 병리학은 비록 우리가 여전히 근육을 긴장시키거나 찢을 수는 있지만, 회전근개의 다른 세 가지 근육보다 극상근과 더 연관되어 있다. 몇 년 전, 저자는 특히 어깨 복합체와 관련하여 그들의 분야에서 최고라고 생각하는 사람들 중 한 명인 Jeremy Lewis 박사와 함께 한 과정에 참석하였다. 어깨 복합체와 관련된 현재의 방법론에 관해 Lewis

박사와 그의 동료들이 수행한 수많은 연구를 보게 되었다. 저자는 그의 강의 중 하나를 기억한다. 왜냐하면 그는 극상근을 언급하였음에도 불구하고 각각의 개별적인 근육보다 회전근개 건염을 환자의 통증의 원인으로 설명하였기 때문이다.

Lewis (2009)는 회전근개 건염/충돌에 대한 임상 평가 절차가 개별적인 건(tendon)과 기타 구조를 분리하여 정확한 진단을 제공할 수 없는 세 가지 이유가 있다고 언급하였다. 세 가지: 회전근개의 형태; 증상과 현대의 영상법 사이의 상관관계 부족; 및 견봉하 점액낭(어깨봉우리밑윤활주머니, SAB)의 위치 및 신경 분포이다. 어떠한 회전근개 건의 완전한 평가와 통증반응을 평가하기 위해 고안된 검사에는 활액낭이 포함된다.

Ide 등(1996)은 또한 견봉하 점액낭에 신경이 분포하여 어깨 통증을 나타내는 데 중심적인 역할을 하는 것으로 언급하였다.

회전근개의 역할과 기능은 이전 장에서 살펴봤으므로 여기서는 다시 다루지 않겠다. 그러나 저자는 대부분의 회전근개 건염에 극상근을 포함하는 것이 크게 틀리지 않다고 말하였다.

저자는 정형외과 컨설턴트가 많은 세미나에 참석하는 것을 즐겼다. 그 중 대다수는 어깨 충돌 증후군이었다. 주요 구조는 극상근 및 견봉하 점액낭뿐만 아니라 연부조직의 잠재적 두꺼움 또는 다양한 형태의 견봉돌기이다(그림 12.1).

평가 및 진단의 관점에서, 초음파(US) 또는 더 나은 자기공명영상은 진단의 황금 표준 방법으로 분류될 것이며, 회전근개가 관여되는지를 결정하는 데 큰 가치가 있을 것이다. 이 진단은 환자의 증상을 나타내는 원인이 될 수 있는 구조를 명확하게 할 수 있다. 도수치료와 관련하여 회전근개와 관련되어 있는지 확인하기 위해 사용할 수 있는 수많은 검사가 있다. 그러나 도수검사는 치료사가 진단을 내리는 데 도움을 주기 위한 지

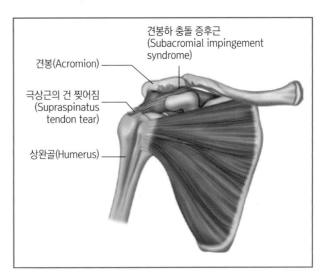

그림 12.1: *견봉하 공간 안의 극상근 건과 충돌*

침으로 사용되기 때문에 기본 병리의 정도를 확인하지는 않는다.

Neer (1972, 1983)는 회전근개 찢어짐의 95%가 충돌로 시작되며, 외상으로 인해 찢어짐이 커질 수 있지만 거의 주요한 요소는 아니라고 주장하였다. Neer는 충돌 과정의 3단계를 설명하였다. 첫 번째는 25세 미만의 사람들에서 발생하며 부드러운 부종 및 출혈과 관련이 있다. 이것은 수술이 필요하지 않다. 두 번째는 건염과 관련이 있으며 25~40세의 사람들에게서 발생한다. 이를 위해 18개월의 보존적 치료 후 활액낭 절제술과 오훼견봉인대(coracoacromial ligament, 부리어깨봉우리인대) 절제술을 고려해야 한다. Neer는 이 그룹에서 견봉 성형술이 일반적으로 요구되는 것은 아니라고 말하였다. 세 번째 단계는 40세 이상의 사람들에서 발생하며 골극(bone spurs) 및 건 파열과 관련이 있다. 이를 위해서는 견봉 성형술이 필요하다. Neer는 회전근개 찢어짐이 어떤 사람들에게는 발생하지만 다른 사람들에게는 발생하지 않는 이유는 기본적으로 견봉의 모양 때문이라고 말하였다.

Bigliani 등(1986)은 또한 그 모양이 견봉하 충돌 증후군과 회전근개 찢어짐의 원인일 가능성이 더 높다고 주장하였다.

Neer와 Bigliani 등의 두 가지 연구에서 제시된 가설이 정확하고 회전근개에 유지된 대부분의 병리가 손상의 형태로 인한 것이라면, 회전근개 건의 상부와 낭에 대한 많은 자극이 있을 것으로 예상하였다. 그러나 Ozaki 등(1988)의 연구는 110명의 사체에서 200개의 어깨를 검사를 하였다. 그들은 69개의 표본에서 부분적인 두께 찢어짐이 관찰되었으며 대부분은 건의 더 깊은 관절면과 관련이 있다고 보고하였다. 그들은 찢어짐의 유병률이 나이가 들어감에 따라 증가하고 외부(견봉) 변성에 의한 것이 아니라 내부 변성으로 인해 발생했다고 주장하였다.

현재 견봉하 감압은 매우 인기가 있으며 일반적으로 어깨 병리에 대한 외과적 중재 측면에서 권장한다. Judge 등(2014)은 이러한 유형의 수술을 받는 환자 수가 2,000/1의 2,523에서 2,009/10의 21,355로 746.4% 증가했다고 보고하였다. 이것은 현재 우리에게 딜레마가 있는 시점에 이르렀다. 기본적으로 환자가 견봉이 변화된 모양을 가지고 있고 이것이 환자의 어깨 통증을 유발하는 것으로 간주되는 경우, 이 특별한 경우에는 수술이라는 간단한 사실에 대해 논쟁할 수 있고, 수술이 권장되고 실제로 가치가 있다. 그러나 환자 통증의 원인이 견봉의 모양이 아닌 경우 수술은 실패한다. Colvin 등(2012)의 또 다른 연구에서는 1996년에서 2006년 사이 미국의 모든 연령대에서 회전근개의 관절경 수술의 600% 증가를 보여주었다.

이 책의 각 장에서 회전근개 손상을 지속적으로 논의, 평가, 치료 및 재활시킬 것이므로 장을 계속 진행하면서 고려할 주제를 남겨두고, 던지기에서 일어날 수 있는 손상에 대해 말하도록 하겠다.

■ 던지기 손상(Throwing injuries)

공과 같은 물체를 던지는 것은 보이는 것처럼 간단하지 않다. 우리는 아마도 돌을 강에 던져 물에 미끄러지는지를 확인할 수 있지만 어깨에 불편함을 느끼지 않고 실제로 이 작업을 여러 번 반복할 수 있을까? 그리고 공을 던진 사람들 중에 첫번째 던지기 후에 불편함을 느낀 사람들은 얼마나 될까! 우리들 중 대다수는 무언가를 머리 위로 던질 수 있지만, 얼마나 많은 사람들이 던지기가 자신의 선택 스포츠가 될 수 있을 만큼 잘 하는가? 이것은 완전히 별개의 문제다. 물체를 우리 머리 위로 던지고 어느 정도 거리를 두기 위해서는 전체 근골격 구조와 모든 요소들이 조화롭게 작용하여 비교적 단순한 기술을 달성해야 하는데, 특히 공을 정확히 던지려면 더욱 그러하다.

육체손상의 병리와 메커니즘(운동감각)은 거의 같을지라도 운동선수들이 던질 때 부상을 얻는 것과 노인들이 입은 부상과는 완전히 다르다는 것을 기억하고 고려해야 한다. 이것은 분명히 피할 수 없는 노화 과정과 함께 일어나는 기계적이고 구조적인 변화하기 때문이다.

Calliet (1991)은 노인이 기존의 퇴행성 변화를 가지고 있다고 말한다. 오훼돌기가 지나치게 돌출되어 견봉 전방 모서리가 지나치게 자라고, 오훼견봉 인대가 두꺼워질 수 있다. 이러한 구조물의 정렬을 변경하는 자세 변화가 있다. 회전근개는 이미 상완골상방(견봉하 공간)이 좁아지는 것에서 퇴행성 변화를 겪었을 수 있다. 이렇게 좁아지면 결합된 회전근개 건에 대한 정상적인 혈관 공급이 압축되며, 이 건은 추가적인 퇴화, 부분적 찢어짐, 심지어 완전한 찢어짐을 유발한다.

Jobe 등(1983)은 투구와 투구 동작의 다섯 가지 단계 또는 단계를 논의하였다.

- 1단계 – 와인드업(wind-up)
- 2단계 – 코킹(초기 및 후기) Cocking (early and late)
- 3단계 – 가속(acceleration)
- 4단계 – 감속(deceleration)
- 5단계 – 팔로우 스루(follow through)

와인드업(Wind-up)

전체적으로 던지기 동작은 시작부터 끝까지 약 2초가 걸리지만, 그 자체만으로도 전체 시간의 거의 1~1.5초가 걸릴 수 있기 때문에 일반적으로는 느린 과정이다. 그러나 와인드업 단계의 목적은 투구자를 올바른 위치에 놓는 것이다. 위치 확인 단계 준비 중 이 다섯 단계를 이해하기 위해 공을 던지는 것을 상상해야 한다. 초기 단계에 대해 생각해보자: 말하자면, 손에 공이 있고 그것을 친구에게 막 던지려고 한다(그림 12.2). 이것이 던지기 동작의 시작이다.

코킹(Cocking)

던지기 2단계는 코킹 단계로 알려져 있으며, 이는 초기 단계(그림 12.3A)와 후기 단계(그림 12.3B)로 분류될 수 있다. 코킹 단계에서 오른팔의 위치를 보면 어깨가 90도로 외전되고, 수평으로 30도로 신전되며 90도 이

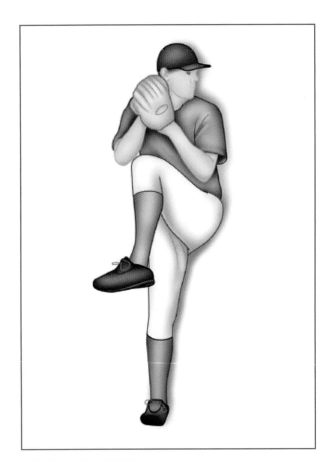

그림 12.2: *와인드업 단계*

상으로 외회전하는 것을 알 수 있다. 초기 코킹 단계에서 이 동작은 주로 회전근계를 통해 안정성을 가진 삼각근의 활성화를 통해 달성되며, 코킹 동작의 후기 단계에서는 삼각근(deltoid, 어깨세모근)의 효과를 감소시키며 주로 회전근계의 활성화를 통해 제어된다. 대흉근(pectoralis major, 큰가슴근), 견갑하근(subscapularis, 어깨밑근), 광배근(latissimus dorsi, 넓은등근)이 후기 코킹을 하는 동안, 상완골 머리의 안정성을 조절하기 위해 편심성(eccentrically) 작용을 하고, 이 자세는 자연스럽게 근육을 최대로 신장(전방 관절 캡슐의 신장은 물론)할 수 있게 하여 가속 단계를 준비한다. 무게는 이제 우측 뒷다리로 옮겨지고 몸통은 우측으로 회전한다. 이 때 자연적인 충돌 과정으로 인해 회전근개 찢어짐이 발생할 수 있으며, 특히 처음부터 회전근계의 고유한 약점이나 이전의 찢어짐으로 인해 발생할 수 있다. 전방 사선 슬링과 마찬가지로 팔을 내전시키는 흉근과 광배근은 신장을 하고 던지기의 다음 단계를 준비하기 위해 어깨는 극도의 외회전에 위치한다.

가속(Acceleration)

3단계는 실제로 공을 던지는 가속 단계로서, 이것이 이 단계의 끝을 나타낸다(공을 놓을 때). 회전근계는 여기서 최소의 역할을 한다. 더 강한 대흉근과 광배근이 구심성(concentric) 수축을 하고, 이 근육들은 팔을 외회전 위치에서 최대 속도로 신전 및 내회전 위치로 가져갈 것이다. 무게는 흉부가 좌측으로 회전함에 따라 이제 좌측 다리로 옮겨지고 이 동작도 전방 사선 슬링(그림 12.4)을 이용한다.

감속(Deceleration)

4단계는 감속 단계(그림 12.5)로 분류된다. 일단 공을 놓으면 회전근개가 편심성으로 작동하여 상완골 머리의 움직임을 감속한다. 이 편심 제동 운동이 없으면 상완골두가 내부적으로 계속 회전하므로, 이 운동 단계는 가장 충격적인 단계일 수 있으며 회전근개에 종종 발생할 수 있는 충돌 증후군 및 찢어짐의 매우 흔한 원인이다.

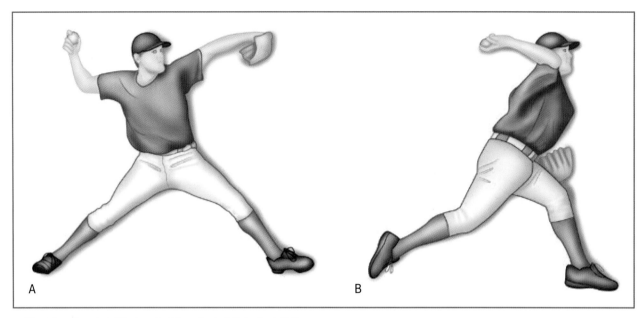

그림 12.3A, B: *던지기에서 코킹 단계 A: 초기 단계, B: 후기 단계*

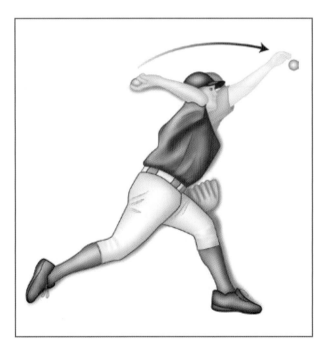

그림 12.4: *전방 사선 슬링으로 던지는 가속도*

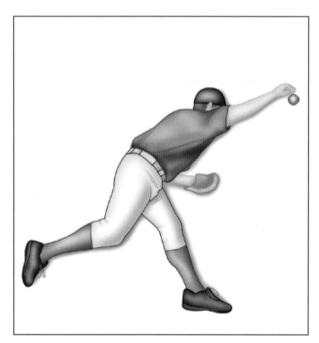

그림 12.5: *던지기의 감속 단계*

팔로우 스루(Follow through)

5단계는 던지는 동작의 마지막 단계이며 팔로우 스루

(그림 12.6)라고 부른다. 이것은 단순히 몸이 휴식 위치
에 오고 근육 활성화가 정상 수준으로 감소한 곳이다.

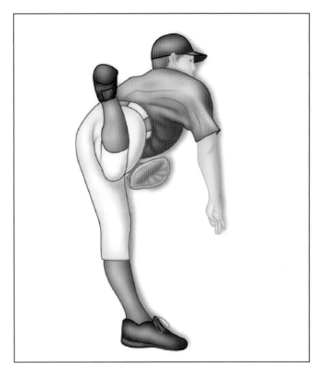

그림 12.6: *던지기의 팔로우 스루 단계*

■ 견쇄관절 염좌[Acromioclavicular joint (ACJ) sprain]

견쇄관절(AC) 관절은 인체 관절 시스템 내에서 지주(strut) 또는 경첩(hinge) 메커니즘이라고 부르는 구조이다. 어깨 복합체 내에 위치하고 있으며 가장 흔하게 염좌되는 관절 중 하나라고 생각한다. 우리는 스포츠뿐만 아니라 일상생활에서도 이 관절에 염좌가 생길 수 있다. 저자는 개인적으로 다른 종류의 스포츠 경기를 통해 이 작지만 복잡한 관절에 많은 손상을 입었기 때문에 이 책의 시작 부분에서 이 손상에 대하여 기술하였다.

저자가 클리닉에서 이 관절의 염좌로 많은 통증을 경험한 환자를 볼 때, 염좌의 상태가 나빠 보일수록 더 좋은 기분을 느낀다. 이상하게 들리겠지만, 저자는 통증이 거의 없는 심하게 '변형된' AC 관절을 가진 환자를 가끔 본 적이 있기 때문이다. 그 반대도 마찬가지이다. 명백한 변위가 없는 작은 염좌는 놀라울 정도로 상당한 양의 통증을 유발할 수 있다. 저자는 이것이 쇄골과 견봉이 서로 멀리 떨어져 있는 경우에 서로에 대해 문지르는(서로 마찰이 있는) 뼈가 없기 때문이라고 믿는다. 반대로, 염좌가 매우 작고 변위가 작은 경우, 뼈가 정확하게 앉아 있지 않으므로 서로 쉽게 접촉하여 결국 문지르고(마찰이 생기고) 궁극적으로 통증을 유발할 수 있다.

어떤 측면에서, 저자는 우리가 보는 모든 환자가 개별적이고 독특하기 때문에 AC 관절의 물리치료는 연계가 매우 어려운 과정이라고 생각한다. 따라서 환자 A에 대한 치료 프로토콜은 환자 B에 대해 작동하지 않을 수 있으며 그 반대도 마찬가지이다. 일반적으로 재활 과정 중 머리 위로의 운동이 권장될 수 있다. 그러나 일부 환자에게 이 운동은, 특히 무게가 일반적으로 포함되는 경우, 관절을 쉽게 자극할 수 있다. 개인적인 경험으로 볼 때, 이 관절은 통증이나 불안정성이 느껴지기 전에 자연스럽게 정착하는 데 오랜 시간이 걸릴 수 있음을 알고 있다. 불행히도 치료법에서 이러한 AC 관절이 특정 동작을 수행할 준비가 되기 전에 너무 빨리 재활하는 것이 일반적이다.

AC 관절 염좌 등급은 그림 12.7과 같다.

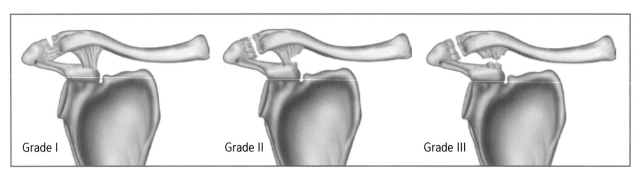

Grade I Grade II Grade III

그림 12.7: *AC관절 염좌-등급 I / II / III*

■ 전방탈구(Anterior dislocation)

견관절의 아탈구 또는 탈구에 대해 논의하기 전에 이 관절의 안정성과 관련하여 골프티 위에 놓여 있는 골프공에 비유되어 자연적으로 불안정한 관절이라고 말한 장(chapter)을 다시 생각해보자. 그러나, 저자는 완전히 탈구된 견관절을 많이 보지 못하였는데, 특히 저자가 스포츠적인 맥락에서 운동선수들을 돌보는 데 많은 시간을 보냈다는 점을 감안하면 더욱 두드러졌다. 완전 탈구로 어깨관절은 일반적으로 훈련된 의료팀에 의해 병원 환경 내에서 재배치된다. 아탈구는 일부 일반적인 움직임을 가진 환자로부터 약간의 설득으로 독자적으로 재배치되는 경향이 있다.

하지만 저자는 당신이 흥미를 느낄 수 있는 사례 연구에 대해 토론하고 싶다.

사례 연구

저자는 지역 럭비팀의 치료사였다. 토요일 경기에서 팀원 중 한 명이 태클을 시도하였고, 결국 그의 어깨뼈는 탈구되었다. 응급처치를 하기 위해 그에게 달려갔을 때 그가 저자에게 제일 먼저 한 말은 그의 어깨를 옮겨도 되겠느냐고 묻는 것이었다. 그 당시 저자는 도움을 주고 싶었지만, 병원이 가까이에 있어서 친구가 그를 데려갔고, 그 후 어깨는 재배치되었다. 저자는 그날 저녁 클럽하우스에서 그를 보았고 현실적으로 그에게 재활 프로그램에 소요되는 시간이 지나면 럭비 시즌은 아마 끝났을 것이라고 말하였다. 3주 후 저자는 토요일 경기를 위해 의료 혜택을 제공하고 있었는데, 이 친구가 막 게임을 시작하려고 하는 것을 보고 그에게 무슨 일이냐고 물었다. 그는 미안하다고 말했지만, 코치는 그에게 뛰라고 말했다. 저자는 그것이 다소 어리석은 짓이라고 말하고, 그것에 반대하라고(반대한다고) 충고하였다. 하지만 그는 경기를 하였고, 첫 번째 태클에서 두 번째 어

깨뼈가 탈구되어 병원으로 옮겨져야만 했다. 컨설턴트는 어깨를 다시 옮겨야 하는 것에 오히려 짜증을 냈다. 그는 선수에게 짧은 기간 동안 또 다른 탈구를 겪었기 때문에 아마도 가까운 미래의 어느 시점에서 수술로 안정시켜야 할 것이라고 말하였고, 앞으로 몇 달 동안은 어떤 스포츠도 하지 말아야 한다고 충고하였다.

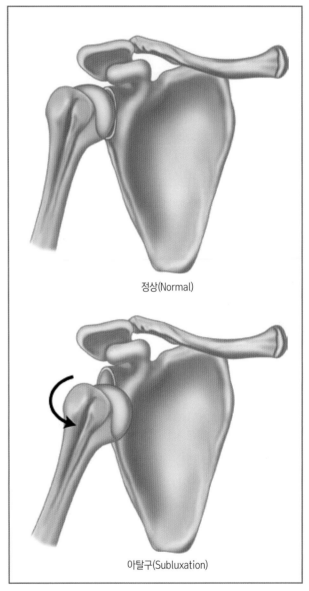

정상(Normal)

아탈구(Subluxation)

그림 12.8: *AC관절 염좌-등급 I / II / III*

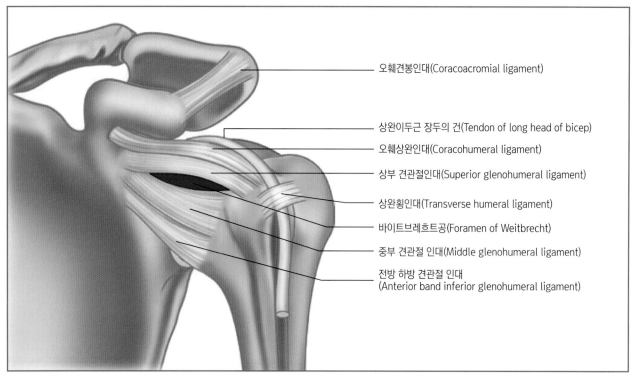

오훼견봉인대(Coracoacromial ligament)

상완이두근 장두의 건(Tendon of long head of bicep)

오훼상완인대(Coracohumeral ligament)

상부 견관절인대(Superior glenohumeral ligament)

상완횡인대(Transverse humeral ligament)

바이트브레흐트공(Foramen of Weitbrecht)

중부 견관절 인대(Middle glenohumeral ligament)

전방 하방 견관절 인대
(Anterior band inferior glenohumeral ligament)

그림 12.9: *견관절 인대와 바이트브레흐트공*

어깨관절의 탈구와 관련된 본연적인 문제는 손상되는 구조물과 연부조직이다. 특히 의료팀이 상완골을 하악와(어깨 소켓) 내에 재배치하는 데 시간이 걸릴 수 있기 때문에, 어깨가 재배치되는 것 자체가 신체에 큰 충격을 줄 수 있는 경우이기도 하다. 액와신경(겨드랑신경)은 이 절차를 수행할 때 특히 취약하다.

처음 어깨가 탈구했을 때 4주 동안은 움직이지 말고 슬링에 넣어두라는 권고를 받았던 기억이 난다. 저자는 그 당시에 군대에 있었기 때문에 하라는 대로 하였고, 회복이 되었지만 물리치료에 많은 시간이 걸렸다. 사실, 저자는 특정 자세에서 여전히 어깨의 약화나 심지어 불안정함을 느낄 수 있고, 그 부상은 수년 전에 일어났다. 당신은 띠(band) 사이에 간격이 있음을 알 수 있다. 바이트브레흐트공(witbrecht)이라고 불리는 상부와 중간부 사이의 공간이 특히 우려되며, 잠재적 약화로 인해 상완골두가 전방으로 탈구될 수 있다.

■ 상완이두근 건염
(Bicipital tendonopathies)

어깨 전방측의 통증은 상완이두근의 장두건(long head tendon)과 어떤 형태의 건에서 오는 것일 수 있다(그림 12.10). 저자는 여러 해 동안 많은 치료를 받았다. 어떤 치료사들은 상완이두근 장두건을 손가락으로 공격적으로 찌르고 자극하는 반면, 다른 치료사들은 장두건 위에 마찰 마사지를 적용하였는데, 그 후 며칠 동안 연부조직을 자극하였다. 건은 관절낭이 관절와상 결절(supraglenoid tubercle)에 부착되도록 관절낭을 관통할 때 민감한 윤활집(synovial sheath) 내에 위치하며; 전체적인 구조가 상당히 예민하여, 저자는 특히 마사지하는 것을 좋아하지 않기 때문에 저자의 제안은 그것을 그냥 두라는 것이다! 저자의 경험에 따르면, 환자가 오랫동안 전방 어깨에 통증이 존재하고 상완이두근 장두건이 촉진 시 부드럽다면(tender), 기본 SLAP 병변으로 볼 수 있으므로 더 조사해야 한다고 말한다.

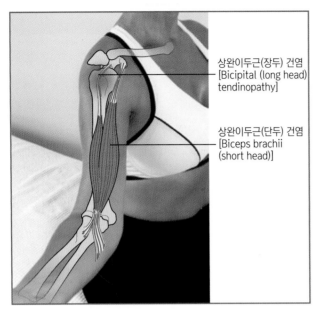

그림 12.10: *상완이두근 건염*

상완이두근(장두) 건염
[Bicipital (long head) tendinopathy]

상완이두근(단두) 건염
[Biceps brachii (short head)]

■ 상부관절순 전후(Superior Labrum Anterior to Posterior, SLAP) 손상 또는 찢어짐

SLAP은 Superior(상부) Labrum(관절순) Anterior(전방)에서 Posteior(후방)의 약자이다. 관절순(상부관절 결절)의 상부에는 상완이두근(위팔두갈래근) 장두의 건이 부착되어 있고, 어깨가 탈구처럼 부자연스러운 동작이나 럭비나 던지기 같은 스포츠 활동에서 더 흔하게 팔뚝에 힘을 가하는 경우, 상완골두는 지렛대처럼 작용하여 건과 순을 전방에서 후방으로 직접 찢어질 것이다(따라서 SLAP 라는 이름).

SLAP 병변은 염좌나 좌상 같은 다른 부상과 마찬가지로 4가지 유형으로 분류된다(그림 12.11).

I형 상부관절순 전후 병변(Type I SLAP lesion)

약간의 고르지 않거나 닳아 헤어진 관절순(labrum)이 수반되지만 관절에는 여전히 손상되지 않는다. 노화 과정과 관련이 있기 때문에 일반적으로 나이가 많은 환자에게 I형이 나타난다.

II형 상부관절순 전후 병변(Type II SLAP lesion)

이 병변은 일반적으로 가장 흔한 유형으로 여겨진다. 상부 순의 건은 관절와에서 완전히 분리되어 관절순과 관절 연골 아래에 공간이 나타나며, 상완이두근-고정점의 불안정성을 유발한다.

III형 상부관절순 전후 병변(Type III SLAP lesion)

이것은 무릎의 반월판 연골 찢어짐과 유사하다. 이를 양동이 손잡이형 찢어짐(bucket handle)이라고 한다. 상완이두근 건은 아직까지 부착되어 있지는 않고 어깨관절은 아래로 떨어질 것이다. 이 병변은 아마도 관절 내에서 잠금 또는 클릭을 유발할 것이다.

IV형 상부관절순 전후 병변(Type IV SLAP lesion)

이것은 또한 양동이 손잡이형 찢어짐이지만, 이제 이

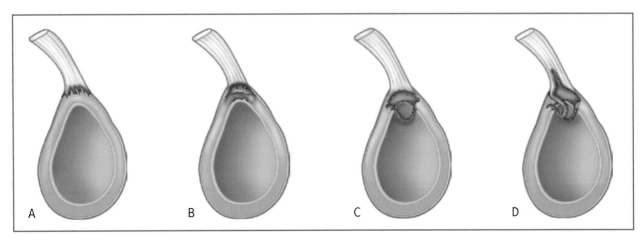

그림 12.11A~D: *네 가지 형태의 SLAP 파열. A: 형태 I; B: 형태 II; C: 형태 III 형; D: 형태 IV*

병변은 상완이두근 건 또한 신장되고, 그와 관련되므로 상완이두근-관절순 고정점의 안정성 메커니즘에 손상이 온다.

특히 무거운 운동이나 물건 던지기 같은 특정 활동을 할 때 환자들은 일반적으로 어깨의 깊은 통증을 호소한다. 어떤 이들은 운동 범위의 감소를 언급하고, 어떤 이들은 그들의 통증의 원인을 정확히 지적하기 어렵다. SLAP 병변에는 스포츠 성능의 약점과 기능 저하가 일반적이다.

SLAP 병변이 MRI를 통해 진단되었고(작은 찢어짐은 놓칠 수 있음에도 불구하고) 환자의 일상적인 활동에 영향을 미치는 경우, 일반적으로 관절경 수술이 선호되고 현실적인 치료 선택으로 권장된다.

■ 유착성 관절낭염-오십견
(Adhesive capsulitis - Frozen shoulder)

불행히도, 지금도 이 상태는 실제로 이해되지 않는다. 여러 해 동안 그것은 많은 이름을 가지고 있다. 첫 번째 중 하나는 1906년 Duplay의 이름을 따서 명명된 Duplay의 질병으로, 그는 관절주위염(periarthritis)으로 묘사된 어깨 상태에 대해 논의하였으며 현재는 전형적인 오십견으로 인식되고 있다. 이 질환에는 유착성 활액낭염과 관절주위염과 같은 다른 용어가 많이 있다. 또한 회전근계와 결합된 건, 상완이두근의 장두, 견봉하 점액낭과 견갑하낭과 관련된 활액 조직들은 모두 서로 연결되어 있기 때문에 이러한 유형의 병리학과 어떤 식으로든 관여할 가능성이 있는 것으로 간주된다. 이 상태를 가장 광범위하게 연구한 사람은 1934년 Codman이었다. 그는 처음에는 견봉하 점액낭의 유착 때문이라고 생각했고, 나중에는 그 상태를 회전근개 건염과 연관시켰다.

일반적으로 40세 미만의 환자에게는 오십견이 보이지 않으며, 대개 50세에서 65세 사이에 발생하고, 여성은 남성보다 이 상태에 더 잘 걸린다.

54세의 한 여성이 지난 몇 주 동안 악화되었고 우측 어깨까지 일반적인 제한과 통증을 느끼며 클리닉에 들어왔다. 환자가 체중을 줄이기 위해 약 4주 전에 '바디펌프(bodypump)' 운동 수업에 참여했을 때부터 문제가 시작되었다. 그녀는 가벼운 바벨을 어깨에 걸치고 강사의 지시에 따라 음악에 맞춰 쪼그리고 앉아 있었다. 운동 순서가 끝나자마자 그녀는 등 윗부분에서 바를 들어 올렸을 때 우측 어깨에 날카로운 통증을 느꼈다. 처음에 그녀는 걱정했지만, 진통제의 도움을 받아 며칠 동안 통증이 가라앉았고, 더 이상 걱정을 하지 않았다. 그 후 몇 주 동안 그녀는 뒤쪽에 있는 브래지어 끈을 풀거나, 차 안의 안전벨트를 잡으려고 손을 뻗거나, 심지어 찬장 맨 위 선반에 콩 통을 놓는 등 간단한 일을 하는데 어려움을 겪고 있다는 것을 알아차렸다. 밤에도 그녀는 자신의 우측으로 눕고 어떤 자세로 팔을 움직이는 것에 통증을 느끼기 시작했다.

저자는 환자에게 간단히 팔꿈치를 옆구리에 대고 90도로 구부려 달라고 부탁한 다음 양어깨를 편안하게 바깥쪽으로 돌리라고 부탁하였다. 우측은 매우 제한적이고 고통스러웠기 때문에(그림 12.12 참조), 외회전이 일반적으로 유착성 관절낭염으로 잃어버린(제한이 된) 첫 번째 움직임이므로 관절낭 패턴 또는 관절낭 제한을 나타낸다.

저자는 이런 종류의 병리학에 대해 당신이 다소 이상하게 생각할 수도 있다는 것을 알지만, 저자는 그 개념이 효과적이라고 생각한다. 그것은 화약의 불꽃과 비유해 볼 수 있다. 문제의 여성은 처음의 통증이 머리에서 바벨을 들어 올릴 때 느꼈고, 그것은 매우 얇은 화약 자국에 '불꽃'을 내는 것이고, 이제 천천히 타오르는 긴 화약줄과 원거리에 있는 커다란 화약더미에 서서히 옮겨 붙는 것을 의미한다. 저자의 이론은 만약 커다란 화약 더미가 불꽃을 일으키면 그녀는 상당한 시간(아마 1~2년)을 지속할(선택에 의해서가 아니라) 굳은 어깨를 가질 가

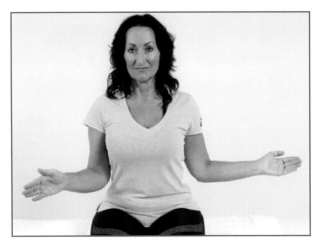

그림 12.12: *외회전이 우측으로 제한됨으로써 관절낭 제한을 나타낸다.*

능성이 높기 때문에 그 계획은 불꽃을 끄는 것이어야 하고 이것은 물리치료가 필요하다는 것이다. 하지만, 이것을 치료할 수 있는 기회의 창이 있고, 저자의 말은 우리는 아마도 불꽃을 끄기 위한 몇 주가 아니라 몇 달이라는 제한된 시간을 가질 수 있다는 것을 의미한다. 만약 이 타오르는 불꽃이 계속 남아 최종 목표인 화약 가루 더미에 도달한다면, 이것은 만성 병리와 유착성 관절낭염으로 나타난다.

때때로 우리는 어깨 복합체 같은 특정 신체 부위의 치료에 대해 덜 복잡한 방법으로 생각해 볼 필요가 있다. 저자가 의미하는 바는 다음과 같다. 만약 환자가 우리가 오십견이라고 의심하는 것을 가지고 있다면, 분명히 주된 목적은 기능 및 이동성을 회복하고 고통을 줄이는 것이다.

분명한 근본 원인이 없는 유착성 관절낭염을 앓고 있는 이유는 여러 가지가 있다. 하지만, 저자의 클리닉에 관절낭염을 앓고 있는 대부분의 환자들은 여성이고 그들은 보통 48세에서 58세이다. 이러한 연령대의 여성들이 이러한 유형의 상태에 더 취약하다는 것은 흥미로운 사실이며, 왜 이런 상황이 되어야 하는지에 대한 더 많은 연구가 필요하다. 현재 연구에서 이 상태의 병리생리학

적 이유와 방법을 실제로 이해하거나 설명하지 못하고 있다. 우리는 당뇨병 환자와 오십견 사이에 연관성이 있다는 것을 알고 있으며, 이는 당뇨병의 결과로 인한 전신 대사 혈관 구성 요소 때문일 수 있는데, Bridgman (1972년)은 800명의 당뇨병 환자에서 10.8%의 오십견 발병률을 발견하였다.

이 상태는 일반적으로 상완골의 결절에 삼각근이 부착될 때 느꼈던 통증으로 독창적으로 시작된다. 상완이두근 건과 대결절에 부착된 극상근은 또한 쉽게 만질 수 있다. 특히 외전 및 굴곡에 대한 특정 운동은 통증을 악화시킨다. 초기 단계에서, 능동 및 수동 운동 범위는 특정 최종 범위에서 약 10~15도로 제한되며, 지금쯤 환자는 수면 패턴을 자연스럽게 방해하기 때문에 밤에 어깨의 불편함을 인지하게 될 것이다.

이 유형의 상태에 대한 치료 측면에서, 의료 전문가들은 18개월에서 2년 내에 스스로 해결될 것이라고 여러 번 말하였다. 저자는 이것이 만성적인 문제에 대한 하나의 해답이라고 추측한다. 그러나 저자의 환자들은 그것이 해결되기를 그렇게 오래 기다리지 않을 것이고, 저자는 그들의 의견에 전적으로 동의한다. 우리가 단순하게 이 유형을 생각해본다면, 주된 목표는 동작이 단순히 손실되었기 때문에 이동성과 기능성을 향상시키기 위해 노력하는 것이다. 그래서 물리치료사는 고통을 증가시키지 않고 이동성을 촉진하고 장려하기 위한 계획을 고안해야 한다. 저자는 이 과정이 생각만큼 간단하지 않다는 것을 안다. 왜냐하면 오십견 환자를 수없이 보아 왔고 너무도 다양해서 A 환자에 대한 치료가 B 환자에게 효과가 없을 수 있기 때문이다. 그러므로 불행하게도, 당신에게 정해진 치료 프로토콜을 줄 수 없다. 하지만, 저자가 추가할 수 있는 것은 이것이다. 저자가 치료한(그리고 치료하게 될) 모든 환자에게 가동성을 향상시키기 위해 최선을 다하려고 노력할 것이다. 왜냐하면 그것은 저자에게 있어 중요한 목표가 되기 때문이다.

■ 액와신경 마비(Axillary nerve palsy)

이것은 액와신경이 C5와 C6 신경 뿌리에서 유래하고 삼각근과 소원근을 자극하기 때문에 흥미로운 것이다. 근분절(근육 영역) 검사를 수행하는 방법을 보여준다면, C5에 대한 근분절은 주로 견관절의 외전이고, 우리는 삼각근이 상완골을 외전시킨다는 것을 알기 때문에 왜 치료사가 액와신경 마비보다는 C5 신경근의 병리학을 의심하는지 비교적 쉽게 알 수 있을 것이다.

저자는 이 특정한 병리학을 볼 때 저자가 가치 있다고 느끼는 경우를 독자들과 논의하고 싶다. 그것은 특히 이 환자가 잠재적인 어깨 문제를 제시함에 따라 저자가 논의하고자 하는 것이 무엇인지 명확하게 설명할 수 있으며, 이 책의 맥락에서 경추와 신경의 부위를 포함한 가능한 모든 방법을 다루는 것이 합리적이다.

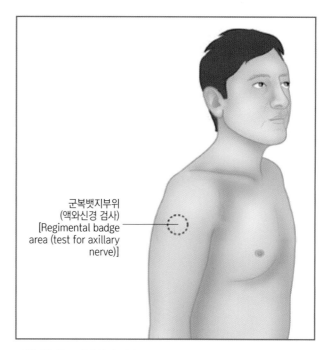

군복뱃지부위
(액와신경 검사)
[Regimental badge
area (test for axillary
nerve)]

그림 12.13: *액와신경 감각분포*

사례 연구

45세의 남자는 매일 아침 50번의 프레스 업(press ups)하는 것을 좋아한다. 3주 전 50번의 프레스 중 5번만에 우측 어깨 안에서 갑작스런 통증을 느껴 멈춰야 했다. 그는 일주일 후에 저자에게 왔는데 어깨관절을 완전히 외전하고 굴곡할 수 없었다. 이것은 주로 통증보다는 위축 때문이다. 이상하게도, 환자가 바로 누운 자세(즉, 등받이)에 있으면 연속적으로는 아니지만 완전히 외전할 수 있었다. 팔을 다시 들어 올리려면 30초 동안 휴식을 취해야 했다. 환자는 삼각근 부착부에 이상한 느낌을 호소하였다. 검사 결과, 삼각근이 수축할 수 없었고 흉근들과 극상근과 같은 다른 근육이 보상되고 있음이 분명하였다. 저자는 신경이 상완골두 근처에 위치하고 어떤 이유로 상완골의 과도한 운동이 있었을 때(탈구를 생각하면) 팔 굽혀 펴기로 인해 액와신경이 손상되었다고 의심하였다. 저자는 그 신경이 보통 하루에 1 mm의 속도로 재생되기 때문에 회복하는 데 몇 주가 걸릴 것이라고 말하였다. 그가 삼각근 부위에 이상한 느낌을 느낀 것은 액와신경이 군복뱃지(regimental badge)(그림

12.13)라고 하는 팔의 그 부분에 감각을 공급하기 때문이며, 신경이 손상되면 환자는 이 특정 부위에 변형된 신경감각을 자각하게 된다.

■ 장흉신경(Long thoracic nerve palsy)

사례 연구-본인(저자)

저자는 어떤 신경전도 검사도 하지 않았음에도 불구하고 장흉신경에 손상을 입었다고 생각한다. 그림 12.14에서 우측 견갑골이 과도한 날개짓(winging)을 하고 있다는 것을 알 수 있다. 신경은 C5, 6, 7의 수준에서 시작하여 전거근(serratus anterior, 앞톱니근)을 자극한다. 이 근육은 견갑골의 특정 움직임을 담당하며, 주요 기능은 견갑골을 견인하고 상방으로 회전하고(어깨관절 외전과 함께) 흉곽(thoracic cage)을 유지한다. 어떤 이유로든 이 근육이 약해지면 견갑골은 아마도 '익상(winging)' 모양일 것이다. 저자의 경우에는 실제로 약화보다는 장흉신경을 손상시켰다고 생각한다. 폭포 카약을 타러 갔

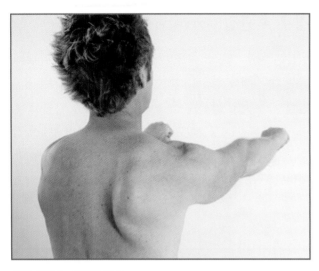

그림 12.14: *견갑골 익상*

■ 경추 병리학, 디스크, 후관절과 변성[(Cervical spine pathologies, discs, facet and degeneration (OA)]

어깨 통증의 대부분은 경추와 직·간접적으로 관련이 있다고 생각되며, 이 본문에서는 환자의 상지에서 인식되는 통증 증상을 담당할 수 있는 매우 일반적인 근골격계 구조에 대해 논의하고자 한다.

디스크 탈출(Disc prolapse)

가장 일반적인 디스크 장애는 다음과 같다. 디스크 팽창(disc bulge), 돌출(protrusion), 압출(extrusion), 탈출(prolapse), 탈장(herniation) 또는 분리(sequestration) (핵이 실제로 고리에서 분리되는 곳)이다(그림 12.15).

이 병리는 주로 C4/5, C5/6 및 C6/7의 디스크 수준에서 발생한다. 디스크가 자주 언급되더라도 실제 미끄러진 디스크는 없다. 일반적으로 통증을 담당하는 것은 수핵(nucleus pulposus, 속질핵) [섬유륜(anulus fibrosis, 섬유테)이라고 불리는 외피 내에 위치]이라는 내액이며, 이 감각은 통증에 민감한 구조에 접촉했을 때만 인식되는데(통증), 예로 특정피부분절 부위를 지칭할 수 있는 후방종인대 또는 신경근 출구이다(그림 12.16). 치약 튜브를 생각해보자 – 튜브의 한쪽 끝을 꽉 쥐면 다른 쪽 끝이 '팽창'하는 경향이 있으며 반대의 경우도 마찬가지이다. 따라서 치약(수핵)이 내측에서 외측으로 덮개(섬유륜)를 밀어서 모양이 바뀌지만 실제 디스크의 미끄러짐은 없다. 추간판은 놀라운 구조이다. 그들은 프로테오글라이칸 응집체(proteoglycan aggrecans)라고 불리는 세포를 가지고 있는데, 작은 스폰지와 같이 되어 있고 자체 무게의 약 500배의 물을 운반할 수 있다. 시간이 지남에 따라 이 독특한 세포들은 결국 죽어서 안에 있는 물의 함량은 자연적으로 감소한다. 이 과정은 결국 퇴행성 디스크 질환(DDD)이라는 상태로 이어질 것이다. 디스크는 척추 끝판에 의해 유지된다. 이러한 구조는 타이어의 일부에 비유된다. 내

다가 다소 높은 폭포에서 길을 잘못 들어서 우측팔로 큰 바위 아래를 치고 우측 어깨가 탈구했을 때 이런 일이 일어났다고 믿는다. 이는 전신마취로 옮겨졌고 저자는 액와신경에 손상을 입고 일어났다. 저자는 일찍이 신경은 삼각근과 소원근의 경미한 근육을 지배하고, 그것이 몇 달 동안 제대로 작동하지 않기 때문이라고 그 결과를 설명하였다. 그 당시 저자에게 알려지지 않았던, 장흉신경에도 손상을 입었을 것이고, 이것은 아마도 초기 어깨 탈구 때문이었을 것이다.

수년간 저자는 익상을 고치기 위해 전거근의 전방을 강화하려고 노력해왔다. 하지만 솔직하게 말해서 아무 것도 도움이 되지 않은 것 같고 지금은 신경 손상 때문에 근육이 힘을 회복하지 못할지도 모른다는 사실에 체념하고 있다. 저자는 통증도 없고 실제로 앓은 적도 없기 때문에 대체로 그것에 만족한다. 이제 견갑골이 튀어나와 있어, 독자들은 실제로 저자가 파티트릭(party tric) 방법을 좋아한다는 것을 알고 있다.

부 핵은 타이어 내의 '공기'이고, 섬유륜은 타이어의 강한 벽이며, 타이어의 트레드는 종판(end plate)이다. 디스크는 주로 무혈관 구조이다. 그러나 디스크는 척추체(vertebral bodies, 척추뼈몸통)와 후속 종판(subsequent end plates)에 의한 확산을 통해 수화(hydrated)된다(그림 12.17). 신경 공급은 주로 동척수신경(sinuvertebral nerves)에서 오고 디스크의 주변에만 신경을 공급한다.

경추 후관절(Cervical spine facet joint)

이들은 매우 예민한 구조(그림 12.18)이며, 통증 수용기를 통해 신경학적으로 신경이 분포되어 있어, 지속적인 만성 목, 어깨, 팔 통증을 유발할 가능성을 가지고 있다. 이전 환자들 중 많은 수가 척추 통증 클리닉에서 경추 후관절 주사(초음파를 통해 유도)를 받은 적이 있고, 이러한 구조들이 그들의 어깨 통증을 유발하는지 알아

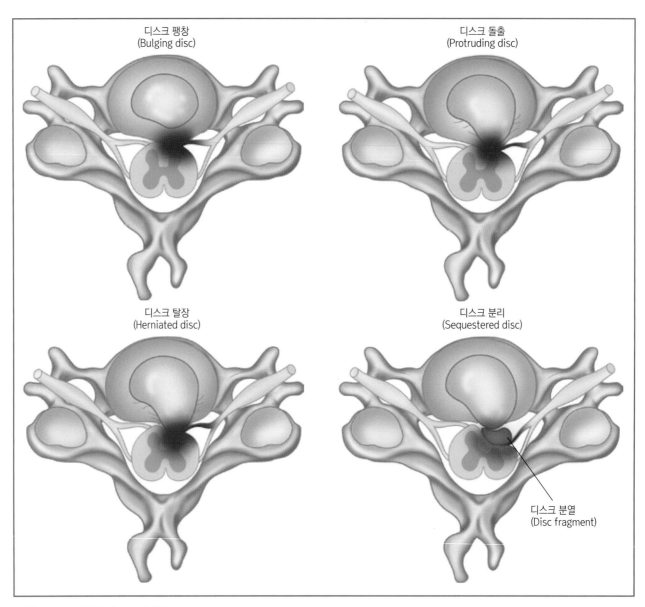

그림 12.15: *다양한 디스크 병리학*

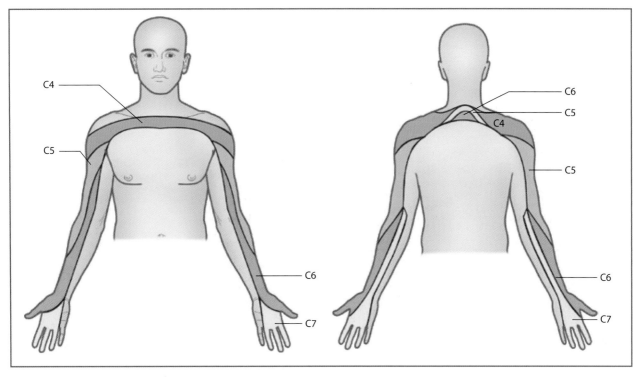

그림 12.16: *C4, C5, C6와 C7 피부분절 통증 패턴*

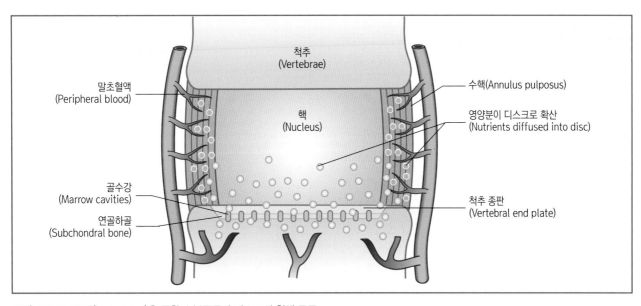

그림 12.17: *종판(end plates)을 통한 수분공급과 디스크의 혈액 공급*

보기 위해 저자에게 왔다. 한 가지 방법으로 주사를 맞는 것은 일종의 진단 절차로 간주되지만, 올바른 치료 프로토콜로 설명할 수 있다. 긍정적인 방법으로, 만약 환자가 주사를 맞은 후 어깨의 증상이 줄어들면, 의사는 양성 원인으로 후관절을 확인하게 된다. 그러나 저자에게 있어, 전체 근골격계 문제가 빠져 있었다. 어디가 아픈지 문제가 아니라는 말을 기억하는가? 저자는 환자가 목과 어깨 통증을 가지고 있는 이러한 경우들은

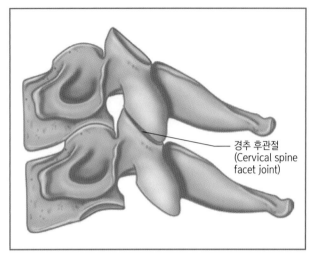

그림 12.18: *경추 후관절*

경추 후관절
(Cervical spine
facet joint)

아마도 지난 몇 년 동안 장기간의 기능장애를 일으킨 많은 작은 근골격계 증상들의 결과일 것이며, 이제 작은 중요하지 않은 변화들이 서서히 나타나서 환자에게 더 큰 문제가 되었다고 생각하였다.

저자는 이 환자와 다른 환자들에게 맞는 또 다른 비유를 가지고 있다. 모든 사람들이 보완할 수 있는 저수지를 가지고 있다고 말한다. 어떤 사람들에게는 그것은 거대한 호수의 크기이고 물이 결코 고갈되지 않을 것이다. 또는 이 경우 당신의 몸은 어떤 문제가 있더라도 항상 보완할 수 있을 것이다. 여러분은 모든 스포츠에 참여할 수 있고, 매일 모든 일을 할 수 있고, 어디에서도 고통을 호소하지 않는 친구들과 운동선수들을 알게 될 것이다. 그러나 대다수의 환자들에게 호수는 훨씬 더 작고 서서히 말라붙기 시작하고 있기 때문에, 이제 몸은 보상하기 위해 애쓰고 있으며, 이것이 증상을 보이는 이유일 수 있다. 예를 들어, 당신의 친구는 20년 동안 주 3회 달리기를 했는데, 지난 두 달 동안 갑자기 무릎이나 엉덩이, 발(어떤 신체 부위를 다친 것은 정말 중요하지 않다)이 고통스러워지고 있다. 왜? 아마도, 어쩌면, 그들의 보완 저수지가 말라가고 있기 때문일 수 있다.

■ 경추증[Cervical spine spondylosis (OA)]

불행하게도 주변 사람들보다 빠르게, 나이는 자연적으로 퇴행적인 변화를 동반하게 되고, 특히 엉덩이나 무릎과 같은 인체의 특정 부위는 고통을 겪을 수 있다. 이러한 영역이 퇴행성이 될 수 있기 때문에 경추의 하위 3개 구성요소(C4/5, C5/6 및 C6/7)에도 해당된다. 척추에서 우리는 그것을 척추증(spondylosis: spondy는 척추와 osis는 퇴행과 관련이 있다)이라고 부른다. 척추증은 일반적으로 척추뿐만 아니라 후관절에도 영향을 미친다(그림 12.19). 신경이 빠져나갈 공간을 추간공(신경)이라 하며 이러한 공간은 결국 근본적인 병리로 인해 좁아져 고통스러운 증상을 일으킬 수 있다.

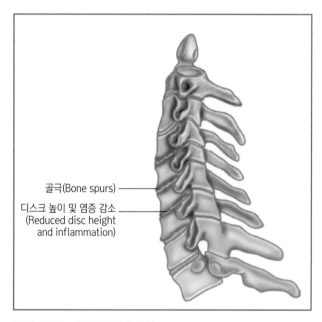

골극(Bone spurs)
디스크 높이 및 염증 감소
(Reduced disc height
and inflammation)

그림 12.19: *경추의 척추증(OA)*

사례 연구

72세의 한 여성이 특히 아침에 일어나면 양쪽 어깨까지 일반화된 통증으로 진료소에 왔다. 이 통증은 약 20분 후에 사라졌고, 그녀는 뜨거운 물로 목욕이나 샤워를 하면 어느 정도의 증상이 완화되는 것을 발견하였다. 그녀의 능동적인 경추 회전 범위는 특히 좌측으로 제한되어 있었고, 그녀는 계속해서 목이 "그냥 항상 뻐근하게 느껴진다"고 말하였다. 저자가 바로 누운 자세로 그녀의 경추에 수동적인 회전을 했을 때, 그녀의 동작은 여전히 매우 제한적이고 불편하였다. 놀랍게도, 심부건반사와 (근육)힘은 모두 정상으로 검사되었다. 그녀의 승모근은 절묘하게 부드러웠고, 촉진에 매우 경직되어 있었으나 그녀에게 마사지가 도움이 될 것이라고 느꼈다. 저자는 그녀에게 퇴행성 변화가 있다고 생각한다고 말하였고 1주일 후에 MRI를 통해, 특히 그녀의 하부경추 3분절에서 다발성 디스크 탈수증세와 골증식(골극)변화를 가진 척추와 후관절의 변성을 보인다는 것을 확인하였다.

치료 전략과 관련해 환자는 저자가 그녀의 목을 도수교정(manipulate)할 것인지(HVT라고 불리는 고속 추력 기법을 사용)를 물었고, 저자는 그 상황에서 특히 골극과 다단계 퇴행성 변화가 있기 때문에 이러한 기법은 적절하지 않고 잠재적으로 매우 위험할 수도 있다고 말하였다. 저자는 단축된 근육 조직을 교정하기 위한 연부조직 기법, 부드러운 가동술, 근에너지기법, 그리고 자세 재교육 운동을 추천한다고 말하였다.

■ 흉곽출구증후군
[Thoracic outlet syndrome (TOS)]

견갑골 상각과 관련된 통증을 논의하였을 때 이 상태를 간략하게 다루었다. 그러나 이 주제에 관한 교과서가 작성되었으므로 이 주제를 다른 관점에서 다뤄질 필요가 있다. TOS의 역사는 1861년에 26세의 여성이 고통스러워 하며 허혈성 좌측팔을 가졌을 때 시작되었다. 경부늑골의 진단이 이루어졌으며(그 당시에는 엑스레이를 구할 수 없었다) Mr Holmes Coot는 외과절제술을 성공적으로 수행하였다.

TOS에는 다음과 같은 세 가지 유형이 있다.

1. 동맥(arterial)
2. 정맥주사(venous)

3. 신경계(neurological)

동맥 유형은 쇄골하동맥의 압박에 의한 것이고, 정맥은 쇄골하정맥의 압박에 의한 것이고, 신경계 유형은 상완신경총의 압박에 의한 것이다.

1958년 Rob과 Standeven은 흉곽출구입박증후군이라는 용어의 합병증으로 10건의 동맥 폐색 사례를 보고하여 외과 문학에 이 용어를 도입하였다.

Vanti 등(2007)에 따르면, 비특이적 신경성 TOS는 대부분의 환자가 신경학적 증상을 나타내므로 TOS의 최대 85%를 차지하고 종종 척골 신경(C8/T1)의 분포를 따를 수 있다고 제안하였다.

이전 장을 간단히 요약하자면 흉곽출구는 상완신경총(C5~T1)과 복귀하는 쇄골하정맥과 함께 쇄골하동맥으로 구성되어 있다. 이러한 연부조직 구조들은 상지, 손, 팔 등으로 가는 여정 중 목의 뿌리(root)에서 빠져나와 흉곽출구라는 작은 공간을 통해 빠져나간다. 상완신경총과 쇄골하동맥은 전사각근과 중사각근 사이에 형성된 자연적인 공간을 통과하며 이 영역을 '사각근간 삼각공간(interscalene triangle)'이라고 한다(그림 12.20).

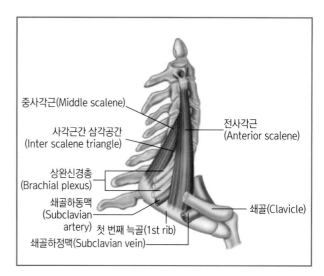

그림 12.20: *사각근간 삼각공간과 상완신경총, 쇄골하동맥의 통로, 쇄골하정맥은 전사각근에 인접하여 첫 번째 늑골의 구(groove)를 통과한다.*

쇄골하정맥은 보통 이 사각근간 삼각공간을 통과하지 않는다. 그것은 전사각근에 인접해 있고 정맥의 통로를 위해 첫 번째 갈비뼈 위에 형성된 자연적인 홈이 있다 (그림 12.20). 이 세 개의 구조물은 이제 여행을 계속하여 첫 번째 늑골과 쇄골 밑을 지나며 소흉근을 통과하며, 이러한 섬세한 조직들이 계속되는 경로를 따라 어디에서나 압박될 수 있다는 것은 의심의 여지가 없다. 구조는 혈관뿐 아니라 신경이기 때문에 환자의 증상은 통증, 무감각, 얼얼함, 피로감 또는 허약함에서 온도의 변화에 이르기까지 무엇이든지 될 수 있으며 어깨, 상완, 전완, 손, 손가락의 부위로까지 부어오를 수도 있다.

그것은 전형적으로 영향을 받는 상완신경총의 하부 내측삭(medial cord)이며, 증상은 일반적으로 C8과 T1의 수준에서의 신경과 관련이 있다. 척골신경은 이 수준에서 형성되고 피부(피부에 대한 감각)도 이 수준에서 세분된다. 이들은 의학적 상완신경과 내측 전상완신경이다. C8과 T1 피부분절은 주로 상완과 전완의 내측면, 손의 소지구(hypothenar eminence), 소지와 약지의 반쪽에 영향을 미친다. 쇄골하동맥이 압박되는 경우(이 병리는 매우 드물다는 점을 유념해야 한다), 이 상태는 일반적으로 경추늑골이나 첫 번째 늑골 이상과 연관되며, 이는 압박부위 바로 너머의 동맥류를 형성할 수 있는 잠재력을 가진, 동맥이 좁아지는 원인이 된다. 환자는 갑작스런 손의 통증과 약화, 마비로 인한 팔의 피로 및 손가락의 따끔거림과 같은 증상을 감지할 수 있다. 손가락은 감퇴된 감각으로 인해 차갑고 창백하게 느껴질 것이고 환자의 팔에 상처가 있으면 손의 치유가 매우 느리다고 언급할 것이다. 이 상태가 의심될 경우 즉시 의사의 진찰을 받는 것이 좋다. 모세혈관 충전 검사(capillary refill test)가 손톱밑바닥(nail bed)에 적용되면 손톱의 혈류가 느리게 회복되고, 이것이 사용되는 경우 Allen 검사(손의 혈류 속도검사 – 아래 참조)는 양성이다.

흉곽출구증후군(TOS) – 특별검사(Special tests)

알렌검사(Allen test)

이 검사는 손의 얼얼함과 저림증상이 있는 환자의 원위 동맥질환을 배제하기 위한 동맥혈관 검사로 고안되었다.

환자는 앉은 자세를 취한다. 치료사는 환자의 팔을 수동적으로 들어 올리고 환자는 주먹을 여러 번 빠르게 꽉 쥐도록 요청받는다(3~5회 정상)(그림 12.21, 이 조작은 손의 혈류를 제거할 수 있다).

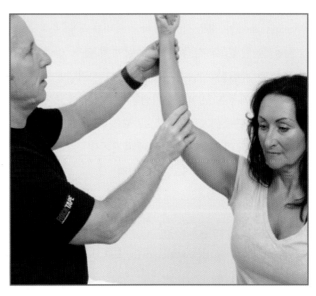

그림 12.21: 환자에게 주먹을 여러 차례 쥐게 한다.

다음으로 환자의 주먹이 여전히 움켜쥔 상태에서 치료사는 손목의 요골 동맥과 척골을 모두 압박한다(그림 12.22).

그런 다음 환자의 팔을 내리고 주먹을 펴지만 여전히 각 동맥에 압력이 가해진다. 먼저 요골 동맥이 풀고(그림 12.23) 모세혈관 회복에 걸리는 시간을 기록한다. 그 다음 전체 절차가 반복되지만 이번에는 척골동맥이 풀고 모세혈관 회복 시간을 다시 측정한다.

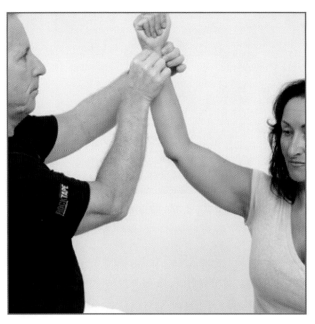

그림 12.22: 치료사는 요골동맥과 척골동맥을 모두 압박한다.

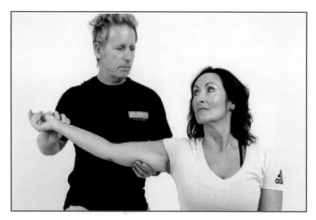

그림 12.24: 환자는 외회전과 외전을 하고, 어깨를 수평으로 신전하며, 치료사는 맥박과의 접촉을 유지하면서 숨을 들이쉬도록 요청한다.

어깨는 외회전하여 90도로 외전되고 수평으로 10도 신전된다. 이 자세에서 환자는 심호흡을 하여 그림 12.24와 같이 참도록 하고, 치료사는 환자의 맥박을 계속 감시한다. 치료사는 환자에게 팔이나 손에 어떤 변화를 느끼는지 말해달라고 부탁한다.

애드손 검사는 사각근(scalene)의 긴장을 증가시켜 잠재적으로 신경혈관다발을 압박한다. Gillard 등(2001)은 애드손 검사가 TOS에 일반적으로 사용되는 테스트 중에 우수한 성능의 검사 중 하나이며, 양성 예측값이 85%라고 보고하였다. 이 특별한 연구에서는 요골 맥박의 손실이나 증상의 재발이 양성으로 간주되었다. 양성의 애드손 검사는 사각근의 과민성 및 유발점(trigger point)에 대해 평가되고 치료되어야 한다는 것을 시사한다.

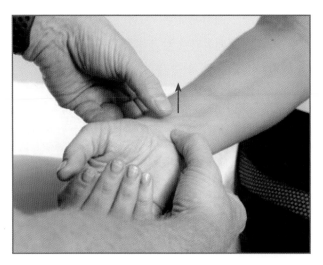

그림 12.23: 요골동맥이 풀리고 혈액이 회복되는 시간을 측정한다.

두 개의 원위 동맥을 압박하고 주먹을 불끈 쥐면 혈액이 손으로부터 효과적으로 제거된다. 그런 다음 한쪽 동맥을 풀어줌으로써 손의 관류시간을 측정하여 정상값과 비교함으로써 각 동맥의 효과를 확인할 수 있다.

애드손 검사(Adson test)

환자는 자리에 앉으라고 하고, 치료사는 증상이 있는 팔의 요골 맥박을 찾는다. 환자는 머리를 환부를 향해 회전시키고 머리와 목을 뒤로 신전하도록 한다.

루스검사(Roos test)

환자는 앉는 자세를 하고, 그들의 어깨를 90도로 외회전과 외전을 하고 팔꿈치를 90도로 구부리도록 한다(그림 12.25A). 이를 I 항복 자세라고 한다.

이 자세에서 환자는 느린 속도로 손을 쥐고 열도록 한다(2~3초마다). 시험은 3분 동안 또는 환자가 통증 때문에 더 이상 계속할 수 없을 때까지 진행해야 한다(그림 12.25B).

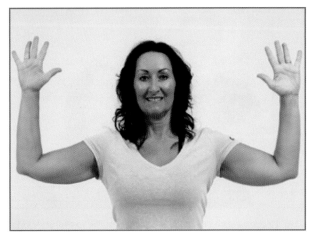

그림 12.25A: *90도 외회전의 루스 자세*

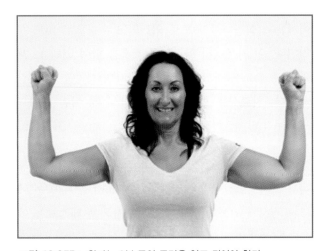

그림 12.25B: *환자는 3분 동안 주먹을 열고 쥐어야 한다.*

Gillard 등(2001)에 따르면 양성 검사는 팔, 어깨, 가슴 또는 목의 통증, 무감각 또는 사지 또는 따끔거림 또는 주먹쥐기를 유지하지 못하는 것이다. Roos (1996)는 가장 양성 결과는 통증으로 인해 3분 동안 주먹쥐기를 지속할 수 없음을 시사하였다.

경추늑골과 흉곽출구증후군
(Cervical ribs and TOS)

늑골은 자연적으로 T1의 첫 번째 흉추에서 시작하여 T12에서 끝난다. 따라서 12쌍의 늑골이 된다. 여분의 늑골이 존재할 경우 일반적으로 7번째 경추체의 레벨

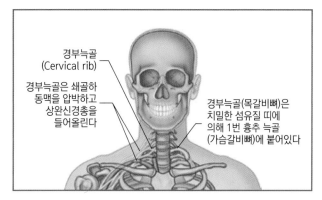

그림 12.26: *흉곽출구증후군(TOS)의 원인이 되는 경추늑골*

이 되며, 이는 흉곽출구(그림 12.26)에서 신경혈관 압박의 원인으로 제시되었다. 늑골은 기본적으로 작은 부분에서 C7의 횡돌기로부터 돌출되는 큰 부분의 늑골까지 무엇이든 될 수 있으며, 섬유연골의 연결을 통해 첫 번째 늑골과 연결될 수도 있다. 이러한 여분의 늑골 중 일부는 표준 엑스레이에서 볼 수 있다. 불행히도 일부 여분의 늑골은 석회화되지 않고 보통 수술 절차를 통해서만 발견되기 때문에 볼 수 없다.

전사각근증후군과 흉곽출구증후군
(Scalene anticus syndrome and TOS)

캘리포니아 대학교의 신경 외과장인 나프지거[Naffziger 와 Grant (1938)]는 전사각근이 경추늑골증후군 환자의 신경 혈관 압박 이상에 대한 열쇠로 간주하여 전사각근증후군이라는 용어를 사용하였다.

흉곽출구증후군은 전사각근의 경련과 단축에 기인하였다. TOS는 전사각근의 수축, 섬유증 또는 비대화의 결과로 발전하는 것으로 간주되었다.

Adson [Adson과 Coffey (1927)]이라는 마요 클리닉의 또 다른 신경과장은 경추늑골로 진단된 환자에서 전사각근을 외과적으로 제거하기 시작하였다. 그는 압박이 상부에서 시작되었고 아래의 뼈 구조에 대해 신경 혈관 구조를 압박하였으며, 이 수술이 경추절제술보다 안전하게 느꼈다고 말하였다.

우리는 항상 전사각근을 사용하므로 그것이 단단해지기 쉽다. 만약 약간 불안해 한다면 횡격막을 사용하는 대신에 가슴 윗부분으로 숨을 쉰다. 저자는 이 글에서 일찍이 자세에 관해 이야기하였다. 어깨가 둥글고 전방 머리 자세가 발달한 경우 흉곽출구는 수축된 사각근 내에 형성되는 이후의 유발점으로 인해 손상될 수 있다.

늑쇄골압박증후군과 흉곽출구증후군 (Costoclavicular compression syndrome and TOS)

쇄골의 위치는 첫 번째 늑골의 위치와 평행하며 이 두 뼈 구조 사이에 형성된 공간이 제한될 것이다. 쇄골이 아래 늑골을 압박하고 있는지 여부를 검사하는 비교적 빠른 방법 중 하나는 군인 자세나 행진하는 '경찰관 자세'를 취하는 것이다. 가슴을 펴고 양팔을 뻗은 어깨(이것은 신경혈관다발을 신장한다)(그림 12.28). 치료사는 원한다면 요골 맥박을 동시에 촉진할 수도 있다. 이 군인

자세가 신경혈관다발을 압박하여 환자의 증상을 악화시키면 쇄골이 첫 번째 늑골에 대해 압박되고 있음을 확인할 수 있다. 그러나 다른 경우 소흉근도 압박에 관여할 수 있다. 환자가 이전 쇄골 골절을 겪고 수술로 치료하지 않고 보수적으로 치료하였다면, 뼈의 끔찍한 형태로 인해 환자가 TOS 증상을 겪는 원인이 될 수 있다.

1998년, Plewa와 Delinger는 양성 검사 결과가 연속체 상에 있음을 볼 수 있다고 언급하였는데, 맥박 손실은 가장 작은 소견(그리고 무증상 피험자에서도 가장 양성이 될 가능성이 높은 소견)이고, 감각이상이 그 뒤이고, 가장 구체적인 소견은 상지의 통증 생성이다.

과외전과 흉곽출구증후군 (Hyperabduction and TOS)

끝 범위 굴곡과 함께 어깨 외전의 움직임(그림 12.29)은 TOS와 매우 관련될 수 있다. 왜냐하면 이 자세는 환자

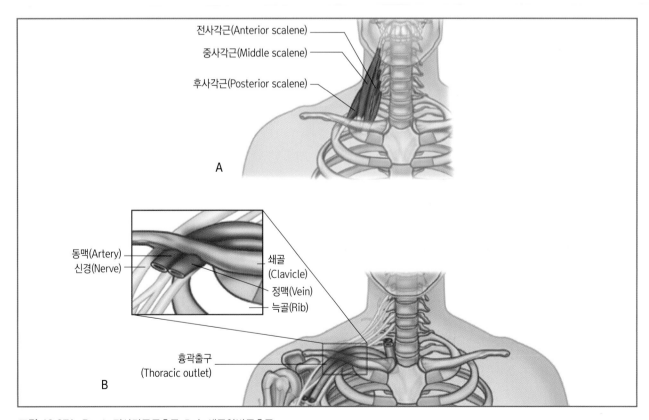

전사각근(Anterior scalene)
중사각근(Middle scalene)
후사각근(Posterior scalene)

A

동맥(Artery)
신경(Nerve)

쇄골
(Clavicle)
정맥(Vein)
늑골(Rib)

흉곽출구
(Thoracic outlet)

B

그림 12.27A, B: *A: 전사각근증후군; B: 늑쇄골압박증후군*

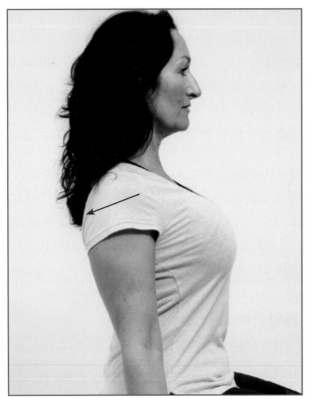

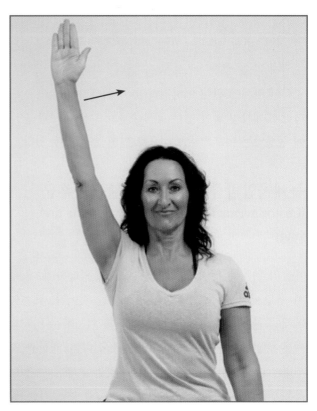

그림 12.28: *군인자세-가슴을 내밀면서 어깨를 후하방한다.*

그림 12.29: *끝 범위 굴곡과 외전은 신경혈관다발을 손상시킬 수 있다.*

가 작업 때문에 팔을 매일 또는 정기적으로 배치해야 하는 자세일 수 있고 신경혈관다발을 손상시키는 이러한 연속적인 끝 범위 자세일 수 있기 때문이다.

하루종일 건축 현장에서 일하는 전기 기술자를 생각해 보라. 그는 집집마다 모든 방의 천장 등을 배치하고 배선하는 일을 책임지고 있으며, 이것은 그의 팔이 정기적으로 그의 머리 위로 하루 여러 시간 동안 놓여질 것이라는 것을 의미한다. 비록 이 어깨 위치가 환자의 증상을 일으키지만, 우리는 이것을 평가의 한 방법으로 TOS 증상이 과외전의 위치에 의해 악화되는지 여부를 결정할 수 있다.

검사 절차(Test procedure)

환자는 앉아 있고, 치료사는 환자의 팔을 과외전 자세

로 잡고 있는 동안 손목을 촉지한다(그림 12.30). 치료사는 환자에게 증상이 있는지 알려달라고 하고, 환자의 맥박을 확인한다. 일반적으로 맥박을 확인하는 동안 30초 이상 이 자세를 유지한다.

팔이 외전되면, 소흉근 건이 신장하고, 액와동맥을 압박하며(쇄골동맥에서 계속), 요골 맥박의 강도를 줄이고 잠재적으로 현재 증상을 재현할 수 있다. Malanga 등 (2006)은 이 검사가 신경 혈관 다발을 압박하여 늑쇄골 공간을 폐쇄할 수 있음을 시사한다.

Novak 등(1996)은 사각근 사이의 쇄골 바로 위에서 아래로 눌러 상완신경총에 하방 압력을 가함으로써 이 검사를 강화할 수 있다고 제안하였다(그림 12.31).

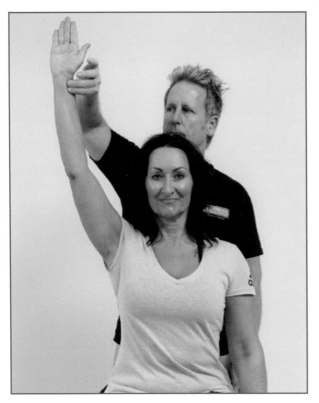

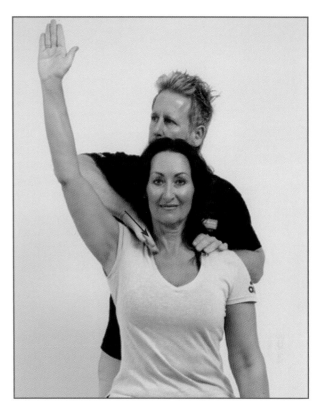

그림 12.30: 치료사가 요골 맥박을 촉지하는 동안 환자는 과외전 자세이다.

그림 12.31: 압력은 상완신경총의 하방으로 적용한다.

13

어깨 복합체의 평가

Assessment of the shoulder complex

일반적인 의견 일치는(저자의 동의와 함께), 어깨에 문제가 있는 대부분의 환자들은 회전근개(rotator cuff)와 견봉하 윤활낭(subacromial bursa, SAB, 봉우리밑 주머니)의 어깨 충돌 증후근을 호소하고, 이는 어깨 문제 중 50~60% 이상에 해당할 정도이다.

어깨 충돌 증후군은 Neer (1972)에 의해 처음 설명되었으며 두 가지 유형으로 분류하였다. 구조적 그리고 기능적. 견봉하 충돌은 Brossman 등(1996)과 Ludewig와 Cook (2002)에 의해 기술된 바와 같이, 근육 불균형 그리고/혹은 약화(기능적)에 의한 상완골의 상방 이동 혹은 뼈 성장이나 연부조직 염증(구조적)으로 인한 견봉하 공간(subacromial space, SAS)의 좁아짐이 원인이 될 수 있다. 몇몇의 견봉하 충돌은 구조적과 기능적 모두에서 원인이 있을 수도 있다.

SAS 내에 형성된 일반적인 공간은 약 9~10 mm 혹은 1 cm이다. 이 공간은 보통 여성보다 남성이 더 넓은 것으로 나타났다. 만약 견봉하 공간이 5~6 mm 미만인 경우 병리학적으로 고려된다. 문제의 구조는 회전근개, 상완이두근 장두, 견봉하 활액이며, 가장 일반적인 관심 조직은 회전근개 근육군과 특히 그 중에 극상근(suprapinatus, 가시위근)이다. 이는 특히 어깨가 약 90도 외전되고 45도 내회전되었을 때 견봉 아래에서 극상근이 걸리기 때문이다.

Page 등(2010)의 문헌에 따르면 Janda 박사는 상부 승모근(upper trapezius, 위등세모근), 흉근(pectoralis, 가슴근육), 견갑거근(levator scapulare, 어깨올림근)의 팽팽함(tightness)과 하부와 중부 승모근(lower and middle trapezius, 아래와 중간등세모근), 전거근(serratus anteriror, 앞톱니근), 극하근(infraspinatus, 가시아래근), 삼각근(deltoid, 어깨세모근)의 약화로 인한 근육 불균형의 특징적인 패턴의 결과로 견봉하 충돌이 나타난다고 제안하였다. 이 특정한 패턴은 종종 Janda의 상부 교차 증후근의 일부와 연관되어 있다.

자기공명영상을 사용하여 무증상(비통증)쪽과 비교해 외전하는 동안 증상이 있는 쪽에 충돌 증후군이 있는 환자에게서 견봉하 공간이 감소되어져 있음이 임상적으로 입증되었다.

기능적인 관점에서 볼 때, 우리는 어깨 복합체가 근육을 이용하여 필요한 동적 안정성을 제공하고, 이는 크리켓볼을 던지기와 같은 지속적인 오버헤드 움직임을 수행하는데 필요하다는 것을 알고 있다. 그러나 만약 근육 불균형으로 인해 기능이 손상되면 구조적 손상(damage)이 발생할 수 있다.

이 장에서 제시할 평가 절차는 옥스퍼드의 클리닉에서 환자에게 수행하는 검사 프로토콜과 매우 유사하다. 그러나, 특히 첫 번째 상담에서 모든 단일 프로세스를 초기에 수행할 필요는 없다. 각각의 테스트에서 모든 정보를 모으는데 오랜 시간이 걸릴 수 있다. 더욱이, 일단 완료되면 치료 계획을 세우기 위해 필요한 모든 정보를 융합할 필요가 있다.

저자는 단지 한 번의 세션으로 환자를 도울 수 있는 수많은 치료사가 있다고 확신하며, 저자도 마찬가지라고 믿는다. 다시 말하면, 환자 개개인의 근골격계 생체역학 프레임워크를 잘 이해하기 위해서는 몇 번의 물리치료 세션이 필요하다고 믿는다. 그렇기 때문에, 특정 평가 기준 중 일부는 두 번째 혹은 세 번째 혹은 네 번째 후속 물리치료 세션에 더 관련될 수 있기 때문에 초기 상담 동안 이 상에서 설명하는 모든 검사를 포함하지 않아도 되는 것이다.

저자는 독자가 특히 어깨와 경추 병변이 있는 환자를 처음 만났을 때, 특히 이 장을 몇 번이고 참고를 위한 지점으로 사용하기를 희망한다. 저자는 이 책이 시간이 지남에 따라 어깨 복합체의 매혹적인 영역을 이해하고, 환자와 운동선수가 겪는 통증 병리를 줄이는데 크게 도움이 될 것이라 생각한다.

■ 평가 절차: 파트1

다음과 같은 평가 기준이 다루어질 것이다.

- 서기 균형(standing balance)
- 능동 관절가동범위(active range of motion, AROM)
- 수동 관절가동범위(passive range of motion, PROM)
- 저항/근력 검사(resisted/strength testing)

표 13.1: 해부학적 랜드마크 체크리스트

랜드마크	좌측	우측
골반능(후방)[Pelvic crest (posterior view)]		
후상장골극(위뒤엉덩뼈가시) [Posterior superior iliac spine (PSIS)]		
대전자(큰돌기)(Greater trochanter)		
엉덩이와 오금 주름 (Gluteal and popliteal folds)		
다리, 발, 발목 위치(전방/후방 관찰) [Leg, foot, and ankle position (anterior/posterior view)]		
요추와 흉추(Lumbar and thoracic spine)		
견갑골의 하각(어깨뼈의 아래각, T7) [Inferior angle of scapula (T7)]		
견갑골의 내측연(내측 모서리) (Medial border of scapular)		
견갑골의 상각(Superior angle of scapula)		
견봉(어깨뼈봉우리)의 위치(수준) [Position of acromion (levels)]		
경추 위치(Position of cervical spine)		
골반 능(전방)[Pelvic crest (anterior view)]		
전상장골극(위앞엉덩뼈가시) [Anterior superior iliac spine (ASIS)]		
흉쇄관절(복장빗장관절) (Sternoclavicular joint)		
견쇄관절(봉우리빗장관절) (Acromioclavicular joint)		
상완와(오목위팔) 위치 (Glenohumeral position)		

표 13.1은 부록에 포함되어 있으며, 환자가 서 있는 자세에서 관련 위치 랜드마크를 기록하는데 유용하다. 유사하게, 이 장의 모든 표들은 존재하는 모든 유형의 어깨 혹은 경추 복합의 기능장애에 대한 임상 소견의 기록을 위해 사용될 수 있다.

서기 균형 검사(Standing balance test)

환자가 서 있는 상태에서, 표 13.1에 표기된 랜드마크들을 비교하여 표시한다.

후방 관찰(Posterior view)

환자는 양쪽 다리에 체중을 균등하게 분포시키고 선다. 치료사는 환자 뒤에 앉거나 무릎을 꿇고 손을 장골능 위에 올려놓아 수평을 확인한다(그림 13.1).

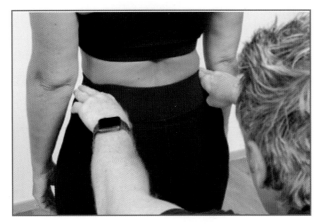

그림 13.1: *골반 균형 검사: 골반 능의 후방 관찰-수평을 확인하기 위한 손 자세*

우리는 어깨와 경추 복합체를 보기 전에 골반의 위치를 확인하는 게 필요하다. 이것은 왜 필요한가? 저자가 자주 언급했듯이 이 부위(골반)는 신체의 구조적 기초이고 다른 모든 것은 이 구조에서 세워지기 때문이다. 만약 기초가 수평하지 않다면 다른 모든 것이 보상 상태가 되며, 골반이 정확하게 균형을 잡지 못한다는 사실은 환자가 어깨와 목에 통증이 있는 이유일 수 있다.

예를 들어, 선 자세에서 우측 골반의 장골능이 약간 더 높은 소견은 매우 흔하다. 이는 특히, 우측 전방회전(가장 일반적인 소견) 혹은 천장관절의 업슬립(upslip)일 때 발생한다(이러한 골반 기능장애는 이 책에서는 다루지 않을 것이며 독자는 John Gibbsons의 *골반과 천장관절의 기능해부학*을 참고하라).

하지만 주의해서 생각해야 한다—무명골(inno-minate, 볼기뼈)이 여전히 전방회전하더라도 실제로는 서있는 자세에서 우측 무명골이 낮게 나타날 수 있다. 이것은 발목과 발의 거골하(subtalar, 목말밑) 관절이 과회내되었기 때문일 수 있다. 반면에 엎드려 누운 자세에서,

장골능은 전방으로 회전된 자세로 고정되었을 때 우측이 더 높을 수도 있는데, 이는 우측의 짧아진 요방형근(quadratus lumborum, 허리네모근)으로 인한 영향이다—다른 말로; 치료사가 처음 생각했던 것만큼 간단하지 않을 수 있다.

만약, 장골능의 높이가 다르면 환자에 대해 기록해야 하고 특히, 만약 어깨 복합체 부위에 증상이 감소되지 않는다면 다른 부위의 추가조사가 필요할 수 있다.

다음으로, 치료사는 엄지손가락을 PSIS 아래에 위치시켜 레벨을 비교한다(그림 13.2).

PSIS로부터 치료사는 손(손가락 끝)을 대전자의 위에 놓고 다시 높이를 결정한다(그림 13.3).

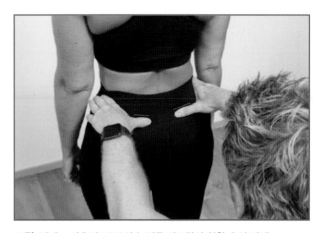

그림 13.2: *좌우의 PSIS의 높이를 비교하기 위한 손의 자세*

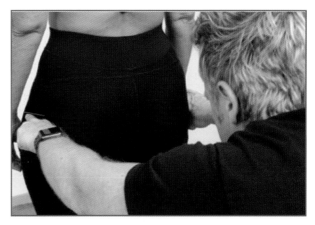

그림 13.3: *대전자의 높이를 확인하기 위한 손의 자세*

치료사는 어깨, 견갑골, 흉추, 요추, 두부와 오금의 주름 비대칭을 관찰한 다음 다리, 발 및 발목의 상대적 자세를 관찰한다(그림 13.4). 이때 특히 하지의 외회전, 발의 과회내(pes planus, 편평족), 회외(pes cavus, 요족), 중립(pes rectus, 곧은족)을 관찰한다.

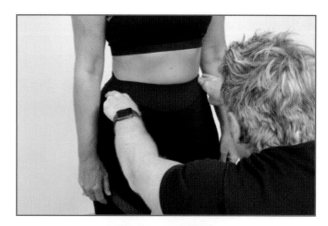

그림 13.5: 골반 능의 전방 관찰-높이 확인을 위한 손의 자세

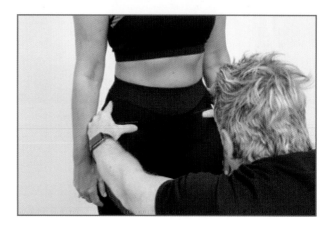

그림 13.6: 좌우의 ASIS 높이 비교를 위한 손의 자세

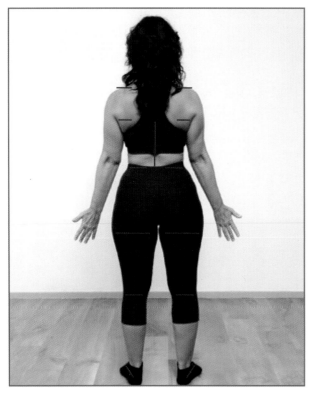

그림 13.4: 빨간색으로 강조 표시된 해부학적 랜드마크의 관찰

전방 관찰(Anterior view)

환자는 양쪽 다리에 체중을 균등하게 분포시키고 선다. 치료사는 환자 앞에 앉거나 무릎을 꿇고 손을 장골의 위쪽 끝에 올려놓고 높이를 확인한다(그림 13.5).

그리고 나서, 치료사는 엄지손가락을 ASIS에 놓고 높이를 비교한다(그림 13.6).

치료사는 어깨, 흉쇄관절(SCJ), 견쇄관절(ACJ), 경추의 상대적 위치를 관찰한 다음, 다리, 발 및 발목의 전방 자세를 관찰한다(그림 13.7).

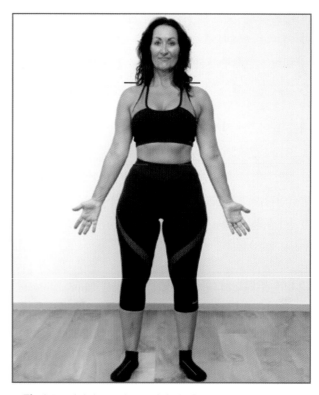

그림 13.7: 빨간색으로 강조 표시된 해부학적 랜드마크의 관찰

■ 능동 관절가동범위
(Active range of motion, AROM)

치료사는 이제 환자에게 상완 관절(표 13.2), 견갑흉추 관절과 경추를 포함한 기능적 가동 범위 검사를 수행하도록 요청한다.

표 13.2: 상완 관절의 정상 가동범위

상완 관절	좌측 각도	우측 각도
굴곡(굽힘, Flexion)	180	180
신전(폄, Extension)	60	60
외전(벌림, Abduction)	180	180
내전(모음, Adduction)	45	45
내회전(안쪽돌림, Internal rotation)	70	70
외회전(바깥돌림, External rotation)	90	90
수평 굴곡(내전) [Horizontal flexion (adduction)]	130	130
수평 신전(외전) [Horizontal extension (abduction)]	50	50

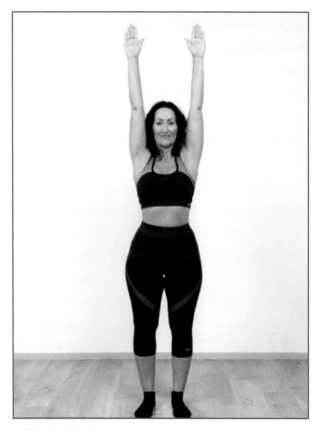

그림 13.8: 능동 굴곡

1. 상완관절 동작(Glenohumeral motion)

1) 굴곡–정상 범위 180도

환자에게 양팔을 가능한 최대로 전방으로 올리도록 요청한다. 가동 범위를 찾고 좌우 어깨 움직임을 비교한다(그림 13.8).

참고: 어깨 굴곡의 끝 범위는 흉추 신전에 의해 조절된다. 예를 들어, 만약 환자가 약간 흉추 후만이 있다면 (굴곡 변형) 치료사는 흉추가 완전히 신전될 수 없기 때문에 굴곡의 끝 범위가 제한된다고 기록해야 한다. 이는 어깨관절에 추가적인 압력을 가하면 통증을 유발시킬 수 있다. 이 경우 흉추 후만에 대한 기록이 필요할 것이다.

2) 신전–정상범위 60도

최대 굴곡 자세로부터 가능한 최대로 신전하도록 환자에게 요청한다(그림 13.9).

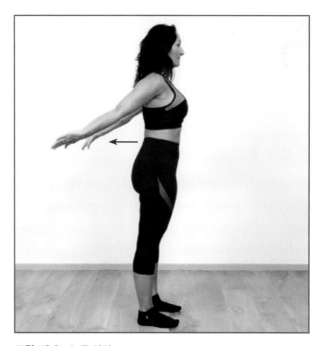

그림 13.9: 능동 신전

3) 외전–정상 범위 180도

환자에게 팔을 옆으로 두고 엄지손가락이 천장을 향하
도록 요청한다. 그리고 팔을 최대한 외전하도록 하고
엄지가 서로 닿도록 요청할 수 있다(그림 13.10). 가동
범위를 찾고 좌우 어깨 움직임을 비교한다.

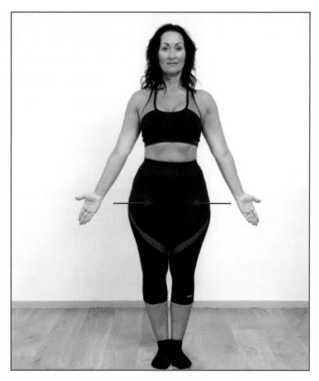

그림 13.11: 능동 내전

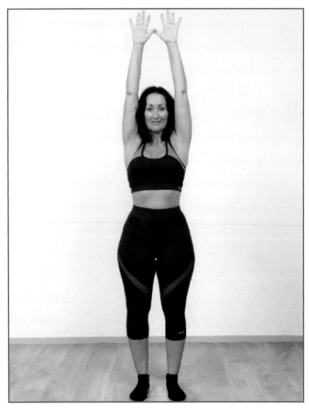

그림 13.10: 능동 외전과 끝 범위에서 엄지가 닿은 모습

4) 내전–정상 범위 45도

환자의 팔이 몸 앞에 위치하도록 하고 최대한 팔을 내
전하도록 요청한다. 그림 13.11의 화살표 방향을 참고
하라.

5) 내회전–정상 범위 70도

환자는 벽에 붙어 서고 어깨 외전과 팔꿈치 굴곡이 90
도가 되도록 한다(그림 13.12).

그리고, 환자는 최대한 팔을 내회전한다. 정상 범위는
70도이다(그림 13.13).

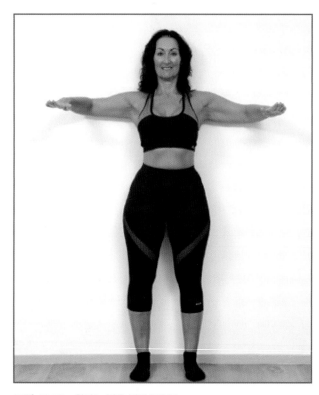

그림 13.12: 환자는 팔을 벽에 붙인다.

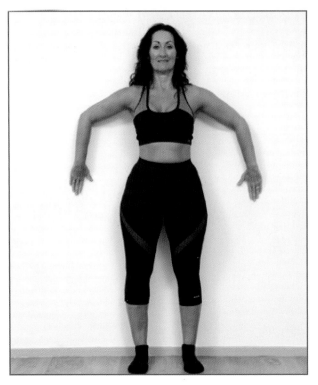

그림 13.13: *내회전의 정상 범위는 70도이다.*

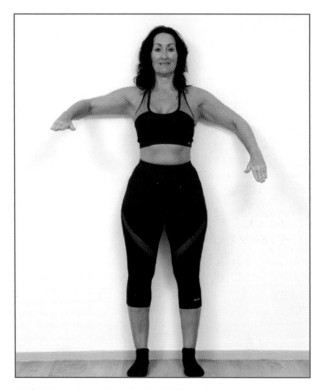

그림 13.14: *우측 어깨 내회전의 제한(GIRD)*

만약 70도가 안 된다면(그림 13.14), 이는 상완관절 내회전 기능장애(glenohumeral internal rotation dysfunction, GIRD)라고 불린다.

내회전의 다른 자세: 환자는 서고 손을 뒤쪽 허리에 위치시킨다. 그리고 환자에게 내회전을 포함하여 멀리 밀도록 요청한다(그림 13.15).

6) 외회전–정상 범위 90도

환자는 그림 13.12와 같은 자세로 가능한 편안하게 최대로 외회전한다. 정상 범위는 90도(그림 13.16)이다. 90도 미만의 모든 제한 사항은 기록해야 한다.

외회전의 다른 자세: 환자는 서서 팔꿈치를 고관절 위쪽에 유지시키고 능동으로 어깨 외회전시킨다. 정상범위는 90도이다(그림 13.17).

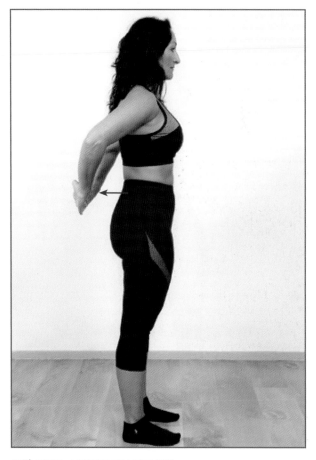

그림 13.15: *내회전의 정상 가동 범위*

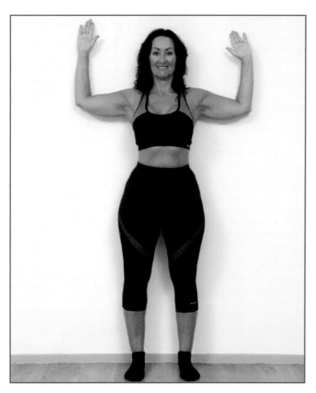

그림 13.16: 외회전 90도의 정상 가동범위

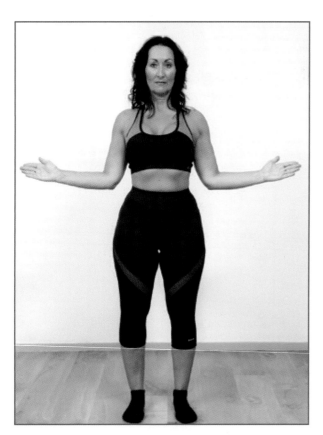

그림 13.17: 외회전의 정상 가동범위

7) 수평 굴곡/내전-정상 범위 130도

환자는 팔을 90도 외전하고 선다(그림 13.18). 그리고, 최대한 어깨 수평굴곡/내전을 수행한다. 정상 가동 범위는 130도이다(그림 13.19).

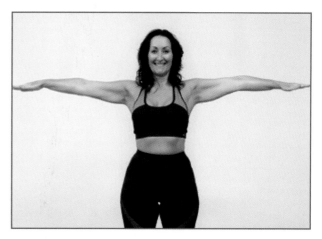

그림 13.18: 어깨 90도 외전

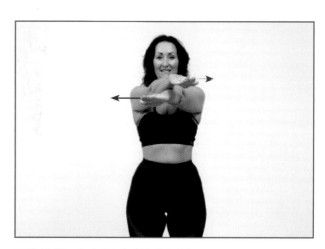

그림 13.19: 수평 굴곡의 정상 가동범위

8) 수평 신전/외전-정상 가동범위 50도

그림 13.18 자세에서, 환자는 최대한 편하게 수평 신전/외전을 수행한다. 정상 가동범위는 50도이다(그림 13.20).

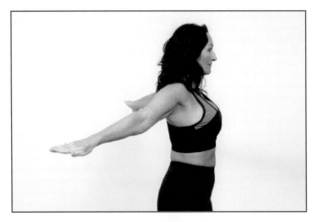

그림 13.20: *수평 신전의 정상 가동범위*

2. 견갑골 동작(Scapula motion)

환자는 견갑골의 동작을 수행한다(그림 13.21~24):

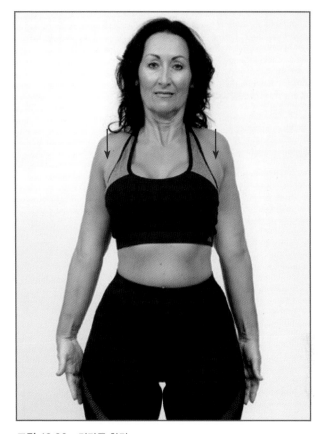

그림 13.22: *견갑골 하강*

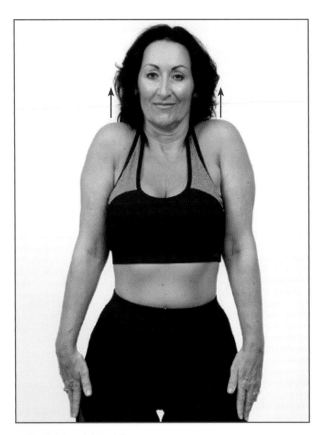

그림 13.21: *견갑골 거상*

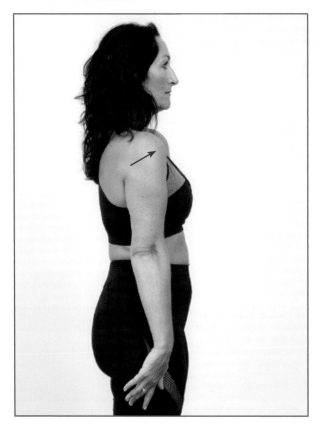

그림 13.23: *견갑골 전인*

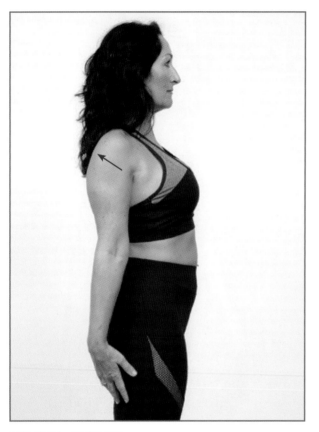

그림 13.24: *견갑골 후인*

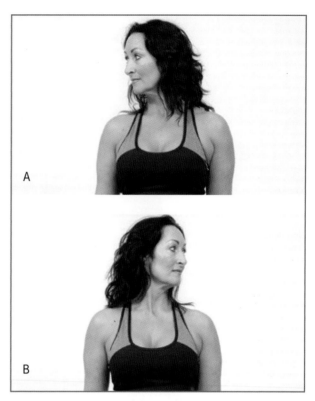

그림 13.25A, B: *A:우측 회전. B: 좌측 회전*

거상(elevation, 올림), 하강(depression, 내림), 전인
(protraction, 내밈) (견갑골 외전), 후인(retraction, 당김) (견
갑골 내전).

3. 경추 동작(Cervical spine motion) (표 13.3)

환자는 경추의 동작을 수행한다(그림 13.25~27).

환자는 우측 회전하고 좌측으로 회전한다(그림 13.25).

다음으로 환자는 굴곡과 신전을 수행한다(그림 13.26).

표 13.3: 경추의 정상 능동가동범위(AROM)

경추	각도
회전(좌우)[Rotation (left and right)]	80
굴곡(Flexion)	50
신전(Extension)	60
측방 굴곡(좌우)[Lateral flexion (left and right)]	45

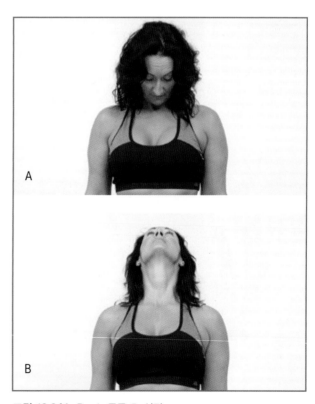

그림 13.26A, B: *A: 굴곡. B: 신전*

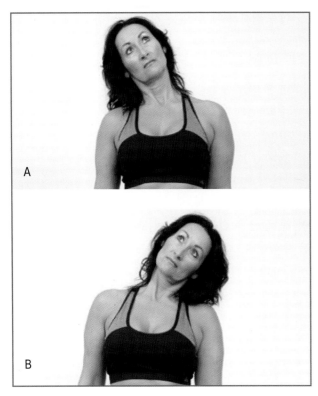

그림 13.27A, B: *A: 우측 측방굴곡. B: 좌측 측방굴곡*

마지막으로 환자는 우측과 좌측 측방굴곡을 수행한다 (그림 13.27).

■ 수동 관절가동범위
(Passive range of motion. PROM)

PROM은 경추 및 어깨와 연관된 모든 기본 병리를 선별하는 지침으로 사용된다. 이 내용에 포함된 검사는 수천 명의 환자를 치료한 저자의 경험에서 얻은 것이므로 검사를 적용할 수 있는 방법에 대한 저자 자신의 생각을 포함시켰다. 어깨관절에 대해 선별하는데 사용할 수 있는 수많은 다른 검사가 있고, 이 중 일부는 이 장의 뒷부분에서 특수검사를 통해 다루어질 것이다. 하지만, 이는 그 당시의 환자와 진료소에서 담당했던 치료사가 선택해야 할 사항이다. 저자가 이미 말했듯이, 여기에서 말하는 검사들은 저자 개인의 경험과 선호도에 따라 선택되었다.

이 장에서 어깨 및 경추 선별을 위한 병리에 대해 제공되는 특정한 PROM은 특히 검사 중인 관절의 끝 범위에서 치료사의 손을 통해 느낄 수 있는 인식을 식별하는데 사용된다. 이들 기법은 관절 끝 느낌이라고 한다. 관절의 끝 느낌은 기본적으로 가능한 관절가동범위의 가장 끝에서 치료사에 의해 인식되어지는 움직임의 질에 대한 것이다. 관절 끝 느낌은 검사되는 관절 내에 있는 다양한 병리의 본질에 대해 많은 것을 보여주고 있다.

보통의 활액관절에서 전형적으로 나타나는 '정상적인' 관절 끝 느낌(혹은 관절 끝범위)에는 4가지의 일반적인 분류가 있다.

• 부드러운(soft) 끝 느낌, 예로 주관절 굴곡
• 딱딱한(hard) 끝 느낌, 예로 슬관절 신전
• 근육 끝 느낌, 예로 고관절 굴곡(슬개근)
• 관절낭 끝 느낌, 예로 어깨의 외회전

치료사가 환자/운동선수를 PROM 검사로 평가할 때, 아마도 치료사 손에서 정상 끝 느낌과는 다른 유형의 관절 끝 느낌을 경험할 것이다. 이 경우 관절 구조 내에 병리학적 끝 느낌이 있다고 가정할 수 있다. 이러한 양성 검사를 기록해야 하며, 이후 추가조사 혹은 다른 전문가가 필요할 수도 있다.

환자는 팔이 두 개인 것을 유념하여야 한다. 실제로 병리가 존재하는지를 위해 두 팔을 비교해야 한다. 예를 들어, 환자의 왼손이 통증이나 뻣뻣함(stiffness) 없이 최소 170~180도 범위로 최대 외전의 범위 끝에서 환자가 편안하다면 이 움직임은 정상이고 병리가 없다. 반면에, 우측 어깨는 단지 60~70도 외전만 되고 같은 움직임을 할 수 없으며 통증과 제한(특히 삼각근 영역)이 관절의 끝 범위에서 있을 수 있다.

이들 소견으로부터, 치료사는 우측 어깨 ROM이 정상이 아니라고 안전하게 말할 수 있으며; 더욱이 제한/통증의 끝 느낌 장벽으로 인해 검사가 양성이고 추가조사가 필요하다는 병리학적 분류를 할 수 있다.

저자는 이미 다른 장에서 수동 동작을 다뤘기 때문에 하나의 동작보다는 어깨와 경추에 대한 아래의 수동 검사의 그림을 수록하였다. 예를 들어 회전근개 평가에 대한 MET 장에서 저자가 극하근(infraspinatus muscle, 가시아래근)을 검사할 때, 수동으로 최대 내회전을 유도하고 70도를 보았고, 견갑하근(subscapularis, 어깨밑근)을 검사할 때, 수동으로 최대 외회전을 유도하고 90도를 보았다. 이 범위는 정상 ROM으로 분류된다.

수동검사는 환자가 서거나 앉거나, 누워서 수행될 수 있다. 이는 치료사가 선택해야 한다. 누운 자세는 앉거나 선 자세와 비교해서 환자가 더욱 이완되기 때문에

더 쉽게 검사를 할 수 있는 경우가 있다.

수동 ROM

a. *어깨 외전*
b. *굴곡*
c. *신전*
d. *외회전*

치료사는 오른손으로 환자의 팔을 조절하고 왼손으로 어깨관절을 촉진하고 천천히 편안하게 우측 어깨 외전을 수행한다(그림 13.28A). 180도의 정상 관절범위가 달성되어야 한다. 다음에 치료사는 환자의 팔을 옆으로 가져오고 수동으로 어깨를 최대 굴곡시킨다. 이때 정상 범위는 180도이다(그림 13.28B). 치료사가 팔을 최대

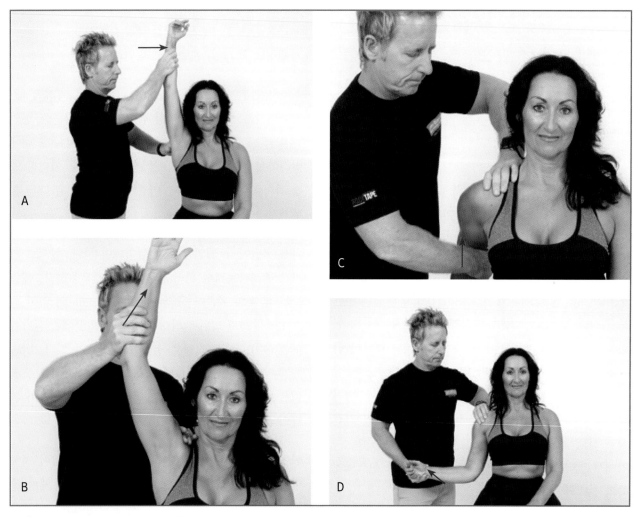

그림 13.28A~D: 수동 ROM 검사: 우측 어깨가 180도 외전되었다. 굴곡 180도; 신전 60도; 외회전 90도

신전시킬 때 정상범위는 60도이고(그림 13.28C), 그림 13.28D는 팔을 외회전으로 수행한 모습이다.

수동 ROM

a, b. *경추 – 회전*
c, d. *경추 – 측방굴곡*

환자는 바로 눕고, 치료사는 양손으로 환자의 경추를 조절하고 손을 귀 위에 위치시킨다(손가락을 연다). 그리고나서 치료사는 환자의 목을 부드럽게 좌측으로 돌리고 우측으로 돌린다. 정상 범위는 80도이다(그림 13.29A, B).

다음으로 치료사는 환자의 경추를 잡고 좌측과 우측 측방굴곡시킨다(그림 13.29C, D). 정상 범위는 45도이다.

■ 저항 검사(Resisted testing)

신체의 근육과 건의 구성요소를 통합하여 검사할 때 저항검사는 최고의 법칙이라 할 수 있다. 만약 예를 들어, 환자가 근육 혹은 건이 찢어지거나 염좌(sprain)가 생긴 경우 통증 혹은 불편감이 자연적으로 증가되고 혹은 환자는 이들 수축조직을 사용하는 활동에서의 손상을 더욱 잘 인식할 것이다. 물론 이것은 하나의 사례일 뿐이다.

저자가 생각하는 유일한 문제는 물리치료사가 저항 검사를 수행하는 방법이다. 그 이유는 한 치료사는 특정한 방법으로 저항 검사를 수행하고 대퇴직근(rectus femoris, 넓다리곧은근)의 염좌를 기술하고, 다른 치료사는 근육에 염좌가 없다고 반대로 말할 수 있다. 이는 완전히 다른 근육 검사 때문이거나 혹은 검사를 수행하는 방법 때문이다. 아마도 환자는 근육이 여전히 염좌되어 있어도 통증은 없을 것이다. 우리에게는 저항 검사에 사용할 많은 도구박스(toolbox)의 선택을 가지고 있고 이들 방법의 일부는 다음과 같다. 우리는 저항검사를 등척성 방법(환자는 정적으로 가동 없음) 혹은/그리고 등장성 구심성 방법(조직이 짧아지는 동안 수축) 그리고 마지막으로 등장성 원심성(조직이 길어지는 동안 수축) 방법

을 사용할 수 있다. 우리는 다양한 기능적 동작에서 수축성 조직을 검사할 수 있거나 관절 자세를 안쪽 혹은 바깥쪽으로(조직이 짧아지거나 늘어난 자세에서 배치되고 검사되는 것) 변화시킬 수도 있다. 심지어 우리는 고관절의 내측과 외측 슬와근을 위해 관절을 회전시킬 수도 있다. 이 자세 변화에 대한 간단한 설명으로 환자가 다리를 회전할 때 슬와근이 찢어질 수 있고, 그렇기에 다양한 자세에서 수축성 조직을 검사하는 것은 의미가 없을 것이기 때문이다. 불행히도, 모든 간단한 변형을 다루는 것이 이 책의 범위에 있지는 않고, 저자는 단지 치료사가 수축성 조직을 검사할 때 선택해야 하는 몇 가지를 알길 원할 뿐이다.

상완관절의 저항검사
(Resisted tests for the GH joint)

a. *어깨 외전 – 극상근과 삼각근(가시위근과 어깨세모근)*
b. *굴곡 – 전삼각근, 대흉근(쇄골부), 상완이두근[앞어깨세모근, 큰가슴근(빗장부),위팔두갈래근]*
c. *신전 – 광배근, 대원근, 대흉근(흉골부), 삼두근 장두[넓은등근, 큰원근, 큰가슴근(복장부), 위팔세갈래근의 긴갈래]*
d. *내전 – 광배근, 대원근, 견갑하근, 대흉근(흉골부), 삼두근 장두[넓은등근, 큰원근, 어깨밑근, 큰가슴근(복장부), 위팔세갈래근의 긴갈래]*
e. *내회전 – 견갑하근, 광배근, 전삼각근, 대원근, 대흉근(어깨밑근, 넓은등근, 앞어깨세모근, 큰원근, 큰가슴근)*
f. *외회전 – 극하근, 소원근, 후삼각근(가시아래근, 작은원근, 뒤어깨세모근)*
g. *수평 굴곡 – 대흉근과 전삼각근(큰가슴근과 앞어깨세모근)*
h. *수평 신전 – 극하근, 소원근과 후삼각근(가시아래근, 작은원근, 뒤어깨세모근)*

치료사는 오른손으로 환자의 팔을 조절하고 왼손으로 어깨관절을 촉진하고 그림 13.30A에서 13~30H에서 보여준 모든 다양한 자세에서 치료사에 의해 적용된 저항

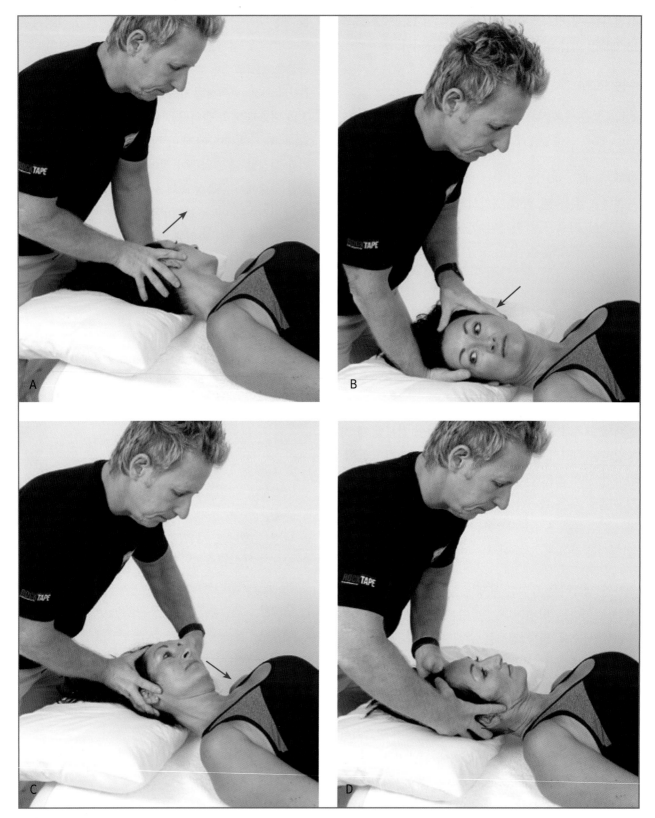

그림 13.29A~D: 경추의 수동 *ROM* 검사

A: 치료사는 경추를 좌측으로 회전시키고, *B:* 우측으로 80도 회전. *C:* 치료사는 좌측으로 45도 측방굴곡하고, *D:* 우측으로 측방굴곡한다.

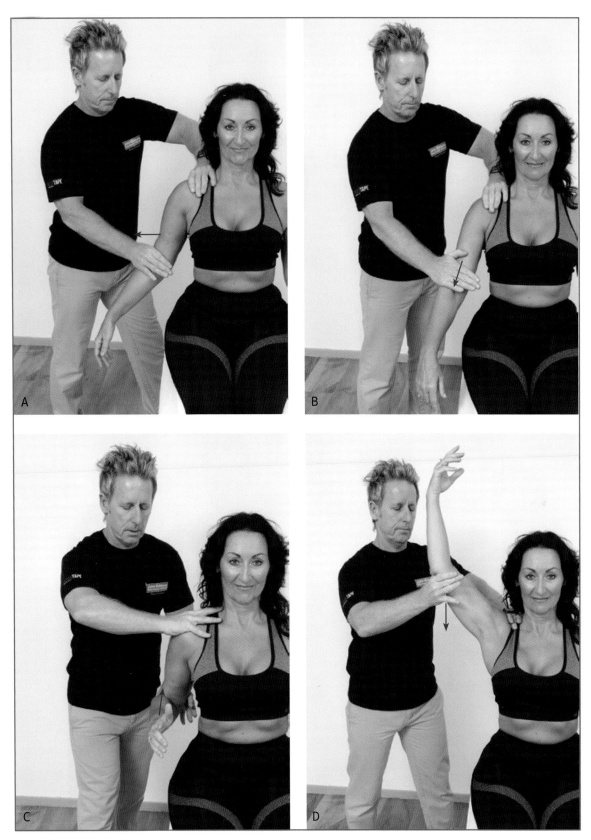

그림 13.30A~H: *저항 검사*
A: 외전. B: 굴곡. C: 신전. D: 내전. E: 내회전. F: 외회전. G: 수평 굴곡. H: 수평 신전

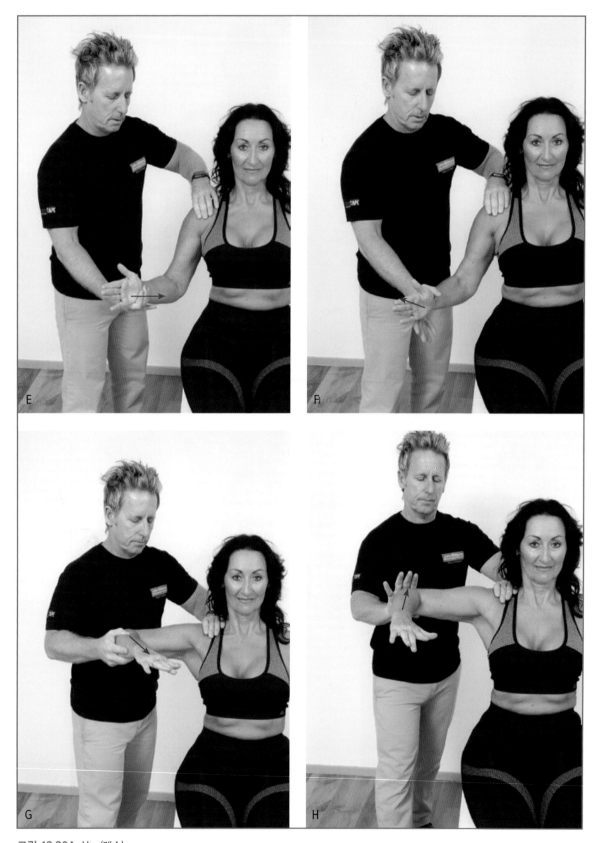

그림 13.30A~H: *(계속)*

에 대해 힘을 주도록 환자에게 요청한다. 환자는 검사 동안 어떤 통증이 있다면 치료사에게 말한다.

어깨의 저항 검사
(Resisted tests for the shoulder girdle)

a. *어깨 거상 – 상승모근, 견갑거근, 능형근(위등세근, 어깨올림근, 마름근)*

b. *어깨 하강 – 하승모근, 소흉근(아래등세모근, 작은가슴근)*

c. *어깨 전인 – 전거근, 소흉근(앞톱니근, 작은가슴근)*

d. *어깨 후인 – 능형근, 중간승모근(마름근, 가운데등세모근)*

치료사는 양손으로 환자의 어깨를 조절하고 어깨의 모든 다양한 자세에서 치료사에 의해 적용된 저항에 대해 힘을 주도록 환자에게 요청한다(그림 13.31A에서 13~31D). 환자는 검사 동안 어떤 통증이 있다면 치료사에게 말한다.

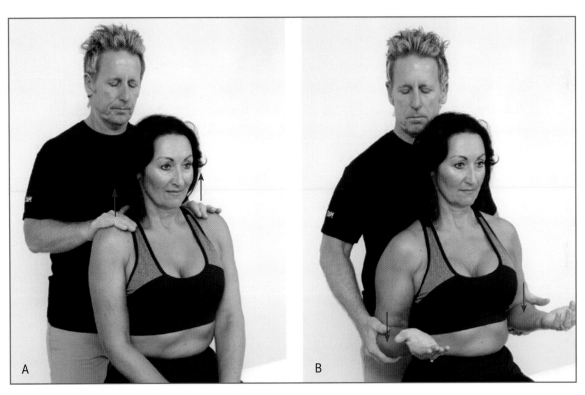

그림 13.31A, B: *A: 어깨 거상. B: 하강*

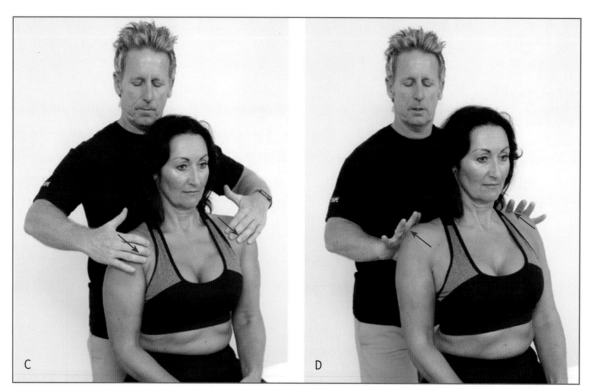

그림 13.31C, D: *C: 전인. D: 후인*

14

어깨에 연관된 특수 검사

Special tests associated with the shoulder complex

어깨 복합체를 위한 정형검사 혹은 특수검사는 믿을 수 없을만큼 많다. 이 장에서 저자는 물리치료사들이 가장 인기 있게 사용하는 것들을 기술하고 설명하였다.

1. 오브라이언 능동 압박 검사
   (O'Brien active compression test)

2. 니어 징후(Neer sign)

3. 호킨스-케네디 검사(Hawkins - Kennedy test)

4. 조브의 빈 깡통과 가득찬 깡통 검사
   (Jobe's/Empty and full can test)

5. 스피드 검사 - SLAP 병변(Speed's test - SLAP lesion)

6. 요가슨 검사(Yergason's test)

7. 거버의 리프트 오프 검사(Gerber's lift-off test)

8. 어플레이의 스크래치 검사(Apley's scratch tests)

9. 어깨 으쓱과 기도 검사(Shrug and Prayer tests)

■ 1. 오브라이언 능동 압박 검사
(O'Brien active compression test)

O'brien 등(1988)의 능동 압박 검사는 1차적으로 환자의 어깨 통증이 나타나는 부위에 대한 것으로 견쇄관절(acromioclavicular joint, 봉우리빗장관절) 병변의 평가

로 개발되었다. 오브라이언 검사는 또한 SLAP (superior labrum from anterior to posterior)병변과 같은 관절순의 병리가 있는 환자를 확인하기 위해 사용되어질 수 있다.

절차(Procedure)

환자는 앉거나 혹은 서고 팔꿈치는 최대로 신전하고 팔을 90도 굴곡자세로 놓는다. 이 자세로 최대 내회전과 함께 수평 내전 10~15도를 수행한다(그림 14.1).

치료사는 바닥으로 향하는 하방 압력을 적용하고 환자는 적용된 압력에 대항한다(그림 14.2).

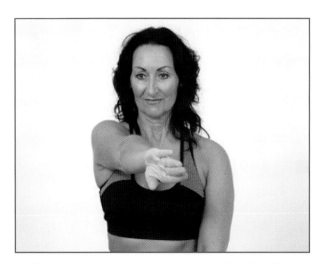

그림 14.1: *90도 굴곡과 10~15도 수평내전하고 최대 내회전한다.*

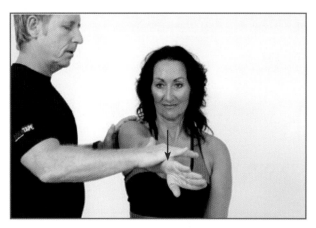

그림 14.2: 환자는 내회전한 채로 치료사에 의해 바닥방향으로 압박이 적용된다.

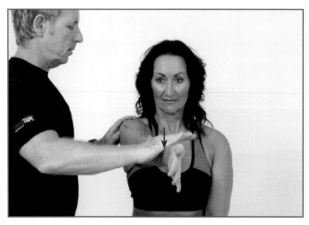

그림 14.3: 환자는 외회전한 채로 치료사에 의해 바닥박향으로 압박이 적용된다.

이 절차를 외회전에서 반복한다(그림 14.3).

오브라이언 검사는 ACJ와 관절순의 위쪽 부분에 최대 부하와 압박이 주어지게 된다. 양성결과로 환자는 내회전 저항검사일 때 증상이 있고(통증, 만약 관절순이라면 염발음), 외회전 저항검사에서는 증상이 없어야 한다.

■ 2. 니어 충돌 검사 혹은 징후
(Neer impingement test or sign)

1972년에 Charles Neer는 충돌은 견봉 앞쪽 1/3과 오훼견봉 인대(coracoacromial ligament, 부리어깨 인대)에 의한 것이고 이 영역에 수술을 제안하였다. 검사는 그가 어

깨 수술 중 발견한 결과를 바탕으로 퇴행성 건염과 건 파열의 중요 부위가 극상근(supraspinatus, 가시위근) 건과 때로는 극하근(infraspinatus, 가시아래근)과 상완이두근(biceps brachii, 위팔두갈래근)의 장두에 나타났다. 외회전 혹은 내회전으로 팔을 올리는 것은 연부조직의 중요한 부분이 견봉 혹은/그리고 오훼인대의 아래를 통과하게 된다.

절차(Procedure)

환자는 앉거나 선 자세에서 치료사는 견갑골을 안정화시키고 동시에, 환자의 팔을 내회전시켜 견갑면에서 수동 외전을 수행한다. 이 과정 동안 증상이 증가되면 충돌 증후군의 양성으로 분류한다(그림 14.4).

■ 3. 호킨스-케네디 충돌 검사
(Hawkins - Kennedy impingement test)

이 검사는 Hawkins와 Kennedy (1980)의 연구에서 비롯된 것으로 상완골두의 대결절과 돌출된 오훼상완 인대 사이의 충돌 증후군을 검사하는데 사용된다.

절차(Procedure)

환자는 앉고 치료사는 환자의 증상이 보이는 팔을 주관절 90도 굴곡, 상완관절 90도 굴곡하도록 안내하고 조절한다(그림 14.5).

다음에 치료사는 두 손으로 팔꿈치와 손목을 잡는다. 그리고 나서 팔을 내회전시킨다(그림 14.6). 환자가 움직임 동안 증상이 나타나면 말하도록 한다.

■ 4. 조브의 빈 깡통 검사
[Jobe's empty can (EC) test]

Jobe와 Moynes (1982)는 극상근 근육의 기능이 독립적이고 이는 어깨가 약 90도 외전, 20도 수평외전, 최대 내회전 자세에서 평가될 수 있음을 보고하였고, 이를 빈 깡통 검사라 이름지었다. 이 자세에서 등척성 근력을

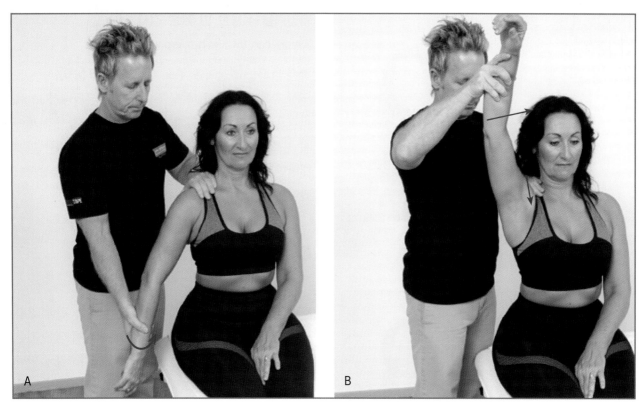

그림 14.4A, B: *A: 환자의 팔은 내회전되어 있다. B: 팔을 견갑면에서 외전시킨다.*

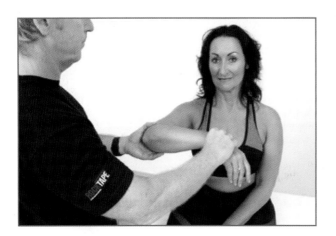

그림 14.5: *90도 견관절 굴곡과 90도 주관절 굴곡된 환자의 팔*

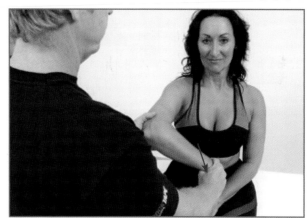

그림 14.6: *환자의 팔을 내회전시킨다.*

평가하는 것도 일반적이고 보통 극상근 검사라고 불린다. Holtby와 Razmjou (2004)는 극상근 검사의 민감도가 광범위한 열상에는 높고(88%), 건의 심각한 손상에는 낮음을 발견하였고; 특이도는 극상근 건의 어떤 손상에 대해서도 낮음(70% 이하)을 발견하였다.

절차(Procedure)

환자는 어깨를 외회전 하고 20~30도 수평 외전하고 엄지가 천장을 보게끔 팔을 90도 외전한다(그림 14.7). 이 자세에서 환자는 물 혹은 맥주가 든 캔을 비우는 듯한 자세를 실시한다(그림 14.8). 만약 환자가 이 동작 동안 통증이 나타난다면 극상근 문제를 의심해 볼 수 있다.

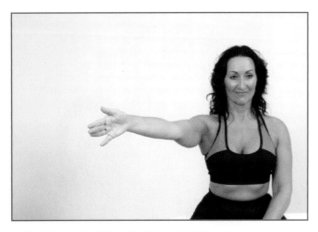

그림 14.7: *90도 외전과 20~30도 수평 외전*

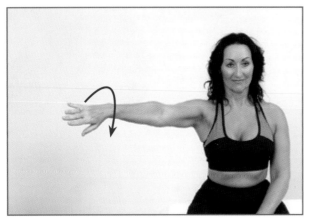

그림 14.8: *빈 깡통 검사*

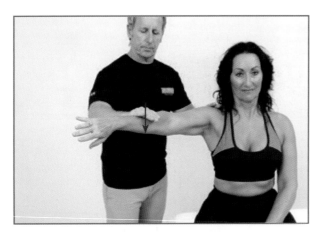

그림 14.9: *치료사에 의해 적용된 과압력과 함께 수행된 빈 깡통 검사*

과압력을 적용한 빈 깡통 검사
[Empty can (EC) with overpressure]

같은 검사를 과압력을 주고 수행할 수 있는데, 이는 등 척성 수축을 명확히 하고 극상근 건만 분리해서 더 특이적으로 수행할 수 있기 때문이다. 위의 검사 자세에서 치료사는 바닥을 향해 압력을 적용하고 환자는 이에 대항한다(그림 14.9). 만약 통증이 나타나면 극상근이 관여된 것이다.

■ 대안: 가득찬 깡통 검사
[Alternative: full can (FC) test]

Kelly 등(1996)은 극상근과 건의 기능평가를 위해 견갑면에서 90도 이하의 외전과 45도의 외회전에 대한 저항 검사를 제안하였다. 이것을 가득찬 깡통 검사라고 한다(그림 14.10). 그들은 빈 깡통 검사의 자세는 어깨 90도 외전으로 견봉하 충돌을 야기하고 가득찬 깡통 검사가 견봉하 지역에 있는 극상근에 덜 자극적이라고 제안하였다.

Yasojima 등(2008)은 극상근의 EMG 활동이 견갑면에서 45~60도 외전한 FC 자세에서 극하근 혹은 소원근(teres minor, 작은원근)보다 더 유의하게 크다는 걸 보고하였고, 이는 45~60도 외전 자세에서 저항을 부하하는 것이 충돌 증후근과 보상 동작을 감소시키기 좋은 자세임을 고려해 볼 수 있다고 하였다.

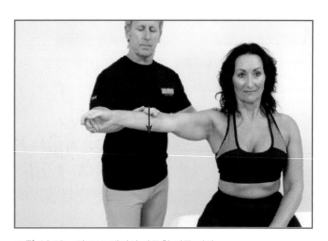

그림 14.10: *팔 90도에서의 가득찬 깡통 검사*

■ 5. 스피드 검사(Speed's test)

SLAP (superior labrum anterior posterior) 병변은 아마도 하나의 생각보다는 더욱 일반적일 수 있고 적절한 스캔 없이 진단하기는 어려울 수 있다. 저자의 견해로써는 스피드 검사가 검사하는 데 좋다고 생각한다. 그러나, 저자의 수정된 버전이 SLAP만을 분리하는 데 더 좋을 것이다.

절차(Procedure)

환자는 상완골을 외회전하고 치료사에 의해 등척성 저항을 받는다(그림 14.11). 환자는 치료사에 의해 적용된 저항에 대해 구심성 수축하고 극복하도록 요청받는다(그림 14.12).

수정된 버전(Modified version)

환자의 팔은 90도 굴곡, 외회전하고, 치료사에 의해 적용된 압박에 저항한다. 그러나, 치료사는 환자에게 압박을 강하게 주어 원심성 수축이 되게끔 만들 것이다(그림 14.13). SLAP 병변을 확인하기 위한 다른 2개의 검사와 비교하여, 이 검사는 특히 환자가 상완관절 내

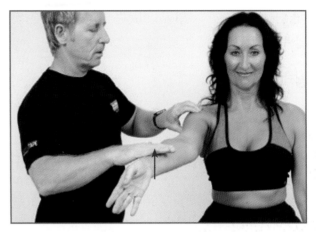

그림 14.12: 구심성 수축-근육은 저항에 대해 짧아지게 된다.

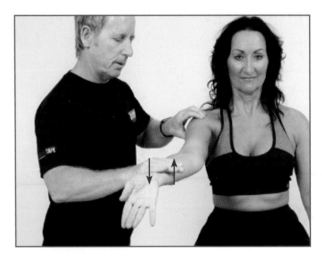

그림 14.13: 원심성 수축을 사용한 수정된 스피드 검사-환자는 구심성으로 수축하고 치료사는 원심성이 되게끔 저항을 많이 준다.

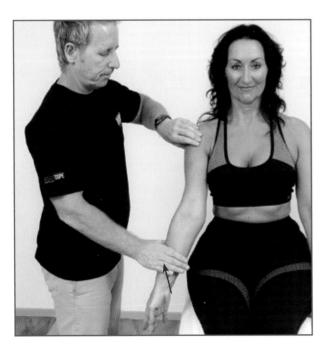

그림 14.11: 등척성 수축 적용-동작 없음

깊은 곳에서 통증을 호소하는데 더 유용하게 사용될 수 있다.

■ 6. 요가슨 검사-이두근 불안정/건병증(Yergason's test-bicipital instability/tendonopathy)

만약 환자가 어깨 전방에서 통증 혹은 염발음이 있다면 이두근 건의 장두에 병리적 조직 문제가 있을 수 있다. 이는 또한 SLAP 병변에서 왔거나 움직일 때 염발음이 나는 것은 횡상완인대가 찢어지고 자연적인 고랑(상완

이두근 고랑, 결절간 고랑)에서 이두근 건이 튕겨 나온 것일 수도 있다.

절차(Procedure)

환자는 앉거나 서고 팔꿈치를 90도 굴곡하고 전완 회내한다. 치료사는 한 손으로 이두근 고랑을 촉진하고 다른 손으로 환자의 원위 전완을 잡는다(그림 14.14A).

다음으로 환자는 전완을 회외하고 동시에 어깨를 외회전하고 치료사의 저항에 대항하여 팔꿈치를 굴곡한다(그림 14.14B). 이두근 건염(tendonitis)으로 환자는 이두근 고랑 내에서 통증 혹은 찜힘(snapping) 아니면 둘다를 경험한다. 찜힘이 없는 통증은 아마도 이두근 건병증을 나타낼 수 있다. 찜힘은 횡상완인대의 열상 혹은 느슨함(laxity)일 수도 있다. 상완관절의 위쪽 통증은 SLAP 병변을 나타낸다.

Gleason 등(2006)은 MRI와 해부를 통해 횡상완인대(THL)는 실제로 존재하지 않을 수 있으며, 이두근 건의 장두가 견갑하근 건의 표재 섬유와 심부 섬유 사이

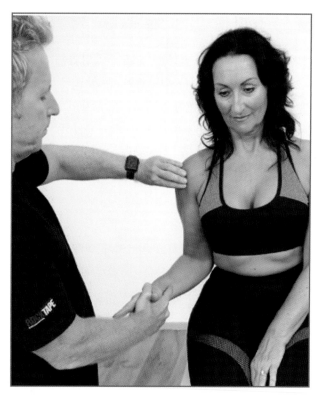

그림 14.14B: 환자는 전완을 회외, 어깨 외회전하고 치료사에 의해 적용된 저항에 대해 팔꿈치를 굴곡한다.

에 위치한 것을 발견하였다. 그들은 일반적으로 이두근이 탈구되면서 견갑하근의 열상이 같이 나타난다는 것을 발견하였다.

■ 7. 거버의 리프트 오프 검사– 견갑하근
(Gerber's lift-off test – subscapularis)

이 검사는 Gerber와 Krushell (1991)이 개발하였다. 이 검사는 특히 견갑하근의 완전 파열(full thickness)을 평가하는데 효과적인 검사법이다.

절차(Procedure)

환자는 팔을 최대 내회전한 상태로 손을 허리 위에 놓고, 허리에서 멀리 뗀다(그림 14.15). 견갑하근의 근력 검사를 위해 저항을 줄 수도 있다(그림 14.16).

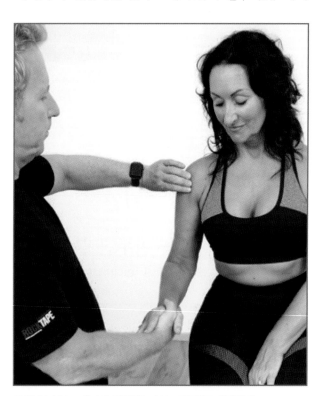

그림 14.14A: 환자의 팔꿈치는 90도 굴곡하고 회내한다.

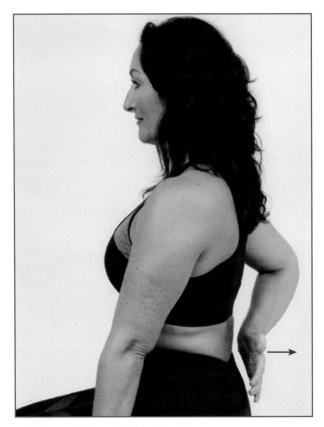

그림 14.15: *환자는 허리에서 팔을 뗀다.*

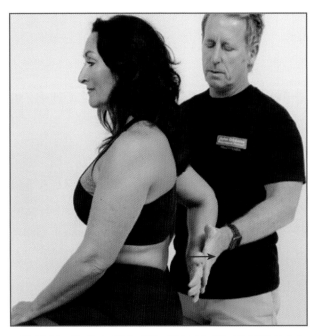

그림 14.16: *환자는 동작에 저항을 받고 있다. 이는 견갑하근의 수축을 야기한다.*

허리에서 손을 능동적으로 뗄 수 있다면 리프트 오프 검사는 정상이다. 하지만, 손을 뗄 수 없다면 비정상으로 견갑하근 건의 파열을 의미한다.

■ 8. 어플레이의 스크래치 검사– 가동성(Apley's scratch tests-mobility)

우리는 스크래치 검사를 두 개의 별도의 동작으로 지정할 수 있다.

1. 내회전과 함께 내전
2. 외회전과 함께 외전

이 검사는 간단한 가동성 검사이고 기본적으로 상완관절에 대한 4가지 동작을 검사한다.

절차(Procedure)

치료사는 환자에게 상완관절을 내회전하고 내전하여 얼마나 흉추 위쪽으로 올릴 수 있는지 손가락으로 터치하도록 한다. 그리고 나서, 동작은 반대쪽과 비교한다 (그림 14.17).

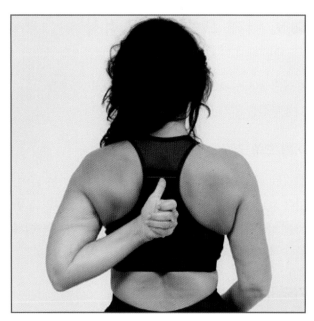

그림 14.17: *내회전과 함께 내전*

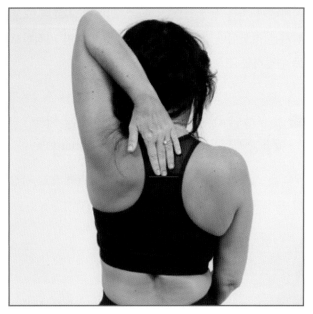

그림 14.18: *외회전과 함께 외전*

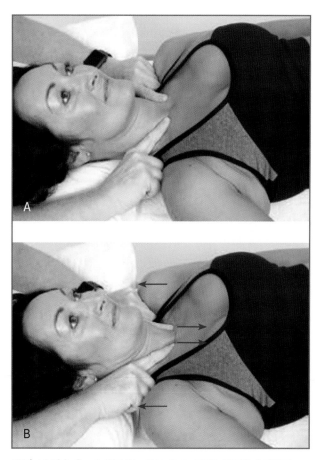

그림 14.19A, B: *A:치료사는 좌우 쇄골 근위부 위쪽을 촉진한다. B: 환자는 어깨를 으쓱한다-근위 쇄골이 하방 활주되는 게 정상이다.*

다음으로 환자에게 상완관절을 외회전하고 외전하여 얼마나 흉추 아래쪽으로 내릴 수 있는지 손가락으로 터치하도록 한다. 그리고 나서, 동작은 반대쪽과 비교한다(그림 14.18).

■ 9. 어깨 으쓱과 기도검사
(Shrug and Prayer tests)

흉쇄관절(Sternoclavicular joint, SCJ, 복장빗장관절) 내의 기능부전을 알기 위한 두 가지 검사법이다.

어깨 으쓱 검사(Shrug test)

환자는 바로 눕고 치료사는 검지를 쇄골 근위부 끝에, 양쪽 SC 관절의 윗면에 놓는다(그림 14.19A). 그리고 환자는 쇄골 근위부가 아래쪽으로 활주(glide)되게끔 어깨를 으쓱한다(그림 14.19B).

기도 검사(Prayer test)

환자는 바로 눕고 견관절 90도 굴곡하고 몸 앞에 손을 놓는다. 치료사는 검지를 쇄골 근위부 끝에, 양쪽 SC 관절의 윗면에 놓는다(그림 14.20A). 그리고 환자는 어깨를 전인한다. 근위 쇄골은 후방 활주해야 한다(그림 14.20B).

참고: SC 관절의 치료는 다음 장의 치료 프로토콜에 나와 있다. 이 관절은 어깨 복합체의 메커니즘에서 중요한 경첩 역할을 하고 단순히 상완(glenohumeral, GH)과 견흉(scapulothoracic) 관절의 정상 기능을 위해 후하방의 활주가 필요하다.

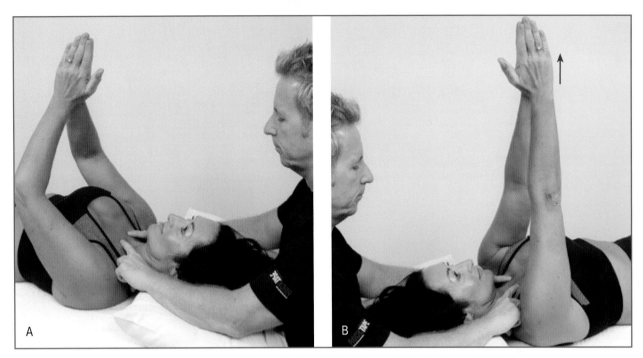

그림 14.20A, B: *A: 치료사는 좌우 근위 쇄골을 촉진한다. B: 환자는 어깨를 전인한다–쇄골의 후방 활주가 정상이다.*

15

어깨 복합체의 치료 프로토콜
Treatment protocols for the shoulder complex

현실적인 관점에서 생각할 때, 어깨관절의 통증을 보이는 환자나 운동선수의 주요 목표는 무엇이라 생각하는가? 저자의 목표는 환자의 통증 또는 불편감을 감소시키고 운동과 기능을 향상시키기 위해 최선을 다하는 것이다. 정말 간단하다! 다만 우리가 그 목표를 달성하는 방법은 완전히 다른 이야기일 것이다. 간단한 예를 들어 보면, 당신이 어깨관절의 통증을 가진 실제 환자라고 하였을 때 이 통증은 몇 달 동안 지속되어 왔고, MRI 검사에서 견봉하 공간(subacromial space)의 감소와 함께 극상근의 파열과 석회화가 보여 정형외과 의사에게 진료를 받을 것이다. 정형외과 어깨관절전문 외과의사의 관점에서 현실적으로 생각해보면 수술이 그들의 주된 선택이다. 그렇지만 물리치료사가 이용할 수 있는 기법과 치료 프로토콜이 실제로 외과의사보다 훨씬 더 많고 광범위하다고 생각한다. 우리는 가까운 시일 내에 외과의사의 도움이 필요할 수 있다. 그렇지만 적합한 출발점은 개인의 치료 도구상자(tool box)에서 한두 개의 도구를 사용하여 효과가 있는지의 여부를 알아보는 것이다. 만약 선택한 도구가 효과가 없다면 다른 도구를 찾을 수 있고, 그 다음에 효과가 있는 도구가 있을 때까지 계속 찾아야 한다. 동의하는가? 치료사가 갖고 있는 도구상자의 모든 도구를 다 사용한 후 의사에게 의뢰하는 것을 고려해야 한다.

이 장에서는 어떤 치료적 도구를 선택할지를 결정하는 방법에 대한 아이디어를 얻을 수 있기를 바란다. 이전 장에서는 근에너지기법(METs)에 대해 논의했다. 이 독특한 기법은 처음에 당신의 환자를 평가하고 나중에 어깨 통증을 치료하는데 사용할 수 있는 도구 중 하나가 될 것이다. 다음 장에서는 근막 왁스(fascial wax)를 사용하는 연부조직기법의 또 다른 치료적 도구를 사용할 수 있을 것이다. 다양한 유형의 테이핑 기법에 대한 장이 있는데, 에슬레틱 테이핑뿐만 아니라 산화 아연(zinc oxide)을 이용한 키네시오 테이핑 제품을 사용한다. 이러한 기법 또한 물리치료사가 활용할 수 있는 치료 도구로 분류될 것이다. 따라서 어깨관절 치료 프로토콜에 관한 유일한 장이 아님을 알 수 있다. 여기서 우리가 해야 할 일은 어깨관절 복합체에 통증을 느끼는 환자를 가장 잘 치료하기 위해 어떤 도구를 사용할지 그리고 언제 사용할지를 결정하는 것이다.

환자의 어깨관절 증상을 줄이고 기능을 향상시키는 것이 주된 치료 목표라는 것을 기억해야 한다. 우리는 고통에 대한 근본적인 원인을 반드시 해결해야 하며, 치료를 적용한 처음 몇 번의 치료 횟수(treatment session) 내에 목표 중 일부를 달성할 수 있어야 한다. 저자는 증상완화 프로토콜(symptom-reducing protocol) 또는 SRP라고 부르는 것을 사용하여 치료 전략을 고안했다. 이 치료적 도구 세트(set of tool)는 어깨 부위뿐만 아니라 통증이 있는 환자의 신체 모든 부위에 적용할 수 있다.

■ 증상완화 프로토콜
[Symptom-reducing protocol (SRP)]

치료 프로토콜의 초점은 환자가 겪고 있는 고통스런 증상(painful symptoms)을 줄이는 것이며, 최소한 어느 정도까지는 완화하거나 그 기능을 향상시키는, 관련된 모든 사람들에게 윈윈(win-win)하는 상황이 될 것이다.

주요 치료 프로토콜은 다음과 같다.

1. 상완골의 정렬
2. 견갑골의 정렬
3. 연부조직 기법(16상)
4. 특정 테이핑 기법(17장)
5. 흉추의 가동성(18장)
6. 특정 운동을 통한 근력 활성화(18장)

Lewis (2008)는 저자와 유사한 개념을 설명했고, 이를 어깨 증상 수정 절차(shoulder symptom modification procedure, SSMP)라고 불렀다. 환자는 증상을 재현하는 움직임을 수행하는 동안 일련의 4가지 역학적 기법을 사용한다. Lewis가 사용하는 기법은 다음과 같다. (1) 상완골두 절차: 이러한 기법은 수동 압력, 가동술 벨트, 저항 튜브 또는 네오프렌 슬링을 사용하여 상완골두에 적용된다. (2) 도수치료 기법 또는 테이핑 기법을 통해 견갑골의 위치를 변경하는 단계; (3 및 4) 도수치료 기법을 통한 경추 및 흉추 시술뿐만 아니라 흉추에 적용한 테이핑 기법을 통해 환자의 증상이 운동 중에 감소하는지 확인한다. Lewis는 SSMP 사용을 통한 30%의 변화는 환자에게 있어 실질적이고 의미 있는 변화라고 주장했다.

Lewis는 어깨관절의 기능장애에 관한 진정한 전문가이며 이 책의 끝 부분에 있는 참고 문헌의 연구 서적을 살펴볼 것을 권고한다. 다음 치료 기법 중 일부는 어깨관절 복합체에 대한 Lewis의 SSMP 접근 방식과 유사하다.

■ 외전 시 상완골의 정렬
(Alignment of the humerus into abduction)

다음 기법은 환자가 어깨를 능동적으로 외전하고 굴곡할 때 환자의 통증을 줄이고 가동성을 향상시키도록 고안되었다.

부수적 하방 활주 기법
(Accessory inferior gliding technique)

만약 어깨가 완전히 외전되고 굴곡이 가능한지 관찰하면, 측각기(goniometer)를 사용하여 특정 움직임(및 신체의 모든 관절 움직임)을 쉽게 측정할 수 있다. 또한 우리는 단순히 눈을 사용하여 관절의 움직임이 90도 또는 120도를 달성했다고 말할 수 있다. 그러나 이러한 간단한 어깨 움직임(외전과 굴곡)이 일어나기 위해서는 부수적 움직임(accessory motion)의 도움이 필요하다. 부수적 움직임의 일반적인 예는 회전, 굴림, 활주(spin, roll and glide)로 알려진 동작이다. 어깨 운동의 경우, 우리는 몇 mm 정도의 아주 작은 상완골두의 하방 활주를 촉진해

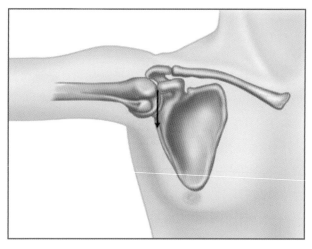

그림 15.1: *어깨가 외전됨에 따라 상완골은 하방 활주*

야 한다. 이 작은 움직임이 상완골두의 완전한 외전과 굴곡을 달성할 수 있기 때문이다. 그림 15.1은 어깨가 외전될 때 상완골두가 관절와보다 아래로 미끄러지는 모습을 보여준다.

요약하자면, 외전과 같은 큰 운동 범위(180도)가 발생하기 위해서는 자연스럽게 움직일 수 있도록 동시에 적은 양(mm)의 하방 활주가 일어나야 한다. 실제로 부수적 활주 움직임을 측정하는 것은 매우 어렵고, 어떠한 이유로 부수적 활주의 미세 조정 동작(fine-tuning motion)이 허용되지 않는 경우에는 충돌 증후군이 발생할 수 있음을 추론할 수 있다.

평가, 치료 그리고 재평가
(Assess, treat and re-assess)

환자가 불편함을 느낄 때까지 외전 운동을 하도록 요구하고 달성된 가동 범위를 측정할 수 있기 때문에 이것은 매우 단순한 개념이다. 다음으로, 우리는 다음과 같은 기법을 사용하여 환자의 어깨를 치료한다. 치료 후 재평가를 통해 통증이 감소했는지 그리고/또는 움직임이 개선되었는지를 확인한다.

기법 1(Technique 1)

환자는 테이블에 옆으로 누운 자세를 취하고 팔을 외전하고 통증이 생겼을 때 보고하도록 요청한다. 예를 들어 어깨 통증이 80~90도 정도에서 발생했다고 가정해 보겠다(그림 15.2).

치료사는 환자의 팔을 조정하는 동시에 견인과 외회전을 적용하면서 수동으로 외전시킨다(그림 15.3A 참조).

다음으로, 환자의 팔이 약 70~80도 정도의 외전에 도달하면 치료사는 팔이 외전되는 동안(그림 15.3C) 상완골두에 손가락을 이용하여 부드럽게 압박을 적용한다. 상완골두의 하방 활주를 유발한다(그림 15.3B). 팔은 여전히 외전을 유지해야 한다(그림 15.3C). 통증은 80~90도 정도에서 인지된다는 것을 기억해야 한다. 치료사는

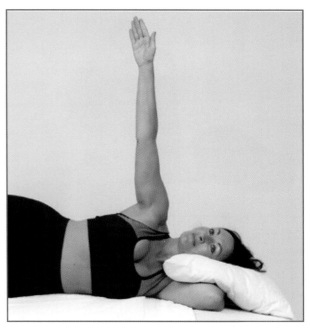

그림 15.2: 환자는 어깨를 외전하고 80과 90도 사이에 통증을 인식한다.

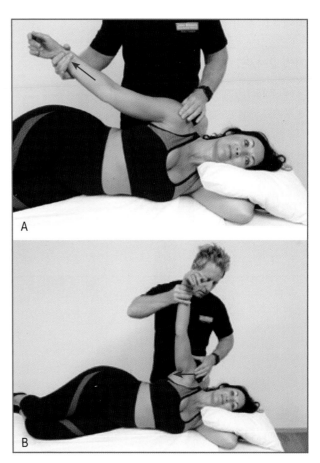

그림 15.3A, B: *A: 치료사는 견인과 외회전을 함께 환자의 팔을 수동적으로 외전시킨다. B: 치료사는 외전하는 동안 약 80도에서 상완골두를 미측(꼬리쪽) 압력을 적용한다.*

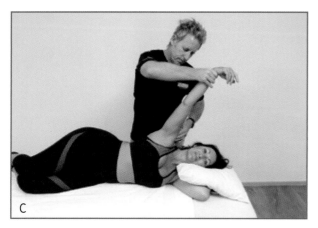

그림 15.3C: *치료사는 수동적인 외전을 지속한다.*

전체적인 운동범위를 개선하고 통증을 줄이는 것이 목표인 만큼 움직임에 초점을 두어야 한다. 반복에 대한 생각보다는 움직임을 개선하는데 중점을 두고 있기 때문에 이 기법을 몇 회 반복한다고 말하기는 어렵지만 실제로는 6~10회 정도 반복된다.

기법 2-MET (Technique 2-MET)

근에너지기법을 사용하여 부수적 활주를 이용해 외전을 향상시킨다.

수동적으로 환자의 팔을 45도까지 외전하고, 약 30~40%의 힘으로 10초 동안 내전에 대한 힘을 요구하고 치료사는 반대 힘을 준다(그림 15.4). 이것은 세 번 반복된다.

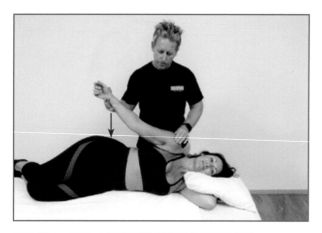

그림 15.4: *환자는 저항에 대해 어깨를 내전하도록 한다.*

이 기법은 MET의 등척성 후 이완(PIR) 기법이며 상완골의 내전근뿐만 아니라 아래 회전근을 활성화하는데 사용된다.

수축 후 이완은 상완골두에 하방 활주 움짐임(동시 견인, 외회전 및 상완골두의 하방 활주)을 유발하고 이완 단계에서 팔이 치료사에 의해 수동적으로 추가 외전을 유도하는 효과를 가진다. 하방 활주와 MET의 조합은 외전을 향상시키는 매우 효과적인 기법이다.

굴곡으로 상완골의 재위치 만들기
(Re-positioning of humerus into flexion)

기법 3(Technique 3)

환자가 침대에서 옆으로 누워 있는 자세를 취하도록 하고 치료사가 환자의 팔을 조정하고 동시에 환자의 팔꿈치를 구부리고 어깨의 수동 굴곡을 시작한다는 점에서 기법 1과 유사하다(그림 15.5A).

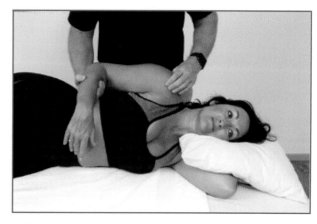

그림 15.5A: *치료사는 환자의 팔꿈치와 어깨를 수동으로 굴곡한다.*

다음으로 치료사는 팔이 여전히 구부리고 있는 상태에서 하방 활주 움직임을 유도하기 위해 상완골두에 손가락으로 후하방으로 압력을 부드럽게 적용한다(그림 15.5B). 이 기법을 6~10회 반복한다.

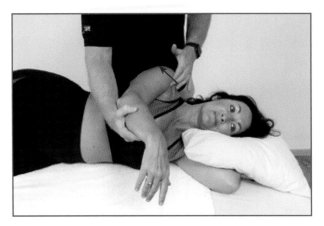

그림 15.5B: 치료사는 굴곡하는 동안 상완골두에 후하방 압력을 가한다.

기법 4-MET (Technique 4-MET)

이 기법은 굴곡을 향상시킨다. 수동으로 환자의 팔을 45도 굴곡하여 약 30~40%의 힘으로 10초 동안 저항에 대항하여 신전을 하도록 요구한다(그림 15.6). 이것을 세 번 반복한다.

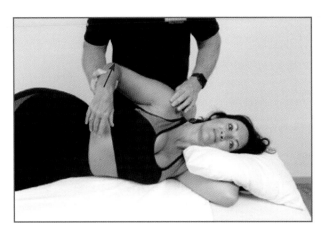

그림 15.6: 환자는 저항에 대항하여 어깨관절을 신전하도록 한다.

이 기법은 MET의 등척성 후 이완(PIR)기법이며 상완골두의 신전 근육과 하부 회전근개 근육을 활성화하는 데 사용된다. 이 수축은 신전근이 이완되는 효과가 있으며, 팔은 치료사에 의해 수동적으로 추가적인 굴곡이 이루어지고, 상완골두 후하방으로 동시에 활주한다.

기법 5-근에너지기법의 상반 억제(RI)

[Technique 5-reciprocal inhibition (RI) of MET]

저자는 MET의 상반 억제와 유사하지만 약간의 비틀림(twist)을 사용하기 때문에 아래의 기법을 좋아한다.

이 기법은 주동근이 수축하고 있는 동안 길항근의 이완을 유도하는 개념으로 작용된다.

기법 1과 같이, 환자는 옆으로 누워있는 자세를 취하고, 치료사는 환자의 팔을 엉덩이 높이에서 바로 잡는다. 환자의 팔과 치료사의 손가락 사이에 작은 곤충이 있다고 상상하며, 환자는 부드럽게, '너무 과하지 않은 힘을 적용하여' 내전의 힘을 가하고, 치료사는 천천히 팔에 외전의 힘을 가한다(그림 15.7). 팔이 수동적으로 외전되는 동안 주동근(내전근)이 수축하기 때문에 길항근(외전근)에 RI 효과를 생성한다.

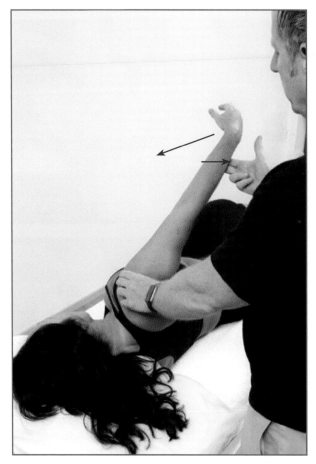

그림 15.7: 치료사가 수동으로 팔을 외전할 때 환자가 '비행(fly)'에 대해 내전을 하기 때문에 RI 기법이 유도된다.

기법 6-능동-수동-능동

(Technique 6-active-passive-active)

이 기법은 조금 이상하게 들릴 수 있지만, 치료사에 의한 수동적인 보조를 받아 환자는 능동적인 움직임을 사용한다. 치료사와 환자가 함께 치료에 참여하는 것은 매우 효과적이다.

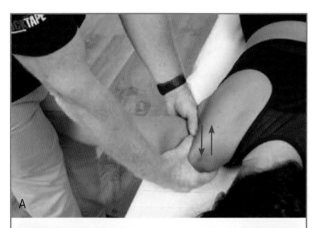
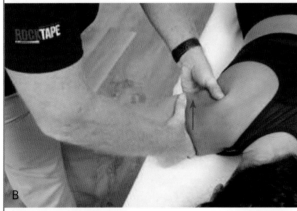
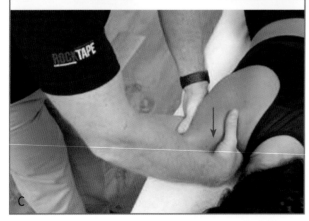

그림 15.8A~C: *치료사는 어깨에 모든 방향의 가동술을 적용한다.*
A: 전방-후방 활주. B: 하방 활주. C: 상방 활주

기법 1과 같이, 환자는 옆으로 누워 있는 자세를 하고 치료사는 환자의 팔을 조정한다. 그런 다음 치료사에 의해 90% 조절된 외전 움직임에서 환자는 10% 정도 조절하도록 한다. 이 전에 적용한 치료 기법으로 인해 환자는 통증이 감소되고 ROM이 점진적으로 90도보다 증가되길 희망한다. 운동의 범위는 이전의 모든 기법이 적용되었기 때문에 환자가 고통을 덜 느끼면서 움직임의 범위가 점차적으로 90도를 지난다. 그러나 동작 중에 여전히 통증이 있는 경우 기법은 다른 날에 적용하는 게 좋다. 환자에게 10%에서 조금 더 많이(치료사가 대략적으로 30~70%) 외전을 하도록 요구하며, 기본적으로 치료사의 도움없이 스스로 팔을 외전할 때까지 계속된다. 만약 환자가 통증 없이 옆으로 누워 모든 범위의 움직임을 수행할 수 있다면, 서 있을 때 동일한 움직임을 통증 없이 수행할 수 있다는 것이 합리적일 것이다.

저자가 사용하는 다른 기법 중 일부는 테이핑 기법과 같은 장에서 설명하고 있다.

1999년에 Boyle은 어깨관절 충돌 증후군에 의한 통증을 줄이는데 도움이 되는 상부 흉추에 적용하는 도수치료 기법을 설명하였다.

기법 7-엎드린 자세에서의 상완관절의 가동술

[Technique 7-prone mobilizations to glenohumeral (GH) joint]

이 기법은 적용시 한 가지의 제한에 초점을 맞출 수도 있고, 환자가 다양한 운동 면에서 기법의 조합을 수행할 수 있기 때문에 상완관절의 전체적인 움직임을 개선하는데 매우 효과적이다.

환자는 침대에 엎드린 자세를 하고 치료사는 환자의 팔을 다리로 감싸 자세를 고정시킨다. 치료사는 GH 관절 전체를 양손으로 감싸고 제한된 면에 적용 가능하다고 생각되는 기법을 적용한다. 치료사는 전방 또는 후방 방향(그림 15.8A) 또는 미측 방향(caudad, 꼬리쪽) 또는 두측 방향(cephalad, 머리쪽)(그림 15.8B,C)으로 가동술을 적용한다. 치료사의 다리에 의한 접촉에서 팔에 견인력을 적용하여 환자의 상완관절에 동일한 기법을 수행할 수 있다(그림 15.9).

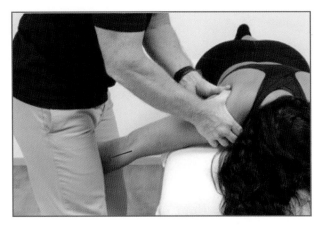

그림 15.9: *치료사의 다리를 이용하여 적용한 견인력과 함께 동일한 기법*

■ 견갑골 가동술(Scapula mobilizations)

대부분의 치료사들이 상완관절에만 가동술을 적용하고, 이러한 치료가 어깨관절의 병리에 대한 치료 프로토콜에서 매우 일반적인 절차라고 말한다. 상완관절만이 아니라 다른 관절에 대한 치료가 필요하다는 것은 두말할 나위도 없고, 견갑흉부(ST) 관절 또한 치료가 필요하다. 어깨관절 복합체의 일부이므로 무시되어서는 안 된다. 이는 퍼즐에서 빠진 부분이나 조각이 견갑흉부 관절일 가능성이 있다.

기법 1(Technique 1)

위의 기법 7과 매우 유사해 보여도, GH 관절 대신 견갑골을 움직일 수 있다. 치료사는 양손으로 GH 관절을 조절해야 하지만 GH에 대한 다양한 방향으로 활주 기법을 수행하는 대신 견갑골에 가동술을 적용한다. 움직임의 예로는 후인, 전인, 거상, 하강, 시계방향으로의 회선운동(circumduction clockwise)과 반시계 방향으로의 회선운동이 있다.

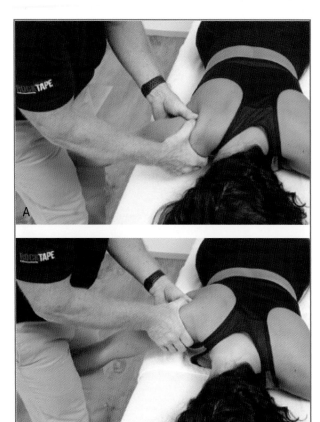

그림 15.10A, B: *A: 엎드린 자세에서 견갑골 가동술-전인, 거상, 후인, 하강*

기법 2(Technique 2)

다음 기법은 저자가 좋아하는 기법 중 하나이다. 환자가 스스로 동작을 하는 것은 거의 불가능하므로 도움이 필요하며, 물리치료사의 중재가 필요하다. 저자가 치료하는 모든 환자(그리고 학생들에게 치료를 보여줄 때)들에게 이 기법이 견갑골의 가동을 증가할 수 있는 매우 효과적인 방법이라고 생각한다. 때때로 단독으로 적용한 관절 가동술은 처음 시행한 물리치료 세션에서 회전근개 충돌에 의한 통증을 감소시켰다. 특히 견갑골의 상방과 하방 움직임이 매우 중요하며, 회전근개 병증과 견봉하 점액낭염에 의한 부분적인 또는 전체적인 제한이 있다면 특히나 견갑골의 움직임은 매우 중요하다. 다음 두 가지의 기법은 견갑골의 회전동작(rotational motions)과 관련되어 있기 때문에 견봉 쇄골 관절(AC) 및 흉쇄관절(SC)에 가동술을 적용하는 데 도움을 줄 수 있다.

환자는 옆으로 누워 있고 오른쪽 팔을 45도 외전한다. 치료사는 왼손을 GH 관절의 상부에 놓고, 오른손을 견갑골 아래에 둔 후 양 손의 손가락은 살짝 닿게 한다 (그림 15.11).

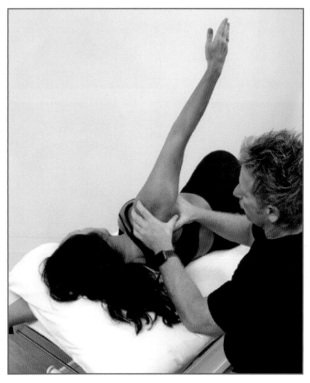

그림 15.11: *환자가 옆으로 눕고 치료사는 우측 견갑골을 잡는다 (cradles).*

환자에게 불편감이 들지 않게 천천히 외전을 요청하고, 치료사는 견갑골에 접촉을 유지한다. 움직임을 조절하면서 운동의 끝 범위에서 과압력을 적용한다(그림 15.12). 이 기법은 ST 관절의 상방 회전을 증가한다. 이 기법을 적용하는 도중 환자가 불편감을 느끼는 경우에는 외전을 유지한 상태에서 수평으로 약간 굴곡하거나 또는 수평으로 약간 신전되도록 위치를 변경해야 한다.

이 자세에서 환자에게 가능한 최대로 고관절을 지날 때까지 내전하도록 요청한다. 이러한 특정한 동작은 ST 관절의 하방 회전을 촉진한다.

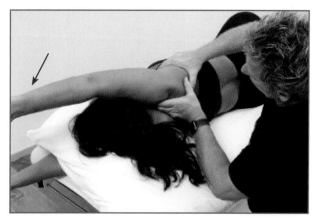

그림 15.12: *환자는 치료사가 끝 범위에서 약간의 과압력을 주어 견갑골의 움직임을 조절할 때 완전히 외전시킨다.*

진동/화합 운동(Oscillatory/harmonic motion)

저자는 몇 년 전 동료인 Eyal Lederman 박사에게 이러한 기법을 보여주었다. 그 이후로 저자의 치료적 접근 방식을 수정하기는 했지만 당신이 화합 운동과 Eyal Lederman 박사에 대한 더 많은 정보를 필요로 한다면 인터넷상에서 많은 정보를 얻을 수 있을 것이다. 저자는 환자와 운동선수들에게 이러한 기법을 반복하여 적용하였으며 수천 명의 학생들에게 교육하였다. 저자는 그들이 상완관절 복합체에 적용하는 가동술 도구(mobilization tool)로 잘 사용하고 있다고 믿는다. 저자가 설명하고 보여주려고 하는 것에 대한 정적인 사진(static pictures)만을 사용하여 움직임에 대한 설명을 하는 것은 매우 어렵기 때문에 이번 글에서는 몇 가지의 간단한 아이디어만 보여주겠다. 이 책의 앞부분에 무료로 접속할 수 있는 수백 개의 YouTube 영상이 있으며, 일부 동영상에서는 이 글 전체에 표시된 대부분의 기법이 언급되어 있다.

기법 1(Technique 1)

환자는 바로 누운 자세를 하고 치료사는 손가락과 엄지손가락을 이용하여 환자의 손목을 조절한다. 주관절을 같은 각도로 굴곡한 자세에서 다른 손을 이용하여 환자의 어깨관절을 촉지한 후 90도 외전시킨다. 치료사는 손가락과 엄지손가락을 사용하여 환자의 손목을 흔들어 움직인다(type of rocking motion). 이러한 움직임은 외전과 내전을 유도하기 때문이다(그림 15.13).

여기에서 치료사는 시계방향으로 원을 그리며 움직이고(circular motion) 그 후 반시계 방향으로 원을 그리며 움직일 수 있다. 원의 크기는 작은 원에서 큰 원까지 다양하게 적용할 수 있다(그림 15.14).

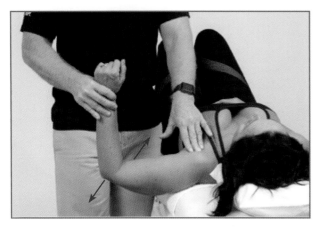

그림 15.13: *치료사는 환자의 팔을 조절하여 90도 정도의 외전과 주관절 굴곡을 한다. 치료사는 환자의 팔을 외전과 내전방향으로 흔든다.*

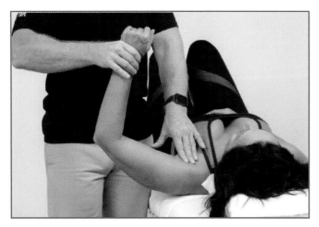

그림 15.14: *시계 방향과 반시계 방향의 원 움직임(작은 움직임-큰 움직임)*

만약 환자가 관절낭염(capsulitis)에 의하여 움직임 중 어떤 동작에서 통증을 느낀다면, 저자는 팔의 외전을 감소하여 90도가 아니라 70도에서 이 기법을 적용할 것이다. 이 자세는 충돌 증후군을 유발할 수 있고, 감소된

외전은 증상을 악화시키지 않고 관절의 기동성을 증가하는데 필요한 요소다.

참고: 저자가 학생들에게 이러한 기법을 가르치는 방법은 GH 관절을 구상관절(ball and socket joint)로 설명하고 이것은 기름이 있는 엔진과 비슷하다고 말하는 것이다. 왜 그렇게 말하는 것일까? 활액(synovial fluid)은 기름과 같은 것이며, 모든 '엔진'과 마찬가지로 모든 움직임에는 윤활 작용(lubrication)이 필요하기 때문이다. 이러한 화합 운동(harmonic types of motions)은 움직임이 일어나도록 한다.

저자가 이런 기법을 적용할 때는 먼저 측면에서 측면으로의 동작(side-to-side motion) (외전/내전)을 첫 번째로 적용하고, 한쪽 방향으로의 원 움직임을 한 후, 다시 측면에서 측면으로, 그런 후 반대 방향으로 작은 원 움직임, 다시 측면에서 측면으로, 다시 원 움직임을 더 크게 늘리는 성향이 있다. 이러한 적용은 저자가 하는 실습에서 매우 좋은 효과가 있다고 생각한다.

MET를 이용한 SC 관절의 치료(Treatment of the sternoclavicular joint using METs)

앞 장에서는 어깨를 으쓱하고(shrug), 기도 검사(prayer test)를 통해 SC 관절을 평가하는 방법에 대하여 논의했다. 어깨를 으쓱하는 검사에서 쇄골의 하방 활주가 일어나지 않는다면, 이 기법이 동작을 증진시키는 하나의 방법이 될 것이다. 또는 기도 검사에서 쇄골이 후방으로 활주가 되지 않는다면, 두 번째 치료로 선택할 수 있을 것이다.

MET 치료 1-하방 활주(으쓱 검사 양성)
[MET treatment 1-inferior glide (positive shrug test)]

환자는 바로 누운 자세를 하고, 치료사는 한 손으로 환자의 상완을 잡고 다른 한 손의 손가락을 갈고리 모양으로(hooking)하여 근위 쇄골 위에서 부드럽게 감싸 쥔다(그림 15.15A). 환자는 본인 힘의 20%를 사용하여 치료사가 적용한 저항에 대해서 견갑대(shoulder girdle)를 10초간 하강시킨다(그림 15.15B). 이완 단계 후 치료사는 견갑대를 거상시키고 동시에 쇄골의 하방 활주를 증가한다(그림 15.15C).

MET 치료 2-후방활주(기도 검사 양성)

[MET treatment 2-posterior glide (positive prayer test)]

환자는 바로 누운 자세를 하고 팔을 치료사의 등 뒤에 닿게 뻗는다. 치료사는 동시에 한 손으로 환자의 어깨

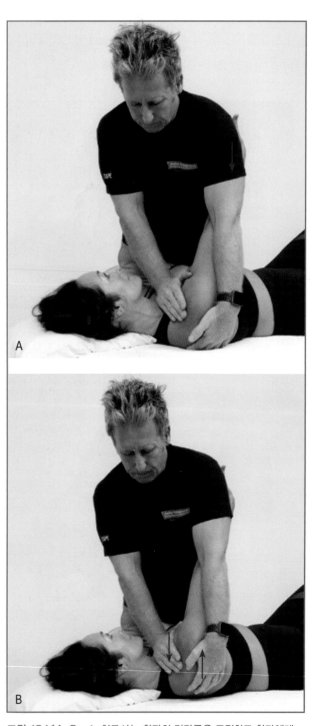

그림 15.15A~C: *A:*치료사는 환자의 팔을 조절하고 쇄골의 근위부를 갈고리 모양으로 부드럽게 잡는다. *B:* 환자는 저항에 대항하여 견갑대를 하강한다. *C:* 치료사는 팔을 더 거상시키고 근위 쇄골을 하방 활주되도록 한다.

그림 15.16A, B: *A:* 치료사는 환자의 견갑골을 조절하고 환자에게 저항에 대항하여 견갑대를 후인하도록 한다. *B:* 치료사는 견갑대를 더 전인시키고 쇄골의 근위부를 후방 활주되도록 한다.

상부를 잡고 다른 손의 손바닥을 이용하여 쇄골의 근위부에 부드럽게 올려 놓는다. 환자는 치료사의 저항에 대항하여 20%의 힘을 사용해 견갑대를 후인(retract) 한다(그림 15.16A). 이완 단계 후 치료사는 견갑대를 전인 (protracts)시키고, 동시에 쇄골의 후방 활주를 증가한다 (그림 15.16B).

참고: 어깨관절 복합체를 치료하는 방법은 무수히 많다. 저자는 이 장의 치료에만 초점을 맞추는 것이 아니라 책 전반에 걸쳐 이러한 복잡한 치료 방법의 대부분을 다양한 장에서 다룬다.

이번 장에서는 저자가 어떻게 어깨관절을 치료하는가를 보여주고 기법 중 일부를 어떻게 설명하는지 간단하게 보여주고 싶었다.

16

어깨 복합체의 근막 연부 조직 치료
Myofascial soft tissue treatment of the shoulder complex

저자는 이 장에서 경추와 어깨 부위의 연부 조직 치료에 대한 가장 효과적인 방법을 고려하는 것을 당신과 함께 의논하기를 원한다. 이 기법들은 근막 이완의 포괄적인 개념 안에 분류되었다. 수 년 동안 도수치료 분야에서 연구를 진행해 온 저자는 Rolfers로 알려진 연부조직 치료사나[이 개념의 창시자 Ida Rolf의 이름을 따서 롤핑(Rolfing)이라고 한다] 또 다른 비슷한 자세 조정법으로 알려진 개념들을 가르치게 된 것에 대해 대단한 영광이라고 생각한다.

이 전문가들에게 저자가 이 장에서 묘사하는 몇 가지 기법에 대해 가르쳐 주었다.

저자는 다양한 형태의 근막 이완 기법들을 사용하는 동료들을 알고 있으며, 이 본문을 통해 입증된 일부 기법들을 보여주는 것이 동료들의 관점과 비슷할 것이라 확신한다. 그러나, 이 책은 정골요법으로 특화된 도수치료사로서, 연습뿐만 아니라 수 년 동안 쌓아 온 강의들을 통하여 다양하거나 혹은 복합화된 기법들을 포함하였다.

저자의 회사인, Bodymaster method®는 많은 회사들로부터 후원을 받을 수 있을 정도로 운이 좋았고, 그 중 하

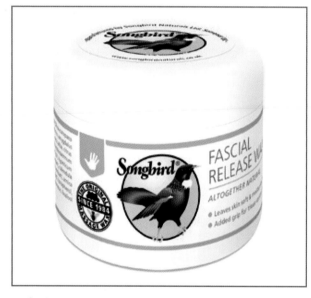

그림 16.1: *Songbird Fascial Release Wax (송버드 근막 이완 왁스)*

나는 Songbird Wax (그림 16.1)인데, 저자가 연부 조직을 다루는 근막 이완 기법을 하기 위한 특별한 형태의 매체(wax)로 디자인되었고, 원활하게 공급도 할 수 있다. 저자의 생각에 이것은 훌륭한 제품이라고 생각하고 과거에 저자의 강의에 참석했던 학생들도 그 제품이 얼마나 좋은지에 대하여 공감하였다.

회전근개 치료(Rotator cuff treatment)

이 장에서 포함하고 있는 연부 조직의 변화들을 모두 설명하는 것은 비교적 어렵지만, 저자는 독자들에게 치료 방법과 시기를 잘 전달하기 위해 최선을 다하겠다. 물론 실제 상황에서 그것이 어떻게 이루어지는지를 보여주는 것이 훨씬 더 쉽지만, 이것은 아마도 대부분의 치료사들이 기술을 처음 배우기 위하여 저자의 강좌에 참석하는 이유일 것이다.

압박(Pressure)

저자는 당신이 처음 환자와 접촉할 때, 두상골(pisiform, 콩알뼈), 전완(forearm, 아래팔), 팔꿈치 등과 같이 당신이 사용하고자 결정한 신체 부위에 손가락을 두고 가벼운 압력만을 사용해야 한다고 제안한다. 만약 우리가 너무 강하게 눌러서 시작한다면 아마도 적용된 압력 때문에 환자로부터 능동적 움직임을 제한할 것이고, 저자가 이 장에서 보여주는 모든 기술은 환자가 능동적으로 움직이든 치료사가 수동적으로 움직이든 또는 두 가지 모두 조합을 가지고 있든 간에 움직임을 제한할 것이다. 일부 치료사들은 이것이 '운동과 함께 하는 마사지'와 같다고 말하는데 실제로 많은 의미를 지닌 좋은 용어이다. 저자의 견해는 설명을 하는 것보다 잠재적으로 그것을 적용하고 이해하는 데 있어서 훨씬 더 기술적이라는 것이다. 저자가 주제에서 매우 많은 변화들을 보여줄 테니, 잘 따라오시오!

■ 극상근(Supraspinatus)

기법 1-능동 활주(Technique 1-active gliding)

환자는 앉은 자세를 취한다. 치료사는 강하게 사용하기 위해 검지손가락 위로 가운데 손가락을 겹치고 견갑골의 극상와를 찾는다. 환자에게 팔을 90도로 외전(abduct, 벌림)을 하도록 전달하고 치료사는 강화된 검지손가락으로 관절와 안에 위치하고, 처음 극상근에 완만한 압력을 적용한다(그림 16.2). 환자에게 옆으로 팔을

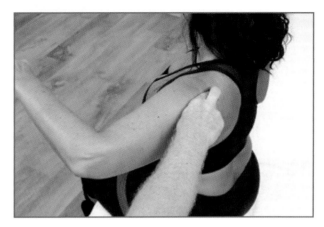

그림 16.2: 치료사는 강화된 손가락을 극상와 안에 위치하여 극상근을 촉지한다.

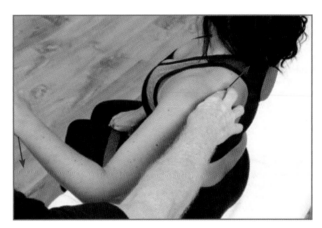

그림 16.3: 치료사는 환자가 팔을 내리면 강화된 손가락으로 극상와를 따라 활주한다(능동 활주).

천천히 내리도록 하며(이것은 환자 스스로 그의 팔을 적극적으로 내리고 있다는 것을 의미한다), 치료사는 강화된 손가락으로 견갑골의 내측 면에 도달할 때까지 관절와를 따라 활주한다(그림 16.3). 이완이 느껴질 때까지 여러 번 반복될 수 있다.

기법 2-수동 활주(Technique 2-passive gliding)

이 기법은 위의 기법과 매우 유사하지만, 이번에는 환자가 팔을 적극적으로 내리는 대신에 치료사가 환자의 팔을 외전시키고 수동적으로 그들의 팔을 내리는 동시에 관절와 내에 위치한 치료사의 손가락으로 극상근을 따라 계속 활주한다(그림 16.4).

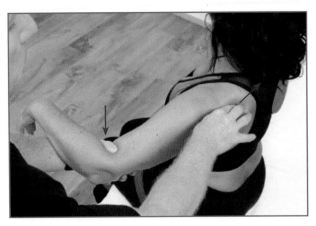

그림 16.4: 치료사는 강화된 손가락으로 극상와를 따라 활주하며, 동시에 치료사는 환자의 팔을 내린다(수동 활주).

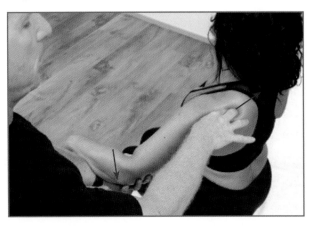

그림 16.5: 치료사는 환자가 저항에 대항하여 팔을 내릴 때(억제된 활주) 강화한 손가락으로 극상와를 따라 활주한다.

기법 3-상반 억제(RI) 활주
[Technique 3-reciprocal inhibition (RI) gliding]

치료사는 환자의 외전된 팔을 잘 조절하고 치료사가 적용하는 저항에 *대항하여*(집중적으로) 점차적인 내전을 요구한다.

이 기법의 목표는 어깨의 내전근(addutors, 모음근)의 길항근을 수축시켜 극상근을 억제하거나 스위치 오프(작용하지 못하는)하는 데 있다. 이 기법은 상부 승모근(upper trapezius, 위등세모근)이 과긴장되고 근육의 긴장이 증가하기 때문에 극상근의 평가가 어려울 때 특히 효과적이다.

그래서 기본적으로 환자는 치료사로부터 가해지는 외적인 힘에 대항하여 팔을 내전하는 동시에 치료사는 극상와(그림 16.5)를 따라 활주하면서 압력을 가한다.

기법 4-MET-결합된 등척성 후 이완(PIR)과 상반 억제(RI) [Technique 4-MET-combined postisometric relaxation (PIR) and reciprocal inhibition (RI)]

치료사는 환자에게 최소 10초 동안 90도 외전된(등척성 수축) 자세로 유지하도록 한다. 이것은 등척성 후 이완이라 불리는 근에너지기법(MET)이다. 수축 후 환자는 치료사가 적용하는 저항에 대항하여 점진적으로 내전하도록 요구한다. 이 기법의 목표는 초기에 등척성 수축(PIR)을 통해 극상근을 작용하는(switch on) 것이다. 10초간의 수축 후, 우리는 관절와를 따라 활주를 계속하는 동안 내전에 대하여 저항을 주어 길항근의 수축(위의 억제 과정과 유사함)으로 더 활성화되지 않도록 한다. 극상근이 작용할 수 있도록 유도하기 위하여 PIR 기법으로 극상근이 자연적인 이완 상태가 되도록 한다.

이 결합된 기법은 만약 상부 승모근이 과긴장되거나 극상근을 촉지할 때 압통이 있다면 특히 효과적이다.

기법 5-능동/수동 동작에서 극상근의 고정
(Technique 5-supraspinatus lock with active/passive motion)

다음 기법은 예를 들면 연부 조직 이완(STR), STR 활주, 능동 이완 기법(ATR), 고정과 스트레치(pin and stretch) 등 많은 대체할 수 있는 명칭을 가지고 있다(이 이름들 중 일부는 상표와 특허가 있으므로 부르는 것에 주의해야 한다). 저자가 증명하는 이 기법은 문에 있는 자물쇠의 키에 비유할 수 있다. 기본적으로 치료사가 도어(손가락, 엄지 등)를 사용하여 압력(키)을 연부 조직에 적용하고 환자로 인하여 문을 여는 것이다(능동); 다른 방법은 치료사가 문을 여는 것이다(수동); 그리고 세번째 방법은 치료사로부터 도움을 받아서 문을 열도록 한다(능동/수동).

이러한 기법은 잠재적인 유착들을 치료하고 식별하는데 매우 효과적이다. 여기서 결과적인 제한은 반흔 조직(Scar tissue)이 형성되고 모든 종류의 연부 조직 내에서 발견되어 계속되는 미세 손상의 증가와 관련될 수 있다. 한 가지 생각나는 과정은 문제가 있는 부위 위에 조직을 잠긴 상태처럼 고정하거나 유착 단계에서 일정 부분 이상에 고정된 압력으로 적용하는 것이다. 그것은 거의 근육의 새로운 시작 부위에 적용되었다고 말하는 것과 같다. 테니스 엘보를 위한 상과(epicondyle, 상관절 융기) 스트랩을 생각해보자 – 이 스트랩은 통증 부위 아래에 착용하고 고정 위치에서 신전 근육을 고정하여, 이후에 통증 부위를 제거한다.

따라서 기법과 관련하여, 우리가 잠재적으로 제한된 조직 부위 위에 잠긴 상태처럼 조직을 고정시킬 수 있다면 환자가 팔을 내리거나 치료사가 팔을 내려줄 때, 그것은 고정된 부위(applicator) 바로 아래에서 조직을 늘이기에 효과적이다. 바라건대, 만약 유착이 있다면, 아마도 이 기법은 특정 부위를 스트레칭하는 이점을 갖고 있고 관련 조직과 연관된 치료 기전으로 전체적인 움직임의 가동성을 개선할 것이다. 위와 같이 환자는 앉은 자세를 유지하여 그들이나 그녀의 팔을 90도로 외전하도록 한다. 치료사는 검지손가락 위에 중지손가락을 교차하여 강화시켜 사용하거나 엄지손가락을 사용하여, 극상근 와를 찾을 수 있다.

이번에는 고정된 부위의 움직이나 활주(잠금 또는 고정)가 없는 극상근에 지속적인 압력을 적용한다. 치료사가 관절와(그림 16.6) 내에 고정된 압력을 유지하면 환자는 측면으로 팔을 능동적으로 내리도록 요구받는다(그림 16.6).

대안은 치료사가 환자의 팔을 내릴 수 있다(수동)(그림 16.7), 엄지손가락(강화된)을 사용하여 조직을 고정하거나(lock) 치료사(능동/수동)로부터 도움을 받아 환자의 팔을 내릴 수 있다.

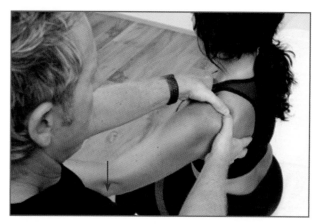

그림 16.6: *환자가 팔을 내리면 치료사가 극상근을 고정한다(능동 고정 동작).*

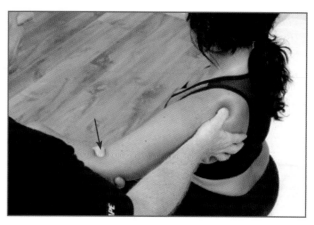

그림 16.7: *치료사는 극상근을 고정하고 환자의 팔을 내려준다(수동 고정 동작).*

참고: 엄지손가락을 사용하지 않는 경우가 있으며, 특히 시간이 지남에 따라 엄지손가락(pollux)과 관련된 첫번째 중수지절(MP)이나 수근중수관절(carpometacarpal joint, 손목허리관절)이 계속적으로 사용이 될 때 결과적으로 퇴행성 골관절염(OA)이 될 수 있으며, 이러한 상태는 경직과 통증을 유발할 수 있다.

위에서 설명한 다른 기법에 따라 PIR과 RI의 근에너지 기법과 '고정'기법을 통합하여 적용할 수 있다.

■ 극하근, 소원근
(Infraspinatus and teres minor)

이 기법은 환자를 앉은 자세나 옆으로 눕힌 상태에서 실행할 수 있다. 설명을 위해 환자는 앉을 것이다.

기법 1-능동 활주(Technique 1-active gliding)

이 연부조직 기법은 자연적으로 극상근을 치료하기 위하여 적용한다. 유일한 차이점은 치료사가 강화된 손가락을 사용하고, 환자는 어깨를 수평 굴곡하도록 요구한다. 치료사는 그들의 강화된 손가락을 극하와에 접촉을 위하여 견갑극(scapular spine)의 아래에 놓는다. 여기가 극하근이 있는 곳이다. 환자는 어깨부위의 극하근 단축을 위해 수평으로 20도 신전하고 90도로 외전을 하도록 한다(그림 16.8).

치료사가 극하와에 접촉을 유지하고 활주를 하는 동안 환자의 어깨를 천천히 수평으로 구부리도록(수평 굴곡) 요청한다(그림 16.9).

대체 기법은 손가락 대신 손가락 마디를 사용하는 것이다(그림 16.10). 많은 치료사들이 이 기법을 수행하기가 더 쉽다고 생각하는데 그것은 손목과 손가락의 부담을 덜 준다고 느끼기 때문에 선호한다.

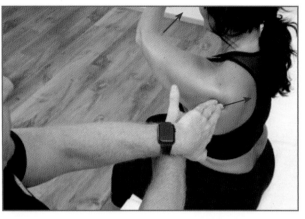

그림 16.9: 치료사가 강화된 손가락으로 극하와를 따라 활주하면서 압력을 가하기 때문에 환자는 어깨를 수평으로 굴곡해야 한다.

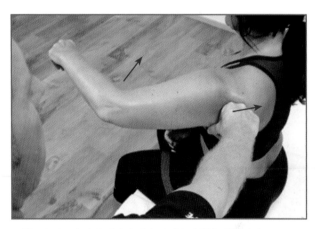

그림 16.10: 손가락 대신 손가락 마디를 사용한 대체 기법

기법 2-수동 활주(Technique 2-passive gliding)

다음의 적용은 극상근 치료와 매우 유사하다. 우리는 능동 활주를 했고, 기법 2는 치료사가 실행하는 수동형 활주 동작을 보여준다(그림 16.11); 다른 점은 치료사가 활주 기법을 하는 동안 손가락을 강화할 수 없다는 것이다.

기법 3-상반 억제(RI) 활주
[Technique 3-reciprocal inhibition (RI) gliding]

RI 기법에서 환자는 치료사에게 적용된 저항에 대해 수평 굴곡이 요구된다. 동시에 치료사는 극하근을 치료하기 위해 손가락으로 극하와를 따라 활주 기법을 적용한다.

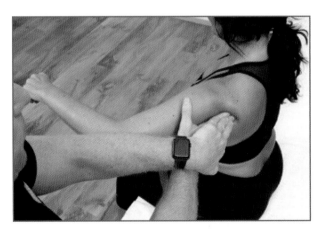

그림 16.8: 치료사가 강화된 손가락으로 극하근에 압력을 적용함에 따라 환자의 어깨를 수평으로 초기에 신전과 외전을 한다.

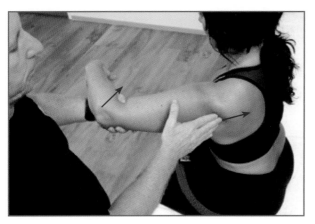

그림 16.11: 치료사는 수평 굴곡의 움직임을 제어하는 동안 극하와를 따라 활주한다(수동 활주).

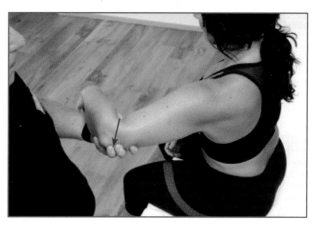

그림 16.13: 환자에게 10초간 수평 신전을 하여 극하근에 등척성 (PIR) 수축을 하도록 요구한다.

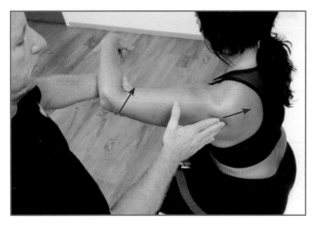

그림 16.12: 치료사는 환자에게 수평 굴곡에 대한 저항을(RI) 요구하고 한 손으로는 극하와를 따라 활주한다.

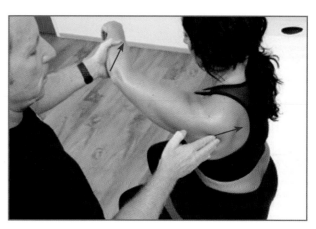

그림 16.14: 환자가 저항(억제)에 반하여 팔을 앞으로 가져가면 치료사는 손가락으로 극하근 와를 따라 활주한다.

기법 4-PIR과 RI (Technique 4-PIR and RI)

이 다음 기법인 PIR과 RI는 근에너지기법의 결합이다. 환자에게 10초간 수평 신전에 저항하도록 요구한다 (그림 16.13). 이완 단계 후에 환자는 바로 치료사가 적용하는 저항에 대하여 수평 굴곡을 하도록 요구를 받고, 치료사의 손가락으로 극하와를 따라 활주한다(그림 16.14).

기법 5-극하근/소원근이 능동/수동 운동에 따라 고정
(Technique 5-infraspinatus/teres minor lock with active/ passive motion)

이 기법은 고정 운동이며 환자가 어깨를 능동적으로 수

평 굴곡하는 동안(그림 16.15) 치료사가 수동적으로 적용한다.

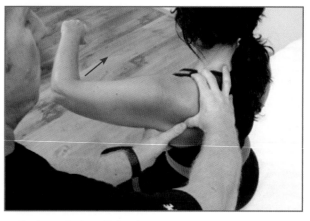

그림 16.15: 환자가 저항(억제)에 반하여 팔을 앞으로 가져가면 치료사는 손가락으로 극하와를 따라 활주한다.

참고: '고정' 기법의 결합은 치료사가 수행하는 수동적 동작뿐만 아니라 PIR과 RI과도 통합될 수 있으며, 위에서 설명한 극상근와에 대한 다른 기법과도 통합될 수 있다.

■ 견갑하근(Subscapularis)

기법 1-고정(Technique 1-lock)

환자는 바로 누운 자세를 취하고 팔은 90도 외전을 하고 팔꿈치 굴곡을 한다. 치료사는 손가락(짧은 손톱)을 이용하여 부드럽게 접촉하고 해부학적인 근육(그림 16.16)을 찾아내기 위해 내회전(견갑하근)으로 수축하도록 요청한다.

근육에 접촉된 손가락을 통해 부드럽게 압력을 가한 상태에서, 환자는 어깨관절(그림 16.17)을 천천히 외회전하도록 요구한다.

기법 2-MET (PIR) 및 고정
[Technique 2-MET (PIR) and lock]

기법 1과 동일한 위치에 적용하며; 이번에는 근육에 PIR 효과를 위하여 먼저 저항에 대해 10초간 견갑하근을 수축하도록 요구한다(위의 그림 16.16).

수축 후 치료사는 근육의 압박(고정)을 가한 다음, 치료사는 천천히 어깨를 외회전시킨다(그림 16.18).

기법 3-MET (PIR/RI) 및 고정
[Technique 3-MET (PIR/RI) and lock]

기법 2에 따라 동일한 위치에 적용하며, 이번에는 근육에 PIR효과를 위해 저항에 대하여 10초간 견갑하근을 수축하도록 요구한다.

수축 후 치료사는 이제 환자의 어깨를 외회전하도록 유도하여 극하근을 수축시키도록 하고 구심성 수축을 계속 유도함으로써 견갑하근의 억제를 야기하게 될 것이

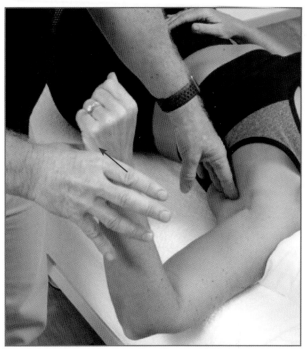

그림 16.16: *환자는 바로 누운 자세에서 치료사가 근육을 촉지하는 동안 견갑하근을 천천히 수축하도록 한다.*

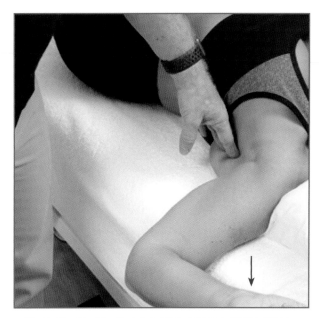

그림 16.17: *치료사는 환자가 어깨를 능동적으로 천천히 외회전하도록 유도하며, 근육에 압박을 가하면서 접촉한다.*

다. 동시에 치료사는 근육에 압박(고정)을 가하는 한편, 환자는 어깨 외회전을 계속한다(그림 16.19).

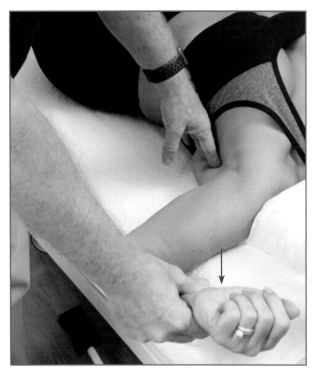

그림 16.18: 치료사는 근육을 접촉하여 압박(고정)을 가하고 상완골 (*humerus*, 위팔뼈)을 수동적으로 외회전시킨다.

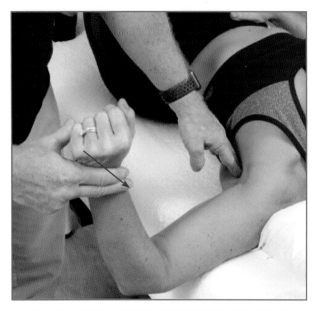

그림 16.19: 치료사는 환자에게 저항(억제 기법)에 대해 외회전을 요구하면서 견갑하근에 접촉하여 압박(고정)을 가한다.

■ 대흉근, 소흉근
(Pectoralis major and pectoralis minor)

대흉근은 두 근육 중 가장 표면에 있기 때문에 특히 치료하기가 쉽다. 소흉근은 해부학적 구조로 더 깊은 구조이며 대흉근 아래에 위치하고 있어 쉽게 접근할 수 없다. 다음의 기법은 주요 근육에 직접적으로 적용된다. 하지만, 이 기법은 여전히 자연적인 근접성 때문에 더 깊은 소흉근에 큰 영향을 미칠 것이다. 저자는 또한 이전 장에서 작은(소) 근육에 MET 기법을 다루었기 때문에 우리는 비록 근육이 작지만 소홀히 하지 않았다.

기법 1−능동 활주(Technique 1−active gliding)

환자는 반듯이 누운 자세를 취하고 어깨 굴곡을 120도로 팔을 놓도록 요구하며, 치료사는 손의 근위부 손가락을 사용하여 대흉근의 흉골 섬유 부위에 접촉을 하며(다른 손은 고정한 채)(그림 16.20), 환자는 팔을 뻗어서 유지하고 팔을 몸의 중간선으로부터 멀어지게 하고 동시에 치료사의 뻗은 팔을 흉골 쪽으로 활주시킨다(그림 16.21). 이완된 주먹을 사용하는 대체 기법으로도 사용될 수 있다(그림 16.22).

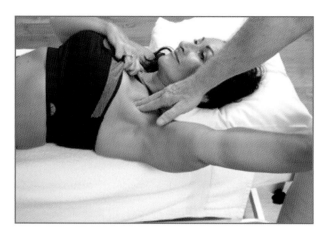

그림 16.20: 치료사는 뻗은 팔의 근위부 손가락을 사용하여 대흉근의 흉골 섬유에 압박을 적용한다.

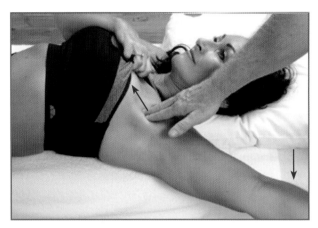

그림 16.21: 치료사는 환자가 팔을 능동적으로 아래로 내리는 동안 대흉근을 아래, 내측 활주로 압박을 적용한다.

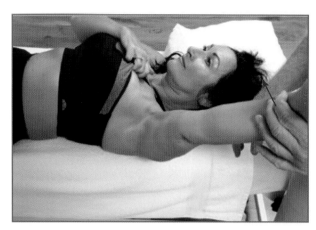

그림 16.23: 환자는 바로 누운 자세로 10초 동안 대흉근을 수축하도록 요청한다.

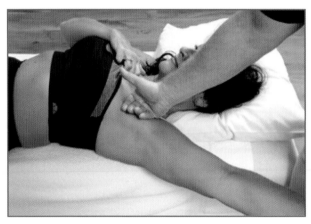

그림 16.22: 동일한 결과를 얻기 위해 이완된 주먹을 사용하는 대체 기법

기법 3-MET (PIR/RI) 및 고정
[Technique 3-MET (PIR/RI) and lock]

환자는 기법 2와 같은 위치에서 적용한다. 이번에는 근육에 PIR 효과를 시도하기 위하여 10초 동안 저항에 대해 대흉근을 수축하도록 환자에게 요청한다.

수축 후 치료사는 환자에게 치료사가 적용하는 저항에 대하여 견갑면으로 이동하여 길항근(반대쪽) 근육의 구심성 수축으로 대흉근(주동근)의 수축을 계속 억제시킬 수 있을 것이다. 동시에 치료사는 근육에 활주 압박을 적용한다(그림 16.24).

기법 2-능동 활주를 동반한 MET (PIR)
[Technique 2-MET (PIR) with active gliding]

환자는 기법 1과 같은 위치에서 적용한다. 이번에는 환자가 근육에 PIR 효과를 얻기 위하여 10초 동안 저항에 대하여 대흉근을 수축시키도록 요청한다(그림 16.23). 수축 후 치료사는 환자의 팔을 견갑골 쪽으로 움직이는 동안 강화된 손가락이나 이완된 주먹으로 활주 압박을 적용한다.

치료사는 환자의 팔을 견갑골 쪽으로 움직이도록 하고 근육에 활주 압박을 적용한다.

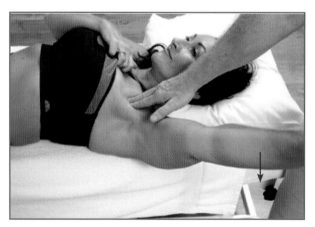

그림 16.24: 치료사는 환자가 저항에 대하여 견갑면(scapular plane)으로 천천히 저항하도록 요구하고 대흉근에 압박을 적용한다.

만약 치료사가 환자의 팔을 견갑면을 향해 가져갈 때 대흉근의 조직을 고정 상태로 적용할 수 있도록 원한다면 그렇게 할 수 있다(그림 16.25).

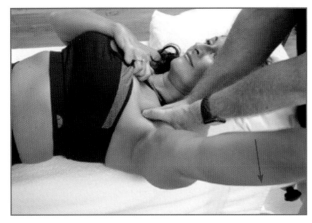

그림 16.25: 치료사는 환자가 팔을 천천히 견갑면으로 가져가도록 하고 대흉근에 접촉하여 고정 상태로 유지한다.

치료사는 환자의 팔을 여전히 고정 상태로 적용하는 동안, 수동으로 견갑 부위에 유도할 수 있다(그림 16.26).

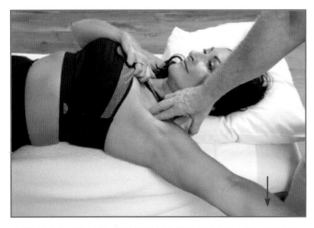

그림 16.26: 치료사는 대흉근에 접촉하고 압박으로 고정 상태를 가하며; 동시에 그들의 팔을 견갑면을 향해 유도한다.

■ 상부 승모근과 견갑거근
(Upper trapezius and levator scapulae)

지금까지 설계한 모든 치료 과정(프로토콜) 중에서 목과 어깨 부위는 치료할 수 있는 가장 인기 있는 부위 중에 하나이기 때문에, 저자에게 그것을 치료하는데 매우

능숙해지는 것이 의미가 맞는다. 만약 당신이 사람들에게 신체의 어느 부분이든 30분 동안 무료로 마사지를 해준다고 하면 대부분 목과 어깨, 혹은 허리를 선택할 것이다.

여러분은 이 두 근육의 위치 때문에 두 근육에 대한 치료가 매우 유사할 것이라고 예상할 수 있다. 그러나, 상부 승모근은 경추 반대편으로 회전시키는 반면, 견갑거근은 경추와 같은 방향으로 회전하기 때문에, 우리는 섬세한 정보를 사용하여 이 두 근육을 더 효과적으로 치료할 수 있다. 예를 들면, 만약 우리가 우측 상부 승모근을 치료한다면, 오른쪽으로 근육이 늘어나게 되고, 왼쪽으로 회전하면 근육이 짧아질 것이다. 그 반대는 오른쪽 견갑거근에 적용될 것이며: 오른쪽 회전은 근육을 짧게 하고 왼쪽 회전은 아래 설명된 대로 근육을 늘리게 될 것이다.

기법 1−능동 활주(Technique 1-active gliding)

환자는 앉아 있는 자세를 취한 상태에서 그의 머리를 중립 위치에 놓고 치료사의 반대편 손으로부터 점차 강화된 원위부 손가락을 후두골 부위에 대고 우측 밑 부분의 승모근 가까이에 접촉한다(그림 16.27).

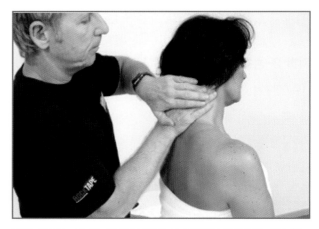

그림 16.27: 환자는 머리를 중립에 둔 상태에서 앉아 있고, 치료사는 후두골 우측 밑 부분에 압박을 가한다.

승모근(Trapezius)

환자는 머리를 천천히 굴곡한 다음 왼쪽으로 구부려 오른쪽 40도로 회전하도록 한다(반회전). 치료사는 승모근을 쇄골 쪽 방향으로 손가락을 통하여 조직에 활주 압박을 가한다(그림 16.28).

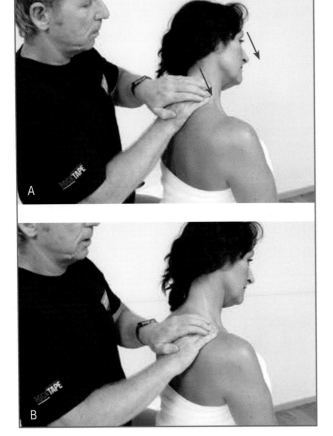

그림 16.28A, B: *A: 상부 승모근(우측). 환자에게 굴곡, 옆으로 왼쪽 측면으로 굽히고 경추를 우측으로 돌려야 한다. B: 마무리 위치*

견갑거근(Levator scapulae)

이 방법은 위와 유사하지만 이번에는 환자의 우측 견갑거근을 치료하기 위해 경추를 왼쪽으로 천천히 구부려 40도 정도 왼쪽 회전(반회전)한 다음 목을 가슴 쪽으로 천천히 구부려 주도록 한다. 치료사는 손가락으로 견갑거근 치료를 위해 어깨뼈위각(superior angle of scapular, 어깨뼈위각)을 외측과 아래 방향으로 조직에 활주 압박을 적용한다(그림 16.29).

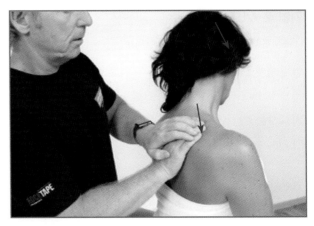

그림 16.29: *견갑거근(우측). 환자는 경추를 왼쪽 측면으로 구부리고 왼쪽 회전한 다음 가슴을 향해 구부리도록 요구한다.*

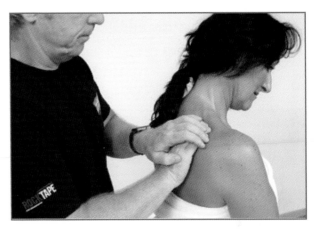

그림 16.30: *치료사는 목과 어깨를 가로질러 부채형 움직임으로 모든 근육을 덮는다.*

저자는 적어도 세 가지 특정 동작(그림 16.30)으로 팬딩 타입-부채형(fanning type)을 사용하는 경향이 있다. 이 것이 필요한 모든 근육을 보호할 것이다.

참고: 환자가 목을 모든 방향으로 굴곡하고 회전하는 것은 매우 흔한 일이지만, 치료사는 연부 조직의 범위를 단지 절반만 치료했을 수도 있다. 만약 그렇다면 환자는 중립으로 되돌아가라고 요구하고, 치료사는 중간지점부터 치료를 계속하여 근육의 나머지 절반을 끝낸다.

기법 2-MET 능동 활주
(Technique 2-MET active gliding)

환자에게 PIR 효과를 나타내기 위해 머리 뒷부분을 우측으로 10초간 밀어야 한다(그림 16.31A). 이완 단계 후 치료사는 이전에 설명한 것과 같은 활주 기법을 계속한다(그림 16.31B).

참고: 지금 저자가 당신에게 가르쳐 주었던, 특히 상부 승모근과 견갑거근을 효과적으로 치료하기 위한 위의 두 가지 기법이 충분한 지식이 되기를 바란다. 저자는 저자가 알고 있는 기법에 래퍼토리의 작은 부분을 당신에게 보여주었을 뿐이고, 물론 당신은 이 근육들을 치료하기 위한 다른 방법으로 추가할 수 있다. 또한 저자는 앞서 언급한 근육에 대한 다수의 기법에 대해 설명하였다 - 예를 들면, 수동 활주와 고정과 등등 - 이것들도 잘 포함이 되어 있다.

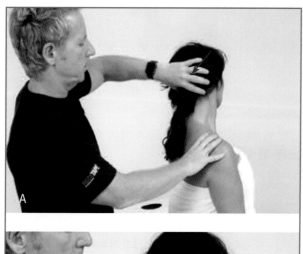

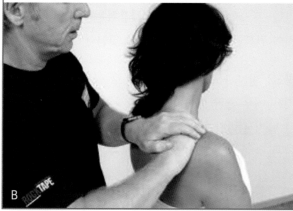

그림 16.31A, B: *A: 상부 승모근(우측). 환자에게 굴곡, 옆으로 왼쪽 측면으로 굽히고 경추를 우측으로 돌려야 한다. B: 마무리 위치*

■ 흉쇄유돌근과 사각근
[Sternocleidomastoid (SCM) and scalenes]

저자는 이러한 근육을 다른 모든 근육에 비해 많은 기대를 가지고 치료하는 경향이 있는데, 이는 저자가 대부분의 환자들에게 일반적인 가벼운 접촉에도 민감하다는 것을 발견하기 때문이며, 또한 그들의 흉곽충돌증후군(상완신경얼기와 쇄골하 동맥) 구조와 민감한 근접부위라는 것도 치료를 시행할 때 고려해야 한다. 정상적으로 이러한 근육들을 보통 손끝 아래에서 수동적 움직임을 조절하는 것을 좋아하기에 환자가 오히려 움직이는 것이 아니라 저자가 스스로 조절하면서 근육을 수동적으로 치료하는 것이다.

기법 1-수동 활주(Technique 1-passive gliding)

대부분의 기법처럼 환자는 머리를 중심 위치에 놓고 앉아 있다. 치료사의 왼쪽 무릎은 소파 위에 놓고, 왼쪽 손은 환자의 어깨 위에 팔꿈치를 얹은 채 두개골의 상단을 가로질러 깍지를 끼고 있다. 왼손은 이제 두개골(그림 16.32)을 이용하여 경추의 방향을 우측으로 회전시킬 수 있다. 치료사는 손가락으로 유양돌기(mastoid)의 흉쇄유돌근 기시부를 접촉한다(그림 16.33)

다음으로 오른손이 흉쇄유돌근(SCM) 근육을 따라 천천히 아래로 미끄러지는 동안 왼손으로 경추의 왼쪽 회전을 수동적으로 제어하고 유도한다(그림 16.34).

참고: 경추의 우측 회전이 우측 SCM을 길어지고 경추의 좌측 회전 시 근육의 반대편 회전과도 관련이 있기 때문에 우측 SCM이 짧아진다는 것을 실제로 말할 수 있다. 그래서 좌측 SCM은 경추를 우측으로도 회전시킬 것이다. 저자가 언급하는 이유는 경추가 좌측 회전을 할 것이라 생각했으나 이론적으로 근육을 짧아지게 하였고, 전체적으로 이 기법의 목적은 근육을 늘리는 것에 있다. 그러나 저자는 이 근육을 수동적으로 치료하고 있기 때문에, 환자는 움직임에 대한 역할이 없다는 것을 의미한다. 그러므로 근육은 사실상 수축 상태

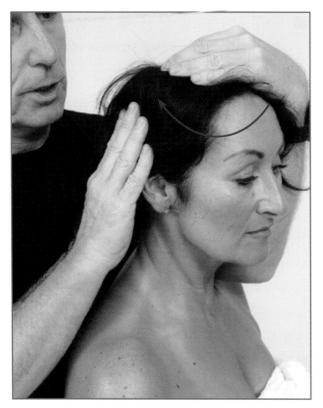

그림 16.32: 치료사는 두개골을 부드럽게 잡고 경추를 우측으로 회전시킨다.

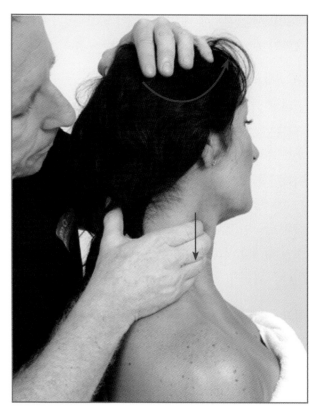

그림 16.34: 치료사는 흉쇄유돌근(SCM)의 아래로 활주하는 동시에 경추를 왼쪽으로 회전한다.

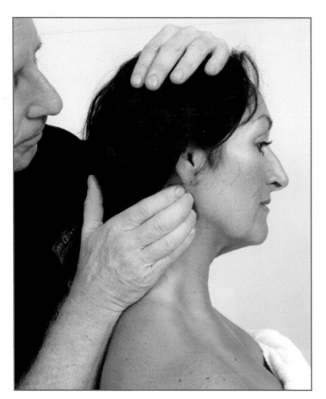

그림 16.33: 치료사는 유양돌기의 흉쇄유돌근(SCM)을 기시부에 접촉한다.

에서 있지 않아 이러한 치료 방법은 저자에게 가장 좋은 연습이 될 것이다. 저자는 경추를 돌려주면서 그 부위를 개방하게 되어, 반대방향으로 움직였을 때와 비교하면 공간이 생겨 통증을 완화시키는 치료가 될 것이라고 생각한다(이것은 저자의 개인적인 의견이다).

기법 2-수동 활주(사각근)
[Technique 2-passive gliding (scalenes)]

C2~7에 부착된 사각근(전방, 내측, 후방)과 흉곽충돌 중후군 구조는 사각근이 전방과 내측 섬유에서 빠져나온다. 저자가 이 책에서 평가하고 치료하는 방법을 가르쳐 준 모든 근육 중에서 특히 아래에서 보여 주는 기법들은, 이러한 특정 근육에 대해 매우 조심해야 한다. 경우에 따라 많은 환자들이 어깨, 팔, 또는 손의 얼얼함이나 너무 강하게 가해지는 압박, 국소적으로 쑤시는 통증과 같은 변형된 감각을 언급할 것이다. 이것은 신경학적 구조가 맞닿다는 것을 나타내므로, 당신이

누르고 있는 부위에 매우 신중해야 하고 - 가벼운 접촉만이 권장된다.

이 기법은 위에서 설명한 흉쇄유돌근(SCM) 근육의 치료법과 거의 동일하다. 유일한 차이점은 당신이 흉쇄유돌근(SCM) 근육을 활주하여 내려갈 때, 손가락이 근육의 후방으로 미끄러지는 것은 꽤 정상이며, 그것은 사각근과 접촉할 것이기 때문에 괜찮다는 것이다(그림 16.35). 당신은 아마도 좌측 회전뿐만 아니라 경추에 약간의 굴곡이 있다는 것을 알아차릴 것이다. 저자는 이것이 섬세한 구조를 치료하는 데 있어서 더 나은 방법이라고 믿는다.

참고: 사각근 치료와 함께, 저자는 부채꼴 형태의 움직임을 사용하지만, 사각근의 개별적 섬유를 치료하기 위하여 더 작은 범위로 한다.

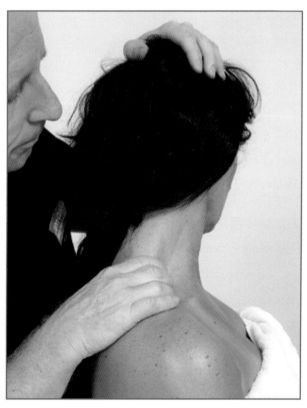

그림 16.35: 치료사는 사각근에 접촉하여 경추의 좌측 회전과 굴곡에 따라 하부 활주 기법을 적용한다.

■ 중부/하부 승모근과 능형근
(Mid/lower trapezius and rhomboids)

실제로 일부 견갑골 근육의 연부조직에 적용하는 것은 환자에게 상당한 치료적 효과를 가져올 수 있으며, 특히 견갑골 사이에 위치한 수축근에 대한 증상적 치료는 저자의 가르침 중 일부가 어긋날 수 있지만 통증을 쫓는다거나 역기능 등에 대하여 관여하지 않는다.

그 진술이 의미하는 바는 많은 환자들이 신체의 중앙 견갑부에 증상과 통증을 가지고 있고, 그 한 가지 이유는 너무 짧아진 길항근에서 올 수 있다는 것으로, 이 같은 경우에는 가슴 근육이라 할 수 있다. 능형근과 중부 승모근이 길어지고, 약해지거나 억제된 위치가 되는 이유는 흉근의 과도한 활성으로 인한 이유일 것이다. 약해진 중간 견갑골 근육을 치료적 강화를 하기 전에 흉근을 늘이는 것이 온전한 방법이고(만일 그렇다면), 저자는 이미 이것을 해결하는 방법을 보여 주었다.

기법 1−능동 활주(Technique 1-active gliding)

환자는 앉아 있는 자세를 유지하고, 근육이 짧아진 위치에 있으며 치료사는 손의 손가락 마디와 뻗은 팔(그림 16.36)을 사용하여 환자의 견갑골 중간 부위를 접촉하도록 요구한다.

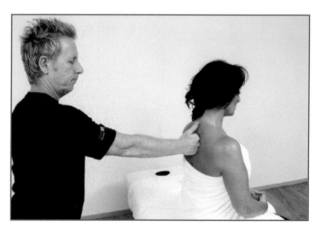

그림 16.36: 환자에게 견갑골을 약간 접으라고 한 뒤, 치료사는 뻗은 팔의 손가락 마디를 사용하여 중간 견갑골에 압박을 가한다.

치료사가 연부 조직에 하방 활주 기법을 적용하고 있을 때 환자는 견갑골 전인을 하거나(양쪽으로 쉽게 전인을 하더라도 한쪽씩) 아니면 경추를 굴곡하도록 한다(그림 16.37).

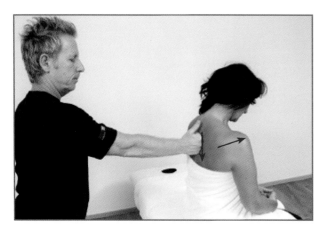

그림 16.37: *치료사는 환자가 견갑골을 전인하고 목을 구부리는 동안 중간 견갑골 부위에 하방 활주의 압박을 적용한다.*

대체 기법(Alternative technique)

환자에게 팔을 90도 정도의 외전과 팔꿈치 굴곡을(그림 16.38A) 하라고 요청한다. 치료사는 환자가 수평 굴곡(그림 16.38B) 운동을 계속할 때 능형근과 하부 승모근에 위로 뻗은 팔을 사용하여 하방으로 활주를 진행한다(그림 16.38B).

환자(원하는 경우)는 팔을 수평 굴곡시키고 동시에 체간을 회전한다. 이렇게 하면 특히 척추 가까이 압박을 가하거나(그림 16.39) 능형근과 중/하부 승모근이 만약 견갑골의 가까이 인접해 있는 경우 치료사가 입증한 것처럼 뻗은 팔을 이용하여 이 위치에서 흉추 기립근을 치료할 수 있다.

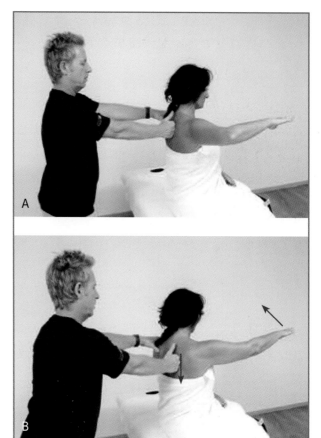

그림 16.38A, B: *A: 치료사는 중간 견갑골 부위에 하방 활주 압박을 적용한다. B: 치료사가 하방 활주 운동을 적용할 때 환자는 어깨의 수평굴곡을 유지한다.*

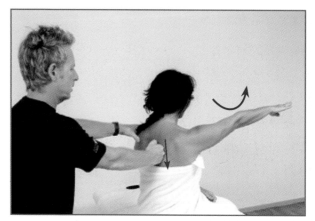

그림 16.39: *치료사는 환자가 흉추 회전을 하는 동안 흉추 기립근과 능형근에 하방 활주 압박을 적용한다.*

17

어깨 및 경추에 대한 에슬레틱 테이핑 및 키네시올로지 테이핑 기법

Athletic and kinesiology taping techniques for the shoulder and cervical spine

---

이 장의 일부는 저자의 책 『키네시올로지 테이핑에 대한 실용 가이드』에서 발췌한 것이다. 여기서 저자의 목표는 이 기술이 거의 멸종되고 있기 때문에 에슬레틱 테이핑 기술의 사용을 설명하고 장려하는 것이다. 저자의 견해로는 이들 기술은 초기 경력의 치료사에게 가르쳐야 한다고 생각하고, 이 작은 장이 일부 치료사에게 에슬레틱 및 키네시올로지 테이프 사용에 대해 더 많은 지식을 습득하고 인증받을 수 있는 훈련 과정을 찾을 수 있도록 영감을 줄 수 있길 바란다.

이 기술은 특히 어깨 복합체와 경추에 스포츠 관련 부상을 입을 때 필요하다. 저자는 영국 육군의 신체 훈련 강사로서 에슬레틱 테이핑에 대해 처음 입문하여 이 분야에서 매우 긴 수습 과정을 마쳤으며, 저자에게 그러한 기법을 가르친 숙련된 군사 물리치료사들에게 진심으로 감사한다.

처음에는 에슬레틱 테이프만 사용했으며 수년간 다양한 강성 및 탄성 유형의 테이프를 사용했다. 또한 파워 플렉스 및 파워 테이핑 시스템뿐만 아니라 무릎, 어깨, 척추에 대한 전통적인 맥코넬 테이핑(호주 물리치료사인 제니 맥코넬의 이름을 따서)을 배웠다. 이러한 기술은 수년 동안 슈퍼볼 팀의 웰빙을 돌봐 온 Ron O'Neil이라는 미국의 운동 트레이너가 저자에게 가르쳐 주었다.

얼마 전까지만 해도 저자는 매달 에슬레틱 테이핑 코스를 가르치고 있었다. 그러나 몇 년을 앞두고 일반적인 에슬레틱 테이핑에 대한 수요가 지난 몇 년 동안 엄청나게 감소했기 때문에 지금은 키네시올로지 테이핑 과정만 가르치고 있다. 저자의 진심 어린 희망은 에슬레틱 테이핑이 스포츠 의학(그리고 저자의 마음)에서 항상 자리를 차지할 것이라고 생각하기 때문에 에슬레틱 테이핑의 '오래된 학교' 방식이 잊혀지지 않는 것이다.

물리치료 분야에서 운영되는 진정한 전문가는 테이핑 기술의 모든 측면에 대해 잘 알고 있어야 한다. 따라서 많은 도수치료 학생들이 단지 저자의 훈련 상자에서 꺼내진 색상 테이프만 보고, 일반적인 흰색 에슬레틱 테이프는 결코 본 적이 없는 것에 대해 약간 실망한다.

이 장에서는 백색 테이프(leukotape), 산화 아연(Z/O) 및 미세 다공성 테이프와 같은 재료를 사용하여 어깨 복합체를 테이핑하는 표준 방법을 설명한다. 그러나, 설명된 대부분의 테이핑 기법은 키네시올로지 테이프를 사용하는 비교적 새로운 테이핑 시스템을 사용한다.

키네시올로지 테이핑은 현재 스포츠 의학 분야에서 가장 자주 사용되는 테이핑 방법이며 몇 년 동안 사용되어 왔다. 밝은 색상의 테이프는 이제 전 세계의 모든 주요 스포츠 행사에서 매우 흔한 광경이며 심지어 일부 레크리에이션 활동에서도 볼 수 있다. 따라서 치료사는 기법을 마스터하는 것이 필요하며, 상대적으로 배우기 쉽고 통증과 부기를 감소시킬 뿐만 아니라 운동선수의 수행능력을 잠재적으로 향상시킬 수 있는 특별한 방법을 적용해야 한다.

■ 키네시올로지 테이핑의 간략한 역사(A brief history of kinesiology taping)

1970년대 일본의 카이로프랙터 Kenzo Kase 박사는 새로운 형태의 스포츠 테이프 개발로 이어진 독특한 유형의 테이핑 방법을 사용하기 시작했다. 그는 산화아연(Z/O) 기법과 같이 운동용 스트래핑과 테이핑의 표준 형태에 비해 새로운 스타일의 테이핑을 개발하고자 했다. 그는 기존의 방법늘이 근육과 관절에 도움을 주지만 때로는 움직임의 범위(ROM)를 제한할 수 있으며, 특정 용도에서는 자연 치유 과정을 제한하고 잠재적으로 억제할 수 있다고 느꼈다. 광범위한 연구 끝에 카세 박사는 키네시오 테이핑® 기법을 개발했다. 림프관 배수를 장려하여 손상된 조직의 치유를 자연스럽게 돕고 ROM에 제약을 가하지 않고 관절과 근육을 지지하는 테이핑 시스템이다. 이러한 형태의 키네시올로지 테이핑은 1988년 서울 올림픽에서 50,000롤의 키네시올로지 테이프가 58개국에 기증되어 운동계 전체에 테이핑 제품이 크게 노출되면서 널리 알려졌다.

■ 키네시올로지 테이핑 방법(KTM)
[Kinesiology taping method (KTM)]

KTM은 스포츠나 비스포츠 관련 환경에서 효과적으로 사용할 수 있는 도구상자의 또 다른 간단한 '도구'이다. 일반적으로 근에너지기법(MET), 근막 기법, 관절 가동술을 포함한, 연부조직 치료와 같은 다른 도수치료들과 결합하여 사용되기 때문에 어깨 복합체에 대한 '독립형' 치료법은 아니다. 일단 이 테이핑 시스템이 완전히 이해되고 실질적으로 적용되면 환자와 스포츠 선수의 전반적인 웰빙을 지원하는 모든 치료 프로토콜에 대해 부가적으로 제공하게 될 것이다.

■ 키네시올로지 테이핑 vs 전통적 에슬레틱 테이핑(Kinesiology tape vs conventional athletic tape)

대부분의 에슬레틱 테이프의 유형들, 특히 이 장에서 저자가 설명할 테이프는 현재 운동선수에게 사용되는 많은 테이핑 기술이 '예방' 또는 '실제 안정성' 척도로 설계되었기 때문에 거의 또는 전혀 늘어나지 않는다. 이 방법은 단순히 스포츠에서 지속되는 특정 손상을 제한하고 적용된 부위에 필요한 지지와 안정성을 제공하기 위한 것을 목표로 한다. 반면에, 키네시올로지 테이프는 매우 탄력적이고 원래 사이즈의 120~180%까지 종방향으로 늘릴 수 있다. 게다가, 키네시올로지 테이프의 두께와 탄성은 인간의 피부와 비슷한 것으로 간주한다.

비탄력 에슬레틱 테이프를 손상 부위에 적용할 때, 테이프의 강성(rigidity)이 제한을 야기하거나 심지어는 적용한 부위의 움직임을 막을 수도 있다. 이는 추가 손상을 방지하기 위해, 특히 고정이 필요한 중증도에서 심각한 손상에 주로 사용된다. 그러나 대부분의 손상은 완전한 고정이 필요하지 않기 때문에 이것이 키네시올로지 테이프의 유연성이 그 자체로 나타나는 부분이다. 따라서 기존의 테이핑과는 달리 KTM은 손상당한 근육과 관절을 지지하는 동시에 안전하고 통증이 없는 가동 범위를 허용하여 환자와 운동선수가 회복 단계에 있는 동안 훈련이나 경쟁을 계속할 수 있도록 한다.

기존의 에슬레틱 테이프를 적용하면 순환이 잘 안 될 가능성이 있으며, 모든 스포츠 경기가 끝날 때마다 테이프를 세거해야 하는 문제가 있다. 반면에, 키네시올로지 테이프는 며칠 동안 부착하고 있을 수 있으며 "24/7"의 치료적 효과와 지지를 제공할 수 있다. 또한 이 테이프는 기저 조직에 문제를 일으키거나 관련 관절에 제한을 주지 않는다. 또 다른 이점은 키네시올로지 테이프가 제거되면 기존의 전통적 에슬레틱 스트래핑이나 테이핑 제품과 달리 접착제와 같은 잔여물이 남지 않는다는 것이다.

Kaya 등은 어깨 충돌 증후군의 치료를 위해 물리치료적 방식에 키네시올로지 테이핑을 비교하였다. 그들은 키네시올로지 테이핑이 특히 즉각적인 효과가 필요할 때, 어깨 충돌 증후군의 대체 치료 옵션이 될 수 있다고 결론지었다.

테이핑 접착력(Tape adhesion)

표준 에슬레틱 테이프에는 일반적으로 산화 아연(zinc oxide, Z/O)이라 불리는 접착제가 도포되어 있으며, 제거 후 피부에 잔여물이 남는 경우가 있다. 또한 일부 환자는 이러한 유형의 테이핑 시스템에 부작용을 보였다. 그러나 이러한 기법은 여전히 손상된 부위를 안정화시키는 매우 효과적인 방법이며, 본 장의 뒷부분에서 설명될 바와 같이 테이핑 분야에서 여전히 사용되고 있다.

현재 이용 가능한 키네시올로지 테이핑 제품의 대부분은 아크릴 기반 접착제로 일반적으로 라텍스가 없고 저자극성이다. 아크릴 접착제는 기존의 에슬레틱 테이프 접착제보다 피부에 훨씬 더 부드럽기 때문에 피부 자극이나 손상을 거의 일으키지 않는다. 피부 손상을 예방하기 위해 보호 언더랩 또는 프리 랩을 사용할 필요가 없으며 신체 어느 부위에나 피부에 직접 적용할 수 있다.

아크릴 접착제는 일반적으로 물결 모양의 패턴으로 키네시올로지 테이프의 뒷면에 적용된다. 이 패턴은 접착 영역과 비접착 영역을 번갈아 가며, 습기가 테이프 영역에서 쉽게 빠져 나갈 수 있도록 한다. 게다가, 면직물은 빠르게 건조되므로 키네시올로지 테이프를 샤워와 수영 중에도 편하게 착용할 수 있다.

더욱 중요한 것은 접착제의 번갈아가는 융기가 테이프 아래 조직에 압력 차이를 만들어낸다는 것이다. 이론적으로 이것은 테이프가 통증수용기(유해수용기, nociceptors), 혈관 및 림프계와 상호작용하여 통증을 완화하고 염증을 줄이는데 도움을 줄 것이다.

키네시올로지 테이프의 종류
(Types of kinesiology tape)

아마도 키네시올로지 테이프와 다른 에슬레틱 테이프 사이의 주요 차이점은 특정 적용 방법에서 확인할 수 있다. 기존의 에슬레틱 테이프는 안정성을 증진시키기 위해 일반적으로 손상 부위를 단단히 감싸고 있는 경우가 있으며(이 기법은 본문에서 다루지 않는다), 어떤 경우에는 에슬레틱 테이프를 고정이 필요한 부위에 적용할 수 있다. 그러나, 키네시올로지 테이프는 근육 및 관련 관절의 윤곽 주위에 적용되며 테이프에 적용되는 신축량은 적용 목적에 따라 달라질 수 있다.

올바른 유형의 키네시올로지 테이프의 선택방법(How to choose the right type of kinesiology tape)

락테이프(Rocktape)라고 하는 회사(저자가 개인적으로 이 분야의 리더 중 하나라고 생각하는 회사이다)는 그들의 문헌에서 본질적으로 두 가지 유형의 테이프, 즉 "값싼 테이프 그리고 좋은 테이프"가 있다고 언급하였다. 값싼 테이프는 고품질 테이프보다 피부 반응을 일으키기 쉽고, 훨씬 빨리 껍질이 벗겨지는 경향이 있으므로 피하는 것이 좋다고 하였다. Rocktape가 제안했듯이 저렴하고 덜 알려져 있거나 테스트가 안 된 제품은 피할 것이다.

개인 추천(Personal recommendations)

당신이 추측할 수 있듯이 Rocktape®는 저자가 매우 추천하는 회사이며, 옥스퍼드의 클리닉뿐만 아니라 키네시올로지 과정과 테이핑이 필요로 한 모든 운동선수와 환자들에게 사용된다. 그들은 다양한 키네시올로지 테이핑 제품을 시장에 출시하고 있으며 테이프의 효과를 손상시키지 않으면서 대체 디자인과 멋진 색상을 가진 이 제품을 저자는 좋아한다.

Rocktape 브랜드는 이 장의 모든 키네시올로지 테이핑 시연에서 사용될 것이며, 회사로부터 직접 테이프를 구입할 수 있다(www.rocktape.net).

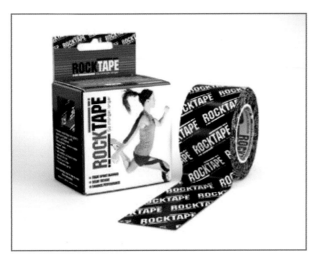

그림 17.1: *Rocktape®* 브랜드

Rocktape®의 몇 가지 특징(5 m×5 cm)

- 180% 신장력
- 라텍스 프리 및 저자극성
- 방수, 특히 H20 버전
- 피부가 숨을 쉴 수 있게 한다.
- 신체의 윤곽에 맞춰 신축성이 매우 좋고 성형하기 쉽다.
- 테이프의 두께와 무게가 사람의 피부와 비슷하다.
- 자연스러운 관절과 근육 ROM을 허용하고 움직임을 제한하지 않는다.
- 근 피로를 지지하고 감소시키는 도움이 되는 탄력적인 특성
- 림프배출로 순환을 돕는다.
- 재적용 없이 3~5일 착용 가능하다.

■ 키네시올로지 테이핑은 어떻게 작용할까?
(So how does kinesiology taping work?)

신체에 대한 모든 유형의 손상이나 외상은 염증 반응으로 알려진 신체의 자연적인 보호 메커니즘을 촉발시킬 것이다(그림 17.2). 이러한 반응의 주요 식별 가능한 징후는 통증, 부종, 열 및 발적과 ROM 제한이다.

키네시올로지 테이핑은 체성감각 시스템 내의 다양한 수용기를 표적으로 삼기 때문에 염증에 대한 자연 반응을 돕는 것으로 임상적으로 나타났다. KTM의 올바른 적용은 피부를 미세하게 들어 올려 통증을 완화하고 림프 배수를 촉진시킨다. 이 리프팅 효과는 피부에 왜곡을 만들어 틈새 공간을 늘리고 감염된 부위의 염증을 감소하게 한다(그림 17.3A, B).

그림 17.3과 같이 밑의 신경종말, 림프관, 혈관은 손상으로 인해 '압박' 상태에 있다. 모든 유형의 손상은 앞서 설명한 바와 같이 염증을 일으키며, 이 자연적인 과정은 어떤 형태의 부종을 유발한다. 일반적인 부종 유형 중 하나는 혈종이며, 이후의 압력은 조직 내에 축적된다. 이 자연적으로 발생하는 과정은 연부조직 내에서 증가하는 압력과 함께 유해수용기(통증 수용체)를 자극하기 시작하고 통증이 감지될 것이다. 테이핑 과정에서 자주 인용하듯이 '부종'은 압력을 유발하고 압력은 통증을 유발한다. 통증을 감소시키려면 압력을 줄여야 하는데, 이것은 연부조직 내에 축적된 압력을 줄이는데 도움이 되는 키네시올로지 테이핑을 이용할 수 있다. 다른 치료법도 예를 들어 얼음팩과 비스테로이드성 항염증제(NASIDs)를 키네시올로지 테이핑과 동시에 사용할 수 있다.

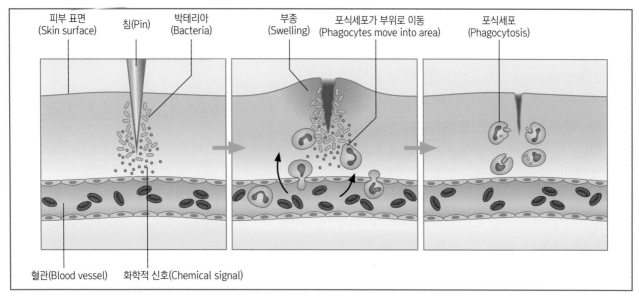

피부 표면
(Skin surface) 침(Pin) 박테리아
(Bacteria) 부종
(Swelling) 포식세포가 부위로 이동
(Phagocytes move into area) 포식세포
(Phagocytosis)

혈관(Blood vessel) 화학적 신호(Chemical signal)

그림 17.2: *염증 과정*

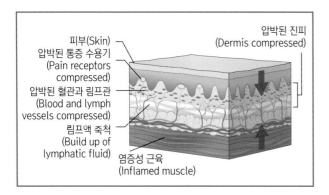

압박된 진피
(Dermis compressed)

피부(Skin)
압박된 통증 수용기
(Pain receptors
compressed)
압박된 혈관과 림프관
(Blood and lymph
vessels compressed)
림프액 축적
(Build up of
lymphatic fluid) 염증성 근육
(Inflamed muscle)

그림 17.3A: *테이프를 적용하지 않은 피부의 단면*

감압된 진피
(Dermis decompressed)

K 테이프(K tape)
피부(Skin)
감압된 통증 수용기
(Pain receptors
decompressed)
확장된 혈관과 림프관
(Blood and lymph
vessels dilated)
림프액 배출
(Lymphatic fluid
drained) 비염증성 근육
(Uninflamed muscle)

그림 17.3B: *테이프를 적용한 피부의 단면*

앞서 언급했듯이 키네시올로지 테이핑을 피부에 붙이면 표피가 '들어올림(lifting, 리프팅)' 또는 '둘둘말림(convolution)'을 일으킨다. 이 과정은 Capobianco와 Van Den Dries (2009)가 저서 『Power Taping』에서 논의했는데, 여기서 피부의 '리프팅'을 생체 역학적 리프팅 메커니즘 (biomechanical lifting mechanism, BLM)이라고 한다. 그들은 "BLM은 피부를 미세하게 들어 올려 체액이 더 자유롭게 움직일 수 있게 하여, 더 많은 혈액이 손상된 부위로 흘러 들어가 회복과 복구를 가속화시키고 림프액이 해당 부위에서 더 쉽게 배출되어 염증을 감소시킨다."고 언급하였다(이 과정의 예는 그림 17.3B 참조).

■ 키네시올로지 테이핑 적용 및 사용방법
(How to use and apply kinesiology tape)

키네시올로지 테이핑 제품은 표준 사이즈 길이(일반적으로 5 cm×5 m)로 나오는 경향이 있다. 치료사는 병원을 방문하는 개별 환자 또는 운동선수를 위해 테이프를 미리 잘라놓아야 하기 때문에 표준 테이핑 제품을 어떻게 언제 사용할지를 결정해야 한다. 그러나 일부 키네시올로지 테이핑 제품은 미리 절단된 형태로 제공되므로 사용하기가 조금 더 쉬워진다. 저자가 선호하는 것은 적용 당시 저자 스스로 테이프의 크기와 모양을 미리 자르는 것이다.

하나의 테이프로 여러 가지 독특한 테이핑 디자인을 만들 수 있다(그림 17.4). 모든 키네시올로지 테이핑 방법에서 하나의 'I' 스트립으로 시작하는 것은 매우 일반적이다. 이를 위해 치료사는 운동선수 및 환자의 키, 크기 및 면적에 따라 사용할 특정 길이를 결정한다. 표준 크기의 'I' 스트립은 동일한 스트립의 더 작은 버전으로 수정하거나, 두 개의 작은 'I' 스트립을 교차하여 'X' 모양으로 만들 수 있다. 표준 'I' 스트립은 'Y' 모양이나 '팬(fan)'과 같은 특수한 모양으로 만들 수도 있다. '팬' 기법은 일반적으로 림프 배수를 제어하는 데 사용된다. 키네시올로지 테이핑에 적용되는 방향과 스트레칭의 양은 운동선수 및 환자의 개별 요구에 따라 결정되므로 적용시 변경할 수 있다.

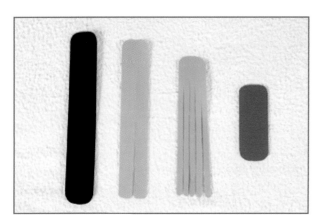

그림 17.4: *다른 스타일의 테이프 디자인*

테이프를 얼마나 늘려야 할까?
(How much stretch to apply to the tape?)

키네시올로지 테이핑을 얼마나 늘려야 하는가? 이것은 흔한 질문이며 따라야 할 몇 가지 간단한 규칙이 있다.

방법 1: 키네시올로지 테이핑을 환자에게 적용할 때 일반적으로 환자의 조직은 적용 전에 미리 늘어난 상태로 만들기 때문에 테이프는 거의 또는 전혀 늘어나 있지 않다.

방법 2: 이것을 '감압(decompression)' 스트립이라고 생각하거나, 간단히 말해서 '통증 완화' 스트립으로 생각해라. 이 테이프는 25~100%의 스트레칭으로 적용할 수 있는데, 이는 특정 부위의 통증을 경감시켜 주는데 도움이 되기 때문이다.

이 장에서 설명한 테이핑 기법은 테이프에 적용할 수 있는 신장력(예: 0~100%까지)의 변화를 보여준다. 그러나 키네시올로지 테이핑을 적용하는 방법은 여러 가지가 있으며, 저자가 배운 방법 중 일부를 수정할 수 있는 행운을 누렸다. 이 장에서는 운동선수들과 환자들을 바탕으로 현재 저자가 효과를 본 기술을 시연할 것이다.

Rocktape에는 또 다른 이런 말이 있다. "우리는 주어진 문제에 대해 테이프에 '올바른 방법'은 없다고 믿는다." 저자는 이것이 사실이라고 확신한다. 만약 여러분이 이것을 실제로 보고 싶다면, 유튜브에서 회전근개 근육에 키네시올로지 테이핑을 적용하는 15가지 다른 방법들을 볼 수 있고, 여러분은 15가지 방법 중 어떤 기술이 올바른 것인지 궁금해 할 것이다. 이론적으로 이 모든 것이 정확하고, 비디오에 있는 환자에게 기술을 적용하는 치료사가 클리닉에서 효과를 본 기술을 보여주고 있기에, 저자는 다음을 강조하려고 한다. 적용된 테이핑 기법이 효과가 있는지 여부를 결정하는 것은 환자이다. 치료사는 환자가 사용한 방식대로 키네시올로지 테이핑을 적용할 것이다. 그러나 당신은 운동선수 및 환자의 개별적인 요구를 충족시키기 위해 기법을 변경할 수 있는 능력을 갖기 위해 필요한 경험과 기능 해부학에 대한 기초 지식이 필요할 것이다.

키네시오롤지 테이핑의 이점
(Benefits of kinesiology taping)

- 정상 ROM에 영향을 주지 않고 약하거나 손상된 근육 지지를 제공한다. 이를 통해 치료 운동 및 / 또는 스포츠 훈련에 완전히 참여할 수 있으며 보상 불균형이나 부상이 발생할 위험을 최소화할 수 있다.

- 손상이나 수술 후 약해진 근육을 잠재적으로 활성화시켜 수축의 질을 개선하고 회복 과정을 가속화할 수 있다.
- 기존의 에슬레틱 테이프처럼 움직임을 제한하지 않고 부위를 안정화시킨다. 운동선수와 환자는 스포츠/활동 중에도 활동적인 상태를 유지할 수 있다.
- 이완시키고, 근육을 과사용 및 과부하(overstrained)시킬 수 있다.
- 림프액을 제거하여 통증과 부종을 줄이는 데 도움이 된다.
- 자세 불균형을 교정하고 ROM을 개선한다.
- 심리적 이점 및 플라시보 효과

에슬레틱 테이핑 사용의 이점
(Benefits of the uses for athletic taping)

- 치유 플랫폼을 제공하기 위해 손상당한 관절의 움직임을 제한하는 지지를 제공한다.
- 과도한 운동 범위를 제한하여 관절 인대와 관절낭을 안정시킨다.
- 스포츠에서 부상을 줄이기 위한 예방 조치로 입증되었다.
- 대부분의 스포츠와 관련된 부상의 심각성을 감소시킨다.
- 만성 손상을 관리하는 데 도움이 된다.

- 부종을 줄이는 데 도움이 된다.
- 재손상으로부터 손상된 부위를 보호한다.
- 특정 범위의 운동 범위에 영향을 주지 않고 약하거나 다친 근육을 지지한다.
- 림프액 제거를 보조하여 통증 및 부종 감소에 도움을 준다.

수년 동안 일관되게 사용해온 두 에슬레틱 테이핑 제품(옥스퍼드에서의 연습과 Bodymaster Method Masterclass의 훈련 목적 모두)은 *Tiger Tan Taping Kit* (그림 17.5)라고 하는 특별히 설계된 테이핑 팩으로 제공된다. 키트에는 Tiger Tan Tape (3.8 cm×13.7 m) 롤 1개와 Tiger Tape Fix 롤 1개(5 cm×10 m)가 들어 있다. 이는 Physique Management (www.physique.co.uk)라는 회사에서 구입할 수 있다.

저자는 이 책의 각 데모와 YouTube에 표시된 모든 개별 비디오에서 이 테이프를 사용했다.

에슬레틱 테이핑은 Lewis 등이 논의한 것처럼 ROM을 개선하고 자세 불균형을 교정한다. 그는 견갑골과 흉추의 위치를 변경하기 위해 테이핑 기법을 사용했고, 어깨 증상이 있거나 없는 환자의 어깨 가동성이 증가하는 것을 입증하였다.

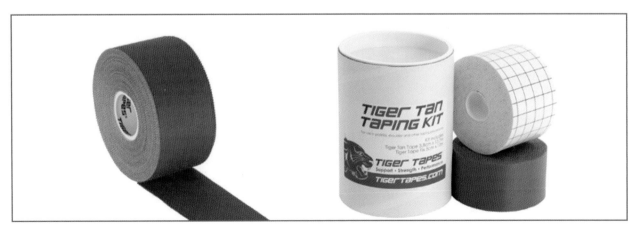

그림 17.5: *Tiger Tan Taping 킷*

모든 유형의 테이핑에 대한 주의 사항/금기 사항(Precautions/contraindications for all types of taping)

키네시올로지 테이핑과 일반적인 에슬레틱 테이핑 모두 어린이부터 나이가 많은 사람, 매우 적합하고 매우 적합하지 않은 사람까지, 모든 사람에게 일반적으로 안전하다. 치료적 테이핑 기법은 운동선수와 환자들이 찾고 있는 지지를 제공할 뿐만 아니라, 그들의 상태에서 재활을 가능하게 한다. 따라서 운동선수/환자들은 스포츠 활동 혹은 심지어 일상생활 동안 활동적인 상태를 유지할 수 있다. 모든 유형의 테이핑 방법과 마찬가지로 테이프를 적용하기 전에 확인해야 할 몇 가지 주의 사항과 잠재적 금기 사항이 있다.

주의사항(Precautions):

- 테이프에 대한 알려진 반응
- 심부 정맥 혈전증과 정맥염
- 액와부위와 슬와부위처럼 민감한 신체 부위
- 국소 혹은 원거리 임 부위
- 연약한 피부, 예: 노인 혹은 특정 의학적 상태
- 초기 단계의 피부 치유

금기증(Contraindications):

- 피부의 감염 부위
- 습진 및 피부염과 같은 피부질환
- 봉와직염
- 손상된(broken) 피부와 상처
- 키네시올로지 혹은 에슬레틱 테이프에 대한 피부 반응

■ 키네시올로지 그리고 에슬레틱 테이핑 적용(Kinesiology and athletic taping applications)

키네시올로지 테이프와 에슬레틱 테이프를 적용하는 방법에는 여러 가지가 있다. 저자는 몇 가지 간단한 규칙을 고수하는 것이 가장 좋다고 생각하고 한 가지 방법을 학습한 후 운동선수/환자의 필요에 따라 조정할 수 있다.

적용 전 일반적 규칙(General rules before application)

- 테이프 접착제에 대한 알려진 병력을 항상 체크하라.
- 오일, 크림 혹은 마사지 왁스로 피부를 닦고 필요한 경우 모발을 다듬는다(특히 에슬레틱 테이프를 적용할 때).
- 필요한 크기와 모양으로 테이프를 측정하고 자른다.
- 테이프가 들리거나 벗겨지지 않도록 각 테이프 끝의 모서리를 둥글게 만든다(단지 키네시올로지 테이프만).

키네시올로지 테이프를 사용하면, 절대 테이프의 끝을 늘리지 말고 늘리지 않은 상태로 테이프 양 끝을 2~3 cm 정도 남겨두어라. 키네시올로지 테이프의 끝을 늘리지 않고 남겨놓는 것은 피부에 '전단(shearing)' 유형의 긴장을 방지하고, 테이프를 최소 며칠 동안 유지시키면서 나타나는 잠재적 과민자극을 제한할 것이다.

사전-신장 적용 동안(K-테이프)

[During application pre-stretch (K-tape)]

키네시올로지 테이프를 손상 부위에 적용하기 전에, 환자/운동선수의 조직(예: 근육)을 자연스럽게 신장된 자세로 안내하고 위치시킨다(그림 17.6). 환자는 견디다가

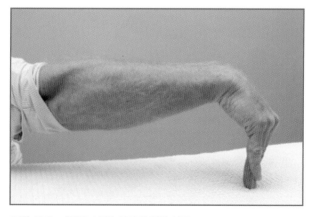

그림 17.6: *'사전-신장' 자세의 전완 신전*

어떤 종류의 통증 혹은 부종을 나타내며, 단지 환자가 불편한 부위가 아니라 신장을 인식하는 곳까지 간다.

테이프 적용/안정화 기법
(Tape application/stabilizing technique)

키네시올로지 테이프를 적용하기 전에, 테이프의 접착 면을 노출하여 특정 신체 부위에 부착할 수 있도록 한 다. 테이프의 뒷면을 '벗겨내기(peel off)' 하는 것은 자연 스러운 것이다. 그러나 이 과정은 테이프의 사각 중 한 곳이 쉽게 '찢기(torn)'가 가능하기에 필요하지 않다. 이 찢어짐은 단지 뒤쪽 부분만 제거될 것이기에 키네시올 로지 테이프에 손상을 입히지 않는다. 준비된 'I' 또는 'Y' 스트립을 신체의 사전−신장된 조직에 적용하며, 첫 번째 적용시 테이프가 거의 또는 전혀 늘어나지 않는 다. 이 기법은 부위를 안정화하는 데 도움을 줄 것이다 (그림 17.7).

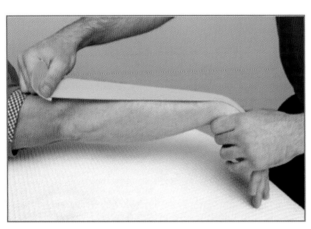

그림 17.7: *전완에 치료사에 의해 적용된 키네시올로지 테이프. 테이 프가 거의 늘어나지 않았다.*

통증 완화 적용/강압 스트립
(Pain offload application/decompression strip)

- 키네시올로지 테이프는(일반적으로 X, Y 혹은 작은 I 스트립) 원래 길이의 25~100%까지 늘릴 수 있다. 이 러한 유형의 적용은 일반적으로 통증 완화 스트립 또는 *감압* 스트립으로 알려져 있으며 통증이 있는 부위에 직접 적용된다.

- 만약 작은 'I' 스트립 혹은 작은 'X' 스트립을 사용하 는 경우, 긴 'I' 스트립 경우처럼 테이프 끝에서 보다 는 중앙에서 시작하여 테이프의 뒷 면을 떼어내는 것이 더 쉽다. 중앙이 분리되면, 테이프의 뒷면 스트 립의 각 끝을 떼어내고, 신장되지 않은 끝 부분을 접 는다(피부에 절단을 위해 석고를 바르는 것과 유사하다) (그림 17.8).

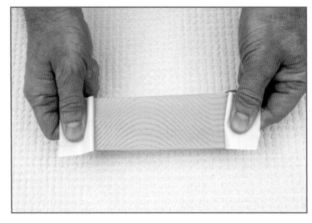

그림 17.8: *엄지를 사용하여 키네시올로지 테이프의 중앙에 50%의 신장력을 적용하였다.*

- 끝이 각각 접히면, 키네시올로지 테이프의 중앙에 적절한 신장력을 적용한다.
- 적절한 신장력을 적용하고, 키네시올로지 테이프 의 감압 스트립을 통증의 특정 부위에 적용한다 (그림 17.9).

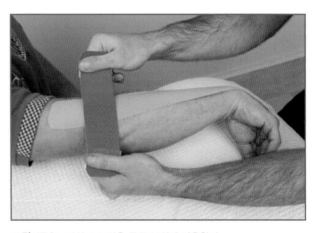

그림 17.9: *감압 스트립을 통증 부위에 적용한다.*

키네시올로지 테이프가 해당 부위에 적용되면 피부에 부착되는 테이프 뒷면의 아크릴 접착제를 자극하기 위해 열 활성화가 필요하다. 인공 열을 사용하지 않고 손으로 혹은 키네시올로지 테이프에서 제거된 뒷 부분 테이프 조각으로 테이프를 문지른다(그림 17.10).

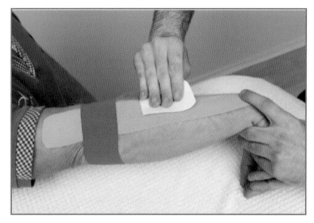

그림 17.10: 열을 발생시키고 접착제를 활성화하기 위해 해당 부위를 문지르는 키네시올로지 테이프

색깔된 '별 표시'와 문자용어들
(The colored 'stars' and letters)

각각의 개별적 키네시올로지 테이핑 설명을 위해서 환자가 겪는 통증과 직접적으로 연결된 신체 특정 부위에 색깔된 별을 표시하였다. 저자는 특히 키네시올로지 테이핑 기법을 도수치료 학생들에게 강의하는 동안, 별 표시 스티커의 적용으로 정확한 키네시올로지 테이핑이 가능하게 되는, 매우 유용함을 확인하였다.

문자와 관련하여, S 그리고 F는 각각 S=시작, F=마무리이다. 그리고 화살표는 테이프의 방향을 나타낸다.

통증이 있는 부위를 찾으면, 간단하게 스티커를 부착하거나 키네시올로지 테이프를 적용할 부위의 정확한 가이드로써 마크를 한다(그림 17.11). 부위가 확인되면, 키네시올로지 테이프의 준비를 시작하고 테이프를 적절히 적용한다.

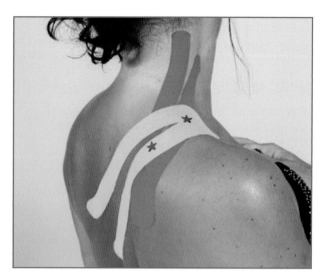

그림 17.11: 통증 부위를 '별표'로 나타내었다.

■ 키네시올로지 테이핑 기법
(Kinesiology taping techniques)

기법 1(Technique 1)

회전근개 건병증, 가시위근, 점액낭염, 가시아래근 통증
(Rotator cuff tendonopathy: supraspinatus, bursitis and infraspinatus pain)

Hsu 등은 야구선수의 어깨 충돌 증후군에 키네시올로지 테이핑의 효과에 대해 조사하였다. 그들은 견갑상완 리듬으로부터 팔을 되돌릴 때, 팔의 60~30도 하강 구간 동안 승모근 하부 섬유의 활성화를 확인하였다.

다음의 테이핑 기법은 통증이 나타나는 연부 조직에 따라 수정될 수 있다. 예를 들어, 만약 환자가 어깨의 앞쪽에 국소 통증이 있다면, 아마도 문제는 극상근 건병증일 것이다. 견봉 아래의 통증은 견봉하 윤활낭일 것이고, 상완골 대결절 뒤 통증은, 특히 환자가 수영을 한다면, 아마도 극하근 문제일 것이다. 그림 17.12는 위에서 언급한 것처럼 어깨와 관련된 세 가지 잠재적인 통증 부위를 보여준다.

첫 번째 기법은 삼각근의 부하를 줄이기 위해 적용한다. 만약 어떤 어깨 문제가 나타난다면 이 기법이 주로

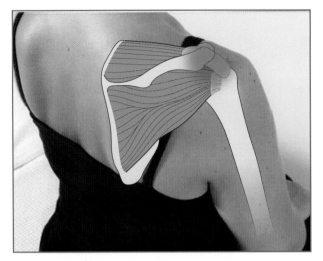

그림 17.12: 환자 통증의 원인이 될 수 있는 세 가지 통증 영역

첫 번째로 사용된다. 삼각근 결절에 'Y' 스트립을 적용하여, 신장된 위치에 전방 삼각근을 놓고 전방 삼각근에 테이프의 한 끝(tail)을 적용한다. 그러고 나서 후방 삼각근을 신장되게 놓고 테이프의 신장력은 거의 없게 하여 후방 삼각근에 테이프의 두 번째 끝을 적용한다(그림 17.13).

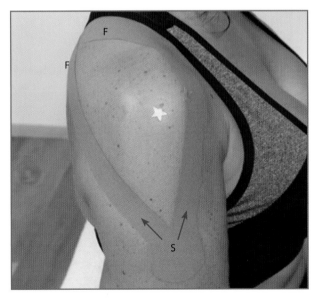

그림 17.13: 첫 번째 적용은 삼각근의 부하를 줄이기 위해 사용한다.

환자에게 자기 허리에 손을 대도록 요청한다. 그러면 극상근과 극하근 근육이 신장될 것이다. 통증 부위에 'Y' 스트립을 적용한다. 극상근을 위한다면 어깨의 전면에서 시작하고, 점액낭을 위한다면 견봉의 하부에서 시작하고, 극하근을 위한다면 상완골 대결절의 후부에서 시작한다(그림 17.14). 테이프의 각 끝은 50~75% 정도의 신장력을 적용한다. 또한 테이프를 적용하기 전에 더 좋은 자세를 위해서 어깨를 약간 후인하도록 환자에게 요청할 수 있다.

마찰열은 테이프를 활성화한다.

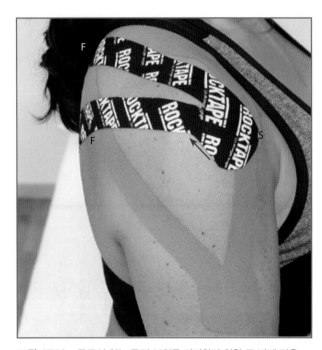

그림 17.14: 통증이 있는 특정 부위를 커버하기 위한 두 번째 적용

기법 2(Technique 2)

견쇄관절 염좌
[Acromioclavicular joint (ACJ) sprain]

저자가 럭비 팀과 물리치료사로서 함께 일할 때, 견쇄관절(ACJ)의 염좌는 거의 모든 훈련 세션과 경기에서 다양한 종류의 손상을 입을 정도로 단골손님처럼 발생하였다. 럭비는 신체접촉 운동이기에 아탈구/염좌는 물리치료사로서 흔하게 볼 수 있었다(그림 17.15). 그러나,

대부분의 스포츠가 관절을 사용하기 때문에 ACJ 염좌는 럭비에만 국한되지는 않는다.

환자가 어깨를 쉬는 것이 어렵기에 이 부위는 치료하기가 까다롭다. ─운동선수가 활동을 유지해야 한다는 것은 말할 것도 없고, 심지어 옷 입기를 해도 이 부위의 움직임이 필요하다. 따라서, 아래의 키네시올로지 테이핑 기법은 치유 기전을 도와주기에 완벽한 옵션이 된다.

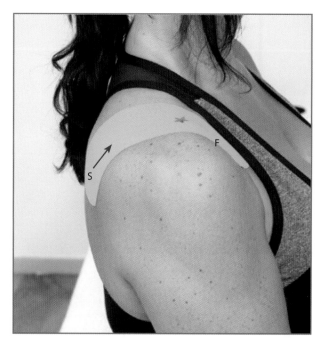

그림 17.16: *ACJ*에 가로질러 'I' 스트립의 첫 번째 적용

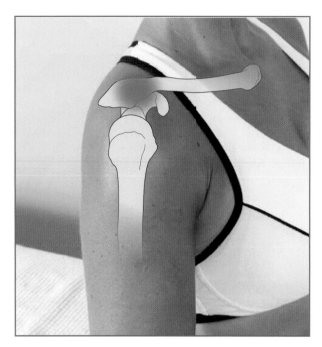

그림 17.15: *ACJ* 염좌

ACJ에 신장이 적용되지 않도록 환자의 팔을 옆으로 놓는다. 표준 'I' 스트립으로 75~100% 테이프를 신장하여 ACJ에 가로질러 적용한다(그림 17.16).

75~100% 신장력으로 두 번째 표준 'I' 스트립을 적용한다(그림 17.17).

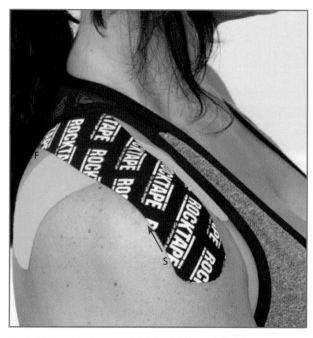

그림 17.17: *ACJ*에 가로질러 'I' 스트립의 두 번째 적용

75~100% 신장력으로 세 번째 표준 'I' 스트립을 적용한다(그림 17.18).

마찰열은 테이프를 활성화한다.

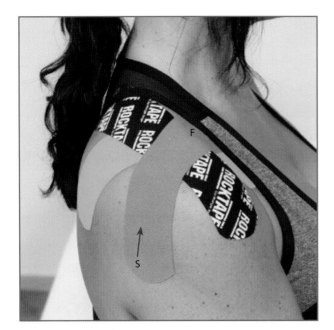

그림 17.18: ACJ에 가로질러 'I' 스트립의 세 번째 적용

기법 3(Technique 3)

상완이두근(biceps, 위팔두갈래근): 장두((long head, 긴 갈래)

Fratocchi 등(2012)은 상완 이두근에 적용된 키네시오 테이핑이 등속성 팔꿈치 최대 토크에 영향을 미치는지 알아보기 위한 연구를 수행하였다. 그들은 건강한 대상자 그룹의 구심성 팔꿈치 최대 토크가 실제로 증가했다고 결론지었다.

앞에서 언급했듯이 어깨 앞쪽의 통증은 극상근 건에서 발생할 수 있다. 그러나 이는 이두근 장두의 건병증일 수도 있는데, 관절와상 결절에서 기시하여 어깨 구조를 관통하고, 결절간 구를 통해 계속되고, 마지막으로 요골과 이두근 건막에 부착되기 때문이다(그림 17.19). 장두의 파열은 45세 이상 남성에게서 비교적 흔하다. 파열로 인해 반동이 발생하고 이후 이두근이 수축될 때 덩어리가 증가하는 것처럼 보이기 때문에 '뽀빠이' 팔이라고 알려져 있다.

신장된 자세로 이두근을 놓고, 요골의 정지부위로부터

시작하여, 거의 신장력 없이 'I' 스트립을 적용한다. 테이프는 이두근 장두의 기시 부위를 향해 적용한다(그림 17.20).

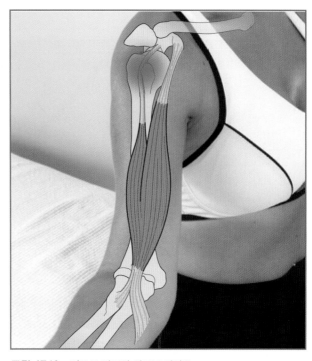

그림 17.19: 이두근 장두의 이두근 건병증

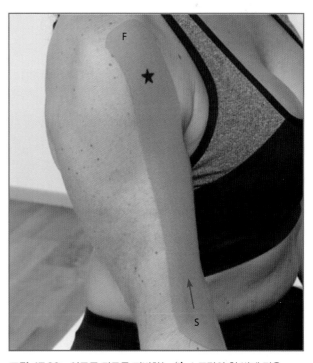

그림 17.20: 이두근 장두를 커버하는 'I' 스트립의 첫 번째 적용

통증 부위를 가로질러 50~75% 신장력을 적용하여 표준 'I' 스트립보다 좀더 작은 스트립을 적용한다(그림 17.21).

마찰열은 테이프를 활성화한다.

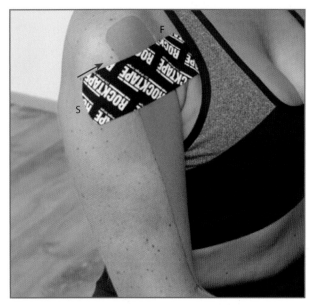

그림 17.21: 통증 부위를 가로지르는 작은 'I' 스트립의 두 번째 적용

기법 4(Technique 4)

중부 흉추와 능형근 통증(중부 가슴과 마름근 통증)
(Mid-thoracic and rhomboid pain)

Karatas 등(2011)은 근골격계 통증을 보이는 외과의사에 대한 연구를 통해 키네시오 테이핑이 경추의 운동 범위(ROM)를 크게 개선하고 통증을 감소시켰음을 발견했다. 그들은 키네시오 테이핑이 목과 허리 통증을 줄이고 경추와 요추 ROM과 기능적 수행능력을 개선하는 효과적인 방법이 될 것이라고 결론지었다.

견갑골(shoulder blade, 어깨날) 사이의 중간 흉부 부위에 나타나는 통증은 아마도 능형근 또는 하부 승모근의 염좌 때문일 수 있다(그림 17.22). 또한 연관통으로 나타날 수 있으며 잠재적으로 하부 경추에서 발생할 수 있다. 감별 진단의 일부로 늑골 또는 흉추 기능장애를 고려하는 것도 필수적이다. 드물게, 증상이 폐와 늑간근들의

문제일 수도 있다.

클리닉에 오는 많은 환자들은 흉부 중간 근육이 지속적으로 신장되는 자세 문제를 가지고 있다. 이것은 대흉근과 소흉근의 짧고 팽팽한(tight) 길항근(반대) 때문일 수 있다. 치료에는 통증이 있는 부위를 치료하는 것보다 가슴 근육을 늘리는 기법이 포함되어야 한다 – '통증이 문제가 아닌 곳'을 기억하라(Ida Rolf).

이러한 유형의 상태에 대한 키네시올로지 테이핑은 환자가 자신의 자세를 인식하고 권장 운동을 더 많이 수행할 수 있도록 하기 때문에 치료 프로그램의 훌륭한 보조 기법이 될 수 있다.

중간 체간을 굴곡하고 환자에게 어깨를 전인하도록 요청하여 중간 흉부 근육이 신장되도록 한다. 상부 승모근으로부터, 한 번에 하나씩, 두 개의 표준 'I' 스트립 테이프를 적용한다. 척추 기립근을 따라 꼬리쪽으로 각 스트립을 50~75%까지 늘려 부착한다(그림 17.23).

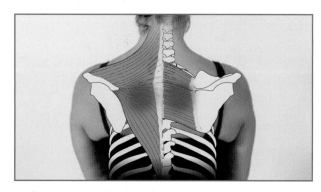

그림 17.22: 중간 흉부 근육들(능형근과 승모근)

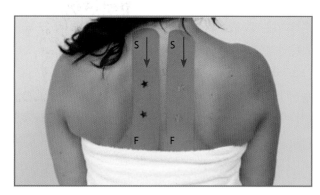

그림 17.23: 견갑골 사이에 세로로 두 개의 'I' 스트립의 첫 번째 적용

견갑골 사이의 중간 흉부 부위에 각 스트립에 50~75% 신장력을 적용하여 두 개의 표준 'I' 스트립을 적용한다 (그림 17.24).

마찰열은 테이프를 활성화한다.

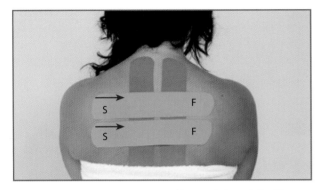

그림 17.24: *견갑골 사이에 두 개의 'I' 스트립의 두 번째 적용*

기법 5(Technique 5)

견갑거근/상부 승모근 염좌(어깨 올림근/위등세모근 염좌)
(Levator scapulae/upper trapezius strain)

González−Iglesias 등(2009)은 '경부 키네시오 테이핑이 급성 편타성 손상 환자의 통증 및 경추 ROM에 미치는 단기 효과'를 연구하였다. 그들은 환자가 급성 편타성-관련 상태를 보였을 때 키네시올로지 테이핑이 적용 직후와 24시간 추적 기간에 통계적으로 유의미한 개선을 나타냈다고 결론지었다.

견갑골의 상각에 견갑거근이 부착한다. 그러므로, 환자가 이 부위에 통증을 나타낸다면 근육의 문제라고 추측할 수 있다. 저자는 이 근육이 환자 증상의 전체 그림중 한 부분이라는 것에 동의하지만, 또한 다른 구조도 포함될 수 있다는 것을 고려해야만 한다. 이는 이미 전 장에서 다루었다(그림 17.25).

통증으로부터 반대편으로 목을 외측 굴곡하고 회전하여 견갑거근을 신장된 상태로 놓는다. 테이프가 거의 혹은 전혀 늘어나지 않은 상태에서 견갑골(C1~4)의

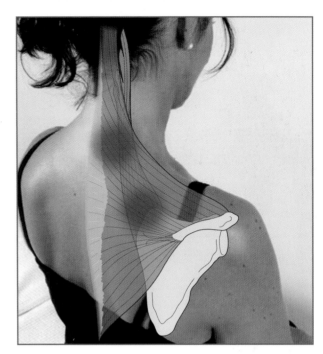

그림 17.25: *견갑골 상각에 위치한 통증과 상부 승모근의 염좌*

기시에서 아래쪽에 있는 견갑골 상부를 향해 'I' 스트립 하나를 적용한다(그림 17.26).

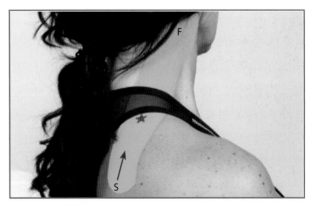

그림 17.26: *견갑거근에 첫 번째 적용*

상부 승모근의 경우, 환자에게 통증의 반대쪽으로 경추를 외측 굴곡하도록 요청한다. 두 번째 'I' 스트립을 후두골의 기저부로부터 시작하여, 거의 혹은 전혀 늘어나지 않은 상태에서 쇄골의 정지 부위까지 계속 적용한다(그림 17.27).

마찰열은 테이프를 활성화한다.

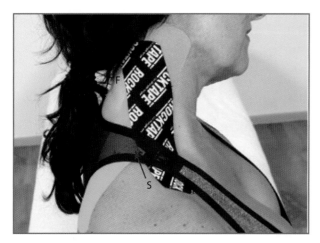

그림 17.27: 승모근에 두 번째 적용

기법 6(Technique 6)

자세 테이핑(Postural taping)

이 기법은 아마도 환자에게 근육을 사전-신장된 자세에 두기보다는 오히려 짧게 하도록 요청하기 때문에 운동학적 철학과는 반대된다. 그러나, 저자는 이것이 환자의 자세 조절을 더 잘 되도록 하기 때문에 정당하다고 생각한다.

환자를 침상에 앉게 하고 견갑골을 후인하고 하강하도록 요청한다. 오른쪽 쇄골상와(supraclavicular fossa, 빗장위 오목) 위에서 시작하여 체간의 왼쪽으로 50~75% 신장력을 적용하여 K-테이프 한 조각을 적용하고 반대쪽도 같은 과정을 반복하여(그림 17.28) 신체의 정중선을 가로지른다.

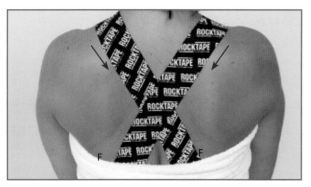

그림 17.28: 왼쪽부터 오른쪽으로 쇄골상와에서 허리까지 50~75% 신장력으로 K-테이프 적용

왼쪽에서 오른쪽(반대)으로 혹은 그 반대로 테이프를 붙이는 것보다 오히려, 대체 기법은 승모근에서부터 허리까지 실제로 같은 면에 테이프를 붙이는 것이다(그림 17.29). 일부 환자들은 이 자세 테이핑 방법을 선호한다.

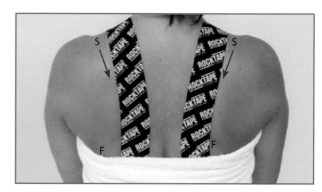

그림 17.29: 같은 면 승모근에서 허리까지(같은 면) 50~75% 신장력으로 K-테이프 적용

■ 어깨와 경추 복합체를 위한 에슬레틱 테이핑 기법(Athletic taping techniques for the shoulder and cervical complex)

아래에 설명된 묘사에서는 두 개의 테이핑 제품을 사용하는 것이 가장 일반적인데 하나는 아연 산화 기초의 백색 테이프이고, 혹은 이 경우에는 Tiger Tan Tape라 불리는 유사한 제품을 사용하고, 다른 하나는 Fixomull 혹은 Hypafix라 불리는 미세기공(micropore) 유형이고, 다시 이들은 Tiger Tape Fix라고 묘사한다. 이 두 가지 테이핑 제품 시스템의 아이디어는 흰색 다공성(porous) 테이프가 피부를 보호하는 장벽 역할을 하고 갈색 테이프가 흰색 다공성 테이프 위에 직접 적용된다는 것이다. 그 이유는, 만약 갈색 아연 산화 테이프만 적용하고 오랜시간 혹은 때때로 심지어 며칠 동안 놔두면, 피부 반응을 야기할 수 있기 때문이다.

우리가 환자에게 테이프를 적용하기 전에 검사-테이프-재검사(test-tape-retest)를 할 수 있다. 저자는 당신이 저자가 의미하는 바를 이해할 수 있다고 확신한다.

우리는 환자에게 편하게 할 수 있는 만큼 어깨를 외전 그리고/혹은 굴곡하도록 요청하고 ROM을 관찰할 수 있다. 또한 환자에게 움직임 동안 어떤 통증이 느껴진 다면 우리에게 알려주도록 요청할 수 있다. 그런 다음 치료사는 아래에 설명된 대로 테이프를 적용하고 특정 동작을 재검사하여 ROM이 개선되고 통증이 감소되었 는지 확인한다.

아래의 에슬레틱 테이핑 기법은 같은 어깨 병리를 치료 하기 때문에 한 가지 면에서 관련이 있다고 고려될 수 도 있겠지만, 이전 키네시올로지 테이핑 기법과는 매우 다르다. 키네시올로지 테이핑은 일반적으로 동작을 허 용하는 반면, 에슬레틱 테이핑은 제한된 스트레칭 능력 으로 인해 관절 가동 측면에서 환자에게 자연스럽게 더 제한적으로 느껴진다. 그러나, 환자는 아마도 관절에서 키네시올로지 테이핑 방법보다는 더 안정감을 느낀다 고 언급할 것이다.

통증 완화 기법(Pain off-load techniques)

저자는 다음의 에슬레틱 테이핑 기법들이 통증이 나타 나는 곳에 '부하-하강(off-load)'하는 데 도움이 되어 어 깨 복합체 구성 요소의 재위치에 도움을 줄 것이라 생 각한다. 그러면 잠재적으로 환자가 통증이 없는 상태에 서 정상적인 일상 과제를 수행할 수 있다. 이들 기법은 또한 '안정화' 기법이라고 생각할 수도 있다.

기법 1-어깨 충돌 증후군
(Technique 1-shoulder impingement syndrome)

환자는 정상적으로 앉고 통증이 있는 팔을 외회전 자세 로 놓도록 요청받는다. 상완골두의 전하방면으로부터 견갑골의 중간 지점으로 첫 번째 미세기공 스트립을 적 용한다(그림 17.30).

환자에게 외회전을 위해 이 자세를 유지하도록 요청하 고 두 번째 스트립을 적용한다. 이 경우에는 갈색 Tiger Tan Tape를 적용하고, 피부에 직접 닿지 않고, 첫 번째

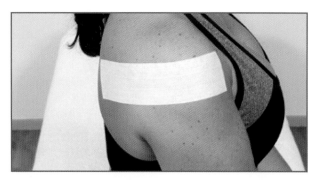

그림 17.30: 상완골 전방에서 견갑골 중간으로 미세기공 테이프 *(micropore)* 적용

백색 테이프 위에 직접적으로 장력을 가해 테이프를 적용한다. 테이프가 올바르게 부착된 경우 아래에 있 는 백색 테이프가 주름지는 것을 확인할 수 있다(그림 17.31).

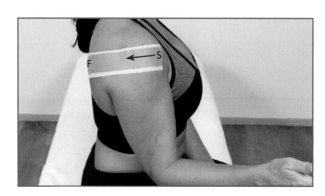

그림 17.31: *Tiger Tan Tape*의 적용

기법 2-관절와상완 관절 다방향성 불안정
(Technique 2-glenohumeral multidirectional instability)

환자에게 서거나 앉고 오른팔을 이완된 자세로 두도록 요청한다. 그림과 같이 상완골두의 전하방면에서 견갑 골의 상부로 첫 번째 미세기공 스트립을 적용한다. 두 번째 미세기공 스트립을 상완골두의 후하방면에서부터 쇄골의 상부로 제공한다. 세 번째 미세기공 스트립을 상완골두의 외측하방면(삼각근 조면에 가까이)에서부터 ACJ 바로 위에서 마무리한다(그림 17.32).

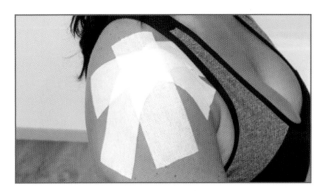

그림 17.32: 관절와상완 관절에 미세기공 테이프를 세 개 적용한다.

환자에게 이 자세를 유지하도록 요청하고, 치료사는 오른손으로 상완골의 위치를 부드럽게 조절하고 왼손으로 견봉을 안정화한다(그림 17.33). 이 자세로부터, 치료사는 관절와 안의 상완골을 상방으로 활주하고 Tiger Tan Tape의 각 스트립을 피부에 직접 접촉하지 않고 세 개의 백색 미세기공 테이프 위에 차례로 적용한다. 테이프가 올바르게 부착된 경우 아래에 있는 백색 테이프가 주름진 것을 확인할 수 있다(그림 17.34).

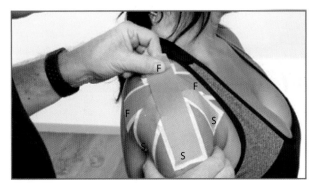

그림 17.33: 치료사는 *Tiger Tan Tape*를 부착하는 동안 상완골의 위치를 조절한다.

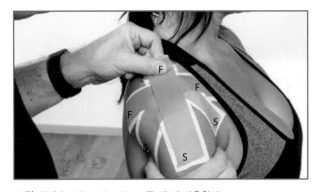

그림 17.34: *Tiger Tan Tape*를 세 개 적용한다.

기법 3-AC 관절 염좌
[Technique 3-Acromioclavicular (AC) joint sprain]

환자에게 서거나 앉고 오른팔을 이완된 자세로 두도록 요청한다. 상완골두의 전하방 면에서 AC 관절을 가로질러 견갑골의 상부에서 마무리하는 첫 번째 미세기공 테이프를 적용한다. 두 번째 미세기공 테이프는 상완골두의 후하방에서 AC 관절을 가로질러 쇄골의 상부에서 마무리한다. 세 번째 미세기공 테이프는 상완골두의 외측하방에서(삼각근 조면에 가까이) AC 관절을 가로질러 ACJ 바로 위에서 마무리한다(그림 17.35).

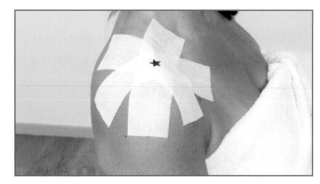

그림 17.35: AC 관절에 미세기공 테이프(micropore)를 세 개 적용한다.

환자에게 이 자세를 유지하도록 요청하고 치료사는 쇄골과 ACJ를 안정화하고 상완골의 위치를 부드럽게 조절해야 한다. 이 자세로부터, 치료사는 상완골을 상방으로 활주하는데, 이는 오른쪽 ACJ에 좀더 안정성을 줄 수 있기 때문이다. 그리고 나서 치료사는 피부에 직접 접촉하지 않고, 세 개의 미세기공 테이프 위에 Tiger Tan Tape를 각각 차례로 적용한다. 테이프가 올바르게 부착된 경우 아래에 있는 백색 테이프가 주름진 것을 확인할 수 있다(그림 17.36).

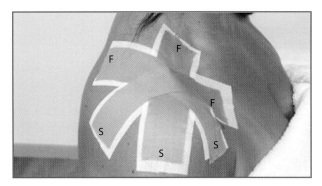

그림 17.36: *Tiger Tan Tape*를 세 개 적용한다.

기법 4-자세 테이핑
(Technique 4-postural taping)

환자에게 견갑골을 약간 후인하고 하강하도록 요청한다. 첫 번째 미세기공 테이프를 오른쪽 쇄골상와 바로 위에서부터 하부 흉추까지 적용하고 왼쪽도 같은 방법으로 반복해서 적용한다(그림 17.37).

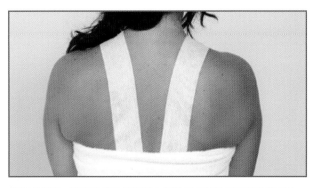

그림 17.37: *좌우의 쇄골상와에서 하부 흉추까지 미세기공 테이프 (micropore) 적용*

환자에게 견갑골 후인과 하강의 자세를 유지하도록 요청하고 그런 다음 피부의 접촉 없이, 두 개의 백색 미세기공 테이프 위에 직접적으로 장력을 가해 Tiger Tan Tape를 적용한다. 다시 말하지만, 테이프가 올바르게 부착된 경우 아래에 있는 백색 테이프가 주름진 것을 확인할 수 있다(그림 17.38).

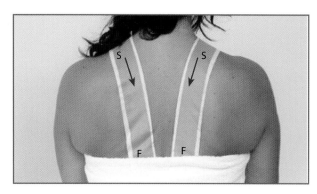

그림 17.38: 두 개의 *Tiger Tan Tape* 적용

18

어깨 복합체에 대한 재활 및 운동 프로토콜
Rehabilitation and exercise protocols for the shoulder complex

마지막 장에서는 상지의 재활 운동에 대한 다양한 옵션을 검토하고, 어깨 복합체에 중점을 둔 운동을 설명하고 있다. 그러나 계속 읽으면서 저자가 포함한 일부 운동이 내외부 코어(inner and outer core)와 관련이 있다는 것이 분명해질 것이다. 웅대한 계획에서 어깨 복합체의 전반적인 기능과 안정성을 돕는 데 도움이 되며 실제적인 보너스가 될 것이다.

물리치료 학생들에게 운동개념을 가르칠 때 저자의 진료소를 방문한 많은 환자들 예를 논의할 것이다. 학생들에게 문제를 복잡하게 만드는 것이 아니라, 가능한 간단하게 보면서 "이러한 유형의 프레젠테이션을 하는 환자의 주요 목표나 목적은 무엇입니까?" 라고 묻는다. 누군가는 "환자의 운동성을 향상시키기 위해"라고 말하고, 다른 누군가는 "통증을 줄이기 위해"라고 말할 것이다. 우리는 치료사로서 운동성에 초점을 맞춤으로써 어깨관절의 기능을 향상시키기 위하여 최선을 다하고 있다. 치료사에 의해 수동적이거나 환자에 의해 능동적으로 활성화되거나 또는 이 둘의 조합으로 결국 고통스러운 증상을 감소시키는 바람직한 효과를 얻게 될 것이다.

이 장에서 우리는 움직임 운동과 다수의 다른 재활 운동 프로토콜에 대해 부분적으로 논의할 것이다. 그러나 또 다른 목표가 있다. 예를 들어, 환자가 몇 주 전에 럭비를 하면서 어깨가 탈구되었는데, 본인들이 선택한 스포츠에 참여하는 것이 불안하거나 예민한 경우, 간단한 기본 목표는 안정화이다. 특정 강화 프로토콜에 중점을 두어 이를 수행할 수 있다. 다시 이 장에서 강화 운동을 사용하여 안정성을 살펴볼 것이다.

길고 약한 길항근 강화운동 전에, 짧고 단단한 주동근을 먼저 이완시켜야 한다는 MET 치료에 관한 이전 장을 다시 생각해보자. 약한 근육 강화에만 집중한다면 약한 근육이 짧은 길항근(반대) 어깨근육이 길어질 때까지 힘이 향상되지 *않는다*는 사실를 기억해야 한다. MET(정확하게 수행된 경우)는 프로세스의 연장 효과를 발생하게 한다. 그것은 이전 장에서 이미 다루었지만 이 장에는 하루 중 언제라도 할 수 있는 자가(self-help) MET 연장 운동이 포함되어 있다(장 끝 참조). 이는 특정 운동이 어깨 복합체의 연부조직의 정상적 길이를 촉진하기 때문에 강화운동 전에 사용된다. 그리고 근육을 적극적으로 수축시킨 다음, 팔다리를 움직이기 때문에 이러한 기술은 정상적 운동을 하기 전에 워밍업의 일부분으로 사용된다. 따라서 기본적으로 이 장에서는 *운동성, 안정성, 강화 및 자체 길이 연장(self-lengthening)*으로 조정 운동을 포함하는 *기능적 프로토콜*에 중점을 둘 것이다.

물론 이러한 개념은 자연스럽게 겹치게 된다. 우리가 어깨의 특정 운동에 초점을 맞추고 있다면, 스탠딩 푸시(standing push, 아래 참조)는 앞쪽에 붙어 있는 경사 근육을 활성화시킬 것이지만 분명하게 다음 근육도 사용된다: 이러한 푸시의 움직임은 단일 팔운동 벤치 프레스 동작과 유사하고, 대흉근(pectoralis major, 큰가슴근), 전삼각근(ant. deltoid, 앞어깨세모근), 삼두근(triceps, 위팔세갈래근) 근육을 *강화*시킬 것이다. 그리고 운동은 *기능적*이고 일상적인 활동과 관련이 있기 때문에 어깨 복합체의 전반적인 *안정성*들이 크게 향상된다. 푸시 동작(후삼각근 및 극하근)에 대한 길항 근육은 자연스럽게 연장 단계(lengthening phase)를 거쳐 또 다른 주요 재활 목표로 향하고, 궁극적으로는 전체 범위의 움직임을 달성하려고 푸시 동작을 허용하게 된다. 동시에 흉추가 운동의 일부로 회전을 한다. 결합움직임(combined movements)으로 인해 어깨 복합체뿐만 아니라 다른 신체부위의 전반적인 *움직임*을 같이 향상시킬 것이다. 하나의 기능적 움직임 패턴운동(스탠딩 푸시)의 예를 만들어 특징 운동이 재활 프로그램에 필요한 모든 요구 사항을 거의 대부분 충족시킬 수 있음을 알 수 있다.

많은 사람들이 운동을 하기 위해 체육관에 다니는데, 체중 감량이나 몸을 강화하고 조율하는 것과 같은 여러 가지 이유가 있을 수 있다. 일부는 치유를 촉진하고 특정 부상의 회복 속도를 높이기 위해 운동을 할 수 있다. 그러나 전 세계 체육관에서 관찰된 운동은 종종 전두면 또는 시상면 유형의 운동으로 편향되어 있어 기능적이지 않다. 몸의 전두면(frontal plane), 몸의 시상면(sagittal plane)으로 들어 올린다. 어깨 복합체의 영역에는 이러한 유형의 운동은 전혀 잘못된 것이 없다. 왜냐하면 그들이 특정 근육들을 강화시킬 것이기 때문이다. 그러나 일상 활동과 테니스, 골프 또는 달리기와 같은 스포츠 활동에 관련된 운동이라면 좀 더 기능적인 훈련이 더 합리적이라고 할 수 있다.

예를 들면, 개인에게 코어훈련과 횡단면에서의 운동(회전)에서 특정 운동, 수행운동을 보여 달라고 요청한다면, 저자는 아마도 그들이 등으로 누워 회전을 하면서 복부운동(crunch)을 수행할 것이라 생각한다. 다시 말해, 그림 18.1과 같이 팔꿈치가 복부운동을 수행하는 동안 반대쪽 무릎을 향하게 한다.

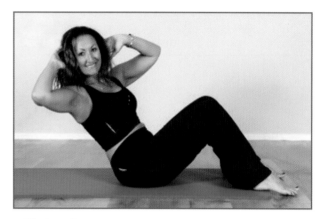

그림 18.1: *횡단면의 복근 회전운동*

아침에 잠에서 깬 때를 제외하고 매일 그런 유형이 운동을 하는 시간이 주어지기 때문에 잠시 동안 이 운동에 대해 생각해보고, 언제 우리는 등을 대고 팔꿈치를 반대쪽 무릎쪽으로 회전하는가를 현실적으로 생각해보자. 저자는 군대에서 기본 훈련을 받는 젊은이로서 매일 이러한 운동을 했던 기억이 있지만, 이 운동이 소총 사격과 관련이 있다는 생각조차 하지 않았다. 우리는 선택의 여지가 없었으므로 지시받은 대로 했다. 하사관 상사가 점프하라고 했다면, 우리는 아무 말도 하지 못하고 단순히 *얼마나* 높이 뛰는지만 집중했다.

위에서 설명한 복부 운동은 대부분의 체육관 사용자가 일상적인 운동으로 매일 코어 근육을 수행하지만 비기능적이다.

대부분의 스포츠 운동 또는 단순히 걷기와 달리기를 생각해 보면, 어깨 복합체를 통해, 특히 *수평면*(몸을 가로지르는 운동)에서 어떤 유형의 동작이 필요할 것이다. 그러므로 시상면과 관상면에서의 훈련과 함께 횡단면

(신체를 가로지르는 단면) 운동의 매개변수 안에서 구체적으로 훈련하면 더 완벽하지 않을까?

■ 운동 기반 움직임
(Movement-based exercise)

강력하고 안정적이며 효과적인 기능적 어깨 복합체를 갖기 위해서는 강력한 내부 및 외부 코어 단위(core unit)가 필요하다. 내부 코어 단위 근육은 일반적으로 안정화로서 주로 기능하는 자세 긴장성(tonic) 근육 유형으로 구성된다. 이 내부 코어 근육은 근수축력이 낮은 수준에서 척추와 천골 관절을 효율적으로 안정시키고, 피로에 대한 감수성은 낮은 편임을 알고 있다. 내부 코어의 조정은 적절한 안정화, 특히 어깨 복합체에서 중요하며, 이는 외부 코어 단위 근육을 조정하고 동원을 가능하게 한다. 내부 단위 근육은 위상성(phasic) 근육에 힘을 생산하기 이전에 먼저 수축하는 능력(움직임으로 편향됨)이 실제로 고유의 힘(inherent strength)보다 더 중요한 것으로 간주된다.

외부 코어 단위는 주로 큰 근육의 위상성 시스템이며, 근육이 매우 잘 배향되어 있기 때문에 몸을 앞으로 나아가게 하기에 충분한 힘을 생성할 수 있다. 4개의 근막 슬링으로 구성된 외부 코어는 골반의 안정화에 매우 중요한 역할을 한다. 앞서 언급된 4개의 개별 슬링 시스템은 모두 천골관절(SIJ)의 힘잠김(force closure)을 자연스럽게 도와준다. 궁극적으로 견관절의 안정적인 기초를 제공한다.

우리는 시너지 효과를 내기 위해서 다음과 같은 내부 및 외부 코어 장치가 필요하다. (1) 몸을 안정시킨다. (2) 강력하고 경제적인 운동을 만든다. 내부 장치의 효율적인 기능이 없으면 척추와 SIJ의 안정성도 없으며, 이는 상지 및 더 중요한 어깨 복합체에 직접적인 영향을 미치게 된다. 또한 코어는 위상성 근육(phasic muscles, 외부 코어)이 수축할 수 있는 안정적인 수축 기반을 제공 할 수 없으므로 상지 힘의 상실과 운동 패턴

의 경제 감소 및 근골격 남용 부상에 대한 감수성 증가를 초래할 수 있다.

잘 조절된 내부 코어 단위는 더 작은 내부 단위 근육, 척추 인대 및 척추와 골반의 관련 관절을 보호하기 위해서 강한 외부 코어 단위 시스템에 크게 의존하게 된다.

다음 예제를 통해 이 개념을 설명해 보겠다. 저자가 옥스퍼드 대학교 조정팀(rowing teams)과 수년 동안 함께 일한 것은 운이 좋았기 때문이다. 조정 운동은 어깨 복합체뿐만 아니라 신체의 다른 영역에서 특정 운동을 향해 매우 편향되어 있다. 매우 평평하고 고요한 호수와 강에서 선원들이 노를 저을 때, 외부 코어 단위(즉, phasic muscles)인 보트는 물을 통해 추진하기 위해 대부분의 작업을 수행하고 있으며, 내부 코어 단위는 비교적 느슨하다. 노를 저을 때, 저자는 항상 그들이 어떻게 느끼는지 물어본다(어깨, 허리, 골반 등). 대부분 근골격 문제에 대한 보고는 없다. 그러나 런던의 템스강에서 노를 젓는 것은 다른 이야기가 된다. 이 강은 예측할 수 없고, 1분 정도는 물이 잔잔하고 고르다. 템스강은 바다로부터 주기적인 조수와 강약을 만들어낸다. 또한 지나가는 모터보트는 물의 흐름과 방식에 영향을 줄 수 있는 파도를 생성한다. 이러한 가변적인 상황으로 인해 강이 평소보다 거칠게 보일 경우 내부 코어 장치가 평소보다 훨씬 더 적극적으로 작동한다고 생각한다. 좌석의 노 젓는 사람 각자 모두를 안정화시켜야 하기 때문이다. 또한 내부 코어 단위는 노를 젓는 보트를 좌우로 기울이지 않도록 조정하는 동시에, 외부 코어 단위는 여전히 보트를 전진시키는 데 이용되고 있다. 훈련 세션이 끝날 때, 아마도 그들 중 절반 정도가 근골격계 증상을 줄이기 위해 치료를 받아야 할 필요가 있다는 것을 경험으로 잘 알고 있다.

강한 외부 코어 단위와 뒤따라오는 어깨 복합체를 갖기 위해서는 먼저 내부 코어 단위를 안정화시키는 것이 중요하다. 대부분의 노 젓는 사람은 코어 안정성 훈련에 대해 조금 알고 있으며, 일부는 주로 복부근 당기기, 빨

래판운동(planks) (일반적으로 비기능적이며, 내부 코어에 효과적이지 않은 것으로 분류되는 두 가지 운동 – 따라서 권장하지 않음)이다. 그들의 훈련에 참여했던 시간 동안, 저자는 이 훈련이 벤치 프레스, 스쿼트 및 런지(lunges) 운동에만 익숙한 젊은 노 젓는 사람들에게는 흥미가 없기 때문에 내부 핵심 훈련을 재미있게 만들려고 노력했다. 예를 들어, 모든 팀(이 경우 8명 또는 콕스 포함 9명)이 짐볼에 일직선으로 앉게 하고 다음과 같은 방식으로 하고자 했다. 그들과 마주보고 앉아, 공 위에 앉은 상태에서 발을 앞쪽에 놓고, 안쪽 코어 근육을 사용하여 안정성을 유지하려고 노력했다. 발은 바닥에서 들어 올림에 따라 특히 어렵다. 이 운동의 아이디어는 물 위에 보트에 앉아 있는 것을 모방하는 것이다. 이러한 입장에서, 각 팀원은 8명의 노 젓는 사람(cowain, 콕스 포함 9명)의 줄을 안쪽 코어 근육을 활성화시켜 안정적으로 유지해야 했으며, 이것이 달성되면, 우리는 조정 운동을 모방하고 여전히 체육관 공에 앉아 있는 동안 기술에 집중하려 했다. 재미 이외에도, 과정에 대해 생각해 볼 필요 없이 내부 코어 근육을 활성화에 매우 좋은 방법이다.

이 연습은 팀에게 왜 내부 코어 단위 훈련이 외부 코어 단위를 훈련시키는 것만큼 중요한지에 대하여 강조하는 한 가지 예일 뿐이다. 저자가 접촉한 많은 운동선수의 사고방식은 볼 수 있는 근육만 훈련하는 것이지 볼 수 없는 근육까지 훈련하는 것은 아니었다.

참고: 이 본문에서는 이 책의 범위에 속하지 않는다고 생각하기 때문에 내부 핵심 연습 설명이나 데모를 많이 포함하지 않았다. 그 이유는 주로 어깨 복합체를 훈련시키고, 안정화시키는 데 집중하고 싶기 때문이다. 특정 내부 핵심 활성화 연습을 제공하는 많은 책이 있으므로 그 중 하나를 참고하기 바란다. 여기서는 조정 훈련 프로그램에 포함시킨 일부 내부 코어 운동에 대해 간략히 설명하였다. 현재의 전략은 노 젓는 사람의 내부 코어 근육을 훈련시키는 것을 실제로 알지 못하게 훈련하는 것이다!

기능적 운동 유형과 관련하여 운동 패턴을 식별하고, 특정 방식으로 해당 패턴에 저항을 적용해야 하는 운동이다. 이것이 운동에 저항을 하지만 기능적인 방법으로 시도하는 저항 운동의 핵심이 된다.

환자와 운동선수가 매일 수행하는 특정 운동을 식별할 수 있는 경우, 일부 형태의 저항 운동을 사용하여 이를 복제하여 안정성 프로토콜을 만들 수 있다. 이러한 안정성 프로토콜은 일상적인 기능을 모방하는 수축 속도로, 이러한 움직임을 수행할 수 있는 경우 더욱 향상될 것이다. 이는 전반적인 체력 수준을 향상시킬 뿐만 아니라 골반의 힘잠김(force closure)을 촉진하고 어깨 복합체의 안정적인 기초를 촉진할 수 있다. 각 운동은 이제 특정 근육의 단면적의 크기를 늘리기 보다는 직접적인 운동 목적과 기능을 가질 것이다.

훈련 프로그램에 착수하기 전에, 특히 어깨 복합체(이것은 외부 및 내부 코어에도 해당됨)에 대해 'rep' 및 'set'이라는 단어의 의미를 이해하는 것이 중요하다.

반복 및 세트(Repetitions and sets)

정의: 반복(또는 rep)은 하나의 완전한 동작의 운동이다. 세트는 연속 반복군을 말한다.

예를 들어, 숄더 프레스 기계에서 10회, 3세트 반복하여 수행했다고 언급한 사람이 있다면, 이것은 그들이 10회 연속으로 숄더 프레스를 하고, 휴식(쉼)을 한 다음 그 과정을 2번 더 반복한다는 것을 의미이다.

필요한 반복 횟수는 환자/선수가 현재 훈련 중인 장소 및 개별적 목표가 무엇인지 등 많은 요인에 따라 달라지기 때문에 반복 횟수와 세트 수에 대한 간단한 대답은 없다. 이 책/장의 목적은 환자/운동선수가 일상생활에 필요한 활동을 수행하고 모든 스포츠 관련 활동에 참여할 수 있도록 외부 코어 장치의 활성화를 통해 어깨 복합체의 최적의 기능과 안정성을 향상시키는 것이다. 적어도 10회에서 12회 사이, 각 운동의 1~2세트 사이를 목표로 하는 것이 좋다.

또한 모든 트레이닝 프로그램과 마찬가지로 운동이 점진적으로 진행되어야 한다. 예를 들어, 환자/선수가 기본 운동 패턴에서 선택한, 2개 또는 3개의 운동으로 시작하고 각 운동에 대해 10회 반복하여 2세트를 수행한다고 가정한다. 환자가 이러한 운동이 비교적 쉬운 단계에 도달하며 진행할 시간이다. 이것은 1주일 후에 하거나 3~4주 정도 더 오래 걸릴 수 있다. 그림 18.2와 같이 반복 횟수를 변경하거나, 세트 간 휴식 시간을 줄이거나, 다른 운동을 추가하거나, 밴드의 저항(다른 색)을 변경하여 운동을 좀 더 어렵게 만들 수 있다. 예를 들어 녹색 밴드는 레벨 1(쉬운), 파란색 밴드는 레벨 2(보통), 검은 색 밴드는 레벨 3(어려운)이다.

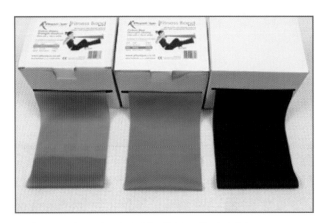

그림 18.2: *운동 밴드의 색상은 저항 수준을 나타낸다.*

프로그램에서 진행하려면, 예를 들어 환자에게 반복 횟수를 늘리도록 요청한다. 즉, 12회(10회 대신) 2세트를 수행하거나, 세트 사이 45초 대신 30초 동안 휴식을 취하게 한다. 이전에 실시한 교육 세션에서 수행한 작업을 잊어버리기 쉽기 때문에 모든 것을 기록해두는 것이 좋다. 몇 주 안에 환자/선수가 6가지 또는 7가지의 다른 유형의 기능적 운동에 대해 12~15회 3세트를 쉽게 수행할 수 있음을 보증할 수 있게 된다.

다음 연습에서는 개별 연습을 올바르게 수행하는 방법을 보여주기 위해 연습 다이어그램 옆에 반복 횟수와 세트 수를 지정하지 않는다. 어깨 안정화에 대한 '운동 안정화 시트(Exercise Stabilization Sheet)'에 대해서는 책

끝의 부록 2를 참조할 것. 그것은 당신의 운동선수와 환자에게(또는 자신의 개인적인 사용을 위해) 복사하여 제공하도록 특별히 설계되었다. 빈 상자를 사용하면 골반 환자의 재활 프로그램에 대한 반복 횟수와 세트를 기록할 수 있다.

불행히도, 일상생활에서 수행되는 수많은 운동(실제로 거의 무한한 운동)들이 있어 모든 체육관 기반 훈련 프로그램에 이 모두를 포함시키는 것은 거의 불가능하다. 그러나 다음 7가지 운동을 선택하였다. 외부코어 슬링 시스템(outer core sling system)의 전 근육을 구체적으로 대상으로 하므로, 이 운동은 어깨 복합체뿐만 아니라 신체의 모든 영역에 대해 모든 강도 및 안정성 훈련 체제에 통합될 수 있다.

■ 어깨 복합체의 주요 움직임 패턴
(Primary movement patterns for the shoulder complex)

다음 운동은 어깨 운동을 위한 주요 움직임 패턴으로 생각되는 것으로, 특히 상지 기능을 위한 운동시범에서, 기능적, 근력 또는 안정성 훈련 프로그램 중 어느 한 가지 또는 그 이상을 포함할 수 있다. 그럼에도 불구하고 치료사/트레이너는 이러한 주요 움직임 패턴을 적절하게 수정하고 조정할 수 있어야만 한다(이 장의 뒷부분에서 설명함). 이 적응 프로토콜은 움직임을 훨씬 더 기능적으로 만들 뿐만 아니라 운동선수와 환자의 요구와 필요에 따라 더 흥미롭고 구체적으로 만들게 된다.

경험을 통해 특정 환자와 운동선수조차도 이 시점에서 주요 움직임을 시작할 수 없다는 것을 알게 될 것이다. 그것은 여러 가지 이유로, 주로 통증과 제한이 될 수 있으므로 어깨 통증이 있는 모든 사람의 필요와 요구 사항을 잘 이해해야 한다. 우리는 모두 여러가지 면에서 다르기 때문에 각각의 운동 프로그램은 개별적으로 맞춰져야 한다. 치료사는 출발점으로서의 가동성 운동(exercises on mobility)과 같은 다른 재활 프로토콜을

먼저 살펴 볼 필요가 있다. 항상 우리 모두가 '사다리' 시스템을 사용하고 있다고 말하며, 강도, 안정성 또는 유연성 측면에서 우리 중 일부는 최고에 가깝고, 다른 일부는 최하에 가깝다. 사람이 손을 아래로 뻗는 움직임으로 퇴행적인 것보다 계속 위로 뻗어 자연스럽게 진행되도록 한 움직임의 디자인은 중요하지 않다. 그들이 이것을 할 수만 있다면 그것은 윈-윈 상황일 것이다.

저자가 언급하는 몇몇 운동들은 특정한 외부코어슬링 (outer core sling)들을 다른 운동들보다 더 활성화시킬 것이다. 또한 이것은 특정 근골계에도 적용된다. 그러나 각각의 움직임 패턴에도 자연적인 교차점이 있기 때문에, 운동 후 한 번에 하나의 특정한 슬링이나 근육 그룹만을 목표로 한다는 것을 기억하라. 왜냐하면 저자가 말한 4개의 슬링은 모두 한 사람이 수행하고 있는 특정한 동작에 따라 어떤 식으로든 관여해야 하기 때문이다. 예를 들어 전방(서서 밈)과 후방(서서 당김) 사선 슬링(서로 반대)으로 분류되지만, 공을 던질 때, 걷거나 전진 방향으로 달릴 때, 그 후 오른팔이 전진 운동으로 움직이기 때문에 시너지(서로 도움자)라고도 본다. 전방사선슬링(anterior oblique sling)을 활성화시키지만, 동시에 좌측 팔은 후방 형태의 운동으로 움직이며, 후방 사선 슬링을 활성화한다. 따라서 정반대의 시너지 이론!

저자는 위의 이론이 다음과 같이 매우 잘 설명된다고 믿는다.

'걷거나 뛰거나 던질 때, 오른쪽 사지의 전진 동작은 모두 왼쪽 사지의 자동 후방 동작을 유도하며, 그 반대도 마찬가지다. 다른 동작이 없이는 한 동작도 할 수 없다.'

7가지 주요 움직임 패턴 연습은 다음과 같다.

1. 서서 누름(standing push)
2. 서서 당김(standing pull)
3. 누르고 당김(curl with press)
4. 수평 누름(horozontal press)
5. 어깨 회전-내부/외부(shoulder rotation-internal/external)
6. 머리 위 누름(overhead press)
7. 머리 위 당김(overhead pull)

이들 각각 주요 움직임 패턴은 특정 운동 기계(예를 들어, 케이블 기계) 또는 저항 밴드를 사용하여 체육관 환경에서 재생될 수 있으며; 이 장에서 설명하는 대부분의 운동은 단일 저항 운동 밴드, 코어 볼, Bosu(불안정한 베이스) 폼 롤러, TRX(현수 운동) 및 아령. 슬링 패턴을 통합하기 위한 움직임/운동의 예는 다음 섹션에 제시되어 있다.

하나의 단일 근육을 하나의 단일 관절 움직임으로 분리시키는 것은 거의 불가능한 것으로 간주된다. 왜? 근육은 단독으로 기능하지 않고, 자연스럽게 조화를 이루어 작동하기 때문에: 그들은 단독 독립체가 아닌 팀 협력체로 작동한다. 우리는 자연스럽게 근육에 대해 개별적으로 이야기하지만 실제로 근육은 그들이 연결하는 관절의 특정 움직임을 허용하기 위해 공동으로 작동한다. 그렇다면 그것이 재활 프로그램에 어떤 영향을 미치는가? 개별 근육을 보지 않고 특정 움직임 패턴으로 살펴 볼 것이다.

1. 서서 밀기(Standing push)

저자가 제안하는 첫 번째 운동은 앞쪽 어깨 복합체의 근육을 자연스럽게 통합하고 보강하기 때문에 앞쪽 경사 슬링을 활용하는데 매우 효과적이다. 그림 18.3A의 시작 위치를 보면 운동 밴드(또는 케이블 기계를 사용할 수 있음)가 선수의 오른손으로 어깨 높이로 잡고, 왼쪽 팔과 왼쪽 다리가 앞으로 위치한다. 운동 동작은 그림 18.3B에 나와 있다. 운동선수(the athlete)는 기립자세 (stance leg)의 내전근(adductors, 모음근), 내사근(internal oblique, 속빗근), 반대측 외사근(external oblique, 바깥빗근)뿐만 아니라, 전거근(serratus anterior, 앞톱니근), 대흉근(pectoralis major, 큰가슴근), 전삼각근(ant. deltoid, 앞어깨세모근) 및 삼두근(triceps, 위팔세갈래근)을 이용하여 몸을 가로질러 앞쪽으로 밴드를 미는 동작이다. 동시에 왼쪽 팔이 뒤로 온다. 이로 인해 몸통이 왼쪽으로 회전하여, 횡 방향 평면운동에서 전방 경사 슬링이 작동한다.

매일 매일의 움직임이 이러한 근육 슬링에 작용하지만, 가장 좋은 예는 걷기, 뛰기, 특히 다양한 종류의 던지기 동작이다.

참고: 선수가 두 단계, 즉 구심성(단축) 단계와 원심성 (늘어남) 단계에서 선 자세 밀기의 수평 동작을 제어하고, 밴드가 동작을 제어하지 못하게 하는 것이 매우 중요하다. 또한, 저자가 설명한 모든 운동을 수행하는 데 필요한 안정성을 제공하기 위해, 내부 코어 근육의 활성화를 매우 잘 알고 있어야 한다. 이 연습을 수행하는 것이 확실하지 않으면 시작하기 전에 전문적인 조언을 구하거나 저항 훈련을 받아야 한다.

다음 내용은 모든 슬링 운동과 관련이 있다.

'*당신은 움직임을 제어하고, 움직임이 당신을 제어하지 않게 하라.*'

2. 서서 당기기(Standing pull)

이 운동은 후방 사선 슬링을 활용하는 데 매우 효과적이기 때문에 저자가 개인적으로 좋아하는 운동 중 하나이다. 그림 18.4A의 시작 위치를 보면 운동 밴드/케이블이 운동선수의 오른손으로 어깨 높이로 잡고 왼쪽 다리와 왼쪽 팔이 뒤로 위치하는 것을 볼 수 있다. 운동은 광배근(latissimus dorsi, 넓은등근), 흉요추 근막 (thoracolumbar fascia, 가슴허리근막) 및 반대측 대둔근(G. max, 큰엉덩근)과 뒤쪽 어깨 복합체의 근육을 사용하며, 그림 18.4B에 나와 있다. 선수는 오른팔로 몸을 뒤로 당겨 밴드를 당긴다. 동시에 왼쪽 팔이 앞으로 나온다. 이로 인해 몸통이 오른쪽으로 회전하여 횡 평면 운동에서 후방 경사 슬링이 작동한다.

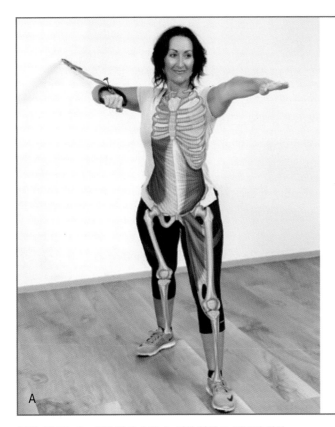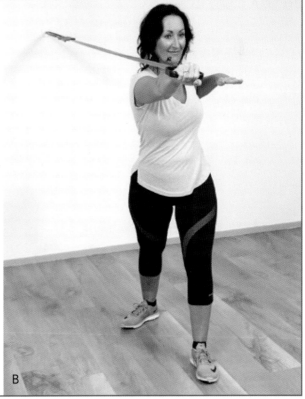

그림 18.3A, B: 전방 경사 슬링. A: 시작 위치 B: 마무리 위치

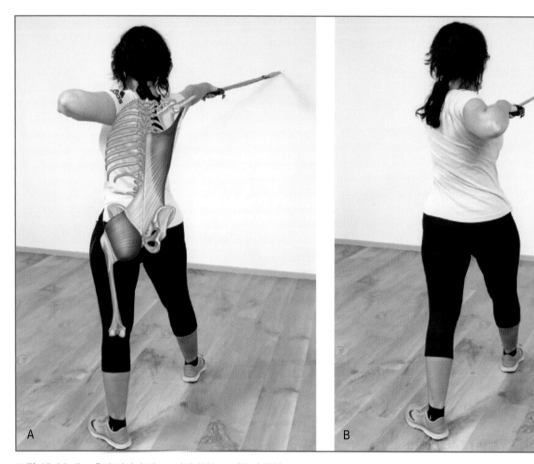

그림 18.4A, B: *후방 경사 슬링. A: 시작 위치. B: 마무리 위치*

저자는 위에서 설명한 두 가지 운동에서 움직임을 완벽하게 강화하기 때문에 종종 환자와 운동선수에게 다음과 같이 말한다.

'*모든 당기는 것은(pull) 미는 것(push)이고, 모든 미는 것은 당기는 것이다. 다른 하나 없이는 다른 하나를 가질 수 없다.*'

3. 프레스 컬(Curl with press)

운동연습 1-앉은 자세의 프레스 컬
(Sitting curl with press)

개인적으로 좋아하는 또 다른 운동은 어깨관절을 위한 매우 기능적인 운동이다. 한 번의 연속 동작으로 손목, 팔꿈치, 오목위팔관절 및 가슴어깨뼈 관절(glenohumeral and scapulothoracic)뿐만 아니라 SC 및 AC 관절의 보완이 가능하기 때문이다.

그림 18.5A의 시작 위치를 보면, 환자가 덤벨을 양손으로 잡은 상태는 팔이 내회전시키고 아래팔은 회내(엎침)된 상태로 앉아 있는 것을 볼 수 있다. 상완이두근의 활성화를 시작하고 덤벨이 어깨 높이에 도달할 때까지 팔꿈치를 구부려 운동을 계속하도록 요청받는다(그림 18.5B). 환자는 계속해서 무게를 천장쪽으로 밀어 올리도록 요청받는다(그림 18.5C).

운동연습 2-서서 프레스 컬(Standing curl with press)

위 앉은 자세의 대안 운동은 그림 18.6A와 같이 환자에게 스탠딩 자세를 취하고 아령을 고정시키는 것이다.

그런 다음, 무게를 중간 위치(그림 18.6B)로 들어 올리고, 머리 위로 무게를 계속 올린다(그림 18.6C).

운동연습 3-교대 프레스 컬(Alternate curl with press)

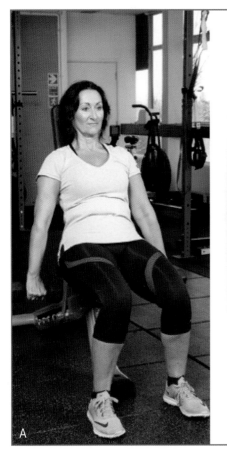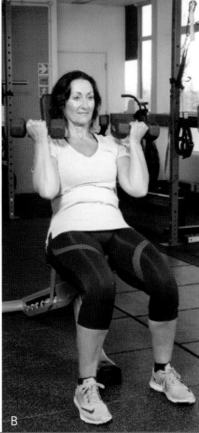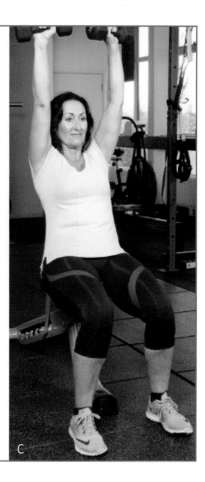

그림 18.5A~C: *앉아서 프레스 컬. A: 시작 위치. B: 어깨 높이의 덤벨. C: 마무리 위치*

연습 1 또는 2에서와 같이 환자는 앉거나 서 있는 자세를 취하고 각 손으로 아령을 잡는다(그림 18.7A). 이번에는 오른쪽 팔의 무게를 숄더 프레스의 끝 위치로 향하게 한다(그림 18.7B). 오른쪽 팔의 복귀 단계에서 환자는 왼쪽 팔의 무게를 어깨 압박 위치(그림 18.7C)의 끝 범위(그림 18.7D, 중간 지점)까지 들어 올려야 한다.

4. 수평 프레스(Horizontal press)

푸시 업(Push-up)

 푸시 업 운동은 아마도 어깨관절에서 견딜 수 있는 최고의 수평 운동 중 하나로 간주된다. 견갑골 관절뿐만 아니라 견갑골 관절의 움직임을 통합하기 때문이다. 팔 굽혀 펴기는 상지, 흉부 및 요추, 골반 부위의 근육에 큰 힘을 줄 뿐만 아니라 매우 기능적인 운동이다. 푸시 업은 운동을 평가할 때 운동의 안정성을 확인하기 위해서는, 운동선수의 내·외부 제어 메커니즘 평가를 위한 운동 평가로 사용될 수 있으며, 운동을 강도/재활 훈련 프로그램의 일부로 사용한다.

다음 운동은 진보적이며 대부분의 환자와 운동선수는 단순히 신체의 각도를 변경하여 푸시 업을 수행할 수 있어야 한다.

운동 연습 1-무릎 푸시 업(Kneeling push-up)

환자는 매트에 무릎을 굽히고 머리, 흉부 및 요추의 중립 위치를 선택해야 한다(그림 18.8A). 환자는 움직임을 수행할 때 자세를 유지하면서 몸통을 매트쪽으로 천천히 내리도록 지시받는다(그림 18.8B). 마무리 위치에서도 중립 위치를 훼손하지 않고, 천천히 시작 위치까지 밀도록 지시한다.

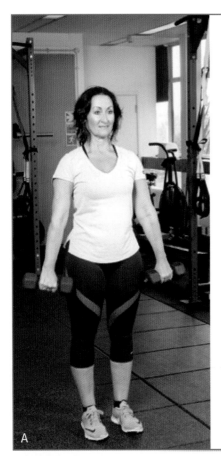
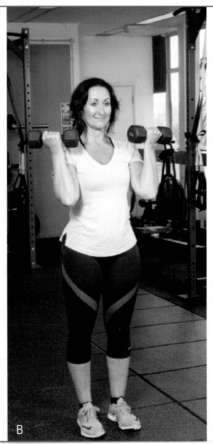
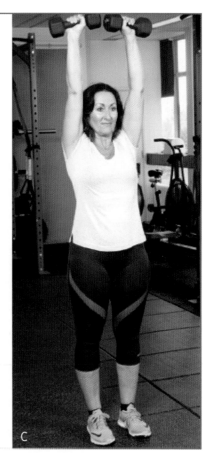

그림 18.6A~C: 서서 프레스 컬. *A: 시작 위치. B: 중도. C: 마무리 위치*

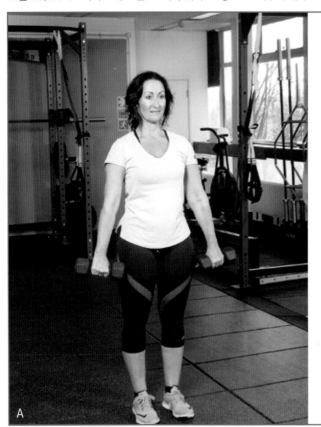
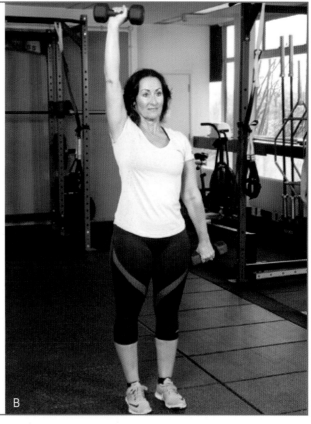

그림 18.7A~D: *(계속)*

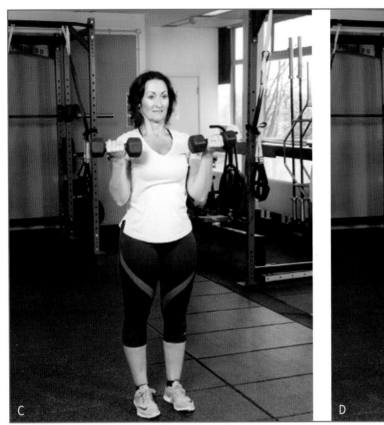
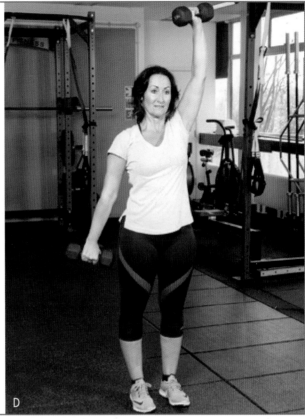

그림 18.7A~D: 프레스로 번갈아 말린다. A: 시작 위치. B: 끝 범위에서 오른팔. C: 중간 지점. D: 끝 범위에서 왼쪽 팔

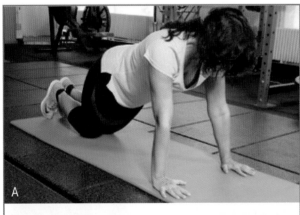
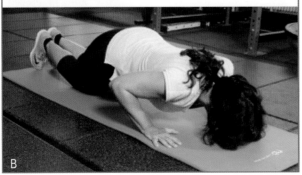

그림 18.8A, B: A: 시작 위치. B: 마무리 위치

운동 연습 2-푸시 업(Push-up)

이 운동은 위의 운동과 유사하다. 그러나 환자는 무릎을 매트에서 들어 올리고, 머리, 흉부 및 요추의 중립 위치를 유지하면서 팔 굽혀 펴기 위치를 유지해야 한다 (그림 18.9A). 환자는 움직임을 수행할 때 자세를 유지하면서 몸통을 매트쪽으로 천천히 내려가도록 지시 받는다(그림 18.9B). 마무리 위치에서, 중립 위치를 훼손하지 않고 천천히 시작 위치까지 밀어 올리도록 지시한다.

운동 연습 3-볼을 사용한 푸시 업
(Push-up with use of ball)

진행 1-무릎을 굽히고 푸시 업-볼
(Kneeling push-up-ball)

환자가 매트에 무릎을 꿇고, 양손을 어깨 너비만큼 벌

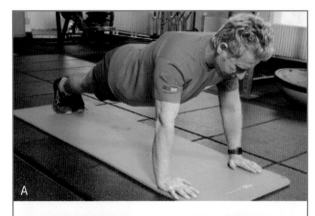

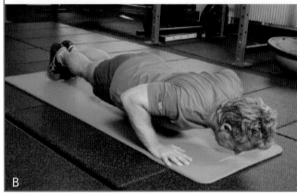

그림 18.9A, B: *A: 시작 위치. B: 마무리 위치*

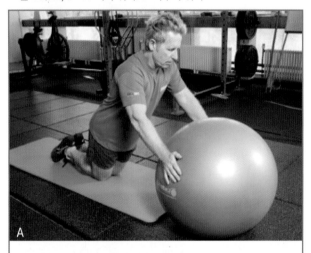

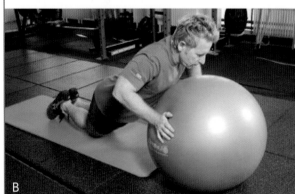

그림 18.10A, B: *공을 사용한 무릎 푸시 업.*
A: 시작 위치. B: 마무리 위치

려 운동 볼 위에 놓는다. 환자는 머리, 흉부 및 요추의 중립 위치를 유지하면서 푸시 업 위치를 유지한다(그림 18.10A). 환자는 운동을 수행할 때, 자세를 잘 유지하면서 공을 향해 몸통을 천천히 내리도록 지시받는다(그림 18.10B). 마무리 위치에서 중립 위치를 유지한 채, 천천히 시작 위치로 밀어 올리도록 지시한다.

참고: 공이 미끄러지거나, 부상을 입을 수 있으므로 공이나 손에 습기가 없는지 확인해야 한다.

진행 2-푸시 업 볼(Push-up-ball)

처음에는 매트에 무릎을 꿇고, 가슴과 양손을 어깨 너비로 공 위에 놓는다. 환자는 무릎을 매트에서 들어 올리고, 머리, 흉부 및 요추에 중립 자세를 취하도록 지시

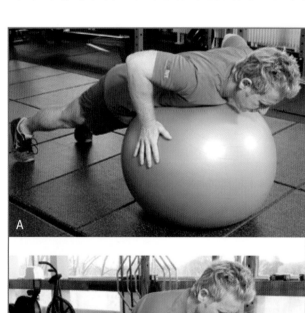

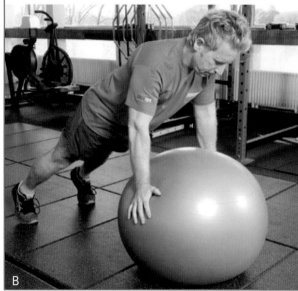

그림 18.11A, B: *볼을 이용한 푸시 업. A: 시작 위치. B: 마무리 위치*

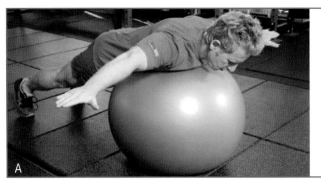
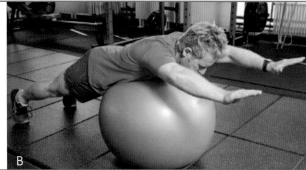

그림 18.12A, B: 푸시 업 볼 암 리프트. A: 90도까지 팔을 신전(extended). B: 어깨를 180도로 굽힘

받는다(그림 18.11A). 환자는 운동을 수행할 때, 자세를 유지하면서 몸통을 천천히 공 밖으로 밀어 내도록 지시 받는다(그림 18.11B). 마무리 자세에서 중립 위치를 유지하고 볼을 향해 몸통을 천천히 시작 위치로 내린다.

진행 3-푸시 업 볼 암 리프트(Push-up-ball-arms lift)

이것은 위와 정확하게 동일한 운동이지만, 운동의 편심 하강 단계가 완료된 후 환자는 가슴을 통해 안정성을 유지하고, 다음과 같은 동작을 수행하도록 지시 받는다. 팔을 천천히 수평으로 90도까지 늘린다(그림 18.12A). 팔을 다시 공으로 가져온 다음 어깨를 180도로 구부린다(그림 18.12B). 이러한 운동 후에 팔을 볼의 측면으로 다시 가져 와서, 팔 굽혀 펴기의 구심 시기(concentric phase)를 반복하도록 요청한다.

이 두 가지 부가적 운동(two extra movements)은 능형근(마름근, rhomboids)과 같은 견갑골 안정화 근육뿐만 아니라 승모근(등세모근, trapezius)의 중간 섬유와 하부 섬유를 더 많이 활용할 것이다.

진행 4-푸시 업 볼 싱글 레그 리프트(Push-up-ball-single leg lift)

이것은 진행 2의 푸시 업 오프 볼과 정확히 같은 운동이지만, 이번에는 환자가 한쪽 다리를 바닥에서 몇 인치 정도 들어 올리고(그림 18.13A) 푸시-풀의 구심 시기를 수행하는 것이다. 다리를 바닥에서 들어 올린 상태에서, 운동의 하강 단계가 완료된 후 환자는 팔을 수평

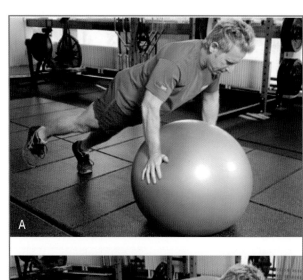
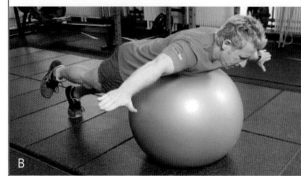
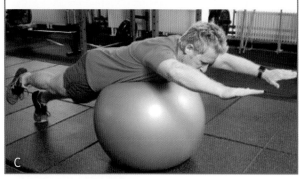

그림 18.13A~C: A: 한쪽 다리를 바닥에서 밀어 올리는 위치. B: 외전(벌림) 팔. C: 다리를 들어 올린 상태에서 180도 굽힘

으로 90도로 벌린 다음 한쪽 다리를 바닥에서 들어 올려 팔을 180도(그림 18.13B,C)로 구부리도록 지시한다.

진행 5-푸시 업 단계(Push-up-step)

환자는 발을 밟은 상태에서 푸시 업 위치를 취하고 (그림 18.14A) 바닥 쪽으로 내려가도록 요청한다(그림 18.14B). 진행을 위해 환자는 한쪽 다리를 바닥에서 몇 인치 정도 들어 올려야 하고(그림 18.14C) 다리가 바닥에서 들어올려진 상태에서 푸시 업 구심 시기를 수행해야 한다.

진행 6-볼위에서 다리 푸시 업(Push-up-feet on ball)

환자는 푸시 업 자세를 취하고, 시작점은 허벅지 중간(그림 18.15A)에 놓고, 그 다음 기는 자세로 진행 (그림 18.15B)하는데 결국 공 위에서 발을 사용한다(그림 18.15C). 양손은 매트에서 어깨 너비만큼 벌리고 머리, 흉부 및 요추에 대해 중립 위치를 취한다. 환자는 몸통을 매트쪽으로 내림으로써(그림 18.15D) 천천히 밀어

올리는 동작을 수행한 다음 시작 위치로 돌아간다.

진행 및 변형(Progression and variation)

그림 18.15E~L은 사용할 수 있는 다른 운동의 예이다.

참고: 두 개의 볼(그림 18.15J, I)에서 푸시 업을 하는 것처럼 마지막 몇 가지 운동을 시도할 경우 매우 주의하도록 한다. 이것들은 운동선수조차도 정확하게 수행하기 매우 어렵다. 거의 힘 사다리(strength ladder)의 꼭대기에 있으며, 재활 요법 훈련을 받은 사람의 감독 하에 있지 않는 한 이러한 운동은 시도하지 않는 것이 좋다.

TRX 프레스 업(TRX press-up)

TRX 서스펜션 시스템은 어깨 복합체뿐만 아니라 몸 전체를 통합할 수 있는 다양한 기능적 움직임에 사용할 수 있는 좋은 도구이다. TRX를 사용한 다음 푸시 모션 (push motion)은 어깨 복합체의 강화 구성 요소를 목표와 안정화 및 심부 코어 시스템을 활성화하기 때문에 매우 좋다. 환자는 발을 TRX의 끈에 넣고, 푸시 업 자

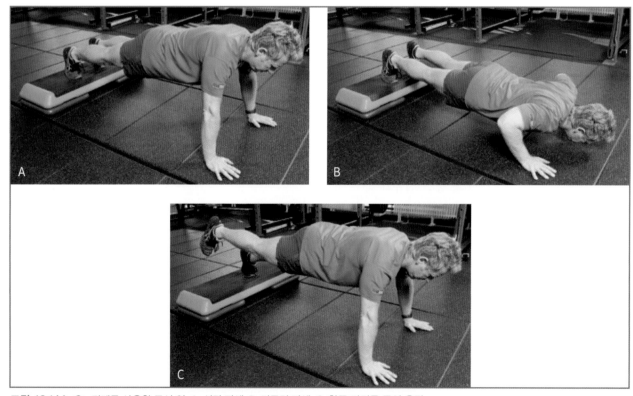

그림 18.14A~C: *단계를 사용한 푸시 업. A: 시작 자세. B: 마무리 자세. C: 한쪽 다리를 들어 올림*

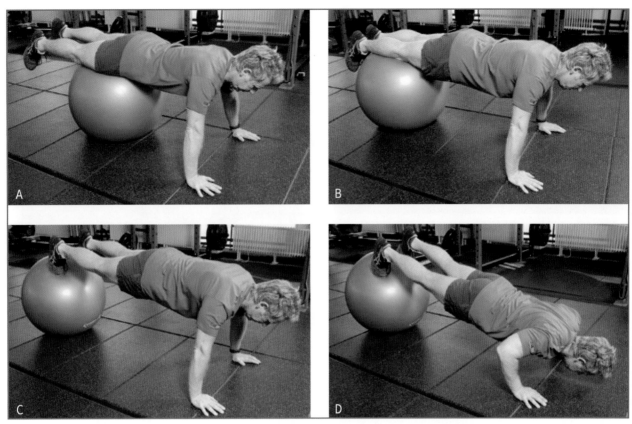

그림 18.15A~D: 볼을 밀어 올림. *A: 중간 위치. B: 기는(shin) 자세. C: 발 자세. D: 볼에 발로 마무리 자세*

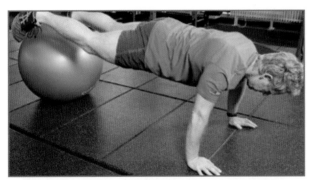

그림 18.15E: 한쪽 다리를 공에서 들어 올리고, 푸시 업 수행의 진행 모습

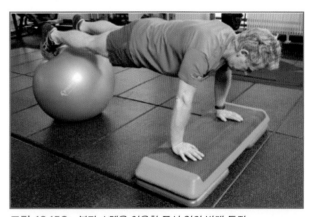

그림 18.15G: 볼과 스텝을 이용한 푸시 업의 반대 동작

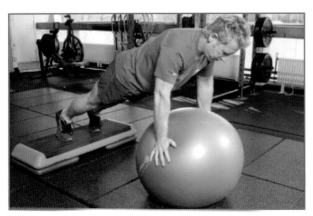

그림 18.15F: 볼과 스텝을 사용한 푸시 업

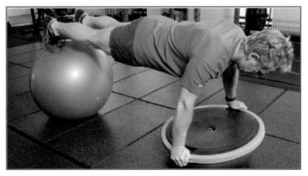

그림 18.15H: 공과 *Bosu*를 이용한 푸시 업(발 사용)

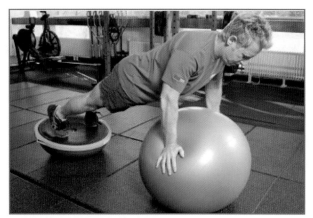

그림 18.15I: 공과 *Bosu* (발 사용)를 사용한 푸시 업 반대 동작

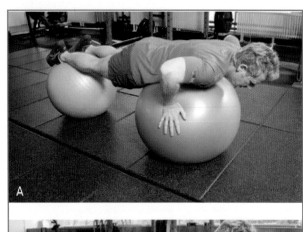

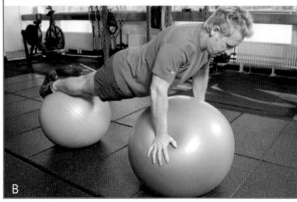

그림 18.15J: 두 개의 볼을 사용한 푸시 업(*using shins*)
A: 시작 자세. B: 마무리 자세

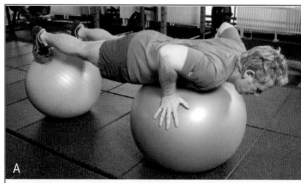

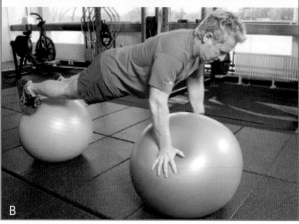

그림 18.15K: 발을 사용하여 두 개의 볼을 밀어 올림.
A: 시작 위치. B: 마무리 위치

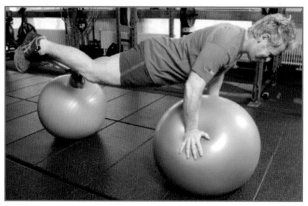

그림 18.15L: 단일 레그 리프트(*single leg lift*)로 두 개의 볼에서
푸시 업

세를 취하도록 한다(그림 18.16A). 환자는 푸시 업을 수
행한다(그림 18.16B). 이 자세의 변형은 환자가 무릎을
가슴 쪽으로 향하게 할 수 있다는 것이다(그림 18.16C).
이는 코어 근육을 활성화시키면서 어깨 안정성을 촉진
한다. 그림 18.16D, E는 단일 고관절 및 무릎 굴곡 운
동을 보여주고 있다.

TRX – 스탠딩 푸시(*TRX – Standing push*)

환자는 발을 어깨 너비 만큼 벌리고 서서 양손으로 각
TRX 그립을 잡고, 뒤로 물러서서 앞으로 기울어지도
록 요청하여 밴드의 그립을 유지한다(환자가 컨트롤하
며, 뒤로 물러서서 앞으로 몸을 기울여서 자세를 바꿔 줌)(그
림 18.17A). 다음으로 환자는 팔이 거의 똑바로 될 때까

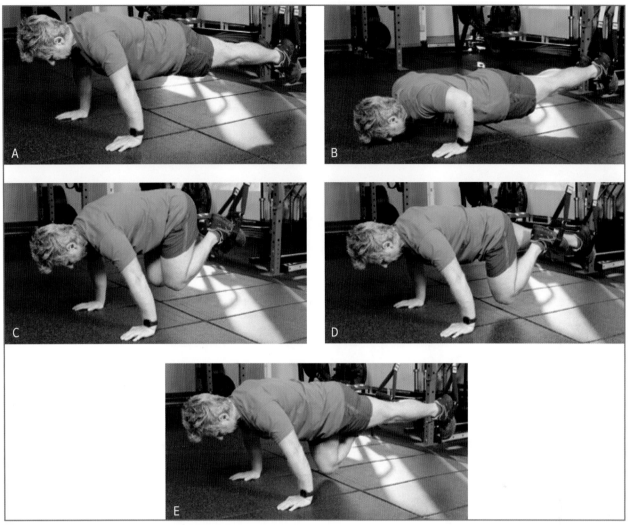

그림 18.16A~E: *TRX를 누른다. A: 시작 자세. B: 마무리 자세. C: 양측 고관절 굴곡. D: 왼쪽 고관절 굴곡. E: 오른쪽 고관절 굴곡*

지 팔을 밀고(그림 18.17B) 시작 위치로 천천히 돌아간
다. 그림 18.17C는 한쪽 다리를 들어 올려 변형된 것을
보여준다.

5. 회전—내외(Rotation—Internal and external)

많은 저자와 트레이너는 어깨의 복잡한 병리에 대해 제
공해 줄 수 있는 모든 운동에는 기본적으로 내외 회전
을 포함하는 운동을 고려하고 있다. 어깨 재활에 관한
대부분의 텍스트에는 이 두 가지 동작이 항상 포함된
다. 저자도 그렇게 하고 있다. 그러나 일단 일반적인 움
직임이 학습되면, 클리닉을 방문하는 환자 또는 운동선
수에게 적합한, 보다 기능적인 방식으로 변화를 주면
좋다.

내회전(Internal rotation)

환자는 일반적으로 팔꿈치를 90도 각도로 잡고 어깨
를 외회전시킨다. 운동 밴드(그림 18.18A)를 잡고, 천
천히 복부까지, 어깨를 천천히 회전시키도록 지시한
다(그림 18.18B). 이렇게 하면 'SALT'와 'Pepper' 근육이
활성화된다[SALT는 견갑하근, 전삼각근, 광배근 및 대원
근(subscapularis, anterior deltoid, latissimus dorsi and teres
major)을 의미하며 pepper는 대흉근과 관련이 있다].

팔을 90도 벌리고, 팔꿈치 굴곡으로 하면, 내회전을 변
화시킬 수 있다(그림 18.18C). 환자는 팔을 90도로 회전
시켜야 한다(그림 18.18D).

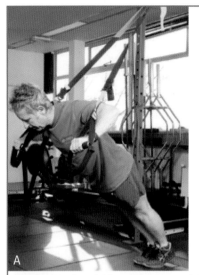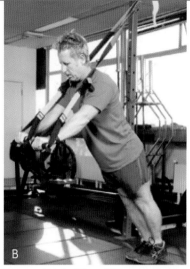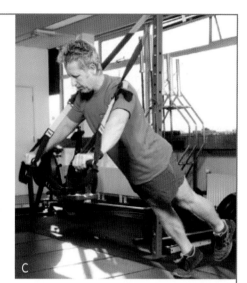

그림 18.17A~C: 서 있는 *TRX* 푸시. *A: 시작 위치. B: 마무리 위치. C: 한쪽 다리가 들림*

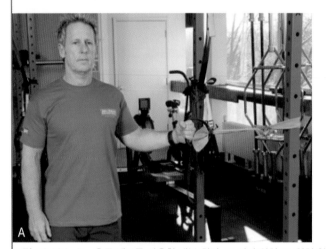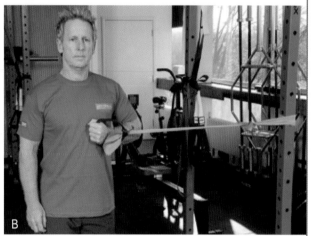

그림 18.18A, B: 운동 밴드를 사용한 내부 회전. *A: 시작 위치. B: 위치 완료*

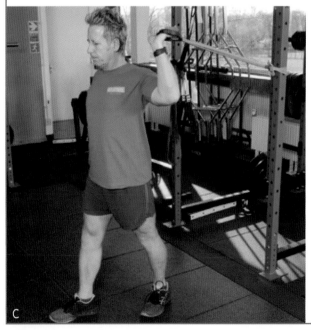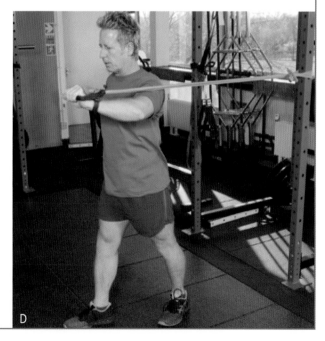

그림 18.18C, D: *내회전 변형동작.*

외회전(External rotation)

환자는 팔꿈치를 90도 각도로 하여, 서서 어깨는 내측으로 회전하며 밴드를 잡고(그림 18.19A) 천천히 어깨를 90도 외전 및 팔꿈치 굴곡에 위치하여 내회전으로 바꿀 수 있다(그림 18.18c). 환자에게 팔을 90도 내회전하도록 요청한다(그림 18.18d).

내전(모음)(던지기)에서 기능적 외/내회전[Functional external/internal rotation in abduction (throwing)]

다음 연습은 이러한 특정 투척 동작을 모방하도록 설계되었으며, 임상 설정(clinical setting) 내에서 기능적 안정

성을 시도하고 촉진하는 것이 합리적이므로, 책의 앞부분에서 설명한 투척 동작을 생각해보라. 또한 운동 선수의 요구도에 맞게 부분적으로 운동을 수정할 수도 있다.

운동 1(Exercise 1)

환자가 서 있고 운동 밴드를 잡으라는 지시를 받는다. 움직임은 팔로 시작하며, 던지기의 와인드업 단계를 모방하는 것처럼 90도까지의 외전과 뒷다리의 전체 외회전과 무게를 싣는다(그림 18.20A). 이 자세에서 환자는 운동 밴드에 천천히 저항하면서, 던지기 동작(가

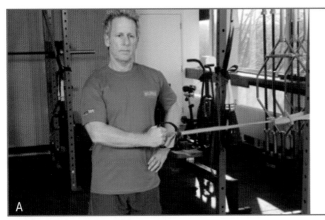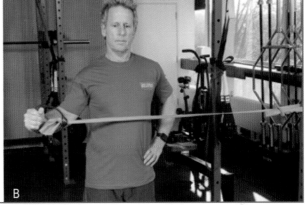

그림 18.19A, B: 운동 밴드를 사용한 외부 회전. A: 시작 위치. B: 마무리 위치

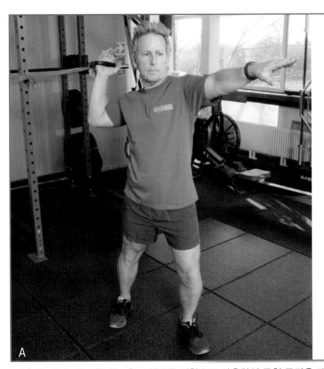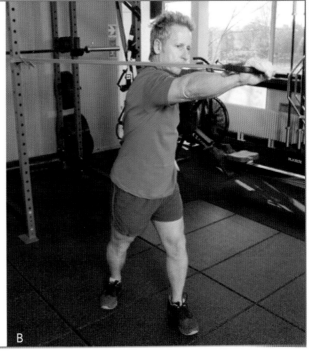

그림 18.20A, B: 환자는 운동 밴드를 저항으로 사용하여 투척 동작을 재현한다. A: 시작 위치. B: 마무리 위치

속)을 재현하도록 지시받는다. 따라서 무게가 앞다리로 전달될 때, 팔은 신전되고 내회전한다(그림 18.20B). 환자는 운동의 두 단계, 즉 운동의 구심성과 원심성 시기(concentric and eccentric phases)를 제어하도록 지시받는다.

운동 2(Exercise 2)

이 운동은 기본적으로 운동 1과 반대되기 때문에, 마지막 운동에서 팔이 끝난 곳에서 시작한다. 이제 환자는 그림 18.21A에 표시된 대로 시작한 다음, 투척 동작의 와인드업 단계에 저항해야 한다. 그러나, 이 운동의 강조점은 뒤 어깨 근육의 구심(단축) 단계에만 국한되지 않는다. 이것은 투구 동작의 감속 단계를 돕는 원심(길이 증가) 단계에 초점을 맞추는 데 있다(그림 18.21B, C). 구심 단계의 경우 1~2초, 원심 단계의 경우 3~4초를 제안한다.

6. 오버 헤드-수직 푸시(Overhead-Vertical push)

오버 헤드 모션은 하루 종일 정기적으로 수행되는 가장 일반적인 움직임 중 하나이다. 그것은 어깨와 흉부 복합체의 강도와 안정성을 향상시키며 전반적으로 훌륭한 운동이고, 이 운동이 수행되는 방법에 따라 근골격계의 다른 많은 구성 요소를 통합할 것이다. 일반적으로 환자가 벤치에 등을 대고 앉은 다음 아령을 머리 위로 들어 올리는 것이다. 이 장에서 더 기능적이라고 생각되는 다양한 오버 헤드 프레스 운동을 보여 주고자 한다.

연습 1-오버 헤드 푸시-스탠딩-밴드(Overhead push-standing-band)

환자가 중립 자세로 서서, 각 운동 밴드에 발을 대고, 손으로 밴드를 잡고, 어깨와 수평이 될 때까지 위로 올린다(그림 18.22A). 그런 다음 밴드를 천천히 천장쪽으로 밀어 올리고(그림 18.22B), 시작 위치로 천천히 돌아간다.

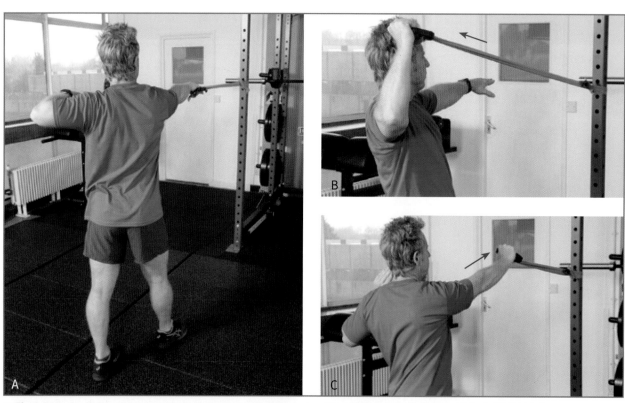

그림 18.21A~C: 환자는 운동 밴드 저항을 이용하여 던지기 단계(wind-up)를 재현한다. A: 시작 위치. B: 중간. C: 원심성 단계

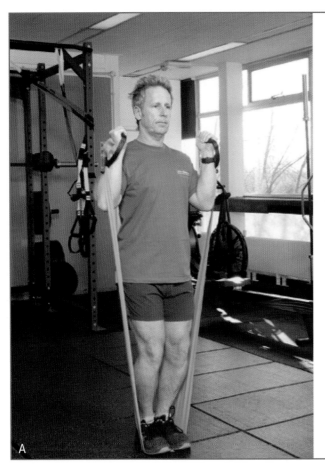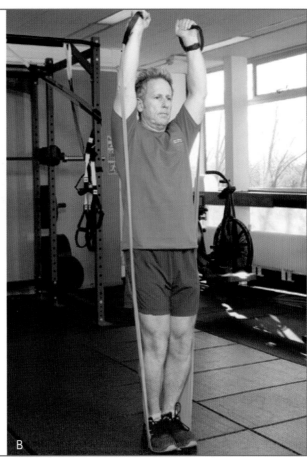

그림 18.22A, B: 밴드가 있는 오버 헤드 푸시. *A: 시작 위치. B: 마무리 위치*

연습 2-오버 헤드 푸시-스탠딩-덤벨(Overhead push-standing-dumbbells)

이것은 위의 연습과 동일하지만 이번에는 밴드 대신 아령을 사용한다. 환자는 덤벨을 잡고 어깨와 수평으로 놓은 다음(그림 18.23A), 천천히 시작 자세로 돌아가기 전에 천정쪽으로 천천히 덤벨을 밀어 올려야 한다(그림 18.23B).

표준의 스탠딩 덤벨 프레스로부터의 과정은 프레스 각도를 'V'형태(그림 18.23C) 및 'Y'형태(그림 18.23D)로 바꾸면 쉽게 할 수 있다. 이 두 가지 과정은 자연스럽게 운동을 수행하기 어려울 수 있다. 또 다른 간단한 진보적인 운동은 한 번에 한 팔을 천장 쪽으로 밀면서 프레스의 움직임을 번갈아 수행하는 것이다(그림 18.23E).

이러한 점진적 순서에서 가장 어려운 것은 프레스의 움직임을 수행하고, 환자가 한쪽 다리를 들어 올려 무게를 줄 때(그림 18.23F)인데, 교대로 들어 올리도록(그림 18.23G) 지시한다.

연습 3-오버 헤드 푸시-볼-운동 밴드(Overhead push-ball-exercise band)

환자가 척추를 중립 위치에 놓고, 무릎을 엉덩이 높이 아래로 두고 운동 볼에 앉는다. 그들은 각 운동 밴드에 발을 대고 손으로 밴드를 잡고 어깨와 수평을 맞춘다(그림 18.24A). 그런 다음 환자에게 밴드를 천천히 천장쪽으로 밀어 올리고(그림 18.24B) 시작 위치로 돌아가도록 지시한다. 그림 18.24C와 D는 하나씩 팔 움직임을 보여주고 있다.

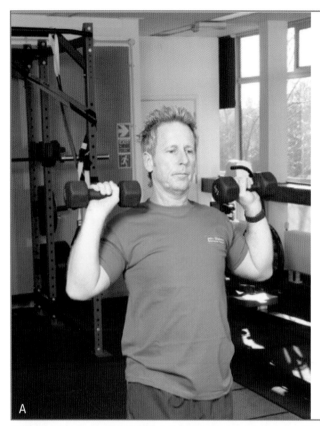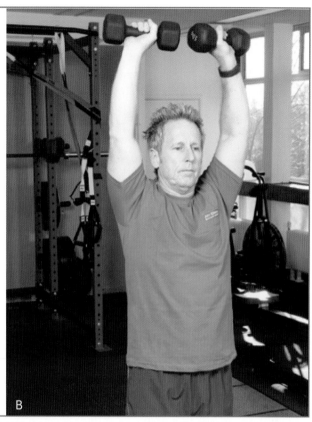

그림 18.23A, B: 무게를 사용한 오버 헤드 푸시. *A*: 시작 위치. *B*: 마무리 위치

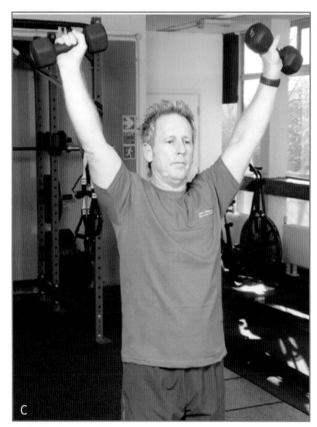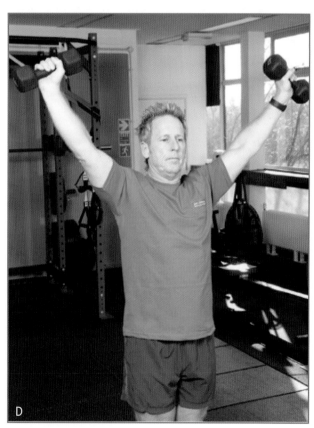

그림 18.23C: *V 모양*

그림 18.23D: *Y 모양*

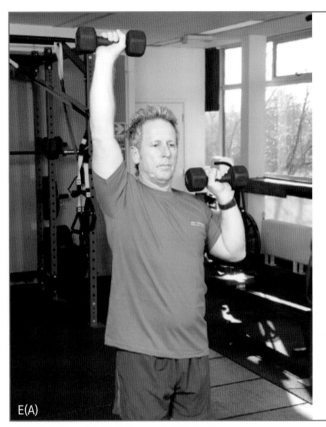
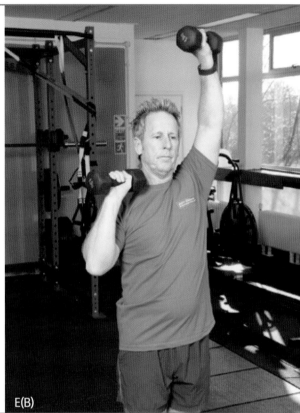

그림 18.23E: *단일 암 프레스. A: 오른팔. B: 왼팔*

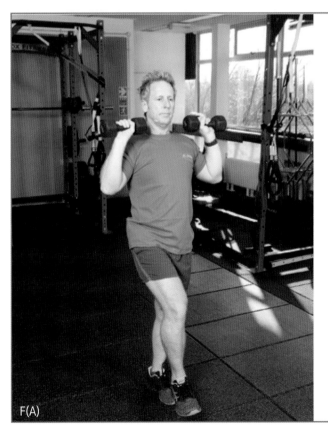
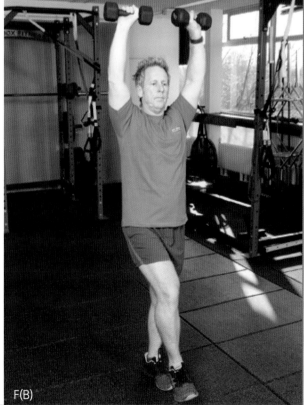

그림 18.23F: *한쪽 다리를 들어 올린 양방향 프레스. A: 시작 위치. B: 마무리 위치*

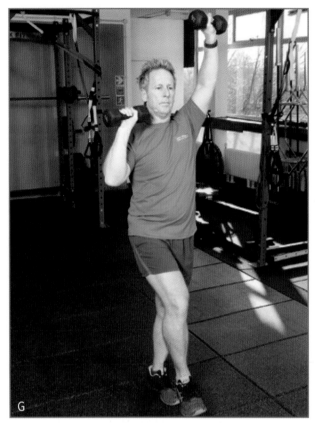

그림 18.23G: *한쪽 다리를 들어 올리는 일방향 프레스*

연습 4-머리 위로 밀기-볼-아령(Overhead push-ball-dumbbells)

환자가 운동 공에 앉아, 어깨에 무게를 두는 것으로 동일하다(그림 18.25A). 환자는 천천히 무게를 천장 쪽으로 밀어 올리고(그림 18.25B) 시작 위치로 천천히 돌아간다. 그림 18.25C와 그림 18.25D는 하나의 팔을 사용한 동일한 운동을 보여주고 있다.

7. 오버 헤드-버티컬 풀(Overhead - Vertical pull)

이러한 특정 유형의 동작은 수직 밀기·당기기와 유사하지만 분명히 반대 방향으로 진행되는 또 다른 기능적 동작이다. 체육관에서 광배근(Latissimus, 등넓은근) 풀다운 운동은 가장 일반적으로 수행되는 운동 중 하나이다. 그러나 이 동작에 대한 변형을 보여주고 싶었다. 어깨와 흉부 복합체뿐만 아니라 다른 근골격계 구성 요소에 대해서도 강도, 안정성 및 이동성을 향상시킬 수 있으므로 전체적으로 좋은 운동이 된다.

연습 1-TRX 스탠딩 풀(TRX standing pull)

환자는 발을 어깨 너비로 벌리고 서서, TRX 그립을 손으로 잡은 다음, 한 걸음 뒤로 물러서서 밴드를 쥐고 얼마나 앞으로 나아갈 수 있는지에 따라 위치를 (그림 18.26A) 잘 유지한다(환자 컨트롤). 그런 다음 환자에게 밴드를 천천히(수평 확장) 당기고(그림 18.26B) 시작 위치로 천천히 돌아가라고 지시한다. 환자는 몸을 조금 더 뒤로 젖혀 이 운동을 변화시킬 수 있다(그림 18.26C). 이로 인해 운동 저항이 증가하고, 팔의 위치가 연장되어 운동을 변경할 수 있다(그림 18.26D).

연습 2-운동 밴드 수직 당김
(Exercise band vertical pull)

환자는 발을 어깨 너비로 벌리고, 벤치에 앉아, 손으로 운동 밴드를 잡는다(그림 18.27A). 그런 다음 밴드의 그립을 유지하면서 천천히 아래쪽으로 당기라고 지시한다(그림 18.27B). 그런 다음 환자는 각 밴드를 원심으로, 천천히 시작 위치로 되돌리도록 지시받는다. 그림 18.27C 및 그림 18.27D는 응용된 팔 사용을 보여 주고 있다.

다음 운동은 매우 동일하지만, 이번에는 환자가 양팔을 머리 위로 올려 운동 밴드를 잡고, 앞으로 향하게 한다(그림 18.28A). 위 운동과는 다른 방법으로, 등 근육과 어깨 근육을 목표로 하기 때문에 운동은 가슴 쪽으로 향하도록 해야 한다(그림 18.28B).

연습 3-풀업(Pull-up)

풀업은 훌륭한 운동이다. 그러나 정상적인 방법으로 (즉, 비보조), 자연적인 힘, 조정 및 안정성이 필요하다. 때로 친구들은 풀업을 얼마나 많이 할 수 있는지 묻고, 더 일반적으로는 "실제로 할 수 없어"라고 말한다.

하나의 풀업을 올바르게 하기 위해 지금 고군분투하는 개인 중 하나라면 기계 또는 다리를 잡아 주는 파트너, 운동 밴드 등등 어떤 형태의 도움으로 시작하는 것이 좋을 것이다.

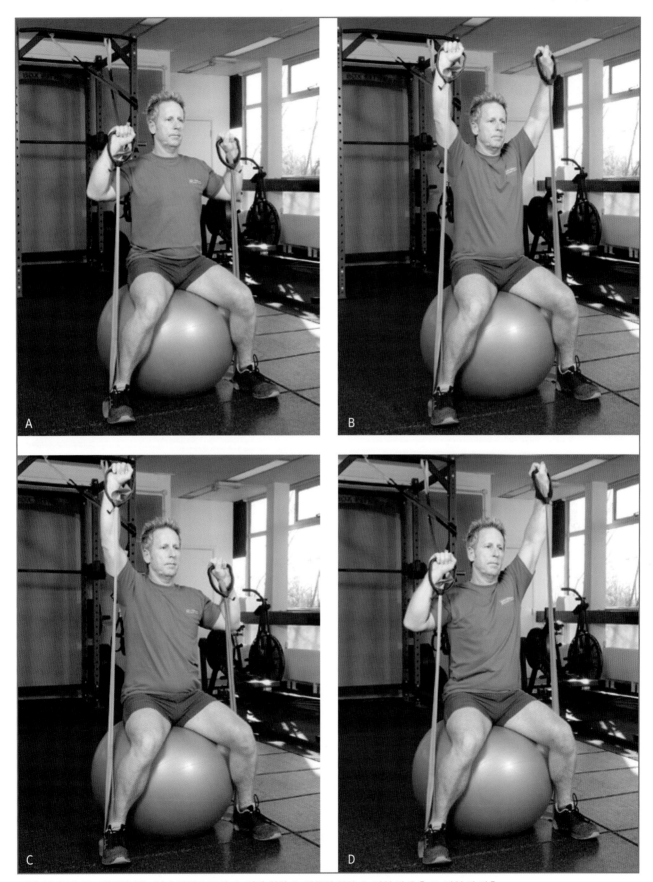

그림 18.24A~D: 밴드가 있는 볼 오버헤드 푸시. A: 시작 위치. B: 마무리 위치. C: 단일 팔 우측. D: 단일 팔 좌측

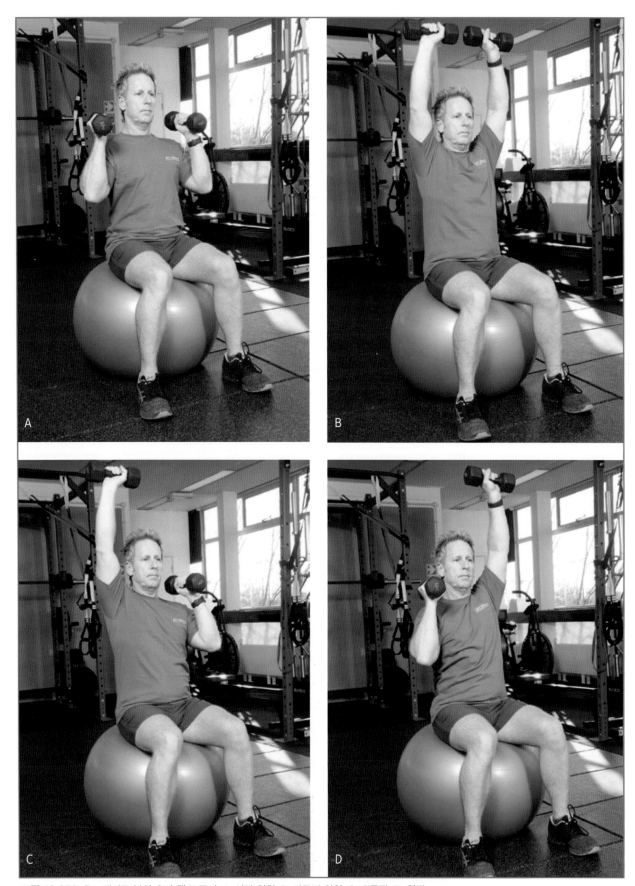

그림 18.25A~D: 웨이트 볼의 오버 헤드 푸시. *A:* 시작 위치. *B:* 마무리 위치. *C:* 오른팔. *D:* 왼팔

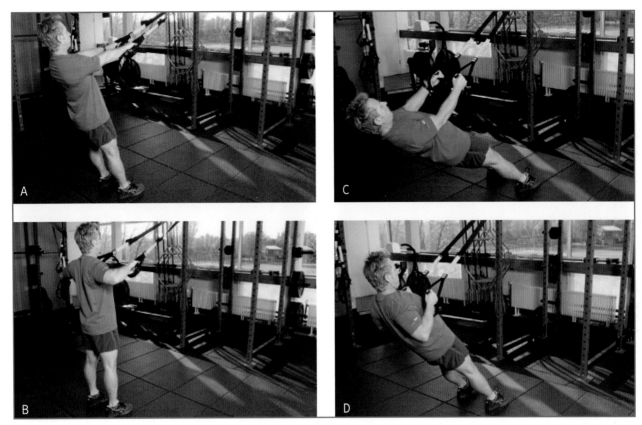

그림 18.26A, B: *TRX 스탠딩 풀. A: 시작 위치. B: 마무리 위치*　　그림 18.26C, D: *C: 환자가 몸을 뒤로 젖힘. D: 환자가 어깨를 신전함*

가동성 운동 프로토콜
(Mobility exercise protocol)

환자 어깨가 제한적이고 고통스러우면 다음 운동 중 일부가 어려워지고, 그들이 달성하기에는 너무 고통스럽다. 그러나 장기 목표는 전체 운동범위를 시도하고 개선하는 것이다. 근육이 뻣뻣하거나, 관절이 뻣뻣하거나, 둘 다 뻣뻣한 것으로 인해 운동이 제한되는가? 둘 다인 경우 제한을 유발하는 모든 구성 요소를 해결해야 한다. 종종 학생들과 환자들에게 말하곤 한다.

"뻣뻣한 관절은 근육을 타이트하게 하고, 근육을 타이트하게 하면 관절을 뻣뻣하게 할 수 있다."

관절에 문제가 생기면 자연적으로 근육에 영향을 미치며, 그 반대도 마찬가지이다. 따라서 근골격계 제한이라는 용어가 사용된다.

어깨가 뻣뻣하고 통증이 있는 환자를 볼 때 일반적인 척도에서 '10'은 가장 고통스럽고, '0'은 아프지 않은 수치의 통증 척도로 사용한다. 움직임을 하고 있을 때 통증 척도가 '8' 또는 '9'에 있다면, 여러분이 하는 모든 운동을 위해 통증 척도를 '5' 미만으로 조정해야 한다. 아마도 어깨는 증가되는 통증에 반응하고 보상하기 시작할 것이기 때문이다. 구식 학교의 운동 신념(credo)은 "고통 없이는 얻는 것도 없다"였다. 그러나 이는 기능 개선에 명백하게 도움이 되지 않는다.

코어 볼을 가용한 가동성 운동
(Mobility exercises using a core-ball)

진행 1-선 자세 프레스-볼
(Progression 1-Standing press-ball)

환자는 서 있는 자세를 취하고, 어깨 높이로 벽에 놓인 코어 볼을 부드럽게 잡는다(그림 18.30A). 환자는 볼

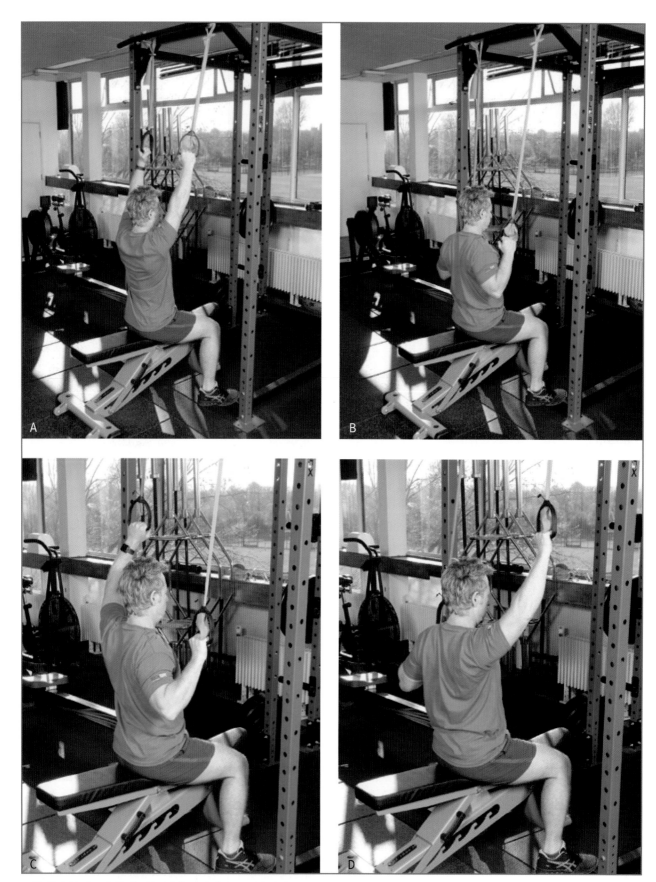

그림 18.27A~D: 운동 밴드를 사용한 수직 당김. *A: 시작 위치. B: 마무리 위치. C: 오른팔. D: 왼팔*

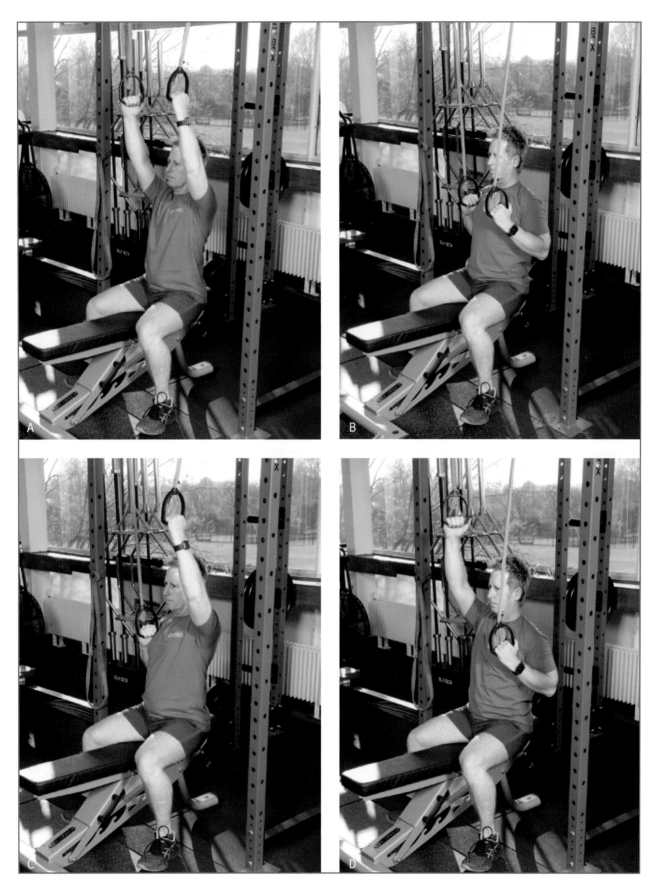

그림 18.28A~D: A: 시작 위치; B: 마무리 위치. C: 한쪽 팔-오른쪽. D: 한쪽 팔-왼쪽

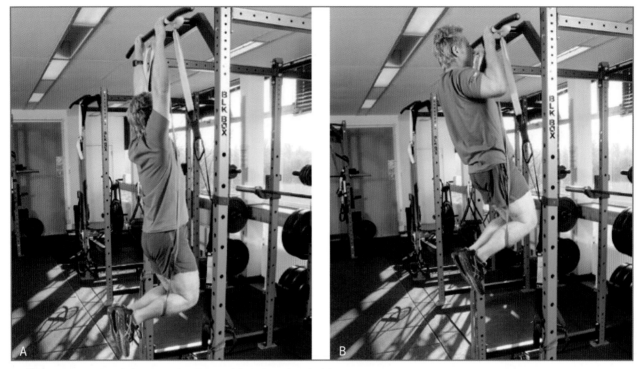

그림 18.29A, B: *위로 당김. A: 밴드의 도움으로 시작 위치. B: 마무리 위치*

에 가벼운 압력을 가한 다음, 일련의 정해진 운동을 수행해야 한다. 공을 천장(굴곡)쪽으로 굴린 다음 바닥(신전)쪽으로 굴리는 것으로 시작한다(그림 18.30B). 그리고 환자는 공을 좌우로 움직여 외전을 유도한다(그림 18.30C). 그런 다음 공을 시계 방향으로 돌리고, 반시계 방향으로 원을 그린다(그림 18.30D). 마지막으로 공을 오른쪽과 왼쪽으로 비스듬히 기울인다(그림 18.30E).

진행 2-바로 누운 자세-볼
(Progression 2-Supine-ball)

환자는 바로 누운 자세를 취하고 허벅지 높이에서 공을 잡으라는 지시를 받는다(그림 18.31A). 이 위치에서 환자는 90도까지 공을 어깨 굴곡으로 가져간 다음(그림 18.31B) 편안하게(그림 18.31C) 계속할 수 있다. 90도의 위치에서 환자는 공을 시계 방향과 반시계 방향(그림 18.31D)으로 원을 그리며 수평으로 구부러지고 연장되거나 비스듬한 방향으로 움직일 수 있다(그림 18.31E).

진행 3-무릎 선 자세 프레스-볼
(Progression 3-Kneeling press-ball)

이 연습의 개념은 정식방법의 프레스와 유사하다. 그러나 바닥에 무릎을 구부리고 공에 기대어 저항력을 높일 수가 있다. 기본적으로 기울기 각도를 변경할 수 있으며, 기울어질수록 저항이 커진다.

환자는 매트에 무릎을 꿇고, 코어 볼을 제어하고 점차 공에 몸을 기울인다(그림 18.32A). 여기에서 정방향 프레스(예: 앞뒤로)(그림 18.32B), 좌우(그림 18.32C) 및 원 운동(그림 18.32D)의 일부 연습을 반복할 수 있다.

폼 롤러를 이용한 가동성 운동
(Mobility exercises using a foam roller)

진행 1-앉아 굴리기(Progression 1-Sitting to roll)

환자가 앉은 자세를 취하고, 폼 롤러 위에 손을 놓는다(그림 18.33A). 환자는 어깨의 구부러짐을 개선한 다음 폼 롤러를 시작 위치로 롤백하기 때문에 편안할 때

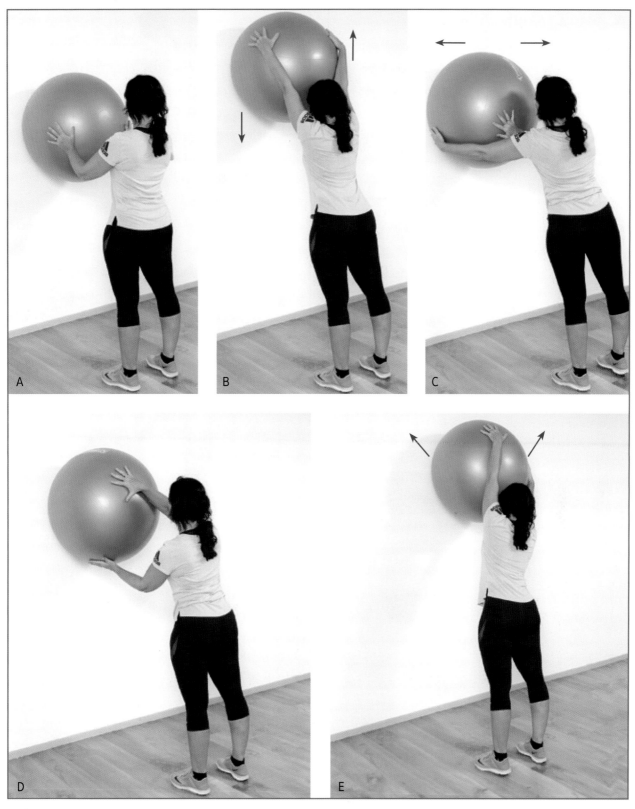

그림 18.30A~E: *A: 환자는 공을 제어한 다음 B로 이동: 굴곡 및 신전. C: 수평 외전 및 외전. D: 시계 방향 및 반시계 방향.*
E: 비스듬한 오른쪽과 비스듬한 왼쪽

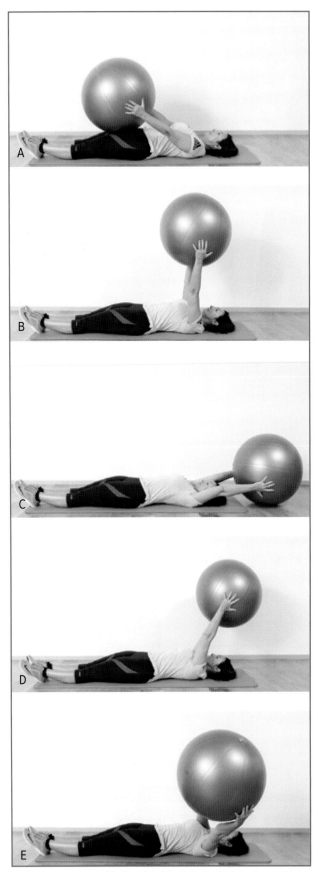

그림 18.31A~E: A: 환자는 허벅지 높이에서 공을 잡는다. B: 굴곡 90도. C: 180도. D: 원 운동. E: 수평 굴곡 및 신전

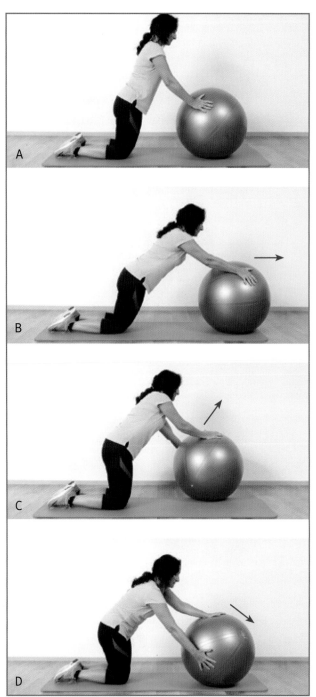

그림 18.32A~D: A: 환자가 무릎을 꿇고 볼을 다음과 같이 제어한다. B: 굴곡 및 신전. C: 수평 외전 및 외전. D: 시계 방향 및 반시계 방향

까지 테이블 상단을 따라 폼 롤러를 굴려야 한다(그림 18.33B).

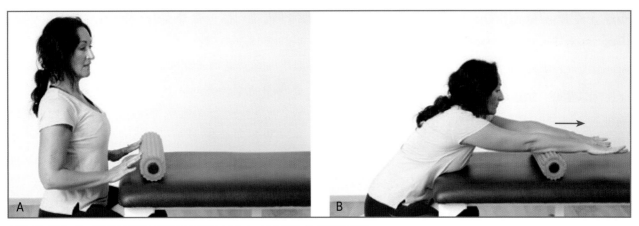

그림 18.33A, B: 환자가 탁자를 따라 폼 롤러를 굴림. *A: 시작 위치. B: 마무리 위치*

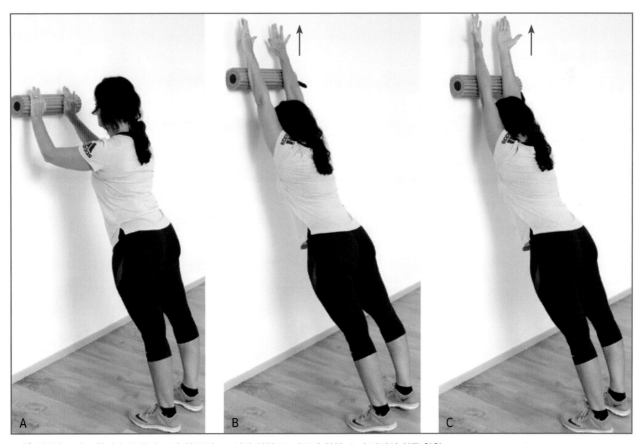

그림 18.34A~C: 환자가 폼 롤러로 벽 위 굴림. *A: 시작 위치. B: 마무리 위치. C: 손바닥이 위를 향함*

진행 2―서서 굴리기*(Progression 2―Standing to roll)*

환자는 기립 자세를 취하고, 어깨 높이에서 폼 롤러 위에 손을 놓는다(그림 18.34A). 환자는 어깨의 굴곡을 향상시키기 위해(그림 18.34B) 가능한 편안하게 폼 롤러를 벽 위로 굴려야 한다. 그런 다음 거품 롤러를 다시 시작 위치로 굴린다. 이 기술은 어깨의 외측 회전을 도울 수 있기 때문에, 손의 위치를 손바닥을 아래로(회내, 엎침)에서 손바닥을 위로(회외, 뒤침) 변경하여 수정할 수 있다(그림 18.34C).

진행 3-무릎 자세 굴리기
(Progression 3-Kneeling to roll)

환자는 무릎을 꿇고 자세를 취하고, 손을 폼 롤러 위에 놓는다(그림 18.35A). 환자는 어깨 굴곡을 향상시키기 위해(그림 18.35B) 운동 매트를 따라 폼 롤러를 굴려야 한다. 그런 다음 폼 롤러를 다시 시작 위치로 굴린다.

위에서 설명한 운동은 가동성 운동으로 설계되었기 때문에 보기보다 실제적으로 어려움이 더 크다. 그러나 몸과 얼마나 멀리 떨어져 있는지에 따라 위치의 변화는, 운동이 일차 가동성 운동이 아닌 안정성과 강도로 갑자기 바뀌게 된다.

흉추 가동성(Thoracic mobility)

흉추와 어깨 복합체에서 가동성의 중요성에 대해 이미 언급하였다. 척추의 이 부분이 제한되면 어깨 복합체의 끝 범위 움직임에도 영향을 미치므로 우리가 노력하고 유지해야 한다는 것은 말할 필요도 없는 것이다. 실제로 이것은 간단한 과정이 아니다. 왜냐하면 우리 대부분(저자 자신을 포함)에게 이것은 비교적 견고한 구조이기 때문이며, 특히 우리가 증가된 후만(kyphosis)을 발달시켰다면 더욱 그렇다. 따라서 신전으로의 움직임을 향상시키는 것은 쉬운 일이 아닐 것이다.

한 가지 유용한 방법은 폼이나 단단한 롤러를 사용하는 것이다.

환자는 운동 매트에서 바로 누운 자세(supine position)를 취하고, 롤러는 어깨 블레이드 사이에 수평으로 배치한다(그림 18.36A). 환자는 가슴에 손을 대고 흉부 척추를 롤러 위로 천천히 뻗어야 한다(그림 18.36B). 환자는 다른 흉부 분절을 목표로 롤러를 굴리거나 위로 올릴 수 있으며, 손가락을 귀에 위치할 수도 있다(그림 18.36C). 또는 팔을 구부릴 수 있으며 (그림 18.36D), 레버가 증가하고 흉부에 대한 가동성이 향상될 수 있다.

나무봉을 이용한 가동성 운동
(Mobility exercises using a wooden pole)

간단한 빗자루 손잡이(브러시 제외)는 환자의 가동성 운동에 대해 조언해 줄 때 매우 유용하다. 이 운동은 집 바닥 또는 침대 위에서 할 수 있다.

환자는 바로 누운 자세에서, 양손으로 봉을 잡고 허벅지에 걸쳐 놓는다. 첫 번째 움직임은 단순하게 손잡이를 90도로 올리는 것이다(그림 18.37A). 처음부터 이 운동이 고통스러우면 환자는 최대한 스틱을 편안하게 들어 올리는 운동으로 한다. 환자는 굴곡 동작을 약 5번 동안, 90도까지만 반복하여 올린다. 여기에서 환자는 180도가 최대 범위가 되기 때문에, 지속적으로 편안한 수준(그림 18.37B)으로 굴곡운동을 약 5번 반복한다.

환자에게 90도 위치에서 작은 원을 시계 방향(×5)으로 그린 다음 반시계 방향(×5)으로 똑같이 그리는 운동을 한다(그림 18.37C). 환자는(통증이 없는 경우) 이제 양방향으로 더 큰 원(×5)을 만들 수 있다.

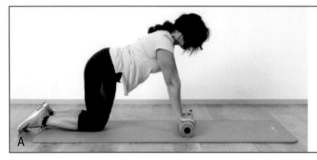 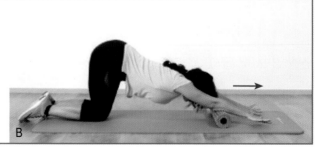

그림 18.35A, B: *환자가 운동 매트를 따라 폼 롤러를 굴림. A: 시작 위치. B: 마무리 위치*

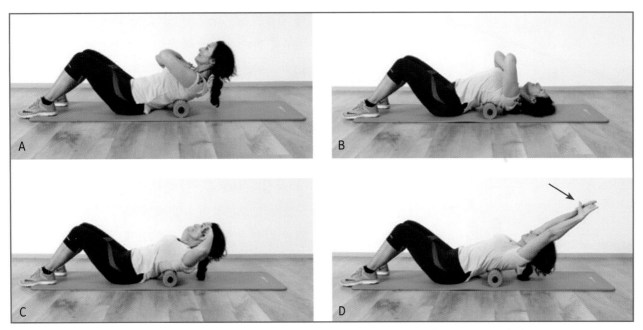

그림 18.36A~D: *A: 환자의 손이 가슴을 가로질러 있고, 롤러가 흉추를 가로질러 있다. B: 환자가 흉추를 롤러 위로 움직인다. C: 손가락이 귀에 닿아 있음. D: 레버를 늘리기 위해 팔을 구부림*

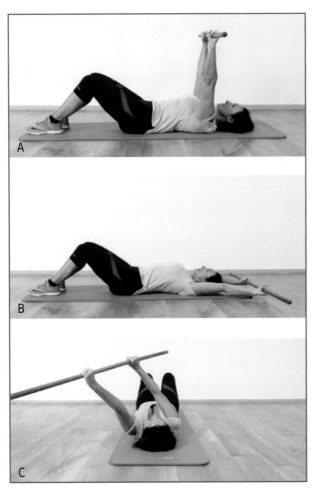

그림 18.37A~C: *A: 90도 팔. B: 굴곡 90도에서 180도. C: 시계 반향 및 반시계 방향이 을-작게 시작하여 더 큰 원으로 증가*

진행–수평/견갑골 면 운동(Progression–Horizontal/ scapula plane motion)

이제 환자는 90도 위치에서 수평외전 및 외전을 수행할 수 있을 것이다(그림 18.38A). 다음에는 환자에게 오른쪽 및 왼쪽 견갑골 평면운동(scaption)으로 봉을 비스듬히 가져가도록 요청한다(그림 18.38B).

그림 18.39에서 보듯이, 환자는 서서 봉을 이용한 이동성 운동을 권장할 수 있다. 환자는 봉을 잡고 허벅지 중간(그림 18.39A)에서 시작한 다음, 어깨를 90도로 굴곡시킨다(그림 18.39B). 그 다음 환자는 180도까지 계속한다(그림 18.39C). 이 위치에서 환자는 왼쪽과 오른쪽으로도 굽힐 수 있다(그림 18.39D, E). 그림 18.39F와 G는 환자가 봉을 90도로 잡고, 시계 방향과 반시계 방향으로 동그라미를 만드는 것을 보여주고 있다.

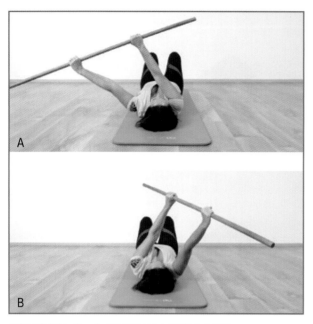

그림 18.38A, B: *A: 90도에서의 수평 내전과 외전.
B: 견갑골 면/사경 운동 좌, 우*

고급 훈련 및 스포츠 특별 프로토콜
(Advanced training and sports-specific protocol)

운동선수에게 제공할 최고의 운동 방법을 고려할 때는 운동에 직접 참여하는 것이 좋다. 이는 표준적인 강화운동을 제안하기보다는 운동 권장사항에 있어서 선택에 영향을 미친다. 그러나 선수가 참여하고 있는 스포츠에 대해 들어 보지 못한 경력이 있을 때가 있다. 몇 년 전에 옥스퍼드 대학교의 스포츠 정골의학(spoorts osteopath)에서 처음 일을 시작했을 때, Real Tennis나 Rugby Fives와 같은 스포츠에 대해 들어 본 적이 없다. 그래서 이 운동의 생체 역학과 참여 선수의 부상 가능성을 이해해야 했다.

사례 연구

32세의 프로복서가 어깨 뼈 사이, 특히 오른쪽에 통증이 있는 경우이다. 이 고통은 여러 달 동안 계속되었다. 집중적인 스파링 운동이 끝난 후, 처음 통증은 오른팔 넘어까지 내려왔고, 주로 능형근(rhomboids, 마름근) 오른쪽에 급성통증을 느꼈다. 그는 약을 먹었고, 그 곳

에 얼음찜질을 하고 5일 동안 쉬었다. 그런 다음 다시 권투를 하려 했지만 통증의 강도 때문에 실패했다. 그는 또 다른 정골의사를 본 뒤에, 능형근육을 강화시키고 밴드를 사용하여 어깨뼈를 뒤로 당기는 운동을 했다고 말했다. 환자는 다음 2주 동안 매일 이 운동을 성실하게 수행한 다음 다시 복싱을 시도했다. 그러나 몇 분안에 통증이 다시 발생했다. 그래서 그는 다시 며칠 쉬고, 능형근 수축 운동을 다시 하고, 다시 복싱하려고 시도했지만, 오른팔까지 내려오는 통증이 다시 나타났다. 왜 이러한 통증이 계속 재발한다고 생각하는가? 문제는 그가 능형근을 강화하기 위해 표준적이고, 기본적인 기능이 별로 없는 운동을 받았다는 것이다. 이 환자는 그의 스포츠와 관련된 기능적 운동을 했어야 했다. 저자는 이 운동 중에 복싱과 관련된 운동 밴드를 가지고 운동을 계속했다. 중요한 운동은 스탠딩 프레스였다. 우리는 복싱에서 그의 움직임을 재연하기 위해 약간 수정했다. 우리는 또한 반대운동, 서서당김(reverse motion, the standing pull)에 초점을 두어 능형근이 짧아지는 구심성 수축 난세가 아니라 능형근의 원심성 수축(근육이 수축하는 동안의 신장 단계)에 중점을 두었다. 2주 만에 그는 정상적으로 훈련을 받았고, 한 달 후에 전문적인 시합에서 싸웠다. 더 중요한 것은 원래 부상의 재발이 없었으며, 그가 대회에서 우승했다고 말하게 되어 더욱 기쁜 일이었다.

다음은 스포츠 환자를 위해 포함되는 몇 가지 고급 훈련 및 스포츠 관련 운동의 몇 가지 예이다. 이들은 특히 던지는 유형의 스포츠, 수영, 테니스 및 골프에 참여하는 운동선수에게 적합하며 달리기 운동에도 권장될 수 있다. 운동선수가 아닌 환자에게도 운동에 참여할 것을 권유할 수 있다. 운동선수 뿐만 아니라 모든 일상 활동의 수행 능력을 향상시킬 수 있기 때문에 운동선수 모두에게도 기능적이다.

참고: 이 책의 앞 장에서 이미 설명한 운동을 기억하기 바란다. 저자가 보여준 일부 테크닉 기술은 스포츠의 특수 또는 고급 훈련으로 분류될 수 있으며, 일부는 특히

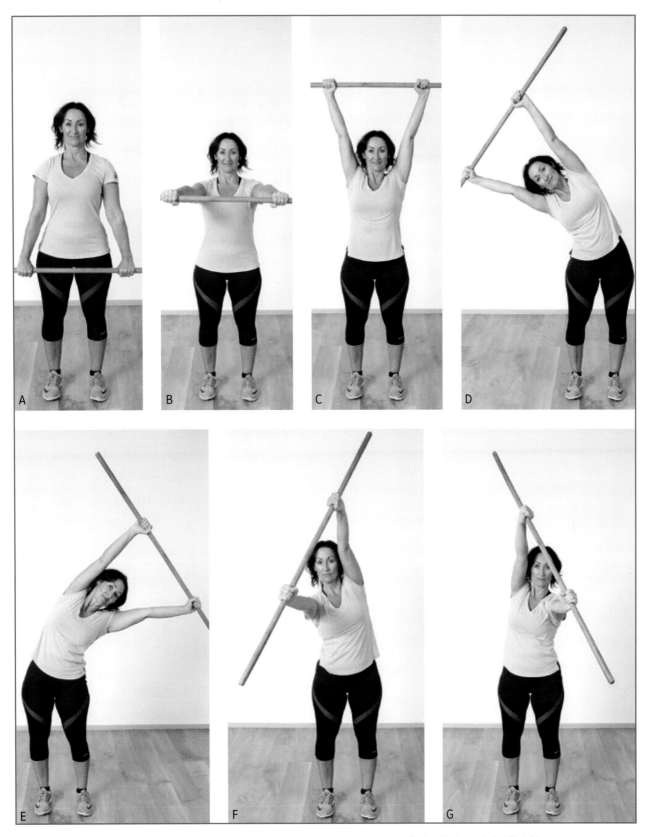

그림 18.39A~G: *A: 환자는 봉을 잡는다. B: 90도. C: 180도까지 굴곡. D: 측면 굽힘 우. E: 측면 굽힘 좌. F: 시계 방향의 원.*
G: 반시계 방향의 원

초보자가 운동을 하거나 기초적인 제한과 약점이 있는 경우 좋은 테크닉으로 수행하기가 쉽지 않다. 저자는 진보적이라는 생각에 중점을 두고 다양한 방법으로 운동에 대해 논의했기를 바란다. 우리는 사다리의 아래쪽에서 쉬운 운동부터 시작해서 더 어려운 운동으로 천천히 올라간다. 더 쉬운 운동을 올바르게 할 수 있을 때에만 앞으로 더 진행할 수 있다.

Siff (2003)에 의하면:

> *'근력 강화운동은 운동의 전체 범위 진폭(full amplitude) 뿐만 아니라 근육의 당김에 대한 특정 저항 방향을 재현할 수 있어야 한다.'*

7가지 주요 운동이 모든 운동법에 통합되면, 우리는 개별 스포츠 요구 사항에 따라 약간의 다양성을 추가하고, 보다 구체적이고 맞춤화되도록 운동을 조정할 수 있다. 다음 운동은 신체의 한쪽에서만 실시되지만, 양쪽을 위한 프로그램으로 통합될 것이다(오른쪽에서 하는 운동은 왼쪽에서 반복되는 등).

1. 밀고 당기기 결합(Combined push-pull)

그림 18.40A의 운동선수는 왼손으로 운동 밴드를, 오른손으로 다른 쪽의 운동 밴드를 잡는다. 그림 18.40B에 표시된 대로 오른쪽 팔에서 밀기 동작과 왼쪽 팔에서 당기기 동작을 결합해야 한다. 이 동작을 수행하는 동안 근육이 안정되도록 심부코어 근육(inner core muscles)을 활성화하는 것이 좋다.

2. 불안정한 바닥의 서서 밀기
(Standing push on unstable base)

그림 18.41A에 표시된 시작 위치에서, 운동 밴드는 오른손에 어깨 높이로 유지되고 왼팔은 앞쪽 위치에 배치된다. 운동 동작은 그림 18.41B에 나와 있다. 운동선수는 몸을 가로 질러 밴드를 앞으로 밀면서 동시에 불안정한 받침대의 안정성을 유지하면서, 왼쪽 팔을 뒤로 움직인다.

3. 불안정한 바닥의 서서 당기기
(Standing pull on unstable base)

그림 18.42A에서 보여준 시작 위치에서, 선수는 오른손으로 운동 밴드를 어깨 높이로 잡고 왼쪽 팔을 뒤로 위치시킨다. 운동 동작은 그림 18.42B에 나와 있다. 운동선수는 몸을 가로질러 밴드를 뒤로 당기고, 동시에 불안정한 베이스의 안정성을 유지하면서, 왼쪽 팔을 앞으로 움직인다.

4. 불안정한 바닥의 회전과 신전하면서 굽히기
(Bend to extend with rotation on unstable base)

그림 18.43A에 나와 있는 시작 위치에서 선수는 오른손으로 어깨 높이로 운동 밴드를 잡고, 왼쪽 팔을 뒤로 향하게 하고 불안정한 바닥에 쪼그리고 앉는 자세를 취한다. 운동동작은 그림 18.43B에 표시되어 있다. 운동선수는 밴드를 몸통 뒤로 당기고, 동시에 왼쪽 팔이 불안정한 베이스의 안정성을 유지하면서, 직립 위치로 돌아갈 때 앞쪽으로 움직인다.

5. 하이에서 로우 쪽으로 구부리기
(Bend high to low), 나무 자르기(wood chop)

그림 18.44A에 나와 있는 시작 위치에서 선수는 어깨 높이보다 높은 지점에서 오른손과 왼손을 동시에 밴드를 잡는다. 운동 동작은 그림 18.44B에 나와 있다. 운동선수는 몸을 가로질러, 밴드는 낮은 위치로 당기면서 동시에 쪼그리고 앉는 동작을 수행한다. 이 운동은 나무를 자르는 것과 비슷하다.

6. 낮은 굽힘에서 높은 굽힘(Bend low to high), 반대 나무 자르기(reverse wood chop)

그림 18.45A에 나와 있는 시작 위치에서, 선수는 어깨 높이 아래의 지점에서, 오른손과 왼손으로 동시에 웅크리고 밴드를 잡는다. 운동동작은 그림 18.45B에 나와 있다. 몸을 가로 질러 밴드를 높은 위치로 당기는 동시에 스쿼트에서 직립 위치로 올린다.

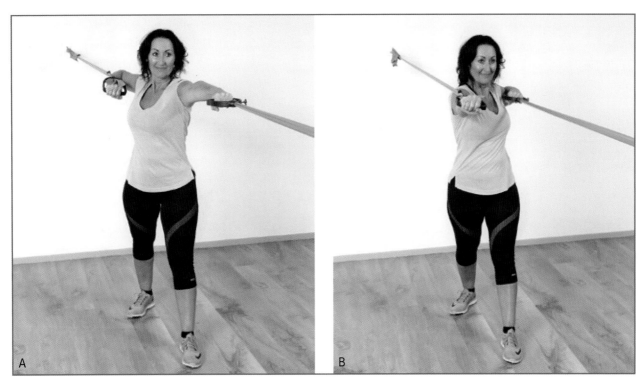

그림 18.40A, B: *결합된 푸시 풀. A: 시작 위치. B: 마무리 위치*

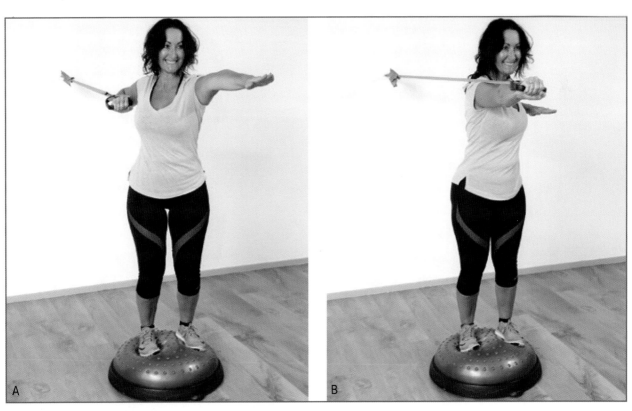

그림 18.41A, B: *불안정한 바닥 위에서 민다. A: 시작 위치. B: 마무리 위치*

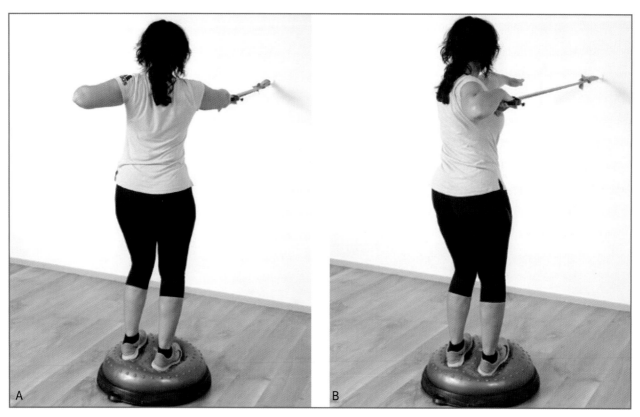

그림 18.42A, B: 불안정한 바닥 위에서 당긴다. *A: 시작 위치. B: 마무리 위치*

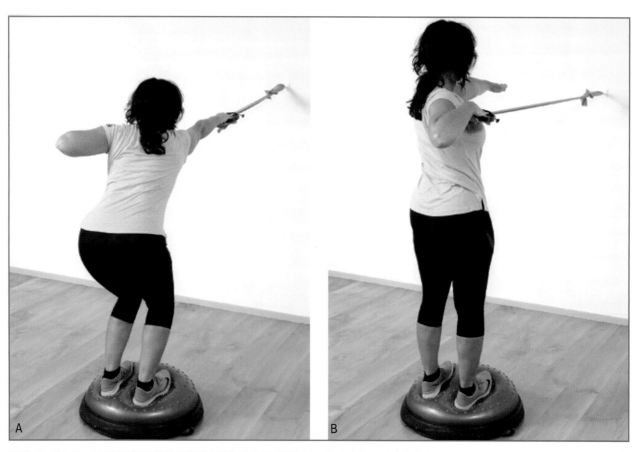

그림 18.43A, B: 불안정한 바닥 위에서 회전과 함께 당기며 구부린다. *A: 시작 자세 B: 마지막 자세*

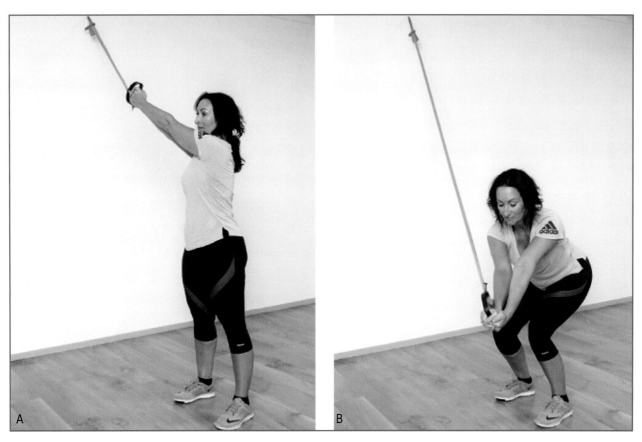

그림 18.44A, B: 높은 곳에서 낮은 곳으로 구부린다. A: 시작 위치. B: 마무리 위치

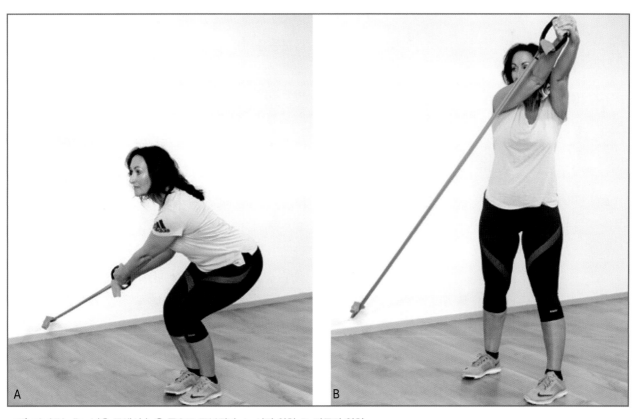

그림 18.45A, B: 낮은 곳에서 높은 곳으로 구부린다. A: 시작 위치. B: 마무리 위치

7. 메디신 볼 푸시 업(Medicine ball push-up)

환자는 전형적인 푸시 업 자세를 취하도록 한다(원하는 경우 무릎을 매트와 접촉하여 시작할 수 있다). 한쪽 손 아래에 메디신볼을 놓고(그림 18.46A) 푸시 업 동작을 수행한다(그림 18.46B). 한 번의 반복 후에 공이 다른 손으로 옮겨지고, 운동이 반복된다(그림 18.46C).

안정성 운동 프로토콜
(Stability exercise protocol)

견관절(접시오목관절) 및 견갑골(어깨뼈) 안정화에 대한 다음 예는 근강화 프로토콜과 함께 사용될 수 있다. 실제로 안정화 프로토콜과 강화 프로토콜이 자연스럽게 중첩된다는 것은 의심의 여지가 없으므로, 근육강화의 일부 구성 요소를 통합하지 않고 어깨 안정성에만 집중

그림 18.46A~C: 메디신 볼 푸시 업. *A: 시작 위치. B: 마무리 위치. C: 반대편*

하는 것은 매우 어렵다. 따라서 다음 안정성 운동을 수행하려면 한 가지 측면에서는 상대적으로 강화 운동이 필요하다.

대퇴관절(엉덩관절)과 상완골(위팔뼈)은 기본적으로 견갑골에 매달려 있으므로 대퇴골 관절에 대한 안정화 운동을 언급하기 전에 견갑골의 자세 위치를 흉곽에 고정시키는 것이 더 합리적이지 않을까? 이 프로토콜에 대하여 서로 토론할 수 있을 것 같다. 그러나, 특히 회전근개 근육 그룹에 대한 충돌유형 증후군(impingement type syndromes)의 대부분은 견갑골 운동이상증(scapula dyskinesis)으로 불리는 비교적 불안정한 견갑골 위치에 의해 유발되고, 악화될 수 있다고 생각된다.

이것은 일반적으로 견갑골 안정화 근육에 대한 약점 때문이다. 그 진실에 대해 잠시 생각해보자. 견갑골은 상지골반이라고 생각된다. 운동(내부 및 외부 코어) 및 기능적 움직임 패턴이 치료 계획에 이행되기 전에 정상적인 골반 및 SIJ의 영역은 상대적으로 안정적이고 평평한 위치에 있어야 한다. 견갑골의 위치와 기능은 또한 AC 및 SC 관절의 정상적인 가동성을 허용하는 안정적인 플랫폼을 제공해야 한다. 견갑골이 골반과 관련하여 비슷한 경우, 특히 견갑골이 안정화 역할을 제공하지 못하는 경우, 이 영역은 어깨관절 운동이 권고되기 전에 안정적이고 수평을 이룬다. 그건 저자의 개인적인 의견이지만 지금까지는 의심할 만한 근거가 없었다.

견갑골 안정화의 주요 근육은 전거근, 대소능형근, 소흉근, 승모근 및 견갑거근이다. 견갑골 안정화 중요 근육은 전거근, 대소능형근, 소흉근, 승모근 및 견갑근이다. 그러나 과도하게 자극을 받게 되면 상부 승모근과 하부 승모근의 활성화가 나빠진다(약화). 그리고 견갑골을 당기는 근수축(소흉근)으로 전인 위치에 놓이게 하면 일반적으로 '날개(winging)'라고 한다. 이 경우 견갑골 안정화 운동을 수행하면 상황을 악화시킬 수 있으므로 과잉 돌출을 초기에 해결해야 한다. 이것은 이전 장에서 이미 논의되었다. 언급해야 할 또 다른 사항은 견

갑골이 오버 헤드 움직임의 하향 단계(구심, 원심성)에서 날개를 흔드는 경향이 있으며, 불행히도 견갑골에 권장되는 일반적인 운동(Y, T 및 W)은 구심으로 작동하도록 설계되었다(짧아짐). 이것들은 견갑골 운동이상증을 개선하지 않을 것이다(견갑골 회전을 촉진하기 위한, 오버 헤드 구심 및 원심 운동은 이미 이 장에서 다루었다).

그러나 다음 운동은 특히 더 많은 기능적 움직임으로 진행하기 전, 단기간에 환자가 견갑골의 위치를 매우 잘 인식하도록 할 수 있기 때문에 재활 프로토콜에서 여전히 중요한 역할을 한다.

Paine와 Voight (2013)는 효과적인 견갑골 강화 프로그램으로 정상적인 견갑골 작동 및 조정이 성능에 영향을 미칠 수 있고 부상, 예방과 관련될 수 있는 오버헤드 운동과 수영선수에게 특히 중요하다고 언급했다. 견갑골 프로그램의 구현은 재활 프로토콜 초기에 시작되어 보다 적극적인 근강화 접근법으로 발전할 수 있으며, 어깨 복합체와 관련된 모든 재활 프로그램의 일부가 되어 있다.

견갑골 근육에 대한 교정 근강화 프로그램을 시작하기 전에, 치료사는 근육의 단단함(tightness) 또는 적응성 단축(shortening)을 식별하는 일반적인 평가이므로, 견갑골과 관련된 모든 관절의 기능적 가동성 뿐만 아니라 근육의 정상적인 유연성을 회복하는 것이 중요하며, 대흉근, 소흉근의 길항근 그룹의 활성화를 억제할 수 있다.

Ys, Ts 및 Ws

이 견갑골 운동의 이름을 알파벳 Y, T 및 W의 특정 문자 모양을 나타낸다. 다음 운동들은 현재 능형근과 하부 승모근을 포함하여 견갑골의 후부 측면을 안정화시키기 위해 권장된다. 처음에는 환자에게 문자 T를 사용하여 특별한 운동을 보여준다.

문자 T를 이용한 기법-능형근/중간
(Technique using letter T–rhomboid/middle trapezius)

환자는 매트에 무릎을 꿇고, 가슴을 운동공 위에 올려놓는다. 그런 다음 팔꿈치도 90도로 구부린 상태에서, 팔을 90도 외전에 배치한다(그림 18.47A). 이 위치에서 환자는 약 1초 또는 2초 동안 견갑골을 조이는 데 집중해야 한다(그림 18.47B). 팔은 똑바로 한다(그림 18.47C).

진행 1(Progression 1)

위 운동이 반복되지만 이번에는 무릎을 바닥에서 떼어 놓는다. 따라서 환자는 공이 가슴에 잘 걸리기 좋은 자세를 취한다(그림 18.48).

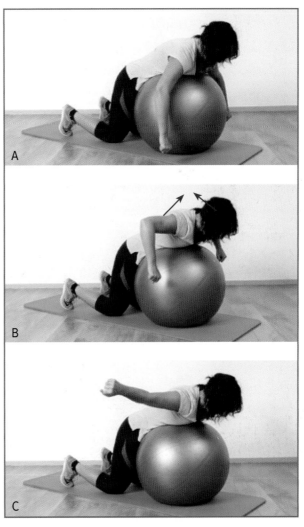

그림 18.47A~C: *A: 시작 위치: 환자는 팔과 팔꿈치가 90도인 상태에서 운동 볼의 위치를 채택. B: 마침 위치-견갑골을 함께 모아 압박. C: 똑바로 팔을 들고 견갑널늘 압박*

팁(Tip): 견갑골 운동 중에 요추를 과도하게 신장하려는 환자를 보는 것은 매우 관심을 끌고 흔한 일이다. 요추 관절이 잠재적으로 자극을 받을 수 있는 자세이므로 이 운동은 권장되지 않는다(이 잘못된 자세는 그림 18.49에 나와 있다).

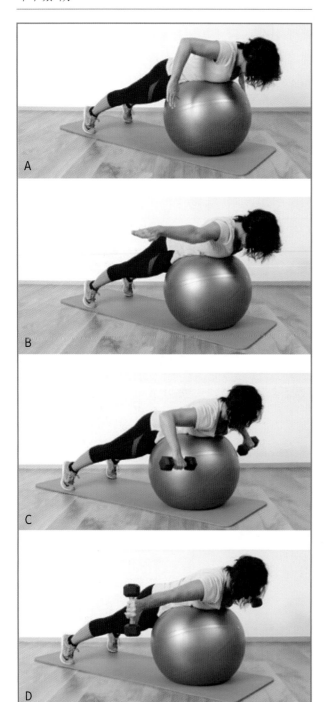

그림 18.48A~D: A: 운동 볼 위에서 엎드린 자세를 취하고 팔꿈치를 구부려 견갑골을 압박. B: 팔을 뻗은 상태에서 같은 운동. C: 가벼운 무게로 구부린 팔꿈치. D: 무게를 들고 팔은 똑바로

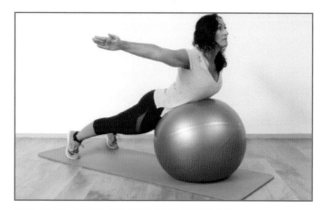

그림 18.49: 증가된 요추 과신전으로 잘못된 자세

Y 문자를 이용하는 기법–하부 승모근
(Technique using letter Y–lower trapezius)

이 운동은 위의 T운동과 유사하다. 그러나, Y운동은 하부 승모근(trapezius) 근육을 활성화하는데 더 중점을 둔다.

환자는 운동 공 위에서 시작하는데, 엎드린 자세를 취하고 가슴을 공 위에 놓는다. 팔은 약 130도이 이전에 둔다(이것은 문자 Y 위치를 모방함). 이 자세에서 환자는 어깨를 견갑골 평면으로 뒤쪽 확장을 하고, 견갑골을 약 1초 또는 2초 동안 함께 조이는데 집중해야 한다(그림 18.50A).

문자 W–하부 승모근(Letter W–lower trapezius)

이 기술은 위의 운동에서 시작 자세를 변형한 것이다. 이제 환자는 문자 W와 같이 손을 뒷주머니로 가져 가도록 한다(그림 18.50B).

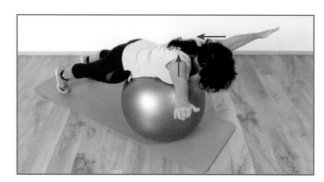

그림 18.50A: 문자 'Y'동작으로 견갑골을 모아 함께 꽉 조임

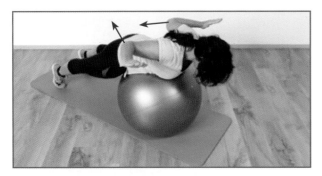

그림 18.50B: 손을 뒷주머니 쪽으로 내림

위의 문자 Y와 W는 운동밴드 또는 낮은 무게를 이용하여 더 어렵게 할 수 있다.

전거근(Serratus anterior, 앞톱니근)

환자는 무릎을 꿇고, 손을 발에 두고, 팔은 똑바로 유지한다(그림 18.51A). 이 자세에서 환자는 팔꿈치를 구부리지 않고, 어깨뼈 근육을 천천히 수축시키며(그림 18.51B), 다음에 견갑골을 앞뒤로 약 1초 또는 2초 동안 견인시키는데 초점을 맞춘다(그림 18.51C).

진행 1(Progression 1)

이 운동에서 환자는 손을 운동 공에 올려놓고 푸시 업 자세로 무릎을 꿇는다(그림 18.52).

진행 2(Progression 2)

위와 동일한 운동이지만, 이번에는 환자가 운동 매트에서 최대한 밀어 올린다(full push-up) (그림 18.53).

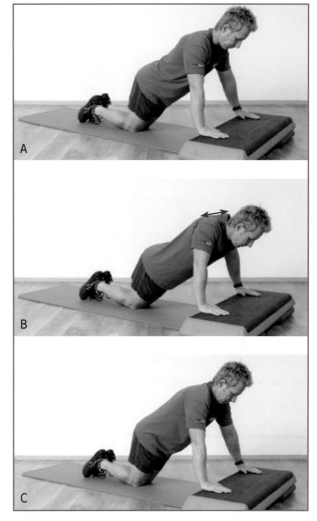

그림 18.51A~C: A: 시작 자세: 무릎을 꿇고 스텝에서 푸시 업 자세. B: 견갑골을 천천히 서로 수축. C: 마무리 위치-편안하게 견갑골을 신장.

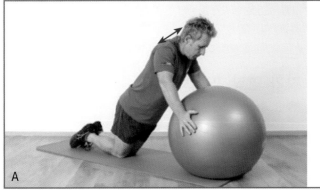

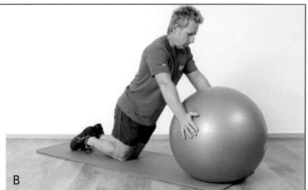

그림 18.52A, B: 환자가 무릎을 꿇고 볼 위의 푸시 업 자세. A: 환자는 천천히 견갑골을 수축. B: 마무리 자세-환자는 편안하게 견갑골을 신장.

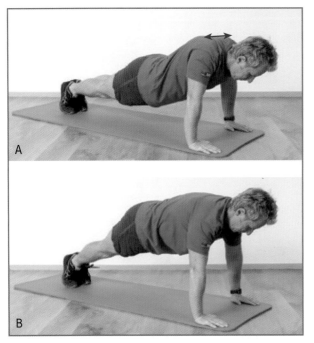

그림 18.53A, B: *환자는 매트에서 푸시 업 자세 A: 환자는 천천히 견갑골을 수축. B: 마무리 자세-환자는 편안하게 견갑골을 전인 (protraction).*

진행 3(Progression 3)

이 운동은, 환자가 손으로 운동공을 밀어 올리는 자세로 있다(그림 18.54).

진행 4(Progression 4)

이 운동은 위와 동일한 시작 자세로 한다. 그러나 환자는 볼을 푸시 업 자세로 잡고 있다. 치료사는 손가락을 이용하여, 코어볼의 맨 위에 원을 하나 그리면서, 환자는 시계 방향과 반시계 방향으로 공을 둥글게 굴리지만(그림 18.55) 어렵고, 팔꿈치를 구부릴 수 없다. 치료사는 이제 손가락으로 두 번째 원을 약간 더 크게 그린다. 이는 환자가 원 운동을 위해 더 힘이 든다는 것을 의미하고 있다.

참고: 위의 운동은 처음 할 수 있는 것보다 어렵고, 프로그램 초기에는 권장되지 않는다. 그래서 마지막인 여기에 소개했다. 신체가 보상하려고 하지 않고 이 운동을 정확하게 수행하기 위해서는 상체 전체의 더 많은 안정화 메커니즘이 필요하다.

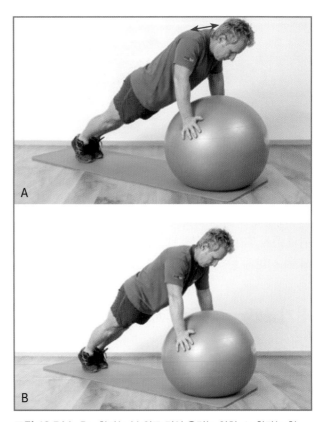

그림 18.54A, B: *환자는 볼 위로 밀어 올리는 위치. A: 환자는 천천히 견갑골을 수축. B: 마무리 자세-환자는 편안히게 견갑골을 전인 (protraction).*

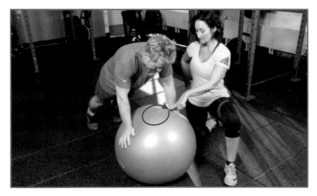

그림 18.55: *환자가 볼 위에서 푸시 업 자세. 환자는 치료사의 손가락 지시에 따른다.*

자가 연장 프로토콜
(Self-lengthening protocol)

일반적으로 운동선수와 환자는 치료 후, 특히 체육관에서 그들이 할 수 있는 운동과 스트레칭을 묻게 된다. 이 장에서 저자가 권장하는 연습의 대부분을 이미 다루었으므로 이 책의 마지막 단계에서 자가 스트레칭 또는 자가 길이 조정 기술에만 중점을 둘 것이다. 장비가 필요하지 않으므로 하루 중 언제 어디서나 수행할 수 있다. 환자가 모든 동작을 수행함에 따라 이러한 연장기술을 활동적으로 하는 것을 좋아한다. 5-5-5방법을 사용한다. 기본적으로 5초 동안 근육을 수축시킨 다음, 5초 동안 길게 유지하고, 5번 반복한다는 의미이다. 운동 전, 운동 중 또는 운동 후에도 가능하다. 이러한 간단한 접근법을 좋아한다. 왜냐하면 그것은 MET 접근법의 스스로 수축 후 이완(PIR)에서와 같이 접근하도록 근육을 활성화시킨 다음, 상반 억제(RI)와 같이, 반대근육(상반)을 사용하여 활성화한다. 이것은 우리가 길항근을 길게 연장하기 위한 수축을 사용하더라도 강화에도 도움이 될 것이다.

몇 가지 예를 보자!

기법 1-능동적 가슴 근육 신장

(Technique 1-Pectoral active lengthening)

환자는 앉아 있거나 서 있고, 양손의 손바닥을 허리에 놓는다(그림 18.56). 그런 다음 환자는 이 자세에서 5초 동안 약 20%의 노력으로 가슴 근육을 등척성(움직이지 않음) 수축하여 활성화시킨다(그림 18.56).

5초의 수축 후, 환자는 능형근과 중부 승모근을 사용하여 견갑골을 함께 모으는 힘(견갑골 내전)을 5초 동안 수축 유지하도록 한다(그림 18.57). 이것은 가슴 근육의 신장과 능형근 및 중부 승모근 강화를 유도한다. 약 5회 반복한다.

기법 2-능동적 가슴 근육 신장-수평

(Technique 2-Pectoral active lengthening-horizontal)

환자는 앉거나 서서, 팔을 똑바로 세우고 양 손바닥을

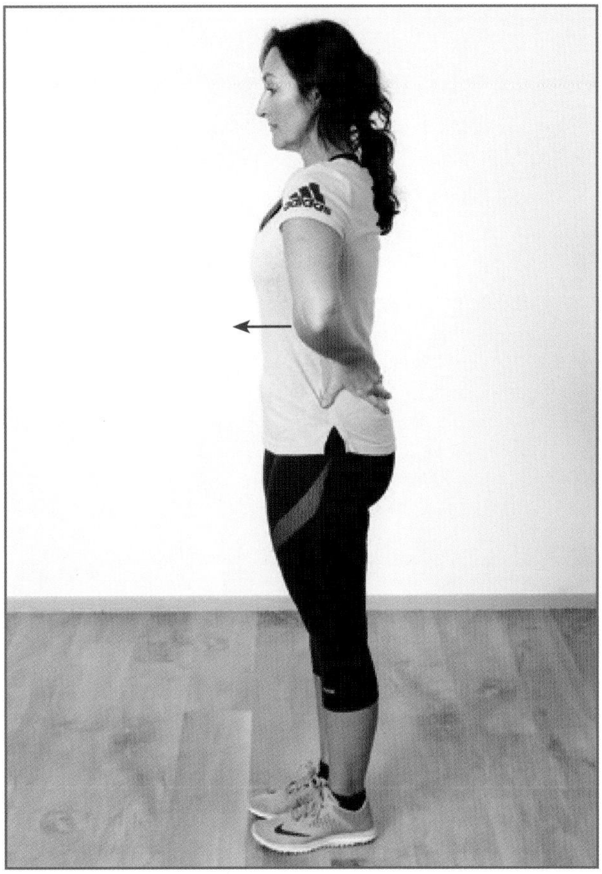

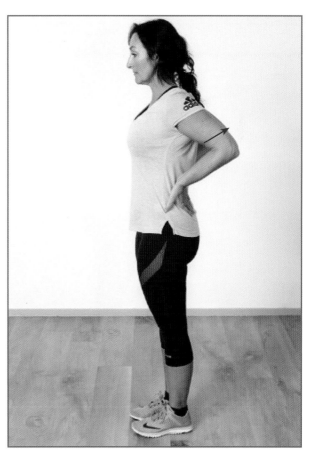

그림 18.56: *허리에 손을 대고 환자는 등 근육으로 가슴 근육을 활성화시킨다.*

그림 18.57: *가슴 근육이 길어질 때 환자는 견갑골 내전근을 5초 동안 수축 활성화한다.*

수평면에 함께 모은다. 그 다음 환자는 이 자세에서 5초 동안 약 20%의 노력으로 가슴 근육을 등척성(움직이지 않음) 수축으로 활성화시킨다(그림 18.58).

5초 수축 후, 환자는 능형근과 중부 승모근을 사용하여, 어깨뼈를 수평하게 신장시키면서 꽉 쥐어짜듯이(견갑골 내전) 5초 동안 수축 유지한다(그림 18.59). 이 운동은 가슴 근육의 신장을 유발할 것이다. 약 5회 반복한다.

기법 3—능동적 어깨 내전근 신장
(Technique 3—Shoulder adductors active lengthening)

환자는 앉아 있거나 서 있고, 손바닥을 손바닥에 올려놓는다. 그런 다음 환자는 이 자세에서 5초 동안 약 20%의 노력으로 어깨 내전근을 등척성(움직이지 않음)으로 수축 활성화한다(그림 18.60A).

5초 수축 후, 환자는 극상근(supraspinatus)과 삼각근(deltoid)을 사용하여 운동(외회전)을 이끌도록 엄지손가락으로 어깨를 완전한 외전운동으로 5초 동안 수축을 유지한다(그림 18.60B). 이것은 내전근의 신장을 유도할 것이며 약 5회 반복된다.

기법 4—능동적 어깨 굴곡 신장
(Technique 4—Shoulder flexors active lengthening)

환자는 앉아 있거나 서 있고, 각 팔을 45도 굽힘 위치에 놓는다. 환자는 이 자세를 5초 동안 유지하도록 한다(그림 18.61).

5초 수축 후, 환자는 편안하게 어깨를 완전한 신장하고, 5초 동안 수축을 유지하도록 한다(그림 18.62). 이것은 굴곡근육의 신장을 유도하고 대략 5번 반복된다.

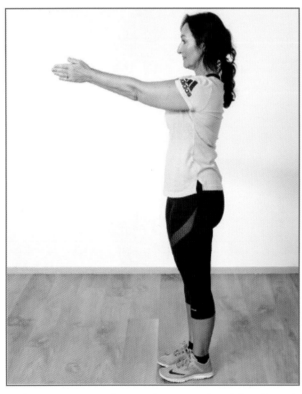

그림 18.58: *환자의 손을 서로 압착하면서, 가슴 근육을 등척성 수축 활성화한다.*

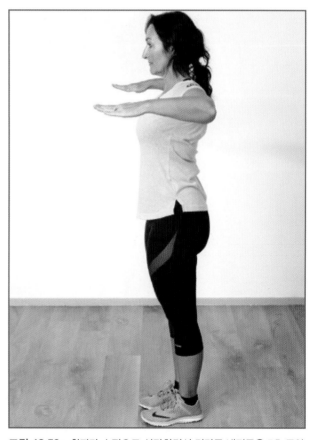

그림 18.59: *환자가 수평으로 신장하면서 견갑골 내전근을 5초 동안 수축 활성화한다.*

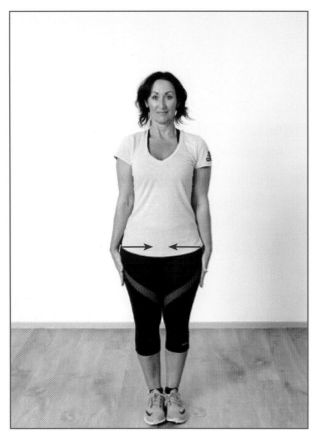

그림 18.60A: 환자가 어깨 내전근을 등척성 수축 활성화한다.

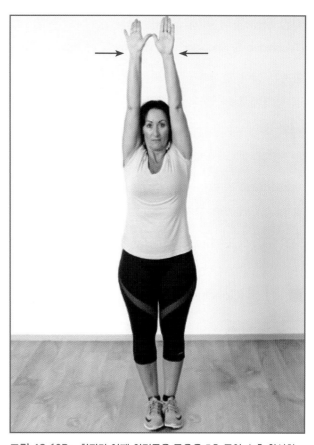

그림 18.60B: 환자가 어깨 외전근을 근육을 5초 동안 수축 활성화한다.

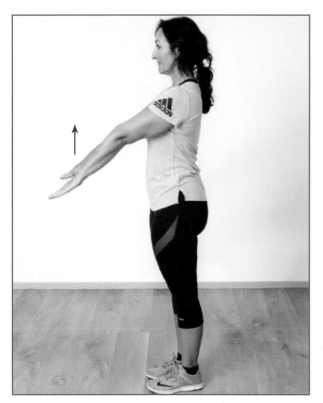

그림 18.61: 환자는 어깨 굴곡근육을 등척성 수축 활성화하다.

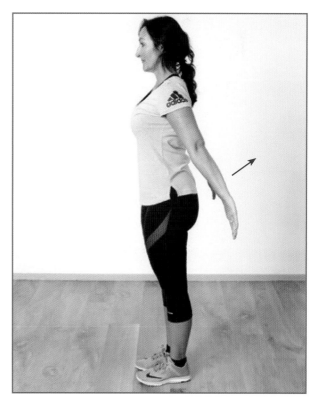

그림 18.62: 환자는 5초 동안 어깨 신전근 수축 활성화하다.

기법 5—능동적 어깨 신전근 신장
(Technique 5—Shoulder extensors active lengthening)

환자는 앉아 있거나 서서, 각 팔을 어깨 신장의 전체적인 동작에 둔다. 환자는 이 자세를 5초 동안 유지한다 (그림 18.63).

5초 수축 후 환자는 엄지 손가락으로 어깨를 완전히 구부려 편안한 운동을 하고 5초 동안 수축을 유지한다(그림 18.64). 이것은 신전근 신장을 유도하고 약 5번 반복한다.

■ 결론(Conclusion)

이제 마지막에 도달했는데, 정말 저자의 희망 사항은 이 책에 쓰여진 내용을 실제로 읽고 이해하기 바란다. 더 중요한 것은, 자신의 지식을 발전시키기 위하여, 흥미롭지만 매우 복잡한 주제를 탐구하려는 당신의 탐구

정신으로, 저자가 이를 도왔다는 것을 느끼고 싶다.

이 책 첫 번째 초안은 완성 시점에서 이미 십만 단어가 넘었으며, 저자가 쓴 양을 두 배로 늘릴 수 있었다. 그러나 개인적으로 선호하는 것은 너무 두껍지 않고 컬러 사진이 많으며 글꼴을 제대로 읽을 수 있는 책이었으면 한다. 저자는 지금까지 쓴 모든 책이 이 설명으로 적합한 것이 아닌가 생각한다. 이 책 또한 치료사들이 환자와 운동선수를 보다 효과적으로 치료할 수 있도록 충분한 정보를 가지고 있다고 생각하고 있다. 이전에 치료사들은 형사와 같이 그들이 찾을 수 있는 단서가 있을 것이라고 언급했었다. 단지 그 단서를 논리적으로 찾아야만 한다고 생각한다. 어깨 통증이 있는 운동선수와 환자를 평가하고, 치료 및 재활하는 과정을 즐기고, 이러한 전체 과정을 성가신 일이 아니라는 것을 생각해보기 바라면서 이러한 여정을 좀 더 쉽게 접근하며, 더욱 중요하게 여기길 바란다. 그렇게 된다면 물리치료의

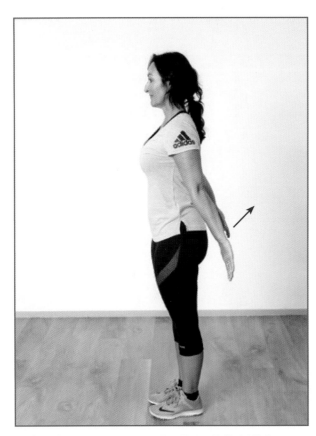

그림 18.63: *환자가 어깨 신전근을 등척성 수축 활성화한다.*

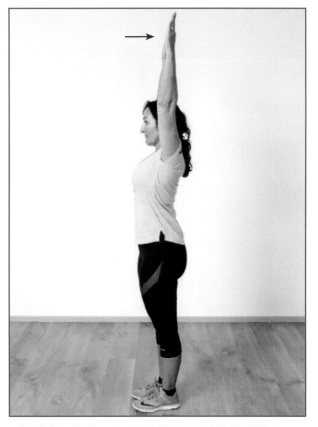

그림 18.64: *환자는 5초 동안 어깨 굴곡근을 수축 활성화한다.*

경력은 바로 당신을 위한 것이다.

실제로 스리랑카에서 이 책을 쓰면서 두바이 강의를 마치고 휴가를 즐겼는데, 마지막 말은 공항의 에미레이트 항공 라운지에서 쓰게 되었다. 휴가를 보낼 때 읽은 책 중 하나(저자 자신의 책을 쓰는 사이)는 Stephen Westaby 교수라는 심장외과의사에 의해 작성된 것이었다. Stephen Westaby가 은퇴하기 전, 영국 옥스퍼드(Oxford)에 기반한 책이 『Fragile Lives』라고 불리웠다. 서론을 읽기 시작하자마자 흥미로웠고 영감을 얻어서 며칠 안에 글을 쓰지 않고서는 글을 제대로 읽을 수가 없었다. 당신이 저자의 책을 읽었을 때도 이와 똑같이(빠르지 않을 수도 있음) 되기를 희망하며 그것은 당신에게 많은 즐거움이 되었으면 한다!

이 책을 읽기 위한 노력에 다시 한 번 감사드리며, 그것이 저자에게는 큰 의미가 있는 일이 될 것이고 언젠가 직접 만나기를 바란다!

다음 책까지… JG에게

기능장애 검사표

Tables for dysfunction testing

치료사의 임상 환경에서 다음 표를 사용할 수 있다(재활용 허가 부여됨).

표 부록1.1: 고관절 신전 촉발 패턴-좌측

	1st	2nd	3rd	4th
대둔근(Gluteus maximus)	○	○	○	○
슬괵근(Hamstrins)	○	○	○	○
반대측 척추기립근 (Contralateral erector spinae)	○	○	○	○
동측 척추기립근 (Ipsilateral spinae)				

표 부록1.2: 고관절 신전 촉발 패턴-우측

	1st	2nd	3rd	4th
대둔근(Gluteus maximus)	○	○	○	○
슬괵근(Hamstrins)	○	○	○	○
반대측 척추기립근 (Contralateral erector spinae)	○	○	○	○
동측 척추기립근 (Ipsilateral spinae)				

표 부록1.3: 자세평가 시트-상체

환자 성함: 키: E = 같은 길이 L/R = 왼쪽 또는 오른쪽이 짧다			
근육	날짜:	날짜:	날짜:
상부 승모근(Upper trapezius)			
견갑거근(Levator scapulae)			
흉쇄유돌근(Sternocleidomastoid)			
사각근(Scalenes)			
오훼근육들(Coracoid muscles) • 소흉근(Pectoralis minor) • 상완이두근 단두 (Biceps brachii short head) • 오훼완근(Coracobrachialis)			
광배근(Latissimus dorsi)			
대흉근(Pectoralis major)			
견갑하근(Subscapularis)			
극하근(Infraspinatus)			

표 부록1.4: 해부학적 랜드마크 체크리스트

랜드마크	좌측	우측
골반능(후방)[Pelvic crest (posterior view)]		
후상장골극(위뒤엉덩뼈가시) [Posterior superior iliac spine (PSIS)]		
대전자(큰돌기)(Greater trochanter)		
엉덩이와 오금 주름 (Gluteal and popliteal folds)		
다리, 발, 발목 위치(전방/후방 관찰) [Leg, foot, and ankle position (anterior/posterior view)]		
요추와 흉추(Lumbar and thoracic spine)		
견갑골의 하각(어깨뼈의 아래각, T7) [Inferior angle of scapula (T7)]		
견갑골의 내측 모서리 (Medial border of scapular)		
견갑골의 상각(Superior angle of scapula)		
견봉(어깨뼈봉우리)의 위치(수준) [Position of acromion (levels)]		
경추 위치(Position of cervical spine)		
골반 능(전방)[Pelvic crest (anterior view)]		
전상장골극(위앞엉덩뼈가시) [Anterior superior iliac spine (ASIS)]		
흉쇄관절(복장빗장관절) (Sternoclavicular joint)		
견쇄관절(봉우리빗장관절) (Acromioclavicular joint)		
상완와(오목위팔) 위치 (Glenohumeral position)		

표 부록1.5: 상완 관절의 정상 가동범위

상완 관절	좌측 각도	우측 각도
굴곡(굽힘, Flexion)	180	180
신전(펌, Extension)	60	60
외전(벌림, Abduction)	180	180
내전(모음, Adduction)	45	45
내회전(내측돌림, Internal rotation)	70	70
외회전(외측돌림, External rotation)	90	90
수평 굴곡(내전) [Horizontal flexion (adduction)]	130	130
수평 신전(외전) [Horizontal extension (abduction)]	50	50

표 부록1.6: 경추의 정상 능동 가동범위(AROM)

경추	각도
회전(좌우)[Rotation (left and right)]	80
굴곡(Flexion)	50
신전(Extension)	60
측방 굴곡(좌우)[Lateral flexion (left and right)]	45

부록 2

어깨관절 운동시트
Shoulder stabilization exercise sheet

물리치료사 자신의 임상 환경에서 다음 운동들을 사용할 수 있다. 각 운동마다 환자의 반복 횟수와 세트를 기록할 수 있는 빈 공간을 만들었다.

운동	세트	반복
1. Standing push 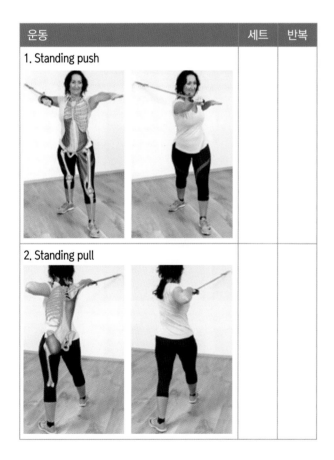		
2. Standing pull		

운동	세트	반복
3. Curl with press *Exercise 1-Sitting curl with press* 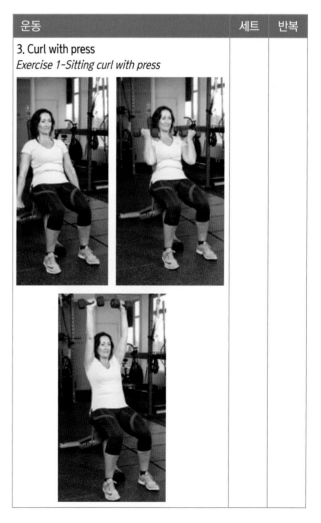		

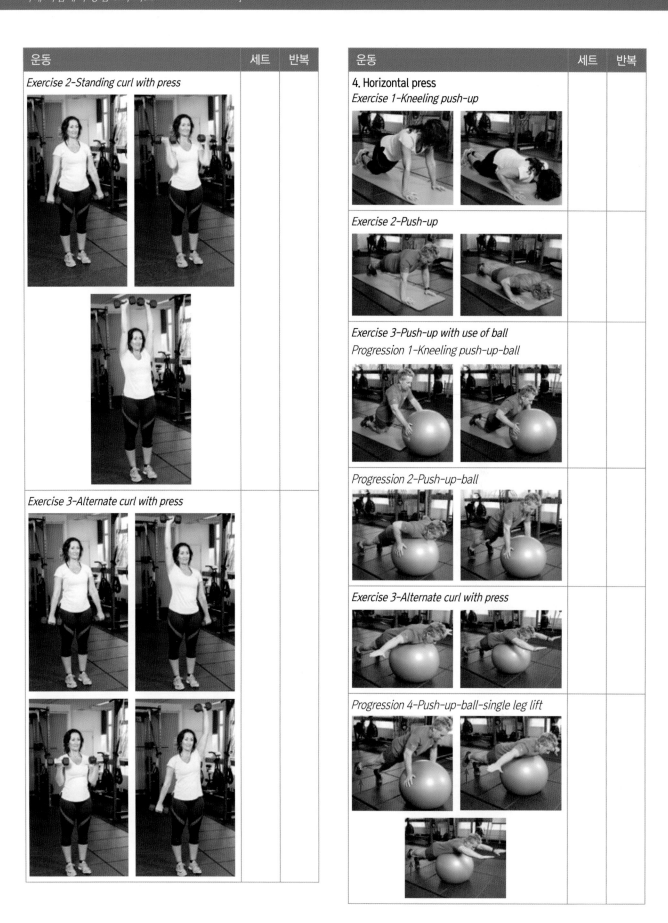

운동	세트	반복
Exercise 2-Standing curl with press		
Exercise 3-Alternate curl with press		

운동	세트	반복
4. Horizontal press *Exercise 1-Kneeling push-up*		
Exercise 2-Push-up		
Exercise 3-Push-up with use of ball *Progression 1-Kneeling push-up-ball*		
Progression 2-Push-up-ball		
Exercise 3-Alternate curl with press		
Progression 4-Push-up-ball-single leg lift		

운동	세트	반복
Progression 5-Push-up-step		
Progression 6-Push-up-feet on ball		
Progression and variation		

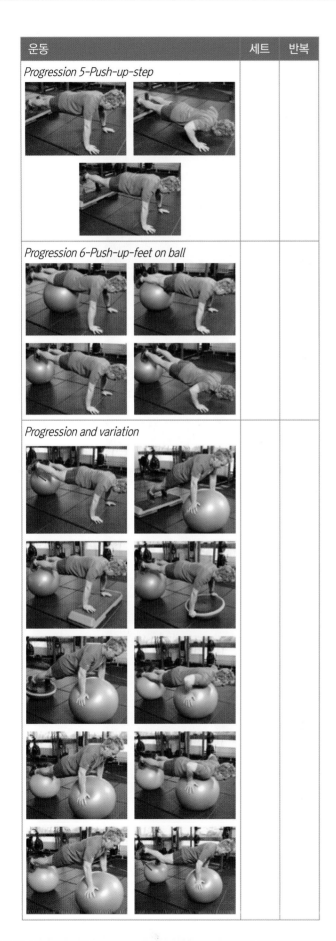

운동	세트	반복
TRX press-up		
TRX-Standing push		
5. Rotation –Internal and external *Internal rotation*		

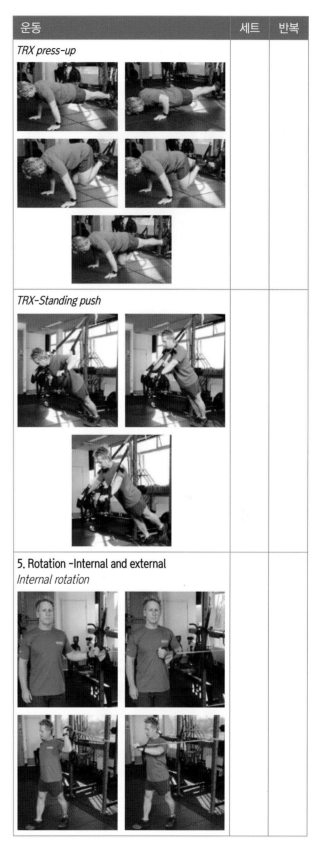

운동	세트	반복
External rotation		
Functional external/internal rotation in abduction (throwing) *Exercise 1*		
Exercise 2		
6. Overhead-Vertical push *Exercise 1–Overhead push-standing-band*		

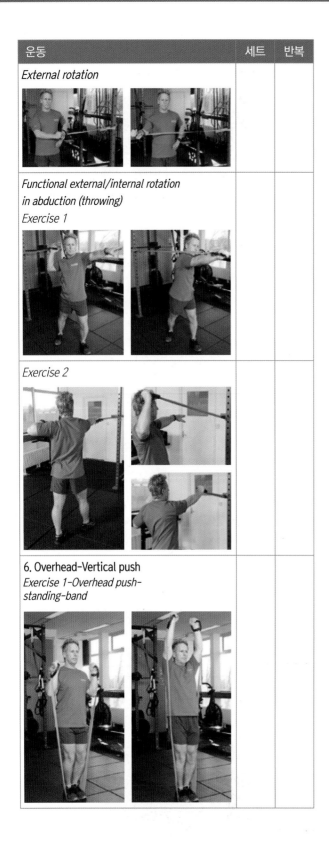

운동	세트	반복
Exercise 2–Overhead push-standing-dumbbells		

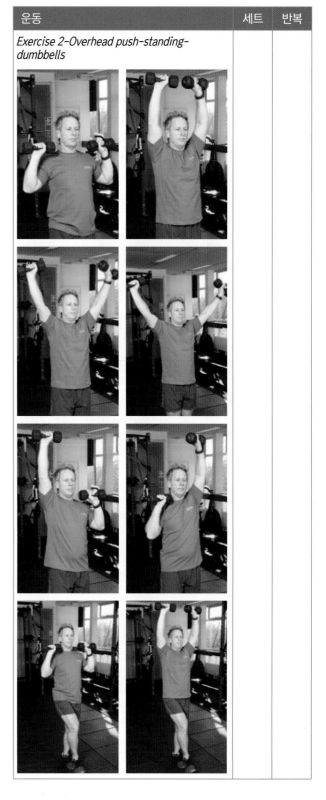

운동	세트	반복

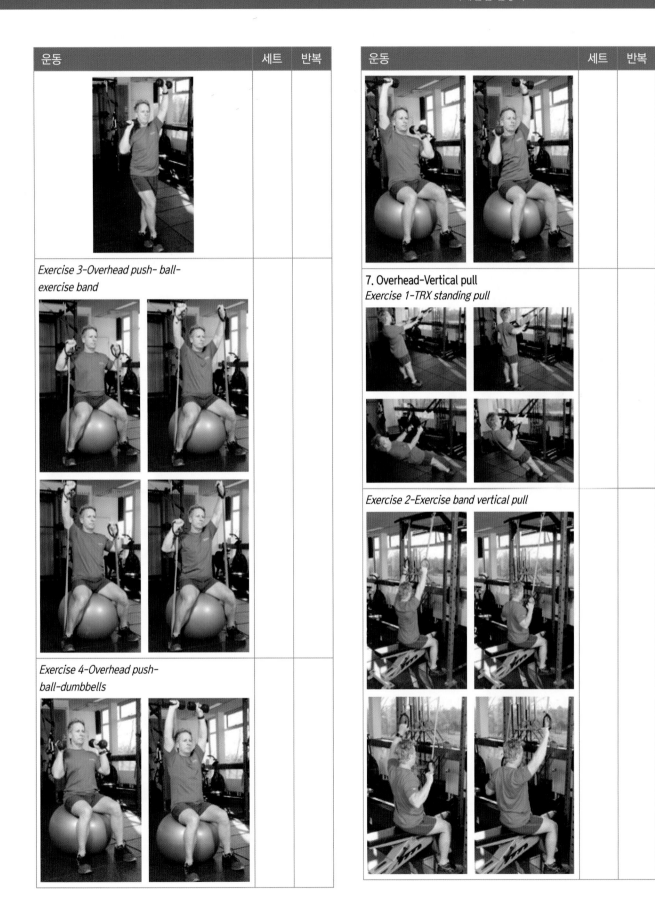

*Exercise 3-Overhead push- ball-
exercise band*

*Exercise 4-Overhead push-
ball-dumbbells*

7. Overhead-Vertical pull
Exercise 1-TRX standing pull

Exercise 2-Exercise band vertical pull

운동	세트	반복

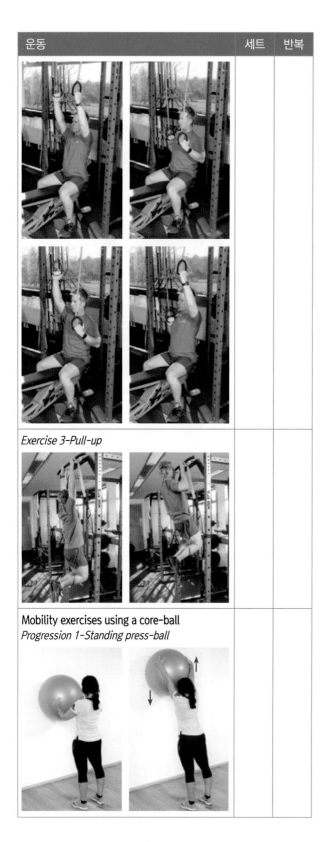

Exercise 3-Pull-up

Mobility exercises using a core-ball
Progression 1-Standing press-ball

운동	세트	반복

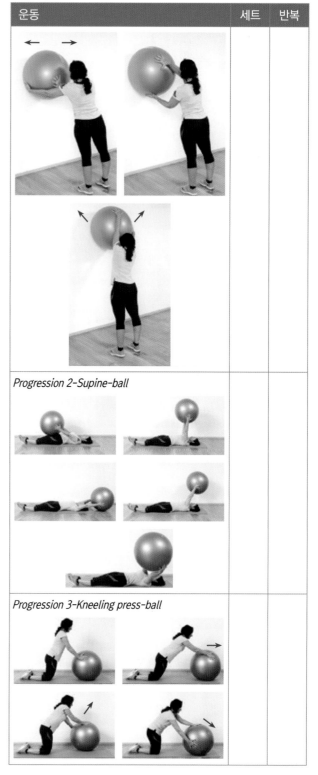

Progression 2-Supine-ball

Progression 3-Kneeling press-ball

운동	세트	반복
Mobility exercises using a foam roller *Progression 1–Sitting to roll*		
Progression 2–Standing to roll		
Progression 3–Kneeling to roll		
Thoracic mobility		

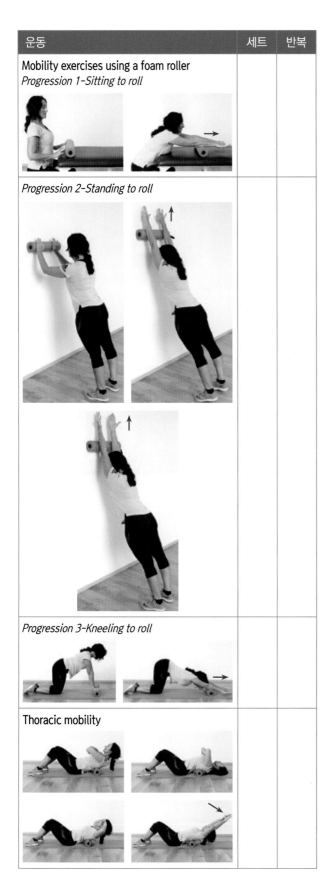

운동	세트	반복
Mobility exercises using a wooden pole		
Progression–Horizontal/scapula plane motion		

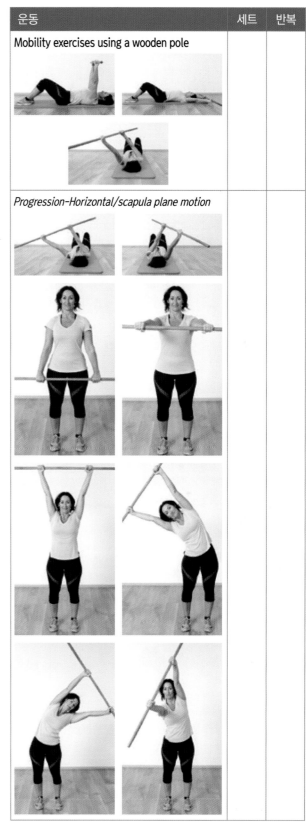

운동	세트	반복

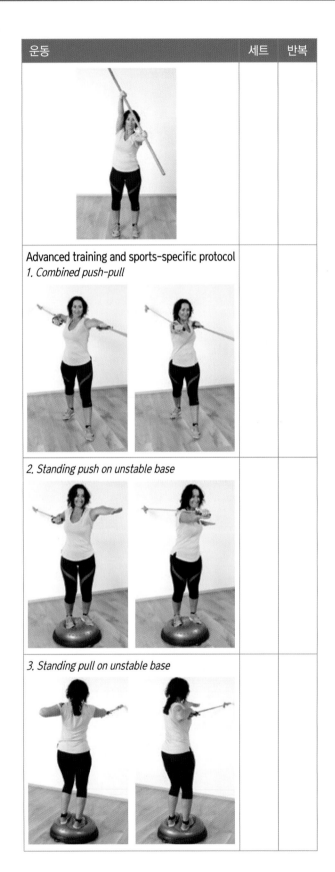

Advanced training and sports-specific protocol
1. Combined push-pull

2. Standing push on unstable base

3. Standing pull on unstable base

운동	세트	반복

4. Bend to extend with rotation on unstable base

5. Bend high to low (wood chop)

6. Bend low to high (reverse wood chop)

7. Medicine ball push-up

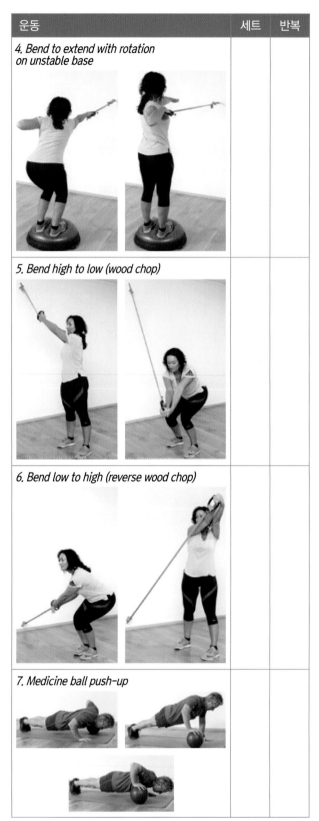

운동	세트	반복
Stability exercise protocol *Technique using letter T-rhomboid/middle trapezius*		
Progression 1		
Technique using letter Y-lower trapezius		
Letter W-lower trapezius		
Serratus anterior		

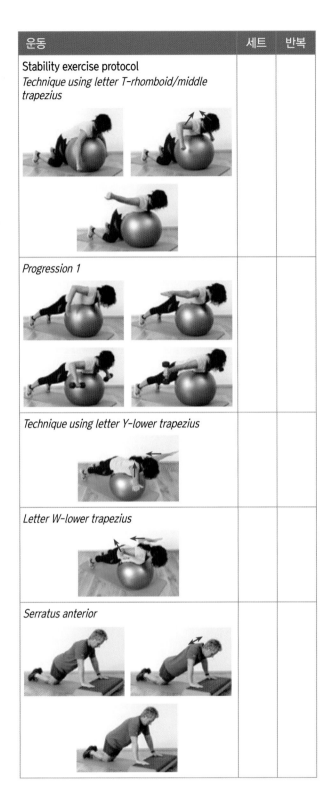

운동	세트	반복
Progression 1		
Progression 2		
Progression 3		
Progression 4		
Self-lengthening protocol *Technique 1-Pectoral active lengthening*		
Technique 2-Pectoral active lengthening-horizontal		

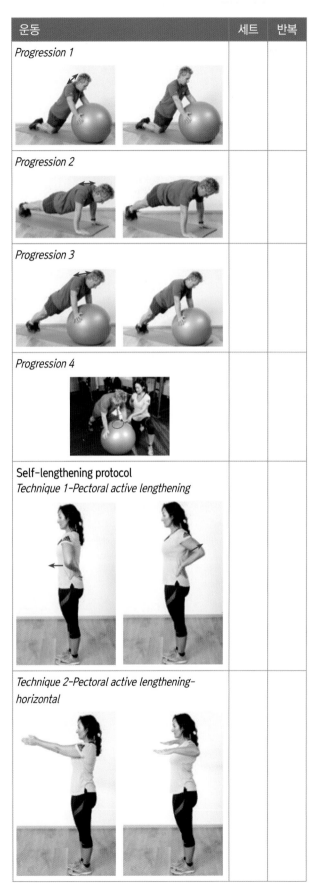

운동	세트	반복
Technique 3-Shoulder adductors active lengthening 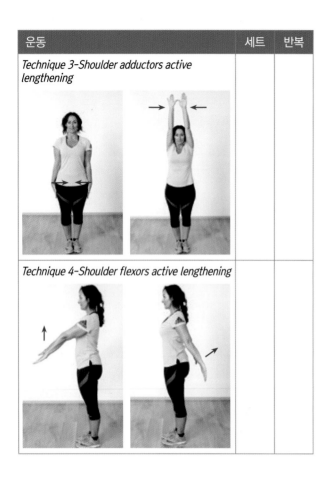		
Technique 4-Shoulder flexors active lengthening		

운동	세트	반복
Technique 5-Shoulder extensors active lengthening 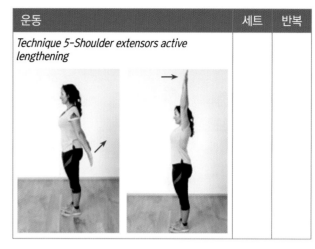		

참고문헌

Bibliography

Abernethy, B., Hanrahan, S., Kippers, V., et al.: 2004. The Biophysical Foundations of Human Movement. Human Kinetics, Champaign, IL

Adson, A.W., Coffey, J.R.: 1927. 'Cervical rib. A method of anterior approach for relief of symptoms by division of the scalenus anticus.' Ann Surg; 85:839–857

Anekstein, Y., Blecher, R., Smorgick, Y., Mirovsky, Y., et al.: 2012. 'What is the best way to apply the Spurling test for cervical radiculopathy.' Clin Orthop Relat Res; 470(9): 2566–2572

Aszmann, O.C., Dellon, A.L., Birely, B.T., et al.: 1996. 'Innervation of the human shoulder joint and its implications for surgery.' Clin Orthop Relat Res; 330:202–207

Basmajian, J.V., De Luca, C.J.: 1979. Muscles Alive: Their Functions Revealed by Electromyography, 5th edn. Williams & Wilkins, Baltimore, MD, pp. 386–387

Bigliani, L.U., Levine, W.N.: 1997. 'Subacromial impingement syndrome.' J Bone Joint Surg Am; 79:1854–1868

Bigliani, L.U., Morrison, D.S., April, E.W.: 1986. 'The morphology of the acromion and its relationship to rotator cuff tears.' Ortho Trans; 10:228

Boyle, J.J.: 1999. 'Is the pain and dysfunction of shoulder impingement lesion really second rib syndrome in disguise? Two case reports.' Man Ther; 4(1):44–48

Bridgman, J.F.: 1972. 'Periarthritis of the shoulder and diabetes mellitus.' Ann Rheum Dis; 31:69

Brossmann, J., et al.: 1996. 'Shoulder impingement syndrome: influence of shoulder position on rotator cuff impingement – an anatomic study.' Am J Roentgenol; 167(6):1511–1515

Calliet, R.: 1991. Shoulder Pain, 3rd edn. F.A. Davis Company, Philadelphia

Capobianco, S., van den Dries, G.: 2009. Power Taping, 2nd edn. Rocktape inc., USA

Chek, P.: 2009. An Integrated Approach to Stretching. C.H.E.K. Institute, Vista, CA

Codman, E.A.: 1934. The Shoulder. Thomas Todd, Boston

Colvin, A.C., Egorova, N., Harrison, A.K., Moskowitz, A., Flatow, E.L.: 2012. 'National trends in rotator cuff repair.' J Bone Joint Surg Am; 94:227–233

Duplay, S.: 1906. 'De la Peri-arthrite scapulo humerale.' Reveue Practicien de trav de Med; 53:226

Earl, J.E.: 2005. 'Gluteus medius activity during three variations of isometric single- leg stance.' J Sport Rehabil; 14:1–11

Fratocchi, G., Mattia, F.D., Rossi, R., et al.: 2012. 'Influence of Kinesio Taping applied over biceps brachii on isokinetic elbow peak torque. A placebo controlled study in a population of young healthy subjects.' J Sci Med Sport; 16(3):245–249

Gerber, C., Krushell, R.J.: 1991. 'Isolated rupture of the tendon of the subscapularis muscle: clinical features in 16 cases.' J Bone Joint Surg Am; 73:389–394

Gibbons, J.: 2008. 'Preparing for glory.' International Therapist; 81:14–16

Gibbons, J.: 2009. 'Putting maximus back into the gluteus.' International Therapist; 87:32–33

Gibbons, J.: 2011. Muscle Energy Techniques: A Practical Guide for Physical Therapists. Lotus Publishing, Chichester, UK

Gibbons, J.: 2014. The Vital Glutes: Connecting the Gait Cycle to Pain and Dysfunction. Lotus Publishing/North Atlantic Books, Chichester, UK/Berkeley, CA

Gibbons, J.: 2015. A Practical Guide to Kinesiology Taping. Lotus Publishing/North Atlantic Books, Chichester, UK/Berkeley, CA

Gibbons, J.: 2016. Functional Anatomy of the Pelvis and

Saroiliac Joint. Lotus Publishing/North Atlantic Books, Chichester, UK/Berkeley, CA

Gillard, J., Perez-Cousin, M., Hachulla, E., et al.: 2001. 'Diagnosing thoracic outlet syndrome: contribution of provocation tests, ultrasonography, electrophysiology, and helical computed tomography in 48 patients.' Joint Bone Spine; 68:416–424

Gleason, P.D., Beall, D.P., Sanders, T.G.: 2006. 'The transverse humeral ligament: a separate anatomical structure or a continuation of the osseous attachment of the rotator cuff.' Am J Sports Med; 34:72–77

Gonzalez-Iglesias, J., Fernandez-de-les-Penas, C., Cleland, J., et al.: 2009. 'Short term effects of cervical kinesiology taping on pain and cervical range of motion in patients with acute whiplash injury: a randomized clinical trial.' J Orthop Sports Phys Ther; 39(7):515–521

Goodman, C., Snyder, T.: 2007. 'Differential diagnosis for physical therapists.' Saunders Elsevier, Pennsylvania, USA

Gracovetsky, S.: 1988. The Spinal Engine. Springer-Verlag, New York

Hammer, W.: 1991. Functional Soft Tissue Examination and Treatment by Manual Methods. Aspen Publishers, New York, USA

Hawkins, R.J., Kennedy, J.C.: 1980. 'Impingement syndrome in athletes.' Am J Sports Med; 8:151–158

Holtby, R., Razmjou, H.: 2004. 'Validity of the supraspinatus test as a single clinical test in diagnosing patients with rotator cuff pathology.' J Orthop Sports Phys Ther; 34(4):194–200

Hsu, Y.H., Chen, W.Y., Lin, H.C., et al.: 2009. 'The effects of taping on scapula kinematics and muscle performance in baseball players with shoulder impingement syndrome.' J Electromyogr Kinesiol; 19(6):1092–1099

Ide, K., Shirai, Y., Ito, H.: 1996. 'Sensory nerve supply in the human subacromial bursa.' J Shoulder Elbow Surg; 5:371–382

Inman, V.T., Saunders, M., Abbott, L.C.: 1944. 'Observations on the function of the shoulder joint.' J Bone Joint Surg Am; 26:1–30

Inman, V.T., Ralston, H.J., Todd, F.: 1981. Human Walking. Williams & Wilkins, Baltimore, MD

Ireland, M.L., Wilson, J.D., Ballantyne, B.T., Davis, I.M.: 2003. 'Hip strength in females with and without patellofemoral pain.' J Orthop Sports Phys Ther; 33:671–676

Janda, V.: 1983. 'On the concept of postural muscles and posture.' Aust J Physiother; 29: S83–S84

Janda, V.: 1987. 'Muscles and motor control in low back pain: assessment and management', in L.T. Twomey (ed.), Physical Therapy of the Low Back. Churchill Livingstone, New York, pp. 253–278

Janda, V.: 1988. 'Muscles and cervicogenic pain syndromes', in R. Grand (ed.), Physical Therapy of the Cervical and Thoracic Spine. Churchill Livingstone, New York, pp. 153–166

Janda, V.: 1992. 'Treatment of chronic low back pain.' J Man Med; 6:166–168

Janda, V.: 1993. 'Muscle strength in relation to muscle length, pain, and muscle imbalance', in Muscle Strength, vol. 8 of International Perspectives in Physical Therapy, ed. K. Harms-Ringdahl. Churchill Livingstone, Edinburgh, pp. 83–91

Janda, V.: 1996. 'Evaluation of muscular imbalance', in C. Liebenson (ed.), Rehabilitation of the Spine: A Practitioner's Manual. Lippincott, Williams & Wilkins, Baltimore, MD, pp. 97–112

Jobe, F.W., Moynes, D.R.: 1982. 'Delineation of diagnostic criteria and a rehabilitation program for rotator cuff injuries.' Am J Sports Med; 10(6):336–339

Jobe, F.W. et al.: 1983. 'An EMG analysis of the shoulder in throwing and pitching: a preliminary report.' Am J Sports Med; 2(1):3

Judge, A., Murphy, R.J., Maxwell, R., Arden, N.K., Carr, A.J.: 2014. 'Temporal trends and geographical variation in the use of subacromial decompression and rotator cuff repair of the shoulder in England.' Bone Joint J; 96-B:70–74

Karatas, N., Bicici, S., Baltaci, G., et al.: 2011. 'The effect of Kinesio Tape application on functional performance in surgeons who have musculo-skeletal pain after performing surgery.' Turkish Neurosurgery; 22(1):83–89

Kaya, E., Zinnuroglu, M., Tugcu, I.: 2011. 'Kinesio taping compared to physical therapy modalities for the treatment of shoulder impingement.' Clin Rheumatol; 30(2):201–207

Kelly, B.T., Kadrmas, W.R., Speer, K.P.: 1996. 'The manual muscle examination for rotator cuff strength. An electromyographic investigation.' Am J Sports Med; 24(5):581–588

Kendall, F.P., McCreary, E.K., Provance, P.G., et al.: 2010. Muscle Testing and Function with Posture and Pain, 5th edn. Lippincott, Williams & Wilkins, Baltimore, MD

Lee, D.G.: 2004. The Pelvic Girdle: An Approach to the Examination and Treatment of the Lumbopelvic-Hip Region. Churchill Livingstone, Edinburgh

Lewis, J.: 2009. Rotator cuff tendinopathy/subacromial

impingement syndrome: is it time for a new method of assessment. Br J Sports Med; 43:259–264

Lewis, J.S., Tennent, T.D.: 2007. 'How effective are diagnostic tests for the assessment of rotator cuff disease of the shoulder?', in D. MacAuley, T.M. Best (eds), Evidence-Based Sports Medicine, 2nd edn. Blackwell Publishing, London

Lewis, J.S., Wright, C., Green, A.: 2005. 'Subacromial impingement syndrome: the effect of changing posture on shoulder range of movement.' J Orthop Sports Phys Ther; 35:72–87

Lollino, N., Brunocilla, P., Poglio, F., et al.: 2012. 'Non-orthopaedic causes of shoulder pain: what the shoulder expert must remember.' Musculoskeletal Surg; 96(Suppl 1):S63–S68

Ludewig, P.M., Cook, T.M.: 2002. 'Translations of the humerus in persons with shoulder impingement symptoms.' J Orthop Sports Phys Ther; 32(6):248–259

Malanga, G.A., Nadler, S.F.: 2006. Musculoskeletal Physical Examination: An Evidence-Based Approach. Mosby, Philadelphia, pp. 50–51

Martin, C.: 2002. Functional Movement Development, 2nd edn. W.B. Saunders, London

Naffziger, H.C., Grant, W.T.: 1938. 'Neuritis of the brachial plexus mechanical in origin. The scalene syndrome.' Surg Gynecol Obstet; 67:722

Neer, C.S., 2nd: 1972. 'Anterior acromioplasty for the chronic impingement syndrome in the shoulder: a preliminary report.' J Bone Joint Surg Am; 54(1):41–50

Neer, C.S., 2nd: 1983. Impingement lesions. Clin Orthop Relat Res; 173:70–77

Novak, C.B., Mackinnon, S.E.: 1996. 'Thoracic outlet syndrome.' Occupational Disorder Management; 27(4):747–762

O'Brien, S.J., Pagnani, M.J., Fealy, S., McGlynn, S.R., Wilson, J.B.: 1998. The active compression test: a new and effective test for diagnosing labral tears and acromioclavicular joint abnormality. Am J Sports Med; 26:610–613

Osar, E.: 2012. Corrective Exercise Solutions to Common Hip and Shoulder Dysfunction. Lotus Publishing, Chichester, UK

Ozaki, J., Fujimoto, S., Nakagawa, Y., Masuhara, K., Tamai, S.: 1988. 'Tears of the rotator cuff of the shoulder associated with pathological changes in the acromion. A study in cadavera.' J Bone Joint Surg Am; 70:1224–1230

Page, P., Frank, C.C., Lardner, R.: 2010. Assessment and Treatment of Muscle Imbalance: The Janda Approach. Human Kinetics, Champaign, IL

Paine, R., Voight, M.L.: 2013. 'The role of the scapula.' Int J Sports Phys Ther; 8:617–629

Perry, J.: 1988. 'Biomechanics of the shoulder', in C.R. Rowe (ed.), The Shoulder. Churchill Livingstone, New York, pp. 17–33

Plewa, M.C., Delinger, M.: 1998. 'The false positive rate of thoracic outlet syndrome shoulder maneuvers in healthy individuals.' Acad Emerg Med; 5:337–342

Rezzouk, J., Uzel, M., Lavignolle, B., Midy, D., Durandeau, A.: 2004. 'Does the motor branch of the long head of the triceps brachii arise from the radial nerve?' Surg Radiol Anat; 26(6):459–461

Richardson, C., Jull, G., Hodges, P., Hides, J.: 1999. Therapeutic Exercise for Spinal Segmental Stabilization in Low Back Pain: Scientific Basis and Clinical Approach. Churchill Livingstone, Edinburgh

Richardson, C.A., Snijders, C.J., Hides, J.A., et al.: 2002. 'The relationship between the transversely oriented abdominal muscles, sacroiliac joint mechanics and low back pain.' Spine; 27(4):399–405

Rob, C.G., Standeven, A.: 1958. 'Arterial occlusion complicating thoracic outlet compression syndrome.' Br Med J; 2:709–712

Roos, D.: 1996. 'Historical perspectives and anatomic considerations. Thoracic outlet syndrome.' Semin Thorac Cardiovasc Surg; 8(2):183–189

Rundquist, P., Anderson, D.D., Guanche, C.A., et al.: 2003. 'Shoulder kinematics in subjects with frozen shoulder.' Arch Phys Med Rehabil; 84:1473–1479

Sherrington, C.S.: 1907. 'On reciprocal innervation of antagonistic muscles.' Proc R Soc Lond [Biol]; 79B: 337

Siff, M.: 2003. Supertraining. 5th edn. Supertraining Institute, p. 244

Spurling, R.S., Scoville, W.B.: 1944. 'Lateral rupture of the cervical intervertebral discs: a common cause of shoulder and arm pain.' Surg Gynecol Obstet; 78:350–358

Thelen, M.D., Dauber, J.A., Stoneman, P.D.: 2008. 'The clinical efficacy of kinesio tape for shoulder pain: a randomized, double-blinded, clinical trial.' J Orthop Sports Phys Ther; 38(7):389–395

Thomas, C.L.: 1997. Taber's Cyclopaedic Medical Dictionary, 18th edn. F.A. Davis, Philadelphia, USA

Umphred, D.A., Byl, N., Lazaro, R.T., Roller, M.: 2001. 'Interventions for neurological disabilities', in D.A.

Umphred (ed.), Neurological Rehabilitation, 4th edn. Mosby, St Louis, MO, pp. 56–134

Vanti, C., Natalini, L., Romeo, A., Tosarelli, D., Pillastrini, P.: 2007. 'Conservative treatment of thoracic outlet syndrome: a review of the literature.' Eura Medicophys; 43:55–70

Vleeming, A., Stoeckart, R.: 2007. 'The role of the pelvic girdle in coupling the spine and the legs: a clinical-anatomical perspective on pelvic stability', in Vleeming et al., Movement, Stability and Lumbopelvic Pain: Integration of Research and Therapy, Churchill Livingstone, Edinburgh, pp. 113–137

Vleeming, A., Stoeckart, R., Snijders, D.J.: 1989a. 'The sacrotuberous ligament: a conceptual approach to its dynamic role in stabilizing the sacroiliac joint.' Clin Biomech; 4, 200–203

Vleeming, A., Van Wingerden, J.P., Snijders, C.J., et al.: 1989b. 'Load application to the sacrotuberous ligament: Influences on sacroiliac joint mechanics.' Clin Biomech; 4, 204–209

Vleeming, A., Stoeckart, R., Volkers, A.C.W., et al.: 1990a. 'Relation between form and function in the sacroiliac joint. Part 1: Clinical anatomical aspects.' Spine; 15(2):130–132

Vleeming, A., Volkers, A.C.W., Snijders, C.J., Stoeckart, R.: 1990b. 'Relation between form and function in the sacroiliac joint. Part 2: Biomechanical aspects.' Spine; 15(2):133–136

Vleeming, A., Snijders, C.J., Stoeckart, R., et al.: 1995. 'A new light on low back pain.' Proceedings of the Second Interdisciplinary World Congress on Low Back Pain, San Diego, CA

Vleeming, A., Mooney, V., Dorman, T., et al. (eds): 1997. Movement, Stability and Lower Back Pain: The Essential Role of the Pelvis. Churchill Livingstone, Edinburgh, pp. 425–431

Vleeming, A., Mooney, V., Stoeckart, R. (eds): 2007. Movement, Stability and Lumbopelvic Pain: Integration of Research and Therapy. Churchill Livingstone, Edinburgh

Willard, F.H., Vleeming, A., Schuenke, M.D., et al.: 2012. 'The thoracolumbar fascia: anatomy, function and clinical considerations.' J Anat; 221(6):507–536

Yasojima, T., Kizuka, T., Noguchi, H., Shiraki, H., Mukai, N., Miyanaga, Y.: 2008. 'Differences in EMG activity in scapular plane abduction under variable arm positions and loading conditions.' Med Sci Sports Exerc; 40(4):716–721

찾아보기

Index

영문